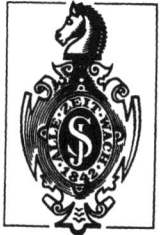

Fritz B. Simon

Unterschiede, die Unterschiede machen

Klinische Epistemologie:
Grundlage einer systemischen
Psychiatrie und Psychosomatik

Mit einem Geleitwort von Helm Stierlin

Springer-Verlag Berlin Heidelberg
New York London Paris Tokyo

Dr. med. habil. Fritz B. Simon

Klinikum der Universität Heidelberg
Psychosomatische Klinik
Abteilung für psychoanalytische Grundlagenforschung
und Familientherapie
Mönchhofstraße 15 a
D-6900 Heidelberg

ISBN-13:978-3-540-18338-9   e-ISBN-13:978-3-642-72982-9
DOI: 10.1007/978-3-642-72982-9

CIP-Kurztitelaufnahme der Deutschen Bibliothek.
Simon, Fritz B.: Unterschiede, die Unterschiede machen: klin. Epistemologie: Grundlage e. system. Psychiatrie u. Psychosomatik / Fritz B. Simon. – Berlin; Heidelberg; New York; London; Paris; Tokyo: Springer, 1988
ISBN-13:978-3-540-18338-9

Dieses Werk ist urheberrechtlich geschützt. Die dadurch begründeten Rechte, insbesondere die der Übersetzung, des Nachdrucks, des Vortrags, der Entnahme von Abbildungen und Tabellen, der Funksendung, der Mikroverfilmung oder der Vervielfältigung auf anderen Wegen und der Speicherung in Datenverarbeitungsanlagen, bleiben, auch bei nur auszugsweiser Verwertung, vorbehalten. Eine Vervielfältigung dieses Werkes oder von Teilen dieses Werkes ist auch im Einzelfall nur in den Grenzen der gesetzlichen Bestimmungen des Urheberrechtsgesetzes der Bundesrepublik Deutschland vom 9. September 1965 in der Fassung vom 24. Juni 1985 zulässig. Sie ist grundsätzlich vergütungspflichtig. Zuwiderhandlungen unterliegen den Strafbestimmungen des Urhebergesetzes.

© Springer-Verlag Berlin, Heidelberg 1988

Die Wiedergabe von Gebrauchsnamen, Handelsnamen, Warenbezeichnungen usw. in diesem Werk berechtigt auch ohne besondere Kennzeichnung nicht zu der Annahme, daß solche Namen im Sinne der Warenzeichen- und Markenschutz-Gesetzgebung als frei zu betrachten wären und daher von jedermann benutzt werden dürften.

Produkthaftung: Für Angaben über Dosierungsanweisungen und Applikationsformen kann vom Verlag keine Gewähr übernommen werden. Derartige Angaben müssen vom jeweiligen Anwender im Einzelfall anhand anderer Literaturstellen auf ihre Richtigkeit überprüft werden.

Geleitwort

Dieses Buch ist nicht leicht einzuordnen. Man könnte es mit Recht einen Basistext nennen, denn es stellt die Grundlagen und Vorgehensweisen der Familientherapie (genauer: der systemischen Therapie) auf dem heutigen Erkenntnisstand zusammenhängend und mit dem Blick für das Wesentliche dar. Angesichts der stürmischen, ja ausufernden Entwicklung, die sich hier in den letzten Jahrzehnten vollzog, ist bereits dies eine erstaunliche Leistung.

Aber das Buch ist weit mehr als ein aktueller integrativer Text. Es führt uns in eine Sicht psychiatrischer, psychosomatischer, ja medizinischer Probleme überhaupt ein, die, macht man sie sich mit ihren Implikationen vertraut, viele gängige Annahmen und therapeutische Praktiken in Frage stellt. Diese Sicht ist Ausdruck und Folge der konsequenten Anwendung von Erkenntnissen der modernen Systemwissenschaften, insbesondere der Kybernetik, nicht nur auf biologische, sondern auf psychosoziale Phänomene, wofür vor allem Gregory Bateson wichtige Weichen stellte. Sie ergibt sich weiter aus den Einsichten von Forschern und Denkern, die heute als hervorragende Vertreter des Konstruktivismus gelten, so vor allem Heinz von Foerster und Humberto Maturana. Diese Sicht verdankt aber auch viel den grundlegenden Einsichten des genialen englischen Logikers Spencer-Brown, den Fritz B. Simon in diesem Buch wohl als erster einem größeren deutschsprachigen Publikum nahebringt. Alle Erkenntnisstrukturen basieren darauf, Unterscheidungen, d. h. Grenzziehungen vorzunehmen. Die Mechanismen der Bildung, Aufrechterhaltung und Wiederauflösung von Grenzen verfolgt Simon auf verschiedenen Ebenen: der Ebene des biologischen Organismus, der sozialen Ebene der Familie und der Ebene der individuellen Wirklichkeitskonstruktionen und Handlungslogik.

Auf dieser Untersuchung aufbauend, entwirft der Autor nunmehr die Prinzipien einer in allen menschlichen Beziehungen und Weltentwürfen zur Wirkung kommenden Erkenntnistheorie und einer sich damit verbindenden Handlungslogik, die — das zeigen nicht nur Simons Überlegungen, sondern auch seine klinischen Beispiele — immer Gefahr läuft, sich in Widersprüchen und Paradoxien zu verfangen, die sich aus dem Unterschied zwischen Logik und Leben ergeben; sie können nicht zuletzt in schwersten psychiatrischen und psychosomatischen Störungen zum Ausdruck kommen. Oft sind die Voraussetzungen dieser Paradoxien und Widersprüche bereits in unserer Alltagssprache und Alltagslogik angelegt.

Aber das Buch integriert nicht nur, was andere gedacht haben. Darin hinein verwoben sind Simons eigene originelle Beiträge — so etwa seine Anwendung des Konzepts der aktiven und passiven Negation auf die Analyse familiärer Interaktion, seine idealtypischen Konstruktionen bestimmter Familienkonstellationen, seine Ideen zur differenzierten Erfassung ambivalenter menschlicher Beziehungsstrukturen, die — so meine ich – weit über den Bereich der Psychiatrie und Psychosomatik hinaus Bedeutung erlangen dürften.

Es handelt sich jedoch — und das scheint mit abschließend wichtig — nicht um ein Buch, das am grünen Tisch entstand, sondern aus dem ständigen Umgang mit klinischen Problemen hervorging; ein Buch also, in dem sich nicht nur des Autors ungewöhnliche intellektuelle Energie, seine Begabung, auch komplexe Tatbestände übersichtlich und in klarer Sprache darzustellen, sondern auch seine Freude am Forschen, seine therapeutische Begabung, sein klinisches Engagement und seine klinische Erfahrung zum Ausdruck bringen.

Heidelberg, im April 1988

Professor Dr. med. et phil. Helm Stierlin

Vorbemerkungen

„Epistemologie" ist die „Wissenschaft der Erkenntnis". Sie beschäftigt sich als Erkenntnis- und Wissenschaftstheorie auf theoretischer Ebene mit den Grundlagen menschlicher Erkenntnis, auf empirischer Ebene mit der Untersuchung der Entwicklung bestimmter Denk- und Erkenntnisstrukturen.

„Klinische Epistemologie" hat sich in diesem Sinne theoretisch und empirisch mit den Bedingungen der klinischen Erkenntnis, d.h. der Erkenntnis des Arztes oder Therapeuten einerseits, mit den Bedingungen und der Entstehung klinisch relevanter Erkenntnisstrukturen der Patienten, d.h. mit dem Zusammenhang von Erkenntnisstruktur und Symptombildung andererseits zu beschäftigen.

Danksagung

Mein Dank gilt Gunther Schmidt, Helm Stierlin und Gunthard Weber. Die meisten der hier untersuchten Familien habe ich in Kotherapie mit ihnen behandelt, und viele der hier entwickelten Konzepte sind in der Diskussion mit ihnen entstanden oder modifiziert worden, so daß ihnen eine Art Miturheberschaft zukommt.
    Mein besonderer Dank gilt aber Helm Stierlin, der uns alle mit seiner unbezwingbaren Neugier ermutigte, die Sicherheit orthodoxen Denkens aufzugeben und dessen Beschränktheiten zu überwinden (was natürlich nicht ausschließt, daß wir uns dafür neue Beschränktheiten eingehandelt haben könnten).

Heidelberg, im April 1988   Fritz B. Simon

Draw a distinction.

G. Spencer-Brown (1969)

Information: Jeder Unterschied,
der einen Unterschied macht.

G. Bateson (1979)

Inhaltsverzeichnis

I. Theorie — Allgemeiner Teil 1

A. Bestimmung des wissenschaftstheoretischen Ausgangspunktes 3
1. Die Beziehung von „Geist" und „Körper". Gegenstand von Psychiatrie, Psychosomatik und Epistemologie 3
2. Das kartesianische Weltbild 5
3. Erklären und Verstehen. Positivismus und Hermeneutik 7
4. Deskriptive, präskriptive und logisch-mathematische Gesetze 13
5. Das kybernetisch-systemische Modell 15
6. Menschliche Systeme: Die Trivialisierung nichttrivialer Maschinen ... 19

B. Die Gesetze der Form 27
1. Das Problem der Selbstreferenz menschlicher Erkenntnis 27
2. Die Konstruktion von Form durch Unterscheidung 30
3. Die Form in der Form 42

C. Die Selbstorganisation kognitiver Prozesse 47
1. Kognition 47
2. Entropie und Negentropie 51
3. Autonomie: Operationale Schließung 56
4. Beschreibungen unterschiedlicher Ordnung: Unterscheidungen in verschiedenen Phänomenbereichen (Interaktionssystem, Sprache, Organismus) 62

D. Die Logik interaktioneller Prozesse 67
1. Spielregeln 67
2. Handlungen und Ereignisse 70
3. Handlungslogik 73
4. Die aktive und passive Negation von Entropie 75
5. Reversibilität: Die Funktion von Geboten und Verboten, von positivem und negativem Feedback 79

E. Affekte und physiologische Muster als Beschreibungen 83
1. Die Bedeutung der Affekte 83
2. Die Dimensionen affektiver Bedeutungen 86
3. Streß als eine Beschreibung des Interaktionsbereichs 88
4. Bindung, oder: Was ist das „Selbst" selbstreferenter Systeme? 93

F. Identitätsprinzip und „seltsame Schleifen" 99
1. Identität: Die Abstraktion von Zeit und Kontext 99

2. Seltsame Schleifen: Das Paradox lebender Systeme 103
3. Die Funktionalität und Dysfunktionalität kognitiver Strukturen 107

II. Theorie — Spezieller Teil 111

A. Der Therapeut als Beobachter 113
1. Eine systemische Definition von Krankheit 113
2. Die Logik von „Gesundheit" und Krankheit 115
3. Die Definition des „gestörten" Systems 120
4. Die Familie als (Über)lebenseinheit und -kontext 128

B. Familiäre Spielregeln 134
1. Die geradlinig-kausale und die systemische Sicht der Familie. Ein kurzer historischer Abriß 134
2. Kommunikation: Die Konstruktion einer konsensuellen Realität in der Familie 139
3. Die Fokussierung der Aufmerksamkeit 142
4. Kontextmarkierung 145
5. Grenzenbildung 147
6. Kohäsion und Konfliktlösungsmuster 152
7. Beziehungsmuster und Beziehungsdefinition 156
8. Familienmythen und Mehrgenerationenspiele 162
9. Beziehungsethik und Selbstwert 165
10. Affektiver Stil. Ausdruck von Emotionen 167
11. Beharrung und Veränderung 168

III. Klinischer Teil — Methodik 171

A. Ziel und Methodik 173
1. „Muster, die verbinden". Konkretisierung des Untersuchungsziels 173
2. „Dichte Beschreibung" 175
3. Beziehungsdiagnose. Die logische Struktur 176
4. Beziehungsdiagnose. Die inhaltlichen Kriterien 182
5. Diagnose der individuellen Handlungsorientierung 186
6. „Zirkuläres Fragen" als „strukturale Textanalyse" 188

B. Der Kontext der Beobachtung 194
1. Der institutionelle Rahmen 194
2. Forschung durch Therapie 195
3. Das Therapie- und Beobachtungssetting 196
4. Die untersuchte Gruppe von Patienten und Familien 198

IV. Klinischer Teil — Ergebnisse 203

A. Falldarstellung 205
1. Familie A. — Familienmitglieder, Symptomatik und Überweisungskontext 205

2. Das Beziehungsdreieck Vater – Mutter – Sohn aus der Perspektive des Sohnes. Kommentiertes Transskript 207
3. Strukturelle Analyse des Transskripts 214
4. Die Bedeutung des Dritten 221
5. Die Mehrgenerationendynamik der Grenzbildung 225
6. Das Nullsummenspiel um den Selbstwert 230
7. Familie und Arbeit: Die Vermischung zweier Kontexte 232
8. Familiäre Beziehungsdiagnose und individuelle Handlungsorientierung 235
9. Symptome und Auslösesituationen 248

B. Probleme der Typologie — Typologie der Probleme 256
1. Vieldeutigkeiten der beziehungsdiagnostischen Kategorien 256
2. Geschichtliche Veränderungen 257
3. Interaktionelle Spielregeln und Symptombildung 258
4. Subjektive Gefahrensituationen und Handlungsorientierung 266

C. Der idealtypische psychosomatisch Kranke und seine Familie 269
1. Beziehungsdiagnose 269
2. Fallbeispiel: Ein herzphobischer Vater, eine subdepressive Mutter und ein Kind mit Neurodermitis 280

D. Der idealtypische schizophrene Patient und seine Familie 286
1. Beziehungsdiagnose 286
2. Verbindende Muster der Familien mit schizophrenen Patienten 295
3. Fallbeispiel: Die Rückkehr des verlorenen Sohns 296

E. Der idealtypische manisch-depressive Patient und seine Familie 298
1. Beziehungsdiagnose 298
2. Eine andere Art Dreieck: Eltern als Dritte 306
3. Eine manisch-depressive Patientin, ihr kämpfender Ehemann und ihre liebevolle Mutter 307

F. Unterschiede und Ähnlichkeiten der Idealtypen 310
1. Vergleich der Familien mit psychosomatischer, manisch-depressiver und schizophrener Symptombildung 310
2. Vergleich der Patienten mit psychosomatischer, manisch-depressiver und schizophrener Syptombildung 313
3. Mischtypen: Anorexie und schizoaffektive Psychose 317
4. Symptomkombinationen, Symptomwandel, Symptomverschiebung 321

V. Folgerungen 325

A. Die epistemischen Bedingungen psychischer Krankheit 327
1. Das menschliche Paradox: „Vernunft" als Voraussetzung der Verrücktheit 327
2. Die zweiwertige Logik und die Annahme einer objektiven, vom Beobachter unabhängigen Wirklichkeit 328
3. Das Alles-oder-nichts-Prinzip: Ambivalenz und die Verwechslung von Allquantor und Existenzquantor 330

4.	Das Kausalitätsprinzip: Allmacht, Ohnmacht und Schuld	332
5.	Seltsame Schleifen der Selbst-Objekt-Differenzierung	337
6.	Der imaginäre Interaktionspartner „Krankheit"	339

B. Konsequenzen für die Therapie 343
1. Therapie: Veränderung der System-Umwelt-Beziehung 343
2. Der Therapeut als „Störer" 345

Anhang
Handlungsorientierungs-/Beziehungsdiagnosebogen 349

Literatur 351

Sachverzeichnis 359

I. Theorie — Allgemeiner Teil

A. Bestimmung des wissenschaftstheoretischen Ausgangspunktes

1. Die Beziehung von „Geist" und „Körper". Gegenstand von Psychiatrie, Psychosomatik und Epistemologie

Die Entwicklung der westlichen Wissenschaften hat im Laufe ihrer Geschichte zu einer weitgehenden Trennung zwischen Natur- und Geisteswissenschaften geführt. Der kartesianische Dualismus, der zwischen „res extensa" und „res cogitans" unterscheidet und damit die Welt als Ganzes in „Materie" und „Geist" zerteilt, stellt die philosophische Basis dieser Spaltung dar. Dem erkennenden Subjekt steht eine Welt der Objekte entgegen. Die Grenzziehung zwischen Subjekt und Objekt trennt den subjektiven vom objektiven Phänomenbereich. Sie ist eine der Prämissen, auf denen das westlich-wissenschaftliche Weltbild basiert.

Bezogen auf den Menschen (als Spezies wie auch als Individuum, d. h. im Sinne der logischen Klasse „Mensch" wie auch ihres einzelnen konkreten Elements) bringt dieser Dualismus die Aufteilung in Körper und Geist, Leib und Seele. Innerhalb der Humanwissenschaften haben sich dementsprechend Spezialdisziplinen entwickelt, die jeweils einem der beiden Bereiche zugeordnet werden können. Der Mensch wird entweder als biologisches Objekt betrachtet, dessen Verhaltensweisen und Eigenschaften mit Hilfe naturwissenschaftlicher Gesetze erklärt werden, oder aber als geistig-seelisches Wesen, dessen Motive und subjektive innere Dynamik verstanden und gedeutet werden können.

Dieser Aufteilung und Reduktion auf einen der beiden Bereiche hat sich der Gegenstand von Psychosomatik und Psychiatrie bislang erfolgreich widersetzt. Einer der wesentlichen Gründe dafür dürfte sein, daß Psychosomatik und Psychiatrie ihren Erfahrungsbereich nicht in gleichem Maße wie andere Humanwissenschaften per Abstraktion bereinigen und widerspruchsfrei halten können. Sie sind gezwungen, Hypothesen und Theorien im grauen Alltag der therapeutischen Praxis zu überprüfen. Und die banale Lehre aus dieser Prüfung ist, daß der Mensch sich dem Therapeuten stets als Ganzheit, als körperlich und seelisch Leidender präsentiert. Die Wirkung psychotherapeutischen Handelns (im weitesten Sinne) ist bislang weder ganz zu verstehen noch ganz zu erklären. Unabhängig von der Intention des Therapeuten erreicht es stets Körper und Seele, so daß es schwer fällt, die therapeutischen Agenzien gegeneinander abzuwägen.

Die Unterscheidung zwischen „Sein" und „Erkenntnis" verliert ihren Sinn, wenn man das „Sein" und die „Erkenntnis" eines einzelnen konkreten Menschen betrachtet. Sein Bild der Welt bestimmt sein Handeln und damit die Realität, die er sich schafft. Und sein Handeln, ob es nun von Erfolg gekrönt ist oder scheitert, bestimmt wiederum sein Weltbild. Selbst wenn man „Körper" und „Geist" als getrennte Entitäten betrachten wollte, wäre es aus Gründen der Logik nicht sinnvoll, sie zu analytischen Zwecken per Abstraktion aus ihrer *Beziehung* zueinander zu lösen. Aussagen, die man über irgendwelche gegeneinander abgegrenzte Objekte und ihre Eigenschaften macht, sind von einem anderen logischen Status als Aussagen über Beziehungen. Bertrand Russell illustriert dies an einem alltäglichen Beispiel: Sagt man „der Apfel ist rot", so schreibt man eine Eigenschaft zu; sagt man „dieser Apfel ist größer als jener", so beschreibt man eine Beziehung.[1] Derartige Aussagen über Beziehungen sind nie auf Aussagen über die Eigenschaften *eines* der Elemente der Beziehung zurückzuführen, da Beziehungen niemals durch eines ihrer Elemente determiniert sind. Sie besitzen keine Dimension, und das, was durch sie beschrieben wird, kann nicht bei einem der Beteiligten lokalisiert werden: Unterschied, Kontrast, Symmetrie, Kongruenz sind einige Beispiele derartiger Begriffe, die Beziehungen beschreiben.[2]

Psychiatrie und Psychosomatik können sich also nicht damit begnügen, Körper oder Geist jeweils gesondert zu betrachten; sie kommen nicht umhin, sich mit der Frage der Beziehung zwischen beiden zu beschäftigen. Wenn die Antwort auf diese Frage meist auch nicht bewußt auf einer allgemeinen und abstrakten Ebene gesucht wird, so wird sie doch gegeben: sie ist in der Art der Behandlung des einzelnen Patienten implizit. Im Handeln des Therapeuten zeigt sich, welche Auffassung er von der Beziehung von Körper und Geist, Leib und Seele hat.

Es gibt einen zweiten Wissenschaftsbereich, der sich die Beziehung von „res cogitans" und „res extensa" zum Gegenstand des Interesses gewählt hat: die Epistemologie (v. griech. *episteme* = Erkenntnis), d. h. die Wissenschaft von der Erkenntnis. Zwei ihrer Teilbereiche können gesondert betrachtet werden. Der erste untersucht auf einer theoretisch-philosophischen Ebene, welche Beziehung zwischen Wirklichkeit und Erkenntnis besteht. Der andere versucht empirisch zu erforschen, wie sich die Strukturen menschlicher Weltbilder entwickeln. Da menschliche Erkenntnis nicht nur kulturabhängig sehr unterschiedliche Formen aufweist,[3] sondern auch im Laufe der individuellen Entwicklung qualitativen Änderungen unterworfen ist,[4] kann sie sich nicht mit der Analyse des logisch-diskursiven Denkens begnügen. Sie muß die unterschiedlichen Formen, Strukturen und Entwicklungen „geistiger" Prozesse untersuchen, d. h. Denken, Fühlen und Handeln—sei es nun „rational" oder „irrational", „bewußt" oder „unbewußt". Sie muß aber auch die materiellen Bedingungen dieser unterschiedlichen Muster untersuchen, um die Relation zwischen materiellen und geistigen Prozessen zu erfassen.

Versteht man Epistemologie in diesem Sinne, so zeigt es sich, daß das Erkenntnisinteresse von Psychosomatik und Psychiatrie auf der einen und Epistemologie auf der anderen Seite sich auf denselben Gegenstandsbereich richtet. Lediglich die Tatsache, daß die einen die „Normalität", die anderen die „Störungen" interessanter finden und daß die Therapeuten aus ihren Forschungsergebnissen Handlungsanleitungen für ihre Alltagspraxis abzuleiten haben, unterscheidet beide.

---

[1] Zit. n. Watzlawick 1984, S. 1.
[2] Vgl. Bateson 1967, S. 527.
[3] Vgl. Lévi-Strauss 1958, 1962; Hallpike 1979.
[4] Vgl. Piaget 1928, 1937, 1970.

In der vorliegenden Untersuchung wird von diesem Verständnis der Epistemologie ausgegangen. Die zugrundeliegende These ist, daß es charakteristische Beziehungen zwischen der Art und Weise, wie Menschen ihre Wirklichkeit konstruieren, und körperlichen und/oder psychischen Symptombildungen gibt. Epistemologie wird dementsprechend als eine klinische Wissenschaft verstanden. Hier liegt der Unterschied zur Epistemologie der Fachphilosophen: während deren Ziel ganz bescheiden „reine" Erkenntnis ist, ist es das unbescheidene Fernziel der klinischen Epistemologie, aus ihren Erkenntnissen (über die Erkenntnisstrukturen und -mechanismen der Patienten) ganz pragmatisch Methoden für die Therapie „gestörter" geistiger Prozesse abzuleiten.

Es dürfte deutlich sein, daß eine derartige Untersuchung nur dann mit einigermaßen Aussicht auf sinnvolle Ergebnisse durchgeführt werden kann, wenn es gelingt, ein Modell zu entwickeln, in dem zumindest auf einer theoretischen Ebene die Beziehung zwischen Körper und Seele, Geist und Materie erfaßt und die Spaltung in zwei distinkte, unvermittelbar nebeneinander stehende Phänomenbereiche überwunden werden kann.

Ein solches Modell bieten Kybernetik und Systemtheorie. Es kann im Sinne der Wissenschaftstheorie Kuhns[5] als ein neues Paradigma verstanden werden, das es ermöglicht, Erkenntnisse neu zu ordnen und zu bewerten, und dadurch Widersprüche, die innerhalb des alten Paradigmas aufgetaucht waren, aufzulösen.

Die Besonderheiten dieses Paradigmas, das Grundlage der vorliegenden Untersuchung sein soll, lassen sich am besten verdeutlichen, wenn es dem kartesianischen Weltbild, das die Entwicklung der westlichen Wissenschaften stark geprägt hat, gegenübergestellt wird. Obwohl beide Modelle Rationalität und Logik als verbindliche Grundlagen wissenschaftlicher Aussagen voraussetzen, zeigt der Vergleich, daß sie von einer Reihe unterschiedlicher Prämissen ausgehen und ihren Blick auf unterschiedliche Aspekte der Welt richten.

2. Das kartesianische Weltbild

Seit alters her gingen Philosophen der Frage nach, in welchem Verhältnis objektives Sein, d. h. eine vom Beobachter unabhängige Wirklichkeit der Welt, und die Erkenntnis von dieser Welt stehen. Ihre sehr unterschiedlichen Antworten können hier selbstverständlich nicht referiert werden; statt dessen sollen die Auffassungen Descartes', dessen Aufspaltung der Welt in Geist und Materie die Tradition westlichen Denkens bestimmt, dazu dienen, einige der mit dieser Frage verbundenen Probleme zu illustrieren.

Descartes sieht beide, Geist und Materie, als unabhängig voneinander existierende Substanzen. Sie sollen sich durch ihre Eigenschaften, ihr Wesen, ihre Natur, d. h. ihre Attribute, ausdrücken und aus sich ohne die Voraussetzung anderer Eigenschaften begreifbar sein. Als Attribut des Geistes sieht er das Denken bzw. seine Modi des Fühlens, Wollens, Begehrens, Vorstellens, Urtei-

---

[5] Kuhn 1962.

lens (— des Bejahens und Verneinens); als Attribut der Körper die Ausdehnung, bzw. ihre Modi der Lage, Gestalt, Bewegung, Größe u. a.

Die Prämissen, die Descartes' Erkenntnis zugrunde liegen, beruhen auf der Annahme eingeborener Begriffe „idea innata"; einer von ihnen ist Gott. Es gibt aber noch einige andere: die logischen Grundprinzipien, die Ursache, die Ausdehnung, die Zahl, vor allem aber den Begriff der Substanz (des Dings). Von diesen Voraussetzungen ausgehend konstruiert er rationalistisch seine Erkenntnis. Seine Methode ist der Zweifel. Als wahr erkennt er nur an, was „klar und deutlich" als Wesen eines Gegenstandes einsichtig ist. Was die Sinne vorspiegeln, muß in Zweifel gezogen, darf nicht als wirklich akzeptiert werden. Lediglich an mir selbst kann ich als zweifelndes Subjekt nicht zweifeln, denn um zweifeln zu können, muß ich sein. Die *Selbstbezüglichkeit* meines Denkens gibt mir die Gewißheit zu sein — **cogito ergo sum**. Das heißt aber auch, daß ich mich als Subjekt mit der „res cogitans" identifiziere. Mein Körper, als Teil der „res extensa", ist zum Objekt geworden. Der menschliche Organismus ist als eine Maschine zu verstehen, die mechanischen Gesetzmäßigkeiten unterworfen ist. Die Subjekt-Objekt-Spaltung geht durch die Ganzheit Mensch hindurch, das Subjekt kann gewissermaßen mit einer außenstehenden Entität „Körper" in Interaktion treten.

Der Substanz des Denkens, in der durch die Selbstgewißheit des Denkenden ein fester Punkt gefunden wurde, steht die Substanz der ausgedehnten Dinge gegenüber. Um beide Substanzen miteinander in Verbindung zu bringen und die Gesamtheit der Welt zu rekonstruieren, bedarf Descartes in seiner Argumentation der Hilfskonstruktion Gott. Gott hat die Welt geschaffen (das ist für Descartes eine in der Idee Gottes implizierte Wahrheit), deshalb kann an der physikalischen Realität als Tatsache nicht gezweifelt werden. Gott ist vollkommen (wiederum ist dies mit der Idee Gottes als gegeben anzunehmen), deshalb kann er nicht böse sein und nicht täuschen. Da er dem Menschen die Vernunft gegeben hat, kann der sich auf die Resultate seines rationalen Denkens auch verlassen. Insofern kann eine schlüssige Beziehung zwischen der gegenständlichen Wirklichkeit und den Ergebnissen rationalen Denkens hergestellt werden.[6]

In der Nachfolge Descartes' sieht auch Spinoza Gott als das Prinzip, das Körper und Geist integriert. Nur folgert er aus der Definition des Begriffs Substanz als unabhängig existierend, daß es nur eine Substanz geben kann. Gäbe es mehrere, so würden sie sich gegenseitig begrenzen und wären nicht mehr unabhängig voneinander. Er sieht pantheistisch Gott als diese Substanz, Körper und Seelen sind ihre wechselnden Zustände. Jeder körperlichen Veränderung entspricht eine seelische und umgekehrt, ohne daß eine die Ursache der anderen wäre. Während Descartes Körper und Seele in einer Wechselwirkung sah, löst Spinoza das Leib-Seele-Problem im Sinne eines psychophysischen Parallelismus.[7]

Versucht man, die Grundlagen des kartesianischen Weltbilds, die bestimmend für die Entwicklung der westlichen Wissenschaften geworden sind, zusammenzufassen, so ergibt sich in etwa folgendes Bild: Die Welt ist wie eine

---
[6] Vgl. v. Aster 1932, S. 200 ff.; Jaspers 1937, S.10 ff.
[7] Vgl. v. Aster 1932, S. 213.

Maschine konstruiert. Sie setzt sich aus Monaden zusammen, die in ihren Eigenschaften nicht aufeinander zurückzuführen sind. Sie bewegt sich zwar, ist jedoch in ihren Mechanismen statisch. Die Beziehung und Interaktion dieser in ihrem Wesen unabhängig voneinander existierenden Objekte ist durch mechanische Gesetze bestimmt. Ursache und Wirkung sind so miteinander verknüpft, daß die Ursache die Wirkung determiniert. Das erkennende Subjekt steht dieser Maschine gegenüber. Seine Beobachtungen haben im Prinzip keinen Einfluß auf die beobachteten materiellen Prozesse. Das Subjekt der Erkenntnis ist gleichgesetzt mit dem seiner selbst bewußten Ich. Der geistige Prozeß ist begrenzt durch die Grenzen des Bewußtseins. Die Beziehung zwischen Geist und Körper ist geradlinig kausal, die eine Substanz kann Macht über die andere gewinnen und ihr Verhalten determinieren.

Den Regeln der Mechanik in der Welt „draußen" entsprechen die Regeln der Vernunft „drinnen". Wahrheit der Erkenntnis ist an die Befolgung rationaler Regeln gebunden. Erkenntnis ist im optimalen Falle ein Abbild der Wirklichkeit. Wissenschaftsideal ist die Berechenbarkeit und Vorhersagbarkeit der Welt.

Aus diesen Grundlagen entwickelten sich die verschiedenen wissenschaftlichen Schwerpunkte von Natur- und Geisteswissenschaften. Während in der Tradition Newtons in den angelsächsischen Ländern das Hauptinteresse auf die empirische Forschung gerichtet war, wurde in Kontinentaleuropa, vor allem in Frankreich, die Erforschung der geistigen Seite als relevanter erachtet.

Auch die Entwicklung der Psychoanalyse und ihrer wesentlichen Konzepte kann und muß innerhalb dieser Denktradition verstanden werden. Durch sein Konzept des Triebes sowie durch die Instanzen Ich, Es und Über-Ich versuchte Freud, die körperliche und geistige Natur des Menschen in ein Modell zu integrieren. Dabei übertrug er Vorstellungen aus der Mechanik auf seelische Vorgänge. Er weicht jedoch in einem wesentlichen Punkt vom kartesianischen Dualismus ab: durch das Konzept unbewußter Prozesse wird die Gleichsetzung des Bewußtseins mit dem handelnden Subjekt überwunden.

3. Erklären und Verstehen. Positivismus und Hermeneutik

Natur- und Geisteswissenschaften entwickelten unterschiedliche methodologische Idealvorstellungen, die zu einer Dichotomie zwischen *Erklären* und *Verstehen* führten. Im Gegensatz zu den Naturwissenschaften, so sagte der Historiker Droysen, der als erster diese methodologische Unterscheidung einführte,[8] liege das Ziel der „Historik" nicht im Erklären, sondern im Verstehen. Ein Gegensatz zwischen Erkenntnismethoden, der genauerer Darstellung bedarf.

Die „positiven" Wissenschaften gingen von einem methodologischen Monismus aus, dessen Forderung es war, alle Wissenschaften ungeachtet der Verschiedenheit der jeweiligen Gegenstandsbereiche am Standard der exakten Naturwissenschaften zu messen. Der Positivismus — ein Name, der von Comte[9]

---

[8] 1858, vgl. von Wright 1971, S. 19 u. S. 153.
[9] Comte 1830, zit. n. von Wright 1971, S. 18; die Darstellung des Verhältnisses von „Erklären und Verstehen" erfolgt hier in Anlehnung an die gleichnamige Untersuchung v. Wrights 1971.

geprägt wurde — geht davon aus, daß jegliche wissenschaftliche Erklärung „kausal" zu sein hat und individuelle Sachverhalte allgemeinen Gesetzen untergeordnet werden können. Dieser mechanistische Erklärungstypus ermöglichte es innerhalb der Naturwissenschaften, Phänomene zu reproduzieren und zu prognostizieren. Die Theorie positivistischer Erklärung wurde am klarsten von Hempel[10] formuliert. Sie kann als „Gesetzesschema der Erklärung" („Coveringlaw"-Modell) oder auch als „Subsumptionstheorie der Erklärung" bezeichnet werden. Zwei Varianten können unterschieden werden: das deduktivnomologische und das induktiv-probabilistische Schema. Das erste läßt sich folgendermaßen beschreiben: „E sei ein Ereignis, von dem man weiß, daß es in einer bestimmten Situation stattgefunden hat, und das eine Erklärung verlangt. Warum geschah E? Zur Beantwortung dieser Frage verweisen wir auf gewisse andere Ereignisse oder Zustände E1,...,Em und auf eine oder mehrere generelle Propositionen oder Gesetze L1,..., Ln, so daß das Vorkommen von E (in der betreffenden Situation) aus diesen Gesetzen und der Tatsache, daß diese anderen Ereignisse (Zustände) stattgefunden haben (vorliegen), logisch folgt".[11]

Die deduktiv-nomologische Erklärung sagt uns, warum das Ereignis E stattfinden mußte, d. h. notwendig war, wenn die Ereignisse E1, ..., Em stattgefunden haben und die Gesetze als gültig akzeptiert wurden. Das induktiv-probabilistische Schema dagegen läßt den Raum dafür, daß E auch nicht stattgefunden haben könnte, d. h. es betrachtet E nicht als notwendig. Es läßt sich folgendermaßen skizzieren: „Auch der Gegenstand einer induktiv-probabilistischen Erklärung ist ein individuelles Ereignis E. Die Basis ist eine Menge anderer Ereignisse oder Zustände E1,..., Em. Das allgemeine Gesetz, die ‚Brücke' oder das ‚Band', das die Basis mit dem Gegenstand der Erklärung verknüpft, ist eine Wahrscheinlichkeits-Hypothese, nach der es dann, wenn E1,..., Em gegeben sind, *sehr wahrscheinlich* ist, daß E stattfindet"[12].

Zur vollständigen Erklärung von E bedarf es also noch des Hinzufügens anderer Ereignisse bzw. mindestens eines anderen Ereignisses (Em+1). Auf diese Art würde aus einer induktiv-probabilistischen Begründung für gewisse Erwartungen und Voraussagen eine deduktiv-nomologische Erklärung. Der Unterschied zwischen beiden ist also von der Unvollständigkeit der vorliegenden Informationen bestimmt.

Allgemeine Gesetze in Verbindung mit Ereignissen in der Vergangenheit bilden die Ursache für ein Ereignis E. „Eine individuelle Tatsache nennt man erklärt, wenn man ihre Ursachen nachgewiesen, das heißt, das oder die ursächlichen Gesetze festgestellt hat, von deren Wirksamkeit ihre Entstehung ein einzelner Fall ist".[13]

Das mathematische Wissenschaftsideal ließ lediglich solche kausalistischen Erklärungen als wissenschaftlich zu. Alle Versuche, aus Zielen, Zwecken und Absichten finalistische und teleologische Erklärungen abzuleiten, mußten als unwissenschaftlich abgelehnt werden.

---

[10] 1942.
[11] v. Wright 1971, S. 24.
[12] v. Wright 1971, S. 25.
[13] Mill 1873, Buch III, Kap. xii, Abschn. 1, zit. nach v. Wright 1971, S. 153.

Als Gegenbewegung zum Positivismus entstand gegen Ende des 19. Jahrhunderts die Hermeneutik (d. h. „die Kunst der Interpretation") mit ihrer Methode des Verstehens.[14]

Obwohl in der Umgangssprache weitgehend synonym verwendet, gewinnt die Unterscheidung zwischen Verstehen und Erklären ihren Sinn durch die psychologische Dimension des Begriffs Verstehen. Wer verstehen will, muß sich einfühlen, er muß innerlich nachvollziehen, was er untersucht: Motive, Gedanken, Gefühle.[15] Die Methode des Verstehens basiert also auf der prinzipiell möglichen Gleichartigkeit zwischen dem untersuchenden Subjekt und dem untersuchten Objekt bzw. der Prozesse, denen beide unterworfen sind. Dies bezieht sich vor allem auf den Bereich der Intentionalität. Um die Ziele, Absichten und Motive eines Handelnden zu verstehen, muß man eine semantische Dimension erfassen, Zeichen deuten, Bedeutungen entschlüsseln und übersetzen. Nur so findet man Zugang zum Gegenstand der Geisteswissenschaften.

Für Soziologie und Verhaltenswissenschaften ergibt sich die Frage, wo sie zwischen den Polen von Positivismus und Hermeneutik stehen. Eine Frage, die bislang nicht allgemein gültig zu entscheiden war. Emile Durkheim mag als Beispiel einer eher positivistischen Soziologie angesehen werden, Max Weber eher als Repräsentant der auch Zwecke und Ziele analysierenden „verstehenden Soziologie".[16]

Nicht oder nur schwer einzuordnen in das Schema Hermeneutik versus Positivismus sind die Ansichten von Hegel und Marx. Ähnlichkeit zum Positivismus besteht darin, daß sie die universelle Gültigkeit von Gesetzen und daraus resultierenden Notwendigkeiten betonen. Es sind jedoch keine Kausalgesetze, von denen sie sprechen. „Ebenso ist das dialektische Schema der Entwicklung durch These, Antithese und Synthese kein *kausal*(istisch)*es* Denkmuster. Die Hegelschen und Marxschen Konzeptionen von Gesetz und Entwicklung kommen dem näher, was wir Muster begrifflicher oder logischer Verknüpfungen nennen würden".[17] Teleologie und Zweckgerichtetheit haben ihren Raum, sind aber allgemein gültigen Gesetzen unterworfen. Hier zeigt die dialektische Methode viele Ähnlichkeiten zu den Konzepten der Kybernetik und Systemtheorie, mit deren Hilfe sich der Gegensatz von Positivismus und Hermeneutik überwinden läßt.

Auch in den Vorstellungen und Theorien der Psychoanalyse werden positivistische und hermeneutische Ansätze miteinander vermischt. Dies erschwert zwar die Bestimmung ihres wissenschaftlichen Standorts, sollte jedoch nicht verwundern, da der Gegenstandsbereich der Psychoanalyse eben gerade die Schnittstelle zwischen Natur- und Geisteswissenschaften ist. Das Ergebnis ist auf jeden Fall, daß das Selbstverständnis von Psychoanalytikern und Psychoanalyse wissenschaftstheoretisch unklar definiert bleibt. Freuds Libidotheorie basiert weitgehend auf den kausal-mechanistischen Konzepten der Physik des letzten Jahrhunderts. Sie zeigt jedoch teleologische Aspekte, wenn sie Triebbefriedigung als Sinn und Zweck des individuellen Handelns angibt. Das menschliche Individuum ist den Gesetzmäßigkeiten der äußeren wie auch der biologischen Realität unterwor-

---

[14] Vgl. Dilthey 1883, 1900, 1910.
[15] Vgl. Simmel 1892.
[16] Vgl. Durkheim 1893 u. 1894; Weber 1913 u. 1921.
[17] v. Wright 1971, S. 21.

fen. Sie bilden den Rahmen, innerhalb dessen der einzelne zum Zwecke der Selbsterhaltung und des Lustgewinns zu handeln hat. Dieses Handeln und diese Gesetze lassen sich von außen beobachten, die Dynamik der unbewußten und bewußten, emotionalen und kognitiven Realitätsorientierungen sind hingegen nur dem Verstehen zugänglich.[18]

Doch wo immer Verstehen im Spiel ist, kann von demjenigen, der zu verstehen sucht, nicht abstrahiert werden. Er bestimmt letztlich, was (für ihn) verstehbar ist. Die Kritik an der Psychoanalyse richtet sich demgemäß vor allem gegen den Charakter ihrer Deutungen. „Die Verabsolutierung des Bedeutens und die Nivellierung dieses Bedeutens auf eine einzige Ebene von Sinnverstehen bedeutet eine ‚Weltanschauung', der alles Symbol wird, aber von der Art des Symbols, das deutbar ist. Von faktischen hysterischen Symptomen und anderen greifbaren Krankheitserscheinungen wird das Deuten auf alle Krankheiten, auf die gesamte Biographie des Menschen ausgedehnt".[19]

Die Unbegrenztheit der möglichen und erlaubten Deutungen, die über den Rahmen dessen hinausgehen, was dem Verstehen zugänglich ist, ist der wesentliche Punkt von Jaspers Kritik an der Psychoanalyse. Er hält an der Grenze des Verstehbaren fest und setzt ihr — gemäß der Trennung von Positivismus und Hermeneutik — das Erklärbare entgegen. Verstehen ist für ihn „das subjektive, evidente Erfassen der seelischen Zusammenhänge von innen, soweit sie auf diese Weise erfaßbar sind ...", Erklären hingegen „das objektive Aufzeigen von Zusammenhängen, Folgen, Regelmäßigkeiten, die unverständlich und nur kausal erklärbar sind".[20] Verstehen erlaubt es nach Jaspers weder irgendwelche allgemeingültigen Gesetzmäßigkeiten zu formulieren noch irgendwelche Voraussagen zu machen. „Wenn das Verstehen unabschließbar ist, so können wir auch keine Voraussage machen darüber, was ein Mensch tun und wie er sich verhalten werde".[21] Gegen die Psychoanalyse erhebt er den Vorwurf, daß sie die Grenzen, die jeglichem Verstehen gesetzt sind, verkenne. Sie dehne den Rahmen ihrer Deutungen ins nicht mehr Überprüfbare aus und weise den mit diesen Deutungen und Interpretationen verbundenen Evidenzerlebnissen kritiklos den Status wiederholbarer Erfahrung zu.

Es bleibt die Frage, wo die Grenzen des psychoanalytischen Verstehens sind; dadurch, daß sie ihr Verstehen nicht an der Grenze des Bewußten enden läßt, begibt sie sich auf ein Territorium, in dem ihre Aussagen nur noch schwer — wenn überhaupt — überprüfbar sind. Das handelnde Subjekt ist nicht mehr der seiner selbst bewußte, eigenverantwortliche Mensch, der bzw. dessen „Ich" der Herr im eigenen Hause ist. Unbewußte Prozesse werden als kausal wirksam betrachtet, wo bislang bewußte und freie Entscheidungen als sicher angenommen wurden. Da die Pschoanalyse unbewußte Prozesse mit Kausalität gleichsetzt, überschreitet sie die Grenze zwischen Verstehen und Erklären und vermischt beides; das unbewußte Motiv wird zur Ursache auch organischer Prozesse. Für Jaspers ist die Wirklichkeit der organischen Krankheiten und der Psychosen losgelöst von aller

---

[18] Vgl. Stierlin 1952/53, S. 394.
[19] Jaspers 1950, S. 465.
[20] Jaspers 1913, S. 255.
[21] a.a.O., S. 298.

Verstehbarkeit gegeben. Die Psychoanalyse hingegen weicht dieses Krankheitskonzept auf. Die Gefahr, die sich damit wissenschaftstheoretisch verbindet, ist die Beliebigkeit und Unmöglichkeit der Falsifikation von Deutungen. Das ist aber das Problem einer jeden hermeneutischen Wissenschaft.

Derjenige, der interpretiert, seine Fähigkeit oder Unfähigkeit sich einzufühlen und zu verstehen, werden zum Maßstab der Aussagen über das untersuchte Objekt. Die Motive, Ziele, Zwecke und Intentionen, die er in irgendeinem Verhalten oder Sachverhalt zu entdecken bzw. zu rekonstruieren meint, sind für ihn stets erst im nachhinein erkennbar. Es sieht dann so aus, *als ob* das analysierte und beobachtete Verhalten diesen verstandenen Zielen gedient und diesen Sinn gehabt hätte. Doch das Ergebnis einer solchen Analyse variiert, je nachdem von welchen Prämissen der Beobachter ausgeht. Verschiedene Interpreten kommen zu unterschiedlichen Deutungen. Womöglich sagt jeder, der zu verstehen meint, mehr über sich und den seiner Interpretation zugrundeliegenden theoretischen Bezugsrahmen als über den Gegenstand seiner verstehenden Erkenntnis aus.

Der Positivismus scheint den Vorteil zu haben, daß er Voraussagen über künftige Geschehnisse machen kann. Er kann Gesetze formulieren, sie anwenden und sie aufgrund errechneter Vorhersagen intersubjektiv überprüfen. Doch die Wissenschaftsgeschichte zeigt, daß sich gemäß unterschiedlicher Paradigmen auch unterschiedliche Gesetze formulieren lassen, die es erlauben, irgendwelche Sachverhalte aus sehr differenten Blickwinkeln zu erfassen.[22] Auch das Bild der scheinbar objektivierten Realität ist Veränderungen unterworfen. Aber offenbar ist es leichter, über die „harte" Wirklichkeit der äußeren, unbelebten Natur einen etwas längerfristig anhaltenden Konsens zu erlangen. Denn in ihr läßt sich in weiten Bereichen im Handeln und im Experimentieren, durch Vorhersagen und bestätigte Erwartungen all das überprüfen, was als Wahrheit gehandhabt wird. Dennoch sind Vorhersagen nur jeweils für sehr begrenzte Bereiche möglich. Die Vielzahl der notwendigen Informationen macht es weitgehend unmöglich, außerhalb eines experimentellen Kontextes sichere Vorhersagen zu machen. Dies zeigt sich bei der Betrachtung komplexer Systeme, z. B. der Entwicklung des Wetters über einige Tage hin — die tägliche Wettervorhersage belegt dies deutlich.

Noch erheblich schwerer ist jede Vorhersage innerhalb des Bereichs menschlicher Systeme, ob es nun darum geht, den Verlauf der wirtschaftlichen Konjunktur oder auch das Verhalten eines Menschen oder gar eines sozialen Systems zu prognostizieren. Hier handelt es sich um einen „weicheren" Realitätsbereich, in dem schon allein die Einigung über die zu erhebenden relevanten Daten sich als Problem erweisen kann. Wo es um menschliche Werte geht, ist es weitaus schwieriger, einen interpersonellen Konsens zu erzielen. Wer formuliert, daß er den Politiker XY für einen schlechten Politiker hält, wird eventuell auf Widerspruch stoßen; seine geistige Gesundheit wird jedoch nicht in Frage gestellt werden. Ganz anders wird es dem ergehen, der äußert, er glaube nicht an die Schwerkraft.

So mag sich der Unterschied zwischen Positivismus und Hermeneutik unter anderem daraus ableiten, daß beide sich jeweils einen Gegenstandsbereich ge-

---
[22] Vgl. Kuhn 1962.

sucht haben, über den man Aussagen machen kann, die in unterschiedlichem Maße intersubjektiv falsifizierbar sind. Oder — mit den Worten von Heinz von Foerster: „Die ‚hard sciences' sind erfolgreich, weil sie sich mit den ‚soft problems' beschäftigen; die ‚soft sciences' haben zu kämpfen, denn sie haben es mit den ‚hard problems' zu tun".[23]

Im Prinzip ist die Gefahr, stets nur die selbst versteckten Ostereier zu finden, für Positivismus und Hermeneutik gleich groß. Beide legen bei der Konstruktion ihres Weltbildes bestimmte Prämissen zugrunde. Beide suchen induktiv nach Gesetzmäßigkeiten und leiten deduktiv von diesen dann ihre verstehend teleologischen oder erklärend kausalen Interpretationen ab. Der Unterschied zwischen beiden ist, daß einmal aus der vermeintlichen Außenperspektive des nichtbeteiligten Beobachters Gesetze über die äußere Natur, das andere Mal aus der Innenperspektive dessen, der sich anteilnehmend identifiziert, Gesetze über die innere Natur zugrundegelegt werden; das eine Mal ist die betrachtete Zeitperspektive rückwärts in die Vergangenheit, das andere Mal vorwärts in die Zukunft gerichtet. Beiden gemeinsam ist eine geradlinige Auffassung der Zeit, innerhalb deren nichtumkehrbarer Dimension alle Ereignisse nacheinander, d. h. diachron, geordnet sind. Beide sind einem geradlinigen Ursache-Wirkungs-Denken verpflichtet, demzufolge irgendwelche ursächlichen Faktoren zeitlich vor den Wirkungen lokalisiert sind. Die spezifisch menschliche Erfahrung, innerhalb einer nichtumkehrbaren Zeitdimension zu leben, wird absolut gesetzt und als Bezugssystem bestimmt, in das sich alle Beobachtungen einordnen lassen müssen.

Doch auch im Konzept der Ursache selbst wird menschliche, soziale Erfahrung in die Gesetzmäßigkeiten der Natur projiziert: Musterbeispiel für eine Ursache ist der handelnde Mensch, der *schuld* an dem ist, was er durch sein Handeln bewirkt. Das lateinische Wort „causa" hatte ursprünglich eine rein juristische Bedeutung und das griechische „aitia" läßt sich am besten mit Schuld übersetzen. Die Vorstellungen von Kausalität in der Natur sind denn auch aller Wahrscheinlichkeit nach von den alten Griechen in Analogie zu ihrem Strafrecht entwickelt worden.[24] Das Kausalitätsdenken besitzt daher den Charakter recht fragwürdiger Analogiebildung, wenn nicht gar des magischen Denkens. Es stellt sich die Frage, ob es innerhalb der Wissenschaften überhaupt einen Platz beanspruchen kann. Eine Frage, die Bertrand Russell klar negativ beantwortet: „Die Philosophen aller Richtungen stellen sich vor, daß die Kausalität zu den fundamentalen Axiomen und Postulaten der Wissenschaft gehört; doch — seltsam genug—in fortgeschrittenen Wissenschaften wie z. B. der Gravitationsastronomie kommt das Wort ‚Ursache' gar nie vor ... Wie vieles andere, was die Zustimmung der Philosophen findet, ist m.E. auch das Kausalprinzip ein Relikt einer vergangenen Zeit, das, wie die Monarchie, nur deshalb am Leben geblieben ist, weil man es irrtümlicherweise für unschädlich hält".[25] Und weiter: „Zweifelsohne ist der Grund, weshalb das altbekannte ‚Kausalprinzip' die Bücher der Philosophen seit so langer Zeit durchgeistert, einfach der, daß die Idee einer Funktion den meisten

---

[23] v. Foerster 1972, S. 17.
[24] Vgl. Jaeger 1934, Buch I, Kp. 9; Kelsen 1941, Kp.V.
[25] Russell 1912/13, S. 171.

von ihnen unbekannt ist und daß sie deshalb nach einer ungebührlich vereinfachten Darstellung suchen".[26]

Auch Wittgenstein legt solche Schlüsse nah, wenn er schreibt: „Auf keine Weise kann aus dem Bestehen irgendeiner Sachlage auf das Bestehen einer von ihr gänzlich verschiedenen Sachlage geschlossen werden. Einen Kausalnexus, der einen solchen Schluß rechtfertigt, gibt es nicht. Die Ereignisse der Zukunft *können* wir nicht aus den gegenwärtigen erschließen. Der Glaube an den Kausalnexus ist der *Aberglaube*. Die Willensfreiheit besteht darin, daß zukünftige Handlungen jetzt nicht gewußt werden können. Nur dann könnten wir sie wissen, wenn die Kausalität eine *innere* Notwendigkeit wäre, wie die des logischen Schlusses. — Der Zusammenhang von Wissen und Gewußtem ist der der logischen Notwendigkeit".[27]

Jede Wissenschaft, die Vorhersagen machen möchte, muß also nicht nach den vermeintlichen „kausalen" Verknüpfungen irgendwelcher Ereignisse suchen, sondern funktionale, d. h. logisch-mathematische Verknüpfungen und Zuordnungen analysieren. Nur so bietet sich die Möglichkeit, den Gegensatz zwischen positivistischer und hermeneutischer Wissenschaft zu überbrücken.

4. Deskriptive, präskriptive und logisch-mathematische Gesetze

Der Hinweis Wittgensteins auf die Frage der Willensfreiheit verweist auf ein zentrales Problem der Humanwissenschaften. Der handelnde und sich auf die eine oder andere Weise verhaltende Mensch ist nicht allein den Naturgesetzen unterworfen. Er trifft Entscheidungen und folgt damit bestimmten Werten. Mit diesen Wertungen haben es die Geisteswissenschaften zu tun. Von Wright erinnert daran, daß die Bezeichnung Geisteswissenschaft ursprünglich für eine Übersetzung des englischen „moral science" geprägt wurde; eine Tatsache, die unterstreicht, daß Wertprobleme ihr Gegenstand sind, seien es nun Fragen nach ethischen oder ästhetischen Werten bzw. den aus ihnen abgeleiteten Urteilen und Entscheidungen.[28]

Naturgesetze gelten nach allgemeinem Verständnis als deskriptiv, ethische, moralische, staatliche Gesetze, soziale Normen u. ä. hingegen als präskriptiv.[29] Diese Unterscheidung scheint sinnvoll, obwohl sich selbstverständlich auch aus Naturgesetzen Handlungsanweisungen ableiten lassen (wer noch ein wenig länger leben möchte, sollte nicht aus dem 20. Stockwerk eines Hauses springen, da er den Gesetzen der Schwerkraft unterworfen ist).

Doch es besteht ein logischer Unterschied zwischen Naturgesetzen und z. B. ethischen oder staatlichen Gesetzen. Da ist zunächst der Grad ihrer Verbindlichkeit. Den Naturgesetzen sind per definitionem *alle* natürlichen Prozesse und damit auch *alle* Menschen unterworfen. Durch sie werden die Regelmäßigkeiten von Vorgängen beschrieben, die der Mensch (als Beobachter) in der Natur

---
[26] a.a.O., S. 184, zit. nach v. Wright 1971, S. 43.
[27] Wittgenstein 1921, 5.135 — 5.1362.
[28] Vgl. v. Wright 1971, S. 19.
[29] Vgl. v. Wright 1963.

entdeckt zu haben meint. Über ihre Befolgung oder Nichtbefolgung besteht keine Willensfreiheit.

Durch Naturgesetze werden gewissermaßen die Bedingungen des Kontextes beschrieben, in dem jemand zu handeln vermag. Sie geben die Grenzen der Verhaltensmöglichkeiten an, d. h. sie legen die Differenz zwischen möglich und unmöglich fest.

Anders steht es mit ethischen oder moralischen Gesetzen. Sie können befolgt werden, müssen aber nicht. Diese präskriptiven Gesetze im engeren Sinne geben an, welche Auswahl unter den möglichen Alternativen getroffen werden *sollte*. Sie bestimmen die Differenz zwischen erwünscht, vorgeschrieben etc. und unerwünscht, verboten etc. Ihr Zweck ist es, auf Verhalten einzuwirken.

Naturgesetze wie auch präskriptive Gesetze werden bei der Selektion menschlicher Verhaltensweisen wirksam. Während jedoch Naturgesetze als obligatorisch und für alle in gleicher Weise wirksam angesehen werden, muß der Einfluß präskriptiver Gesetze als erheblich beschränkter angesehen werden. Zum einen gibt es Differenzen ihrer Inhalte und Gültigkeitsbereiche (in England herrscht die Vorschrift, daß im Straßenverkehr die linke Seite zu benutzen ist, in Deutschland muß dagegen rechts gefahren werden); zum anderen können diese Gesetze übertreten werden. Während die Naturgesetze eine vom Menschen erlebte Ordnung und Regelmäßigkeit beschreiben, versuchen präskriptive Gesetze, bestimmte Ordnungen und Regelmäßigkeiten im menschlichen Verhalten herzustellen.

Die Unterscheidung zwischen diesen beiden Typen von Gesetzen und Regeln ist der Unterscheidung zwischen Erklären und Verstehen analog. Auf der einen Seite werden „kausale" Zusammenhänge analysiert, die auf das Wirksamwerden der Naturgesetze zurückzuführen sind, auf der anderen Seite intentionale, die als Wirkung präskriptiver Gesetze (Motive, Werte, Ziele etc.) zu verstehen sind.

Es gibt eine dritte Kategorie von Gesetzen, die weder den deskriptiven noch den präskriptiven Gesetzen im hier verwendeten Sinne zugerechnet werden können. Es sind die Gesetze der Logik und der Mathematik. Sie sind sowohl deskriptiv als auch präskriptiv, und keine dieser beiden Funktionen ist der anderen unter- oder überzuordnen. Sie beschreiben, nach welchen Regeln „richtiges", d. h. schlüssiges Denken abläuft. Sie geben damit aber auch Vorschriften dafür, wie man zu denken hat, wenn man schlüssig denken will. Von Wright, der sich mit dem Status der Gesetze der Logik und Mathematik ausführlicher auseinandergesetzt hat, sieht in ihnen so etwas wie Spielregeln: „Ein Spiel ist eine Tätigkeit, ebenso wie denken und rechnen. Die Regeln des Schach z. B. legen fest, welche Züge erlaubt sind und welche nicht. Manchmal fordern sie, daß ein ganz bestimmter Zug gemacht wird. *In einem ähnlichen Sinne*, so könnte der Vorschlag lauten, legen die Regeln der Logik fest, welche Schlußfolgerungen und Behauptungen im Denken ‚möglich' (korrekt, legitim, erlaubt) sind. Wenn jemand nicht in Übereinstimmung mit den Regeln des Schach spielt, würden wir von ihm sagen, daß er entweder *nicht richtig* spielt oder daß er überhaupt nicht *Schach* spielt. Ersteres würden wir sagen, wenn er den Regeln zwar folgen wollte, aber nicht wußte bzw. nicht verstand, was sie von ihm forderten; oder wenn er seinen Gegner nur zu betrügen versuchte. Letzteres würden wir sagen, wenn er gar keinen Wert darauf legt, den Regeln zu folgen, oder bewußt und konsequent nach anderen Regeln spielte. *In einem ähnlichen Sinne* könnten wir diesem Vorschlag zufolge sagen, daß dann, wenn jemand nicht nach den Regeln der Logik schließt, er entweder nicht richtig oder eben überhaupt nicht ‚schließt'. Das eine wie das andere sagen wir aus ungefähr denselben Gründen wie im Falle des Schachspiels".[30]

Die Gesetze der Logik und Mathematik legen also bestimmte Spielregeln fest, die nur für den verbindlich sind, der Interesse daran hat, ein Spiel zu spielen, das diesen Regeln folgt. Daß nicht alles Denken den Regeln der Logik folgt, braucht nicht extra betont zu werden. Wo dies der Fall ist, wird eben ein anderes Spiel gespielt.

Das Spiel, für das die Regeln der Logik und Mathematik verbindlich sind, ist die Wissenschaft (— ganz im Sinne Descartes', der die mathesis universalis als Methode der Wissenschaft proklamierte).

Die Wissenschaftlichkeit von Erkenntnissen findet ihren Maßstab, d. h. die Möglichkeit intersubjektiver Verifikation oder Falsifikation in den Regeln der Logik und Mathematik. Die Frage, wo diese Regeln herstammen, sei hier ausgeklammert. Nur soviel mag zunächst dazu gesagt sein, daß sie sich offenbar als praktische Möglichkeit zur Herstellung eines Konsens bewährt haben, der alle Unterschiede zwischen den individuellen Denkstrukturen überwindet. Die Spielregeln, die Logik und Mathematik zur Verfügung stellen, bilden einen formalen Rahmen, innerhalb dessen irgendwelche Fragestellungen wissenschaftlich behandelt werden können. Sind sie innerhalb dieses Rahmens nicht behandelbar, so sind sie eben nicht wissenschaftlich zu klären. Russells Einwand gegen das Denken in Kausalzusammenhängen weist darauf hin, daß Kausalität kein mathematisches Prinzip ist. Es ist es genausowenig wie Intentionalität. Beide müssen, soll Wissenschaftlichkeit gewahrt werden, durch die Betrachtung von *Funktionen*, durch die Betrachtung von *Zuordnungsvorschriften*, ersetzt werden.

Geschieht dies, so hebt sich der Gegensatz zwischen Erklären und Verstehen, zwischen deskriptiven und präskriptiven Gesetzen auf.

Beide Typen von Gesetzen können dann als Bestandteile von Spielregeln analysiert und aufeinander bezogen werden. Das Verhalten eines Menschen wie auch menschlicher Interaktionssysteme wird dann als Spielregeln folgend versteh- und erklärbar, d. h. die innere Logik, die Organisation des Verhaltens wird beschreibbar. Dies genau ist der Ansatz, der im kybernetisch-systemischen Paradigma verfolgt wird.

5. Das kybernetisch-systemische Modell

Kybernetik und Systemtheorie entwickelten sich in der Kontinuität des kartesianischen Weltbildes. Etliche seiner Prämissen mußten aber in Frage gestellt werden, als Ingenieure begannen, Automaten zu bauen, und Biologen sich daran machten, die Phänomene des Erhalts bestimmter Gleichgewichtsformen in Organismen zu studieren. Die Regelung von Verhalten, sei es das von Automaten oder das von Organismen, wird nur dann realisierbar oder auch nur erklärbar, wenn

---
[30] v. Wright 1963, S. 21/22.

man negative Rückkopplungsprozesse ermöglicht bzw. annimmt. Die Resultate einer bestimmten Verhaltensweise müssen auf den weiteren Verlauf des Verhaltens einwirken. Sie müssen sich (gewissermaßen) selbst korrigieren, indem Störungen und Abweichungen von irgendeinem Sollwert ausgeglichen werden.

In der Biologie kann das von Cannon[31] entwickelte Konzept der Homöostase als Beispiel für ein derartiges Regelungsprinzip angesehen werden, in der Technik als einfachster Fall der Thermostat.

Beschreibt man derartige Prozesse, so gerät man mit geradlinig kausalen Vorannahmen in Konflikt. Wo die Verknüpfung zwischen einem bestimmten Zustand oder Ereignis E und anderen Ereignissen E1, ..., Em derart ist, daß sich ein Zirkel bildet, sind E1, ..., Em nicht nur die hinreichenden (eventuell auch notwendigen) Bedingungen für E, sondern E ist auch eine Bedingung für E1, ..., Em. Die stattfindenden Ereignisse lassen sich durch ein Gesetz beschreiben, durch das „ursächliche" und „bewirkte" Ereignisse rekursiv, d. h. kreisförmig, miteinander verknüpft sind. Ihre Interaktion ist so organisiert, daß beide sich gegenseitig stabilisieren. Bleibt man mit seiner Beschreibung in dem geradlinigen Ursache-Wirkungs-Muster, so muß jede Wirkung gewissermaßen als Ursache ihrer eigenen Ursache betrachtet werden. Das Charakteristikum eines solchen Rückkopplungsprozesses ist seine zirkuläre Organisationsform, d. h. die Art und Weise, in der die an der Interaktion beteiligten Elemente miteinander funktionell verknüpft sind.

Die monadische Entität, d. h. zum Beispiel das Ereignis E und seine Eigenschaften sind von untergeordnetem Interesse. Systeme, d. h. Klassen von Elementen mit koordinierten Mengen von Relationen[32], treten in den Mittelpunkt der Aufmerksamkeit. Sie lassen sich als zusammengesetzte Entitäten betrachten, deren Eigenschaften und Verhaltensweisen von den Relationen zwischen ihren Elementen bestimmt sind.

Solche Systeme sind in ihrem Funktionieren stets nur aus ihrer aktuellen synchronen Struktur, der logischen Verknüpfung ihrer Elemente, heraus zu erklären. Wollte man innerhalb einer kreisförmig geschlossenen Struktur von Ereignissen, Zuständen oder auch Objekten, die in Wechselwirkung miteinander jeweils auf sich selbst zurück wirken, einem der Interaktionspartner das Etikett „ursächlich", dem anderen das Etikett „bewirkt" zuschreiben, so wäre dies eine vom Beobachter vorgenommene Interpunktion. Es wäre die mehr oder weniger willkürliche Zerlegung einer Kreisstruktur, einer rekursiven Funktion, in geradlinige Ursache-Wirkungs-Segmente. Die Charakteristika der Beschreibung dürfen jedoch nicht mit den Eigenarten des beschriebenen Gegenstands verwechselt werden (— zumindest dann nicht, wenn man nicht Gefahr laufen will, den Geschmack einer Speise mit dem Geschmack der Speisekarte gleichzusetzen).

Auch die Teleologie zeigt sich aus der kybernetischen Perspektive unter einem neuen Blickwinkel. Selbstreferente Systeme, in denen Rückkopplungsstrukturen vorliegen, verhalten sich, *als ob* sie Intentionen, Zielen oder Absichten folgen würden. Sie sind in der Lage, Störungen aus irgendeiner Umwelt auszugleichen und bestimmte Verhaltensweisen stabil zu halten. Wiederum ist es

---
[31] Cannon 1932.
[32] Vgl. Hall u. Fagen 1956, S. 81; Lange 1962; Buckley 1967.

aber der Beobachter, der die Zeitperspektive zugrunde legt und aus seinen Vorhersagen Rückschlüsse über die vermeintlichen Ziele des Verhaltens eines Systems zieht. Solche kybernetischen Systeme sind so geregelt, daß bestimmte Zustände sich erhalten, solange sie sich erhalten (— das klingt banal, trifft aber den Sachverhalt durch die Tautologie der Formulierung). Sie lassen sich als „teleonomisch" organisiert beschreiben.[33]

Die weitreichende Nichtvorhersagbarkeit des Verhaltens lebender Systeme hat ihre Wurzel in deren zirkulärer, rekursiver Organisation. Was immer ein Interaktionsteilnehmer macht, es wirkt auf ihn zurück. Keines der Elemente eines Interaktionssystems ist durch ein anderes Element oder durch irgendeine mechanische Größe in seinem Verhalten im Sinne einer geradlinigen Ursache-Wirkungs-Beziehung determiniert. Dies gilt auch für die Beziehung zwischen dem Beobachter und dem beobachteten System. Kybernetische Aussagen über komplexe Systeme müssen aufgrund der meist unvollständigen Kenntnis der inneren Strukturen und Zustände des untersuchten Systems nach dem Beispiel der oben beschriebenen induktiv-probabilistischen Erkenntnis gestaltet sein. Wahrscheinlichkeitsaussagen treten an die Stelle deterministischer Vorhersagen.

Dennoch erlaubt die Beobachtungsperspektive der Kybernetik und Systemtheorie es, logische Verknüpfungen und Gesetzmäßigkeiten zu beschreiben. Im Unterschied zur kausalen Erklärung wird dabei nicht einem Ereignis oder Zustand oder auch dem Verhalten eines Elements des untersuchten Systems als Ursache die Verantwortung oder Schuld für andere Ereignisse, Zustände oder die Verhaltensweisen irgendwelcher anderer Elemente zugeschrieben. Es wird eine Ganzheit betrachtet, deren Elemente in einem Bedingungsgefüge in Wechselbeziehung stehen, d. h. jeder bestimmt die Bedingungen aller anderen.[34] Untersuchungsgegenstand sind dementsprechend Strukturen, Funktionen, die Relationen von Elementen innerhalb eines Gesamtgefüges, die Regeln der Interaktion, die Transformationen von Systemzuständen.

Der Untersuchungsbereich der Kybernetik entwickelte sich denn auch nicht den festgelegten Grenzen der „Dinge" gemäß, wie sie in den Strukturen der indoeuropäischen Sprachen und verquickt damit auch in unserer sinnlichen Wahrnehmung kodiert zu sein scheinen. Vielmehr war er per definitionem transdisziplinär und grenzüberschreitend, da er Relationen untersuchte. Es waren die formalen Aspekte der Welt, die aus kybernetischer Perspektive interessierten. Mathematiker und Logiker waren gefragt. Und ein Mathematiker (Norbert Wiener) war es, der dieser jungen Wissenschaft ihren Namen gab.[35]

Der Gegenstand von Kybernetik und Systemtheorie ist abstrakt. Es wird versucht, Funktionen und Transformation darzustellen. Hier liegt auch die große Schwierigkeit bei der Verwendung ihrer Modelle zur Analyse konkreter Problemstellungen. Der Begriff „System" steht für ein Abstraktum, er kann letztlich jeder Menge von Relationen zugeschrieben werden. Der Beobachter entscheidet, was er als System betrachten und wo er dessen Grenzen sehen will. Wird über Systeme gesprochen, so ist immer diese vom Beobachter vorgenommene Defini-

---

[33] Vgl. Mayr 1965; Ayala 1970.
[34] Vgl. Ashby 1956, S. 127.
[35] Wiener 1948.

tion vorausgesetzt. Das führt zwangsläufig zu der scheinbar alten Frage: In welcher Beziehung stehen die Erkenntnisstrukturen des Beobachters und materielle Strukturen zueinander? Ist es willkürlich, wo der Beobachter die Grenzen eines Systems zieht, oder gibt es eine ontologische Begründung dafür? In welcher Beziehung stehen also kognitive und materielle Systeme?

Wie beim Descartesschen Dualismus muß die Beziehung von Geist und Körper geklärt werden. Es wird hier jedoch nicht nach der Beziehung zweier Phänomenbereiche unterschiedlicher Substantialität gefragt, sondern nach der *Beziehung zweier Organisationsformen*. Unter dem Blickwinkel der Entwicklung und Erhaltung organisatorischer Strukturen, ihrer Veränderung und Zerstörung, gehören Geist und Körper zu einem einheitlichen Gegenstandsbereich.

Um die Ganzheit und Kontinuität der Welt zu rekonstruieren, bedarf es also nicht des Descartesschen oder Spinozaschen Gottes. Vor allem Gregory Bateson hat in seinen Arbeiten zur ökologischen Erkenntnistheorie[36] darauf hingewiesen, daß Geist und Natur als eine untrennbare Einheit zu verstehen sind. Er setzt den geistigen Prozeß mit allen Formen selbstbezüglicher, d. h. rekursiv rückgekoppelter Organisationen gleich. Akzeptiert man dies, so ist der Erhalt irgendwelcher materieller Strukturen ein Ergebnis geistiger Prozesse. Ein Schluß, den auch die Ergebnisse der modernen Physik (vor allem der Mikrophysik) nahelegen.[37] Sie zeigen die Welt nicht als eine irgendwann einmal geschaffene Maschine, die aus statischen Objekten zusammengebaut ist, sondern als einen Tanz sich dynamisch wandelnder und sich im Rahmen von Selbstorganisationsprozessen entwickelnder Ereignisse. Das große Rätsel, das die Natur aufgibt, ist die Entstehung, Aufrechterhaltung und Veränderung von Ordnung.

Wenn sich aber die Prozesse, die in dynamischen Systemen ablaufen, wie geistige Prozesse betrachten lassen, dann ist Epistemologie nichts anderes als Kybernetik.

Die Auflösung des Gegensatzes von Geist und Materie verändert auch den Status menschlicher Erkenntnis. Das erkennende Subjekt steht nicht mehr einer Welt der Objekte gegenüber, sondern es ist teilnehmender Beobachter. Seine Erkenntnisse und sein daraus resultierendes Handeln sind stets Elemente eines allumfassenden Organisationsprozesses. Mit den Worten Erich Jantschs: sie sind Teil der „Selbstorganisation des Universums".[38]

Die Illusion einer absoluten Erkenntnis kann nicht aufrechterhalten werden. Der Mensch steht als Beobachter nie vollkommen außerhalb dessen, was er beschreibt. Er muß mit dem Objekt seiner Erkenntnis interagieren, und seine eigenen Bedingungen finden ihren Niederschlag in der Beschreibung, die er von diesem Objekt liefert.

Jede Form empirischer Forschung muß also die Bedingungen des Beobachters und der Beobachtung, ihre Prämissen wie auch ihren Einfluß auf die Ergebnisse der Untersuchung reflektieren.

Der Unterschied des kybernetisch-systemischen Modells zu dem der kartesianischen Tradition dürfte deutlich sein. Die wesentlichen Differenzen seien hier

---

[36] Bateson 1972, 1979.
[37] Vgl. Heisenberg 1969, 1971; Capra 1983.
[38] Jantsch 1979.

noch einmal zusammengefaßt: Es werden Systeme statt isolierter Objekte, Beziehungen statt dinglicher Eigenschaften und dynamische Bewegungen statt statischer Dinglichkeit erfaßt; zirkuläre, d. h. rekursive Prozesse werden an Stelle geradlinig kausaler, Wahrscheinlichkeit statt Determinismus beschrieben; und vor allem: die Rolle des Beobachters und seiner Modellbildungen wird in die Analyse mit einbezogen.

Für die psychosomatische und psychiatrische Forschung bieten kybernetische Modelle den Vorteil, die bislang unvermittelbar nebeneinander stehenden Phänomenbereiche Geist und Körper, die soziale und biologische Natur des Menschen, unter einem gemeinsamen Aspekt — der Dynamik von Organisationen — betrachten zu können.

6. Menschliche Systeme: Die Trivialisierung nichttrivialer Maschinen

Daß innerhalb der Humanwissenschaften die Erkenntnismethoden der Hermeneutik neben die des Positivismus getreten sind, gewinnt seinen Sinn daraus, daß menschliches Verhalten offenbar nicht allein durch Naturgesetze bestimmt ist. Es sind nicht nur äußerlich feststellbare Ereignisse oder Parameter, die determinieren, was ein konkretes Individuum in einer gegebenen Situation tun wird. Der Beobachter muß sich eingestehen, daß menschliche Handlungen aus dem einfachen Grund nicht vollständig vorhersagbar sind, weil irgendwelche im Innern des betreffenden Individuums ablaufende, der Beobachtung nicht direkt zugängliche Prozesse, Ereignisse und Faktoren eine Rolle bei der Selektion seines Verhaltens spielen. Die Komplexität menschlichen Handelns läßt sich nicht im gleichen Maße wie die Komplexität des Verhaltens unbelebter Erkenntnisgegenstände durch die Formulierung deskriptiver Gesetze reduzieren.

Dieser weiße Fleck auf der Landkarte positiven Wissens wird durch das Konzept des freien Willens gefüllt. Der unbestimmte, quasi regellose und anarchische Raum, der ein hohes Maß an Unberechenbarkeit in eine ansonsten durch Naturgesetze geordnete Welt bringt, wird durch die Aufstellung präskriptiver Gesetze in ein Ordnungssystem eingebunden und der Erklärbarkeit zugänglich gemacht.

Wissenschaftsgeschichtlich mag es ursprünglich umgekehrt gewesen sein: durch die Zuweisung anthropomorpher Motive und Eigenschaften wurden Naturvorgänge in Analogie zu menschlichem, d. h. sozialem Verhalten verstehbar.

Im einen wie im anderen Fall ist es die Wirkung solcher Annahme, Suche oder auch Einsetzung von Regeln, daß die Welt berechenbar wird. Dies ist offensichtlich ein menschliches Bedürfnis, das sich im Laufe der Evolution als sinnvoll erwiesen hat. In seinem „Postulat der epistemischen Homöostase" formuliert Heinz von Foerster dies folgendermaßen: „Das Nervensystem als Ganzes ist so organisiert (organisiert sich so), daß es eine stabile Realität er-rechnet".[39]

Errechnen einer stabilen Realität bedeutet aber nichts anderes als *funktionale Verknüpfungen*, d. h. *Transformationsregeln* zu konstruieren: Korrelationen zwischen einem Ereignis 1 und einem Ereignis 2 zu vollziehen und zu überprü-

---
[39] v. Foerster 1973, S. 73.

fen, ob dieses Ereignis 1 immer, wenn es beobachtet werden kann, von Ereignis 2 begleitet/ gefolgt etc. ist.

Die so errechnete, d. h. geordnete Realität ist stabil, wenn die Ereignisse und/ oder Prozesse, die **beobachtet** werden, den Regeln — seien es nun deskriptive oder präskriptive — zu entsprechen scheinen.

Werden jedoch Regelverletzungen beobachtet, so hat das bei deskriptiven und präskriptiven Gesetzen verschiedene Folgen. Phänomene, die den einmal formulierten Naturgesetzen zuwiderlaufen, führen dazu — falls über ihre Beobachtbarkeit ein Konsens hergestellt werden kann —, daß die Naturgesetze neu formuliert werden. Das Gesetz wird als dysfunktionell aus der Menge der die Realität beschreibenden Regeln ausgegrenzt. Im Gegensatz dazu wird im Bereich der Anwendung präskriptiver Regeln meist versucht, denjenigen, der ein abweichendes Verhalten zeigt, zur Anpassung an diese Regeln zu bringen. Gelingt dies nicht, wird er im allgemeinen ausgegrenzt. Die Metaregel, die festlegt, was zu tun ist, wenn das beobachtbare Verhalten nicht den Regeln entspricht, ist also für deskriptive und präskriptive Regeln verschieden. Dennoch gibt es natürlich auch Veränderungen präskriptiver Regeln, wenn sie (z. B.) nicht mehr konsensfähig sind.

Es sollte jedoch klargestellt werden, daß nicht die tatsächliche Übereinstimmung von Regeln und Verhalten (das Handeln von Menschen oder die Abläufe der unbelebten Natur) darüber bestimmt, ob an der Beziehung beider zueinander etwas geändert wird, sondern, ob diese Übereinstimmung beobachtet wird und wie sie bewertet wird. Die Devise, nach der Konsequenzen aus eventuellen Diskrepanzen zwischen Verhalten und Regeln gezogen werden, lautet: „Was ich nicht weiß, macht mich nicht heiß". Und dementsprechend ist die Tendenz, derartige Ausnahmen zu verleugnen oder gar als Bestätigung der Regel zu verwenden, groß. Womöglich ist dies ja auch aus ökonomischen Gründen sinnvoller als die ständig neue Errechnung ständig neuer Realitäten.

Die Entwicklung menschlicher Realitätserrechnungen hat nun dazu geführt, daß zwei Phänomenbereiche mit einer unterschiedlichen wissenschaftlichen Methodik erforscht werden. Die genannten zwei Paradigmen, das des Positivismus und das der Hermeneutik, stehen einander gegenüber. Aus der kybernetischen Perspektive wird deutlich, welches der Hintergrund dieser Spaltung ist.

Betrachtet man die Gegenstandsbereiche, mit denen sich Positivismus und Hermeneutik beschäftigen, unter formalen Gesichtspunkten, so zeigt sich ein prinzipieller Unterschied zwischen beiden, der dem Unterschied zwischen sogenannten „trivialen" und „nichttrivialen Maschinen" entspricht. Mit dem Begriff der „Maschine" ist hier nicht irgendein mechanisch mehr oder weniger gut ausgetüfteltes Gebilde gemeint, sondern entsprechend der von Alan Turing[40] verwendeten Terminologie eine formale Struktur, die synthetisch definiert und durch Transformationen vollständig beschreibbar ist.

Den prinzipiellen Unterschied zwischen trivialen und nichttrivialen Maschinen illustriert Heinz von Foerster[41] durch die Abbildungen 1 und 2.

---
[40] Turing 1936; vgl. Hodges 1983.
[41] v. Foerster 1987.

Triviale Maschine
(1) Lies das Eingangssymbol x
(2) Schreibe das zugehörige Ausgangssymbol y
Wirkungsfunktion y = f(x)
Abb. 1

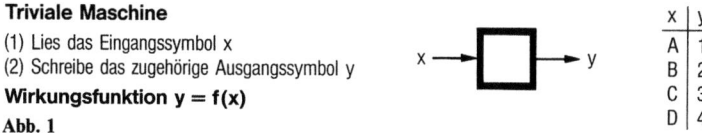

x	y
A	1
B	2
C	3
D	4

Das Quadrat in Abb. 1 symbolisiert die Maschine, x steht für das, was in diese Maschine eingegeben wird, y für das, was von der Maschine ausgegeben wird. In der Tabelle rechts stehen die hier angenommenen vier möglichen Eingabewerte (A, B, C, D) den stets zu beobachtenden Ausgabewerten (1, 2, 3, 4) gegenüber. Die Trivialität dieser Maschine besteht in der Zwangsläufigkeit und vollständigen Vorhersagbarkeit ihrer Antworten auf bestimmte Eingaben. Die Verknüpfung zwischen A und 1, die durch die Maschine vollzogen wird, läßt sich durch einen der folgenden Sätze beschreiben:

„Wenn A, dann 1"
„Alle A implizieren 1".

Es sind Sätze, die den formalen Gesetzen (Spielregeln) der Aussagenlogik gerecht werden. Es sind aber auch Sätze, die dem Kausalgesetz entsprechen: Es gibt ein allgemeines Verknüpfungs-, d. h. Transformationsgesetz zwischen x und y (die Wirkungsfunktion y = f(x)), A ist ein Spezialfall von x, 1 ist ein Spezialfall von y. Wenn man die Maschine lange genug beobachtet und gut genug kennt, kann man folgern und vorhersagen, daß auf die Eingabe A immer eine 1 ausgegeben wird. Statt Eingabe- und Ausgabewert kann auch „Verhalten" gesagt werden.

Bis zur Formulierung der Heisenbergschen Unschärferelation war es die Vorstellung der Naturwissenschaften, daß das Universum letztlich wie eine triviale Maschine funktioniert. Heimlich dürfte dies wohl auch heute noch bei vielen Wissenschaftlern mehr oder weniger bewußt die simplifizierende Vorstellung vom Funktionieren der Welt sein.

Bei aller Mühsal, die sie aufgrund ihrer methodischen Schwierigkeiten mit sich bringen, haben die Humanwissenschaften den Vorteil, ein wenig gegen derartige Trivialisierungen des Menschen gefeit zu sein. Die Vorhersagbarkeit menschlichen Verhaltens erweist sich nicht nur im Alltagsleben, sondern auch im wissenschaftlichen Kontext als sehr begrenzt. Das Modell der nichttrivialen Maschine erklärt, woraus diese begrenzte analytische Bestimmbarkeit resultiert und warum die vollständige Vorhersagbarkeit des Verhaltens unmöglich ist.

Innerhalb des Vierecks in Abb. 2, das die Maschine symbolisiert, steht ein z, was bedeuten soll, daß die Maschine innerer Zustandsveränderungen fähig ist. Die Ausgabe y ist dabei nicht einfach die Funktion der Eingabe x, sondern die Funktion von x und z, dem aktuellen inneren Zustand der Maschine. Hätte z stets denselben Wert, so könnten wir ihn als Konstante ansehen und hätten wieder

(1) Lies das Eingangssymbol x
(2) Vergleiche x mit dem inneren Zustand z der Maschine
(3) Schreibe das zugehörige Ausgangssymbol
(4) Ersetze den inneren Zustand z durch den neuen Zustand z'
(5) Wiederhole die obige Folge mit dem neuen Eingangssymbol x'

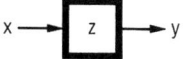

Abb. 2. Nichttriviale Maschine

eine triviale Maschine. Da dies jedoch nicht der Fall ist und z veränderbar ist, brauchen wir auch eine Regel über die Veränderung von z (Zustandsfunktion). In dem Beispiel, das durch die nachfolgende Transformationsmatrix dargestellt ist, soll die Veränderung von z zu z' (den auf z folgenden inneren Zustand der Maschine) eine Funktion von x und z sein, d. h. vom Eingabewert und von dem gerade vorliegenden aktuellen inneren Zustand bestimmt sein:

	Im Zustand I			Im Zustand II		
Wirkungsfunktion: $y = f_y(x,z)$	x	y	z	x	y	z
	A	1	I	A	4	I
Zustandsfunktion: $z' = f_z(x,z)$	B	2	II	B	3	I
	C	3	I	C	2	II
	D	4	II	D	1	II

Die beiden Tabellen machen deutlich, daß auf die Eingabe A einmal 1 (wenn die Maschine im Zustand I ist) und ein anderes Mal 4 ausgegeben wird (wenn die Maschine im Zustand II ist). Weder die Ausgabe 4 noch die Ausgabe 1 kann regelmäßig der Eingabe A zugeordnet werden, denn beide Werte erscheinen auch als Folge der Eingabe D. Entscheidend ist in diesem Falle der — *von außen nicht zu beobachtende* — innere Zustand z bzw. die Regel seiner Veränderung.

Während die triviale Maschine **geschichtsunabhängig** stets nach der gleichen Regel funktioniert, ist das Verhalten der nicht-trivialen Maschine **geschichtsabhängig**, d. h. durch frühere, interne Zustände bestimmt. Die Maschine verhält sich zwar stets ihrer aktuellen Struktur entsprechend (sie ist *strukturdeterminiert*), die Entwicklung dieser Struktur ist jedoch ein historischer Prozeß, die aktuelle Struktur Folge früherer Strukturen.

Die Voraussetzung für die Vorhersagbarkeit des Verhaltens einer solchen Maschine ist die Möglichkeit der Beobachtung ihrer aktuellen inneren Zustände. Soweit es menschliche Handlungen angeht, muß der Mensch als solch eine nichttriviale Maschine betrachtet werden, deren innere Zustände (mit)bestimmen, welche Verhaltensweisen er zeigt. Die Hermeneutik versucht dieser Tatsache gerecht zu werden, indem sie per Einfühlung durch Analogieschlüsse die nicht direkt beobachtbaren inneren Zustände, d. h. das Denken und Fühlen, irgendwelcher Menschen zu verstehen — zu rekonstruieren — sucht.

Ohne Zugang zur Dynamik der inneren Zustandsveränderungen einer solchen nichttrivialen Maschine (statt „Maschine" kann hier durchaus der allgemeinere Begriff „System" verwendet werden) ist es absolut unmöglich, das Verhalten der Maschine kausal zu erklären: sie ist *analytisch unbestimmbar*.

Heinz von Foerster[42] illustriert dies durch folgende kleine Tabelle:

Anzahl der E/A Symbole	Anzahl der möglichen nichttrivialen Maschinen	
2	2^{16}	$= 65536$
4	2^{8192}	$= 10^{2466}$
8	$2^{3 \cdot 2^{30}}$	$= 10^{969685486}$

---

[42] v. Foerster 1987.

Stehen zum Beispiel bei einer nichttrivialen Maschine zwei Eingangssymbole zwei Ausgangssymbolen gegenüber (E/A), so ergibt das die stolze Zahl von 65536 möglichen unterschiedlichen Maschinen. In dem oben genannten Beispiel von 4 Eingabe- bzw. Ausgabesymbolen ist die Zahl schon jenseits aller Berechnungsmöglichkeiten. Die Struktur einer solchen Maschine mag zwar im Prinzip berechenbar sein, nicht jedoch in der Praxis.

Die neben der Einfühlung und dem Versuch des Verstehens zweite Möglichkeit, den Grad der Vorhersagbarkeit des Verhaltens menschlicher Systeme (als nichttrivialer Maschinen) zu erhöhen, ist die Betrachtung der Geschichte. Derartige Systeme funktionieren zwar stets ihrer aktuellen Struktur entsprechend, sie verändern, entwickeln oder bewahren diese Struktur aber im Laufe ihrer Geschichte. Wenn ein Beobachter, der keine Aussagen über die innere Struktur solch eines Systems machen kann, das Verhalten betrachtet, das dieses System früher gezeigt hat, so gewinnt er in einem gewissen Maß die Fähigkeit, Vorhersagen zu machen. Er kann zumindest die Wahrscheinlichkeit, zutreffende Vorhersagen zu machen, ein wenig erhöhen. Dies ist einer der Unterschiede zu *nicht* geschichtsabhängigen Systemen (z. B. zu dem aus 49 mit Zahlen beschriebenen Kugeln bestehenden System, aus welchem jeden Sonnabend die sechs „richtigen" Lottozahlen gezogen werden).

Wenn allerdings ein Beobachter aus dieser Erfahrung folgert, daß das beobachtete System so etwas wie ein Gedächtnis besitzt, so schreibt er einen Aspekt der Beziehung zwischen sich und seinem Beobachtungsgegenstand dem beobachteten Objekt als Eigenschaft zu.[43]

Kommen wir zu den Folgerungen all dieser Überlegungen für die vorliegende Untersuchung, zum Verhältnis von physiologischen, epistemischen und interaktionellen Strukturen und Prozessen (denn das ist ja der Gegenstand von Psychiatrie und Psychosomatik). Der einzelne Mensch ist keine triviale Maschine, und soziale Systeme, die sich aus Menschen konstituieren, sind ebenfalls keine trivialen Maschinen. Im Kontrast dazu steht, daß Menschen in einem hohen Maße das Bedürfnis haben, ihre Lebenswelt zu trivialisieren (eine stabile Realität zu errechnen). Ihr Versuch, sich die Welt handhabbar, „die Erde untertan" zu machen, nutzt auf mindestens zwei Ebenen die ökonomisierende Funktion von Regeln (man kann den speziellen Fall einem allgemeinen Gesetz unterordnen): es werden deskriptive und präskriptive Regeln aufgestellt. Wo sich menschliches Handeln an diesen beiden Formen der Regeln orientiert, wird der Mensch trivialisiert. Er wird durch die Kenntnis dieser Regeln in gewissem Maße berechenbar. Derartige Mechanismen der Komplexitätsreduktion sind offenbar eine der Voraussetzungen des Überlebens des Menschen als soziales Wesen, eine der Voraussetzungen der zwischenmenschlichen Kommunikation und Interaktion.

Auch das Ziel der Wissenschaft ist es, zu trivialisieren, Komplexität zu reduzieren. Sinn dieser Trivialisierung ist es, einen Leitfaden für das Handeln zu finden (im vorliegenden Fall das ärztlich-therapeutische Handeln). Dieser Sinn wird verfehlt, wenn Trivialisierungen dort vorgenommen werden, wo sie nicht angebracht sind, nicht passen und dem Gegenstand der Untersuchung nicht

---

[43] Ashby 1956, S. 173.

gerecht werden. Dieses „Nichtpassen" erweist sich spätestens am Erfolg oder Mißerfolg therapeutischer Strategien.

Die Konsequenzen, die sich für die Bearbeitung psychiatrisch-psychosomatischer Fragestellungen ergeben, sind vielfältig:

Zum ersten zeigt sich, daß Konzepte, wie sie der simple Behaviorismus mit seinem Reiz-Reaktions-Modell vorschlägt, als zu schlicht, weil zu trivialisierend, verworfen werden müssen. In seinem Modell ist von den Gesetzmäßigkeiten systeminterner Zustandsänderungen abstrahiert.

Allein durch das Feststellen von Eingabe-Ausgabe-Relationen ist menschliches Funktionieren nicht zu erfassen. Die inneren Abläufe, die zwischen Reiz und Reaktion geschaltet sind, lassen sich jedoch — was die Probleme jeglichen Analyseversuchs erhöht — auf mindestens zwei unterschiedlichen Ebenen beschreiben: der physiologischen und der semiotischen.

Die internen Zustandsveränderungen können einerseits als physiologische Prozeßmuster durch deskriptive Regeln beschrieben werden; andererseits als epistemische Muster — als Prozesse also, in denen ein System von Bedeutungen konstruiert wird, das Handlungen leitet.

Will man ein der Kohärenz und Ganzheit des Menschen entsprechendes Modell von Krankheit oder auch nur von Verhalten entwickeln, so kann man von keiner dieser beiden Ebenen abstrahieren.

Während ein außenstehender Beobachter die systeminternen, biologischen Abläufe teilweise mit positiven Methoden erfassen und durch deskriptive Regeln beschreiben kann, ist er im Hinblick auf die systeminternen Bedeutungsstrukturen, durch die Menschen sich und ihre Welt beschreiben, auf hermeneutische Verfahren angewiesen. Da derartige Prozesse und Strukturen nicht direkt beobachtbar sind, muß versucht werden, sie zu modellieren (z. B. durch interpretative, verstehende Methoden).

Beide Formen der Beschreibung — die physiologische und die semiotische — erfolgen bislang in einer jeweils eigenen Fachsprache. Diesen beiden unterschiedlichen Sprachebenen entsprechen zwei unterschiedliche Phänomenbereiche, zwei Systemebenen, deren Eigenschaften nicht auseinander abgeleitet oder aufeinander reduziert werden können.

Die Fähigkeit zu semantischen Prozessen ist eine Eigenschaft des Gesamtsystems Mensch (zumindest der Ganzheit Nervensystem), physiologische Vorgänge hingegen sind einer anderen Systemebene zuzuschreiben. Ein einprägsames Beispiel für die — je nachdem welche Systemebene beschrieben werden soll — unterschiedlich adäquate Begrifflichkeit liefert Searle[44]: Die Eigenschaft des Wassers in einem Glas ist „flüssig" und „durchsichtig". Für das Wasser als Ganzheit ist dies eine angemessene Beschreibung. Für die Beschreibung der einzelnen Moleküle hingegen, die in ihrer Gesamtheit diese Eigenschaften des Wassers bewirken, sind diese Begriffe nicht adäquat. Ein einzelnes Molekül ist weder „flüssig", „naß" noch „durchsichtig". Die Eigenschaften des Wassers resultieren aus der Beziehung und Interaktion der Moleküle zueinander.

Wer die Entität Wasser beschreiben will, muß eine andere Terminologie wählen, als wenn er die Entität Molekül beschreiben will.

---

[44] Searle 1984, S. 19.

Jeder Begriff gewinnt nur im Kontext des gesamten seine Bedeutung definierenden Begriffssystems seinen Sinn. Eine direkte Übersetzung einzelner Elemente der einen Sprache in die andere ist also nicht möglich. Jedes dieser Begriffssysteme erfaßt einen anderen Phänomenbereich und ist einem anderen Kontext adäquat, beide folgen inhaltlich nicht auseinander ableitbaren semantischen Regeln. Wollte man sie direkt miteinander vergleichen, so wäre das, als ob man Äpfel und Damenschuhe gleichsetzt.

Will man die Beziehung dieser beiden Phänomenbereiche erfassen (was ja Ziel aller psychosomatischer Forschung ist), so muß man eine Bedeutungsebene finden, die beiden Phänomenbereichen angemessen ist. Man muß Eigenschaften all dieser phänomenologisch so unterschiedlichen Eigenschaften finden, die allen betrachteten Phänomenbereichen gemein sind (auch Äpfel und Damenschuhe lassen sich ja zum Beispiel unter dem Gesichtspunkt der Form oder auch des Gebrauchs — etwa als Wurfgeschosse, die eine wütende Ehefrau ihrem Mann entgegenschleudert — vergleichen).

Wie bereits im Abschnitt „Das kybernetisch-systemische Modell" ausgeführt, bietet sich eine Möglichkeit dazu, wenn die syntaktische Ebene betrachtet wird, die Ebene der formalen Strukturen und Beziehungen. Auf diese Weise können — ganz dem Modell der nichttrivialen Maschine entsprechend — Transformationsregeln beschrieben werden, welche die unterschiedlichen Beobachtungsebenen (x, y, z) miteinander verknüpfen. Ein bio-psycho-soziales Modell der nichttrivialen Maschine „Mensch" oder auch „soziales System" muß natürlich um einiges komplizierter geraten als das obige Beispiel. Zum einen muß man davon ausgehen, daß es so etwas wie eine Maschine in der Maschine gibt (eine Transformationsregel, durch die physiologische und semiotische Prozesse funktionell verknüpft sind), zum anderen muß sich diese Maschine in der Maschine mit den Zuständen der Lebenswelt, in der sie operiert, verknüpfen lassen.

Im Idealfall lassen sich so die Beziehungen zwischen organischen, epistemischen und interaktionellen Strukturen und Prozessen beschreiben.

B. Die Gesetze der Form

1. Das Problem der Selbstreferenz menschlicher Erkenntnis

Jede menschliche Erkenntnis über menschliche Erkenntnis ist selbstreferent, d. h. selbstbezüglich. Die Menge aller Aussagen, die über Erkenntnis gemacht werden können, enthält sich selbst. Ein analoges Problem ergibt sich für die Sprachtheorie. Jede Aussage über die Sprache ist den Regeln der Sprache unterworfen; sie bezieht sich also auch auf sich selbst.

Das Problem der Selbstreferenz menschlicher Erkenntnis beschäftigt Philosophen unter anderem deswegen seit Urzeiten, weil es zu Paradoxien führen kann. Rationales, d. h. den Regeln der klassischen, zweiwertigen Logik folgendes Denken basiert darauf, daß irgendwelchen Aussagen Wahrheitswerte zugeschrieben werden können. Wenn eine Aussage *sinnvoll* ist, dann ist sie entweder *wahr* oder *falsch*. Durch Selbstbezüglichkeit können Paradoxien entstehen, welche die Grenzen der zweiwertigen, unser Alltagsdenken prägenden Logik vor Augen führen:

Beispiel 1: **Dieser Satz ist falsch.**

Wenn man den Regeln des logischen Schließens folgt, so ist die Aussage des Satzes gerade dann falsch, wenn sie wahr ist. Ist sie aber falsch, so ist sie wahr. Durch die Selbstbezüglichkeit des Satzes ergibt sich zwangsläufig ein unendlicher Regreß. Dasselbe Muster ergibt sich aber auch, wenn zwei nicht selbstbezügliche Sätze so zueinander in Beziehung gesetzt werden, daß indirekt Selbstbezüglichkeit entsteht.

Beispiel 2: **Der nächste Satz ist falsch. Der vorige Satz ist richtig.**

Obwohl jeder Satz als individuelle Einheit in sich widerspruchsfrei ist, entsteht durch das gegenseitige Verweisen der beiden Sätze aufeinander eine neue Einheit, deren Aussage paradox ist. Wenn die Aussage des ersten Satzes wahr ist, dann ist die Aussage des zweiten Satzes falsch. Wenn die Aussage des zweiten Satzes falsch ist, dann ist aber die Aussage des ersten Satzes falsch. Ist sie aber falsch, dann ist die Aussage des zweiten Satzes wahr. Ist die Aussage des zweiten Satzes wahr, so ist die Aussage des ersten Satzes falsch... usw. Die berühmte Katze beißt sich in den nicht minder berühmten Schwanz. Solche selbstbezüglichen, Paradoxien erzeugenden logischen Verknüpfungen bezeichnet Hofstadter[1] als „seltsame Schleifen".

---

[1] Hofstadter 1979, S. 12.

Das durch sie entstehende Problem ist nur zu lösen, wenn man die Zirkularität der Argumentation in irgendeiner Form unterbricht. Es muß eine Regel eingeführt werden, welche die Selbstbezüglichkeit beendet und erlaubt, eine Grenze zwischen den Bedeutungsbereichen von Aussagen und Aussagen über Aussagen, von Erkenntnis und Erkenntnis über Erkenntnis, zwischen dem erkennenden Subjekt und dem Objekt seiner Erkenntnis zu installieren.

Whitehead und Russell weisen in in der logischen Typenlehre[2] einen Weg aus den logischen Fallen der Selbstbezüglichkeit. Sie unterscheiden Aussagen, die sich auf eine Klasse oder Menge beziehen, von Aussagen, die sich auf die Elemente der Klasse bzw. Menge beziehen. Sie sehen beide als einer unterschiedlich hohen Abstraktionsstufe, d. h. einem unterschiedlichen *logischen Typus*, zugehörig an. Aussagen des höheren logischen Typs implizieren Aussagen des niedrigeren Typs. Whitehead und Russell erklären es nun für nicht erlaubt, daß Aussagen unterschiedlichen logischen Typs miteinander vermischt werden. Gemäß einer Hierarchie unterschiedlicher Abstraktionsgrade darf, was immer die Gesamtheit einer Klasse betrifft, nicht selbst Element dieser Klasse sein. Aussagen über die Sprache müssen so zum Beispiel einem anderen logischen Typ zugerechnet werden als Aussagen über ein Objekt. Dies hat in der Sprachtheorie zur Unterscheidung zwischen Objektsprache und Metasprache geführt.

Die logische Typenlehre bietet zweifellos ein Rezept dafür, wie sich die Entstehung von Paradoxien vermeiden läßt. Das Problem ist allerdings, daß man durch sie leicht zu der Annahme verführt wird, daß die vom Beobachter konstruierte logische Hierarchie ein Merkmal der beobachteten Welt abbildet.

Einen zweiten Weg, mit dem dargestellten Problem umzugehen, hat G. Spencer-Brown in seinem Essay „Laws of Form"[3] gezeigt. Er beweist darin, daß die Verbote der Typentheorie unnötig sind. Die von Whitehead und Russell zur Erhaltung der Widerspruchsfreiheit untersagten Aussageformen kommen in der Alltagspraxis des Ingenieurs oder Mathematikers bei der Anwendung der normalen Algebra täglich vor, und die damit verbundenen Probleme werden ganz selbstverständlich praktisch gelöst.

Im Vorwort zur ersten amerikanischen Ausgabe seines Essays illustriert er dies an einem Beispiel. Analog zu den Kategorien *wahr* oder *falsch* oder aber *sinnlos*, die in den Sätzen der Beispiele 1 und 2 zur Grundlage der Argumentation gewählt wurden, kann man davon ausgehen, daß eine Zahl entweder *positiv*, *negativ* oder *null* sein kann. Betrachtet man nun die Gleichung

$$x^2 + 1 = 0,$$

so läßt sich diese folgendermaßen umformen:

$$x^2 = -1.$$

Dividiert man beide Seiten durch x, so ergibt sich

$$x = \frac{-1}{x}.$$

Man kann leicht sehen, daß dies — wie die analoge Aussage in der Logik — selbstreferent ist. Um die Gleichung rein numerisch zu erfüllen, muß x irgend-

---
[2] Whitehead und Russell 1910 — 1913.
[3] Spencer-Brown 1969.

eine Einheit sein. Nimmt man nun zum Beispiel lediglich zwei Formen von Einheiten an, +1 und −1, so ergibt sich, wenn man x = +1 setzt

Beispiel 3: $+1 = \dfrac{-1}{+1} = -1$,

was offensichtlich paradox ist. Setzt man x = −1, so ergibt sich gleichermaßen paradox

Beispiel 4: $-1 = \dfrac{-1}{-1} = +1$.

In der Mathematik ist das Problem dadurch gelöst, daß man eine vierte Klasse von Zahlen eingeführt hat, die *imaginären* Zahlen. Auf diese Weise läßt sich die Wurzel in der Gleichung oben ziehen, x ist die Wurzel aus −1, d. h. **i**. Ein großer Bereich mathematischer wie auch praktisch-technischer Probleme wäre nicht lösbar, wenn man die imaginären Zahlen nicht verwenden würde. Und eine große Anzahl von Gleichungen bliebe unentscheidbar, wenn man sein Denken an den gewohnten Grenzen des „Nichtimaginären" blockierte.

Als Konsequenz der mathematischen Lösung des Problems der Selbstreferenz fordert Spencer-Brown auch für die Logik, daß sinnvolle Argumente nicht nur zwei Klassen von Aussagen enthalten können, sondern drei: *wahr, falsch*, und *imaginär*.[4]

In seinem Essay stellt er einen Kalkül vor, d. h. eine Sammlung von Symbolen und eine Rechenanweisung, mit deren Hilfe es möglich wird, die allgemeinen Gesetze der Bildung von Formen mit Hilfe von Gleichungen zu erfassen. Er geht dabei von der grundlegenden Operation aus, von der sich all unsere Erfahrung ableitet: der *Unterscheidung*. Als Thema seines Buches sieht er, daß „ein Universum entsteht, wenn ein Raum geteilt oder fortgenommen"[5] wird. Dies geschieht zum Beispiel durch die Haut eines Lebewesens oder durch das Zeichnen eines Kreises auf einer ebenen Fläche; beide teilen innen und außen voneinander. Aus der Art, wie derartige Teilungen repräsentiert werden, folgen unausweichlich die Gesetze unserer Erfahrung und Wissenschaft, seien es nun die basalen Formen der Linguistik, der Mathematik, der Physik oder Biologie. Auch die Logik, so kann er beweisen, kann diesen Formgesetzen entsprechend verstanden werden. In der von ihm entwickelten Äquivalenzlogik ist die Implikationslogik von Whitehead und Russell voll enthalten, ohne daß es des Verbots bestimmter Aussagen bedürfte, um Paradoxien zu vermeiden.

Der Ansatz Spencer-Browns, d. h. die Definitionen, Axiome und Rechenmethoden, die er zugrunde legt, sollen als Basis der vorliegenden Untersuchung dienen. Es wird ein Begriffssystem definiert, das es erlaubt, die logischen Untersuchungen, die im Rahmen einer klinischen Epistemologie notwendig sind, adäquat darzustellen. Es sind die Formen individueller Wirklichkeitskonstruktionen, die Regeln kognitiver und affektiver Prozesse, des Schließens, Folgerns und Handelns, die dabei im Mittelpunkt des Interesses stehen. Es ist aber auch zur Erfassung der Gegenstandsbereiche von Soziologie, Psychologie, Biologie und Kybernetik geeignet. Die Gesetze der Formbildung, d. h. der Bildung von Unterscheidungen und Grenzziehungen, sind über ihre allgemeine Gültigkeit hinaus

---
[4] Vgl. Spencer-Brown 1972, S. XIV-XV.
[5] a.a.O., S. XXIX.

von speziellem Interesse, wenn es um die Grenzen materieller oder ideeller Systeme geht. Das betrifft z. B. alle Fragen der Autonomie und Identität, die Bildung sogenannter Ich-Grenzen, die Selbst-Objekt-Abgrenzung, Prozesse der Individuation etc., aber auch die Entwicklung und Aufrechterhaltung der Kohärenz eines organischen Lebewesens, eines sozialen Systems oder gar der Grenzen zwischen Geist und Körper. Die Analyse der Dynamik der Grenzenbildung fügt sich dementsprechend in den Rahmen von Forschungsperspektiven, denen bislang innerhalb psychiatrisch-psychosomatischer Studien erhebliche Relevanz zugebilligt wurde.[6]

Durch den von Spencer-Brown vorgelegten Kalkül eröffnet sich die ungeheure Chance zur Klärung der inneren Logik von Erkenntnisprozessen, so daß der Rückgriff auf seinen Ansatz hier geradezu unabdingbar erscheint. Daß Mathematik und psychoanalytische Forschung viele Parallelen aufweisen, ist ein Phänomen, auf das auch Spencer-Brown hinweist. Beide versuchen, durch eine „Mixtur von Kontemplation, symbolischer Repräsentation, Kommunion und Kommunikation" herauszufinden, was wir irgendwie schon wissen. In der Mathematik und anderen Formen der Selbst-Analyse — so Spencer-Brown — müssen wir nicht die physikalische Welt erforschen, um zu finden, wonach wir suchen. Wir scheinen direkten Zugang zum Verständnis mathematischer Formen als eine Art archetypischer Strukturen zu haben.[7] Wenn Psychoanalyse und Mathematik analoge Prozeßmuster bzw. „Rechenregeln" beschreiben, so womöglich deshalb, weil sie es mit denselben Mustern der Formbildung zu tun haben, unbewußten Methoden, die Wirklichkeit zu strukturieren bzw. eine Wirklichkeit zu „er-rechnen". Wohl nicht ganz zu unrecht nennt Lévi-Strauss dies die „unbewußte Algebra".[8]

2. Die Konstruktion von Form durch Unterscheidung

Die Form der mathematischen Methode ist nicht die Beschreibung, sondern die „Injunktion" (d. h. die Vorschrift, der Befehl). Sie folgt *präskriptiven* Regeln und ist in dieser Hinsicht vergleichbar mit der Musik oder der Kunst zu kochen. Weder der Komponist noch der Koch versuchen, ihre Werke zu beschreiben. Sie geben vielmehr Anweisungen und Rezepte, aus denen hervorgeht, was der Leser zu tun hat. Wenn er den Anweisungen gehorcht, so kann er eine analoge Erfahrung machen wie derjenige, der die Anweisung gegeben hat.

In seinem Kalkül gibt Spencer-Brown solche Injunktionen (das ist nun einmal ein Charakteristikum eines Kalküls). Er beschreibt nicht, sondern er sagt, was zu tun ist. Wenn der Leser den Vorschriften des Autors folgt, so gelangt er zu denselben Schlüssen wie der Autor. Der Vorteil dieses Vorgehens gegenüber

---

[6] Ein weiterer Grund ist, daß ich — ohne Kenntnis von Spencer-Browns Kalkül — in früheren Arbeiten, die sich mit dem Thema subjektiver Grenzbildung beschäftigten (Simon 1982 a,b, 1983, 1984), von demselben grundlegenden Konstruktionsprinzip von Form ausgegangen bin: der Aufteilung eines Bedeutungsraums, seiner Bezeichnung und Bewertung. Allerdings war die Perspektive meiner Untersuchungen von psychoanalytischen Erkenntnisinteressen bestimmt. Die Schlüssel sind dennoch ähnlich, wenn auch sicher erheblich simpler, konfuser und inkohärenter.
[7] Spencer-Brown 1969, S. XXIII-XXV.
[8] Lévi-Strauss 1958.

jeder Form der Beschreibung ist, daß das, was erkannt wird, nicht von dem losgelöst wird, was der Beobachter tun muß, um zu seiner Erkenntnis zu gelangen. Alle Wissenschaft beruht auf der Möglichkeit, über Erfahrungen zu kommunizieren. Erkenntnis ist an Handlungen, Verhalten gebunden. Ein interpersoneller Konsens über sie ist nur mit Hilfe von Injunktionen erreichbar.[9] Alle Experimentalwissenschaft beruht darauf: man sagt „schaue in ein Mikroskop und du wirst dieses und jenes erkennen". So wird die Möglichkeit geschaffen, Wissen zu objektivieren, d. h. einen interpersonellen Konsens über irgendwelche Tatsachen herbeizuführen (es ist deshalb sicher kein Zufall, daß die Gegner Galileis sich weigerten, durch sein Fernrohr zu schauen). Aber auch die Konstruktion der Alltagsrealität hängt von Injunktionen ab. Man kann niemandem adäquat beschreiben wie eine Frucht schmeckt, die er noch nie gekostet hat. Höchstens der Vergleich mit dem Geschmack einer schon gekosteten Frucht kann annähernd die gleiche Erfahrung vermitteln wie die Aufforderung, in die Frucht zu beißen. Selbst wenn eine solche Beschreibung gelingt, setzt sie eine vergleichbare Erfahrung voraus. Probieren geht in diesem Falle über studieren, weil es die grundlegendere, konkret-sinnliche Erkenntnis-(= Erfahrungs-)Möglichkeit bietet.

In den ersten drei Kapiteln seines Essays entwickelt Spencer-Brown die nötigen Definitionen und Axiome für seinen „Kalkül der Bezeichnungen" („calculus of indications"). Die Mathematik, die er für seine „primäre Arithmetik" verwendet, ist einfach. Es reicht, die Umgangssprache zu verstehen und zählen zu können. Alle relevanten Begriffe werden, wenn sie eine von der Umgangssprache abweichende Bedeutung erhalten, definiert. Auf diese Weise gelingt es ihm, die Vorannahmen und impliziten Strukturierungen, die in der üblichen mathematischen Terminologie enthalten sind, auszuschalten. Seine Definitionen sind von so allgemeinem Charakter, daß sie auch als Grundlage der vorliegenden Untersuchung verwendet werden können. Um zu verdeutlichen, wovon die Rede sein soll, werden sie hier an den Anfang gestellt.

Da die einerseits sehr kondensierte, andererseits auf Vollständigkeit angewiesene Form des Kalküls für den nicht eingedachten Leser zu Verständnisschwierigkeiten führen kann, sollen seine wesentlichen Aussagen mitsamt einiger für unsere Untersuchung relevant erscheinender Implikationen und Folgerungen hier referiert und erläutert werden — gewissermaßen als gekürzte Übersetzung in eine leichter verständliche Langschrift.

Zunächst einige erläuternde Vorbemerkungen: Da alle semantischen Prozesse, jede Sprache und jedes Sprechen, jede Bezeichnung und jedes Bezeichnen, bestimmten Regeln folgen, ist es wichtig, die in diesen Regeln implizierten und meist demjenigen, der diesen Regeln folgt, nicht bewußten Prämissen und Vorannahmen zu verdeutlichen. Wird ein Objekt, ein Zustand oder sonst irgend etwas bezeichnet oder benannt, so wird eine Beziehung zwischen diesem Bezeichneten und seinem Namen hergestellt. Es ist eine Handlung (oder auch ein geistiger Akt) des Beobachters, durch welche diese Beziehung hergestellt wird. Vergessen wir das, laufen wir Gefahr, eine Landkarte mit der Landschaft, zu verwechseln, wie Alfred Korzybski[10] es formuliert hat. Um dies zu vermeiden, gibt Spencer-Brown

---
[9] Vgl. Spencer-Brown 1969, S. 77.
[10] Korzybsky 1933.

Handlungsanweisungen (Injunktionen), mit deren Hilfe deutlich wird, was gemacht wird bzw. werden muß, um zu welchen Bezeichnungen zu gelangen. Er knüpft so die Verbindung von präskriptiven und deskriptiven Regeln — ganz der Einsicht folgend, daß am Anfang aller Erkenntnis nicht das Wort, sondern die Tat war (und ist).

Grundlage einer jeden *Bezeichnung* ist eine *Unterscheidung* zwischen *innen* und *außen*, die ein Beobachter vornimmt. Er zieht eine *Grenze*, die einen Raum so teilt, daß man von der einen Seite der Grenze — von innen — nicht auf die andere — nach außen — gelangen kann, ohne diese Grenze zu *kreuzen*. Dies ist zunächst keine inhaltliche Frage, sondern eine rein formale. Eine solche Unterscheidung könnte zum Beispiel ein Kreis auf einer ebenen Fläche sein. Jede der Seiten, d. h. der *Raum*, die *Zustände* oder *Inhalte* auf beiden Seiten dieser Grenze, können bezeichnet werden. Dazu bedarf es aber eines *Motivs*, das durch die verschiedenen *Werte*, die ein Beobachter in den unterschiedlichen Inhalten sieht, gegeben ist. Es ist also die Bewertung des Beobachters, die bestimmt, wo eine Unterscheidung vorgenommen wird und welche Inhalte bezeichnet werden.

Dies mag durch die über 20 verschiedenen Begriffe illustriert sein, welche die Eskimos für die verschiedenen Arten des Schnees haben. In ihrem Lebens- und Handlungszusammenhang müssen diese Unterschiede als relevant erachtet werden. Für den mitteleuropäischen Skiläufer hingegen mag es lediglich vier oder fünf verschiedene Sorten Schnee geben, denen er einen differierenden Wert zuschreibt. Es kann ein *Name* zur Bezeichnung dieser unterschiedlichen Werte gewählt werden (in unserem Beispiel also Harsch, Firn, Pulverschnee etc.).

Semantische Prozesse lassen sich — akzeptiert man diese Definitionen — unter dem Wertaspekt betrachten; irgendwelche Inhalte, geteilten Räume oder Zustände können mit Werten gleichgesetzt werden. Damit eröffnet sich die Möglichkeit zur mathematischen Behandlung: es kann gerechnet werden.

Die gesamte Semiotik und symbolische Logik kann so mit den Mitteln der Arithmetik und Algebra behandelt werden. Aber auch die für die Kybernetik zentralen Prozesse der Informationsschöpfung und -vernichtung können auf diese Weise wie jede Art der Bildung formaler Strukturen als Rechenvorgänge erfaßt werden.

Hier liegt der Reiz und die ungeheure Möglichkeit von Spencer-Browns Ansatz. Alle logischen Operationen und damit auch alle kognitiven Prozesse lassen sich herleiten aus Grenzziehungen und den damit verbundenen Innen-außen-Unterscheidungen. Den Beweis dafür liefert er in seinem Kalkül, dem er zwei Axiome zugrunde legt:

1. Wird ein Name wiederholt genannt, so ist der Wert, der durch beide Nennungen bezeichnet wird, derselbe wie der durch eine Nennung bezeichnete.

Der Wert von Pulverschnee ändert sich für den Skiläufer nicht dadurch, daß er zweimal „Pulverschnee" genannt wird. Man könnte auch sagen — in einer anderen Terminologie —, daß der Informationsgehalt dabei unverändert bleibt. Nimmt man die Definition Batesons, nach der Information „jeder Unterschied ist, der einen Unterschied macht"[11], so macht eben das zweite Nennen des Namens keinen Unterschied mehr.

---
[11] Bateson 1979, S. 274.

Wenn ein Inhalt von Wert ist, so kann in gleicher Weise wie der Name auch ein *Motiv*, eine *Intention* oder eine *Anweisung, die Grenze in Richtung auf den Inhalt hin zu überschreiten* (d. h. die Grenze zu kreuzen) zur Bezeichnung dieses Wertes verwendet werden. Dies ist für den gesamten Kalkül wie auch für die Anwendung des Ansatzes im Rahmen der vorliegenden Untersuchung von großer Wichtigkeit. Es wird *nicht* unterschieden zwischen der bezeichnenden Funktion eines Namens, der bezeichnenden Funktion des Motivs, der Unterscheidung oder der bezeichnenden Funktion einer Anweisung, etwas Bestimmtes zu tun (eine Grenze zu kreuzen): All das kann als Zeichen für den Wert des Inhalts genommen werden. *Das heißt, daß der für unser Alltagsdenken so wichtige Unterschied zwischen Sich-Verhalten und Bezeichnen verschwindet.* Beides realisiert eine Beziehung. Allerdings ist die Benennung üblicherweise ein Prozeß, der nach dem Muster

nenne dies-und-jenes so-und-so

keine spezielle Richtung hat; oder er kann zumindest, wie es der Gebrauch eines Gleichheitszeichen nahelegt, in beide Richtungen vorgenommen werden (nenne so-und-so dies-und-jenes). Im Gegensatz dazu ist die Instruktion, die Grenze zu kreuzen, direktional. Sie fordert, sich aus einem Zustand oder einer Bedingung (mit ihrem eigenen Namen) in einen unterschiedenen Zustand bzw. eine unterschiedene Bedingung (mit einem anderen Namen) hinein zu bewegen[12]. Hier liegt der pragmatische Grund dafür — das sei vorweggenommen —, daß im Laufe der vorliegenden Untersuchung die Unterscheidung zwischen deskriptiven und präskriptiven Regeln eingeführt wird.

Das Benennen suggeriert eine vom Beobachter unabhängige statische Beziehung zwischen dem Namen und dem Inhalt, Zustand oder Raum bzw. dem Wert, der benannt ist. Die Anweisung, die Grenze zu kreuzen, hingegen bringt denjenigen ins Spiel, der kreuzen soll; und sie macht deutlich, daß es sich dabei um einen dynamischen Prozeß handelt, der eine Bewegungsrichtung hat.

So ergibt sich das zweite Axiom:
2. Wird eine Grenze noch einmal überschritten, so ist der Wert dieses Kreuzens nicht der Wert des ersten Kreuzens. Der Wert, der durch die beiden Intentionen zu kreuzen bezeichnet wird, unterscheidet sich vom Wert der beiden einzelnen Intentionen und ist durch keine der beiden bezeichnet.

Jede Unterscheidung wird als eine *Konstruktion* betrachtet. Beginnen wir mit einer *ersten Unterscheidung*, zeichnen wir z. B. einen Kreis auf ein ebenes Blatt Papier. Den Raum, in den diese Unterscheidung gezeichnet ist, nennen wir durch die Unterscheidung geteilt; die so entstehenden Teile nennen wir die Seiten der Unterscheidung oder auch die *Inhalte*, *Zustände* oder *Räume*, die unterschieden werden. Nunmehr kann jegliches *Merkmal*, jede *Marke* oder auch jedes *Zeichen* („mark", „token", „sign") als ein Signal dieser Unterscheidung verwendet werden. Der Gebrauch solch eines Signals soll seine *Intention* – oder vielleicht besser: sein *Sinn* – genannt sein. Er soll auf den ausdrücklich erlaubten Gebrauch beschränkt sein.

Ein Zustand, der durch die Unterscheidung unterschieden ist, soll durch ein *Unterscheidungsmerkmal* („mark of distinction") markiert werden:

---

[12] Vgl. Spencer-Brown 1969, S. 80.

⌐

Durch dieses Zeichen soll der markierte Zustand *gewußt* sein. *Der gesamte Raum, der durch eine Unterscheidung geteilt ist, soll zusammen mit dem gesamten Inhalt die* **Form** *der Unterscheidung genannt werden.* In unserem Beispiel des auf ein Blatt Papier gezeichneten Kreises heißt das: der gesamte Raum des Blattes mit seinem gesamten Inhalt, innerhalb wie außerhalb des Kreises, wird Form genannt.

Nimmt man nunmehr eine Form, die von der ersten unterschieden ist (z. B. ein zweites Blatt Papier), in welche das Unterscheidungsmerkmal kopiert wird (als ein Kreis auf dem zweiten Blatt Papier zum Beispiel), so erhält man ein Zeichen für das Unterscheidungsmerkmal, eine *Marke* des Unterscheidungsmerkmals („a token of the mark"). Jede solche Marke soll *Name* des markierten Zustands genannt werden und den markierten Zustand bezeichnen. Der Name und der markierte Zustand der ersten Unterscheidung gehören also zu verschiedenen Formen, d. h. zu verschiedenen Phänomenbereichen. Alle Marken, die sich in einer Form befinden, sollen *Arrangement* genannt werden. Und jedes Arrangement, das irgendwie bezeichnenden Sinn hat, soll *Ausdruck* genannt werden.

Der Zustand, der durch einen Ausdruck bezeichnet ist, soll der *Wert* des Ausdrucks genannt werden. Und Ausdrücke desselben Wertes sollen äquivalent genannt werden.

Ein Äquivalenzzeichen

=

soll zwischen solchen äquivalenten Ausdrücken geschrieben werden.

Der Zustand, der nicht markiert ist, soll unmarkierter Zustand heißen.

Jede Marke kann als eine Teilung des Raumes betrachtet werden, in den sie kopiert ist. Die konkave Seite der Marke soll Innenseite genannt werden. Jede Marke soll als eine *Anweisung*, die Grenze der ersten Unterscheidung (den Kreis auf dem ersten Blatt Papier) zu kreuzen, verstanden werden. Dieses Kreuzen soll von dem Zustand, der auf der Innenseite der Marke bezeichnet ist, zu dem Zustand hin, der durch die Marke selbst bezeichnet ist, erfolgen (von der Innenseite des Kreises zur Außenseite).

Ein Raum, in dem keine Marke steht, soll den unmarkierten Zustand bezeichnen (das entspricht einem Blatt Papier, auf das kein Kreis oder irgendeine andere Art von Unterscheidung gezeichnet ist). Wenn ein Zustand durch eine Marke als Namen bezeichnet werden kann, so kann er gemäß der oben gemachten Konvention auch durch eine Anweisung für eine Operation bezeichnet werden. Jede Marke kann also als Anweisung genommen werden und entsprechend der Intention der Anweisung *Kreuz* benannt werden.

Die einzig erlaubte Art von Beziehung zwischen Kreuzen ist die vollkommene Abgegrenztheit, d. h. ein Kreuz soll enthalten, was auf seiner Innenseite ist, und nicht enthalten, was nicht auf seiner Innenseite ist.

Auf diesen Definitionen baut Spencer-Brown seine Konzeption des Rechnens auf. Er trägt in ihnen der Tatsache Rechnung, daß Form und Inhalt untrennbar zusammengehören. Die Form umfaßt immer den Inhalt. Sie umfaßt aber immer auch *die beiden Seiten einer Unterscheidung*. In unserem nur allzu leicht verdinglichenden Alltagsdenken nehmen wir oft stillschweigend und meist ohne es zu merken an, die Grenze eines Objekts und damit auch seine Form sei durch die Eigenschaften dessen, was umgrenzt ist, bestimmt. Die Form wird meist diesem Objekt, losgelöst von den Bedingungen seines Kontextes, als Eigenschaft zugeschrieben. In der hier gewählten Definition ist *Form* die Gesamtheit des durch die Unterscheidung aufgeteilten Raums wie auch seiner Inhalte oder Zustände; d. h. Form ist die aus Inhalt und Kontext bestehende Ganzheit. Im Gegensatz zur Umgangssprache wird also nicht vom Kontext abstrahiert, wenn von Form gesprochen wird.

Auf einige weitere wichtige Punkte muß hingewiesen werden. Es wird zwischen dem Namen und dem, was benannt wird, unterschieden. Beides sind Unterscheidungen, sie werden jedoch in unterschiedlichen Räumen — wenn man so will: Phänomenbereichen — vorgenommen. Der Raum der Landschaft ist unterschieden von dem der Landkarte, das Blatt Papier, auf dem die erste Unterscheidung vorgenommen (ein Kreis gezeichnet) wurde, ist unterschieden von dem Blatt Papier, auf dem der Name (ein zweiter Kreis) gezeichnet wurde. Es werden durch das Kopieren des Merkmals der Unterscheidung verschiedene Räume, die voneinander unterschieden sind, zueinander in Beziehung gesetzt. Es gibt diesen verschiedenen Räumen entsprechend auch verschiedene Zeichen (Merkmal, Marke/Name), welche die Unterscheidung anzeigen. Sie lassen sich als Beschreibungen oder Bezeichnungen verstehen, die einander äquivalent sind. Jedes nimmt in dem Raum, in dem es steht, eine Unterscheidung vor, jedoch alle bezeichnen denselben Wert. Daß sie einander äquivalent sind, kann durch ein Gleichheitszeichen zwischen solchen äquivalenten Zeichen ausgedrückt werden.

So ergibt sich dem ersten Axiom entsprechend die *erste primitive Gleichung*, die sogenannte *Verdichtung*:

$$\neg\;\neg\; =\; \neg\,.$$

Im Klartext heißt das: mehrere Zeichen für *eine* Unterscheidung haben denselben Wert.

Durch die Anweisung, daß die durch die Unterscheidung gezogene Grenze in Richtung auf den bezeichneten Zustand gekreuzt werden soll, gewinnt die Marke, d. h. der Name eine doppelte Bedeutung: sie ist nicht allein eine Anweisung, sondern sie bezeichnet auch den Zustand, zu dem wir durch das Kreuzen gelangt sind. Diese doppelte Bedeutung der Marke läßt sich — und hier wählt Spencer-Brown bewußt einen psychologischen Begriff — als Verdichtung in einem Symbol bezeichnen.[13]

Aus dem zweiten Axiom ergibt sich die *zweite primitive Gleichung*, die sogenannte *Entwertung*, nach der ein zweites Kreuzen nicht den Wert des ersten Kreuzens hat. Da es nur zwei Werte gibt, den des markierten Zustands und den des unmarkierten Zustands, hat die Gleichung folgendes Aussehen:

$$\overline{\neg}\; =$$

Im Klartext heißt das: durch das zweite Kreuzen wird das erste entwertet und ungültig gemacht.

---

[13] a.a.O., S. 10.

Der für das Verständnis wichtigste und zunächst womöglich am schwersten nachzuvollziehende Aspekt des Kalküls ist, daß er auf einer solch allgemeinen Ebene (von Spencer-Brown selbst im mathematischen Sinne als Degenerierung des Sinns — „degeneracy" — charakterisiert) beginnt, daß die Ideen der Beschreibung, der Bezeichnung, des Namens und der Anweisung auf dasselbe hinauslaufen[14]. Degeneriert oder entdifferenziert ist dieses Begriffssystem natürlich nur, wenn man von der Warte eines differenzierten Begriffssystems und einer elaborierten Terminologie aus urteilt. Betrachtet man die Genese kognitiver Strukturen beim Menschen, so ist der Beginn in einem Zustand des Noch-nicht-differenziert-Seins durchaus adäquat.[15]

Sätze wie
    „mache eine Unterscheidung"
oder   „laß da eine Unterscheidung sein"
oder   „finde eine Unterscheidung"
oder   „sieh eine Unterscheidung"
oder   „beschreibe eine Unterscheidung"
oder   „definiere eine Unterscheidung"
oder   „laß da eine Unterscheidung gemacht sein"

haben im Kontext des Kalküls allesamt denselben Sinn, da z. B. Gegenüberstellungen wie die zwischen aktiv und passiv miteinander verschmolzen sind. Fast jegliche Form des umgangssprachlichen Gebrauchs von Worten suggeriert mehr Kategorien als hier vorgegeben sind.[16]

Durch die beiden primitiven Gleichungen werden zwei mögliche Werte eingeführt: der Wert des markierten Zustands, der sich durch die Verdichtung ergibt, und der Wert des unmarkierten Zustands, der sich durch Entwertung ergibt. Diese initialen Gleichungen sind die Basis für Spencer-Browns Konzeption des Rechnens und seinen Kalkül der Bezeichnungen.

Jedes Arrangement von Kreuzen (d. h. von Unterscheidungen) gilt als ein *Ausdruck*. Er bezeichnet einen (und nur einen) bestimmten Wert. Ausdrücke lassen sich schrittweise dadurch *vereinfachen*, daß eine Form gegen eine andere, ihr äquivalente, getauscht wird. Es läßt sich zeigen, daß sich jedes gegebene Arrangement zu einer der beiden primitiven Gleichungen vereinfachen läßt und jede der möglichen Vereinfachungsprozeduren zu einem identischen Ergebnis führt. Der Wert eines jeden Arrangements ist entweder dem Wert des markierten oder unmarkierten Zustands äquivalent. Umgekehrt können auch einfache Ausdrücke in umgekehrter Richtung ausgedehnt werden. Es ist die Ausführung von Gleichungen, die so zu Differenzierung oder Entdifferenzierung führt. Man kann sagen, daß hier die Prinzipien aller Abstraktionsprozesse auf Gleichungen bzw. Ungleichungen zurückgeführt sind. Es ist immer ein bestimmter Wert, an dem sich die Korrektheit der Verwendung eines Ausdrucks messen lassen muß.

Aus der primären Arithmetik, die sich auf die Regeln des Rechnens mit Kreuzen bezieht, hat Spencer-Brown seine sogenannte „primäre Algebra" entwik-

---

[14] a.a.O., S. 81.
[15] Vgl. Simon 1982a, 1984.
[16] Spencer-Brown 1969, S. 84.

Die Gesetze der Form 37

kelt. Bedeutung gewinnt sie, da mit ihrer Hilfe in Anlehnung an die Boolesche Algebra die gesamte formale Logik zu erfassen ist. Ein Aspekt, der im weiteren Verlauf unserer Untersuchung im Hinblick auf die Verwendung der Spencer-Brownschen Definitionen und Notationen zur Analyse der Handlungslogik lebender Systeme seine Relevanz gewinnen wird.

Es werden nunmehr auch Variablen verwendet. So soll der *Inhalt* eines Ausdrucks **e** ebenfalls **e** genannt werden, $\overline{e}$ das *Bild* (image).

Im allgemeinen gilt, daß ein Inhalt dort ist, wo wir ihn markiert haben. *Das Merkmal des Inhalts liegt außerhalb des Inhalts*; anders formuliert: das Merkmal befindet sich in dem den Inhalt umgebenden Raum, d. h. *es ist ein Element des Bildes, d. h. des Kontextes*.

Diese Unterscheidung ist wichtig, wenn der formale Rahmen mit konkreten Inhalten gefüllt wird. **Menschliches Verhalten** kann z. B. als ein **Merkmal des Organismus** betrachtet werden. Beobachtbar ist es aber **nicht als Element oder Teil dieses Organismus** (d. h. des Inhalts), **sondern** als **Element des Interaktionsbereichs (d. h. des Kontextes) des Organismus**. Das Merkmal befindet sich also außerhalb des Inhalts, dessen Merkmal es ist.

Wenn wir ganz allgemein eine Form beschreiben, erhalten wir eine Sukzession folgenden Musters[17]:

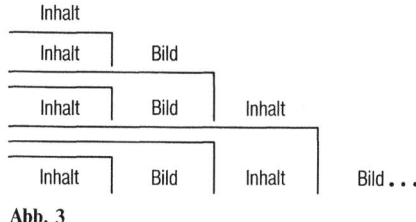

Abb. 3

Jedes Bild stellt den Kontext eines Inhalts dar, der selbst wiederum als Kontext für ein Bild fungiert usw., und es bleibt dem Beobachter überlassen, für welche Unterscheidung er sich interessiert und mit welcher er beginnen will.

Graphisch läßt sich diese Aufeinanderfolge von Unterscheidungen wiederum durch Kreise auf einem Blatt Papier darstellen, s. Abb. 4.

Der Kalkül der Bezeichnungen besteht aus einer Menge von Möglichkeiten, die eine oder andere Seite einer Unterscheidung zu bezeichnen. Er zeigt, nach welchen Gesetzen Formen aus binären Unterscheidungen entstehen bzw. gebildet werden können. Er kann deshalb auf alle Systeme, die es mit derartigen Gegensatzpaaren zu tun haben, angewendet werden: zum Beispiel auf eine Sprachstruktur, in der Aussagen *wahr* oder *falsch* sein können.

Will man den Kalkül für die Anwendung auf Probleme der *Aussagenlogik* interpretieren, so hat man die Wahl, entweder den markierten Zustand mit „wahr" zu assoziieren und den unmarkierten Zustand mit „falsch" oder umge-

---
[17] a.a.O., S. 42.

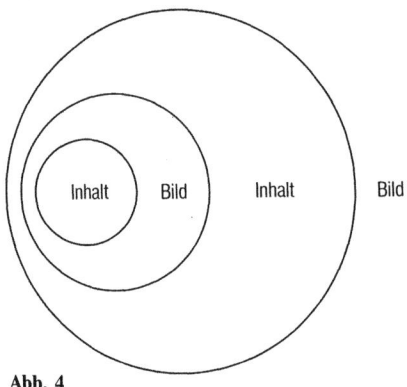

Abb. 4

kehrt. Da für die Rechnung die Wahl der einen oder anderen Möglichkeit auf das gleiche herauskommt, soll der markierte Zustand, repräsentiert durch ein leeres Kreuz, mit „wahr", der unmarkierte Zustand, repräsentiert durch einen leeren Raum, mit „falsch" identifiziert sein[18].

Nunmehr können wir die Variablen a, b, ... für die möglichen Wahrheitswerte einfacher Sätze innerhalb komplexer Sätze stehen lassen.

Die logischen Verknüpfungen, welche die Basis der Aussagenlogik bilden, lassen sich mit Hilfe der primären Algebra darstellen und erfassen. Zum Beispiel läßt sich **nicht-a** durch $\overline{a}\,\rceil$ interpretieren, d. h. durch die Anweisung von dem unmarkierten, mit „falsch" identifizierten Raum in den durch das Kreuz markierten und mit „wahr" assoziierten Raum zu kreuzen. Der Inhalt des unmarkierten Raums ist a, wahr ist nicht-a. Durch diese Operation werden beide Seiten der Unterscheidung so zueinander in Beziehung gesetzt, wie es der logischen Verknüpfung der *Negation* entspricht.

Die Verknüpfung **a und b** kann durch $\overline{\overline{a}\,\rceil\,\overline{b}\,\rceil}$ interpretiert werden, was der logischen Verknüpfung der *Konjunktion* entspricht. Es ist die Anweisung, zunächst vom unmarkierten („unwahren") Raum a in den durch das ihn umrandende Kreuz markierten Raum zu kreuzen und ebenso vom Raum b in den durch das ihn umrandende Kreuz markierten Raum zu kreuzen. Die beiden Kreuze stehen jeweils für die Wahrheit, so daß a und b negiert sind; beide markierten Zustände stehen aber unter einem gemeinsamen Kreuz, d. h. diese Kombination steht in einem unmarkierten und dementsprechend mit „falsch" identifizierten Raum. So ergibt sich gewissermaßen die Negation der Negationen von a und b, und das ergibt a und b.

Aus diesen beiden Formen lassen sich alle anderen logischen Formen bilden. Daß alle Verknüpfungen sich aus Negation und Konjunktion herleiten lassen, hat Quine[19] ausführlich dargelegt. Sie lassen sich sogar — wie Spencer-Brown zeigt —

---

[18] a.a.O., S. 113 ff.
[19] Quine 1960.

Die Gesetze der Form   39

allein aus der Verknüpfung von Unterscheidungen herleiten und dementsprechend vereinfachen.[20]

Im einzelnen ergeben sich folgende Interpretationen des Kalküls:

in Worten	Satzkalkül	primäre Algebra
nicht-a	~a	$\overline{a}$
a oder b	a v b	ab
a und b	a . b	$\overline{\overline{a}\,\overline{b}}$
a impliziert b	a ⊃ b	$\overline{a}$ b

Die Wahrheitswerte komplexer Satzgefüge lassen sich so relativ mühelos errechnen, da die Wahrheitswerte der einfachen Sätze nicht nur als Kreuz oder leerer Raum repräsentiert sind, sondern Anweisungen für Operationen enthalten. Eine Unzahl möglicher repräsentativer Formen lassen sich in einem einzigen Ausdruck erfassen. Dies sei am Beispiel der Konjunktion dargestellt:

Alle folgenden sechs Aussagen

a . b
b . a
~(~a v ~b)
~(~b v ~a)
~(a ⊃ ~b)
~(b ⊃ ~a)

sind in der primären Algebra auf eine Weise ausgedrückt (wobei hier zur Illustration wiederum die Unterscheidung, die durch ein Kreuz markiert wird, als Kreis auf einem ebenen Blatt Papier dargestellt ist, s. Abb. 5).[21]

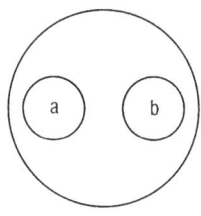

Abb. 5

Der Gewinn gegenüber der in der formalen Logik bislang üblichen Notation liegt darin, daß mit den Symbolen der primären Algebra nicht Repräsentationen, sondern Rechenanweisungen gegeben werden, die zu dem gesuchten Ergebnis führen.

---

[20] Vgl. Spencer-Brown 1969, S. 114.
[21] a.a.O., S. 115.

Auch auf die traditionelle *Klassenlogik* läßt sich der Kalkül anwenden. Alle universellen Formen der Klassenlogik lassen sich der Aussagenlogik anpassen. Dazu läßt sich folgendes Muster als Schlüssel verwenden:

Für *alle a sind b* schreibe

(x ist ein Element von a) impliziert (x ist ein Element von b),

und für *kein a ist b* schreibe

(x ist ein Element von a) impliziert (x ist ein Element von nicht-b).

Die Form des Syllogismus Barbara
wenn **für alle a gilt, daß sie b sind**
und **für alle b gilt, daß sie c sind**,
dann gilt, **alle a sind c**,

läßt sich dann folgendermaßen darstellen

$$\overline{\overline{a}\,|\,b}\,\overline{\overline{b}\,|\,c}\,|\,\overline{a}\,|\,c.$$

Gemäß den Regeln der Vereinfachung, die im Kalkül dargestellt sind,[22] läßt sich dieser Ausdruck zu einem leeren Kreuz vereinfachen, was mit „wahr" identifiziert ist und die Validität des Arguments bestätigt.

Es gibt eine einfache Methode, aus irgendwelchen Prämissen einen Schluß zu ziehen. Spencer-Brown legt sie in seinem „interpretativem Theorem 1" dar: „Wenn die primäre Algebra so interpretiert wird, daß integrale Ausdrücke wahr sind, und wenn in ihr jede von einer Anzahl von Prämissen, die eine Klasseninklusion angeben, in einen Satz transkribiert ist, und wenn Variablen, welche denselben Satz auf einer geraden und ungeraden Ebene darstellen, entwertet werden, so ist das, was übrig bleibt, wenn es wiederum transkribiert wird, die logische Folgerung".[23]

Gerade und ungerade Ebene heißt hier: Variablen finden sich innerhalb und außerhalb eines Kreuzes stehend; entwertet („cancelled") heißt: sie können gestrichen werden.

Die Prämissen des Syllogismus Barbara können dann folgendermaßen dargestellt werden

$$\overline{a}\,|\,b\,\overline{b}\,|\,c,$$

da b einmal unter einem Kreuz steht, einmal nicht, können die beiden Ausdücke, in denen es vorkommt gestrichen werden. Es bleibt als Folgerung

$$\overline{a}\,|\,c,$$

was soviel bedeutet wie a impliziert c, d. h. als Satz formuliert

---

[22] Siehe die Vereinfachungsregeln des „Index of Forms", Spencer-Brown 1969, S. 138-141.
[23] a.a.O., S. 123.

alle a sind c.

Die Macht dieser Interpretationsmethode zeigt sich, wenn eine größere Menge von Prämissen gegeben ist. Spencer-Brown illustriert dies an einem von Lewis Carroll gegebenen Beispiel.[24]

Es gilt die Folgerung aus der folgenden Menge von Prämissen zu ziehen:

1) Die einzigen Tiere in diesem Haus sind Katzen.
2) Jedes Tier ist als Schoßtier geeignet, das es liebt, den Mond anzustarren.
3) Wenn ich ein Tier nicht mag, dann meide ich es.
4) Keine Tiere sind fleischfressend, es sei denn, sie stromern nachts herum.
5) Keine Katze läßt es sich entgehen, Mäuse zu töten.
6) Niemals gewinnen Tiere mich lieb, die nicht in diesem Haus sind.
7) Känguruhs sind nicht als Schoßtiere geeignet.
8) Nur Fleischfresser töten Mäuse.
9) Ich mag keine Tiere, die mich nicht lieb gewinnen.
10) Tiere, die nachts herumstromern, lieben es, dauernd den Mond anzustarren.

Wenn für jede distinkte Aussage eine eigene Variable gewählt wird, die Prämissen dann transkribiert werden und jede Variable, die sowohl innerhalb als auch außerhalb von Kreuzen auftaucht, auf beiden Seiten gestrichen wird, so ergibt sich die logische Folgerung.

Es soll also

h für *in diesem Haus*
c für *Katze*
p für *geeignet als Schoßtier*
d für *von mir nicht gemocht*
a für *von mir gemieden*
m für *liebt es, den Mond anzustarren*
v für *fleischfressend*
n für *stromert nachts herum*
k für *tötet Mäuse*
t für *gewinnt mich lieb*
r für *Känguruh*

stehen.

Für den Ausdruck „alle Tiere" brauchen wir keine Variable zu wählen, da hier kein Unterscheidungsmerkmal vorliegt, d. h. es ist ein Merkmal angegeben, das irrelevant ist. Wenn wir nun die Prämissen in Form von Implikationen niederschreiben und unsere Streichungen vornehmen,

$$\cancel{h}\,\overline{\cancel{c}}\;\overline{\cancel{m}\,\overline{\cancel{p}}}\;\overline{\cancel{d}}\,a\;\overline{\cancel{v}\,\overline{\cancel{n}}}\;\overline{\cancel{c}\,\overline{k}}\,\overline{\cancel{t}\,\overline{\cancel{h}}}\;\overline{r\,\overline{\cancel{p}}}\;\overline{\cancel{k}\,\overline{v}}\,\overline{t}\,\cancel{d}\;\overline{\cancel{n}\,\overline{\cancel{m}}}$$

ergibt sich $\overline{r}\,|\,a$. Die Folgerung ist, daß alle Känguruhs von mir gemieden werden.

Die primäre Algebra bietet sich also als ein Instrument, um möglichst rasch und einfach aus einer Menge von Prämissen die logischen Folgerungen ziehen zu

---

[24] a.a.O., S. 123/124.

42   Theorie — Allgemeiner Teil

können. In diesem Sinne soll sie im Rahmen dieser Studie zur Analyse der Schlüsse verwendet werden, welche die untersuchten Personen aus irgendwelchen Prämissen (sprich: Wirklichkeitskonstruktionen) ziehen.[25] Die Konstruktion einer Realität kann stets als die Aufstellung von Sätzen über die Welt verstanden werden. In diesen Vorannahmen sind Bewertungen impliziert und aus ihnen leiten sich Schlüsse ab, die das Handeln in dieser Welt bestimmen. Die Kohärenz oder Widersprüchlichkeit solcher Prämissensysteme beeinflußt zwangsläufig die Kohärenz oder Widersprüchlichkeit des menschlichen Verhaltens.

3. Die Form in der Form

In unserer wissenschaftlichen wie auch alltäglichen Erkenntnis gehen wir von der Existenz von Objekten und Dingen aus, und wir legen unseren Argumenten und Schlüssen Begriffe wie wahr und falsch zugrunde. Die Gesetze der Form und die Möglichkeit mit diesen Formen zu rechnen, so zeigt der Essay von Spencer-Brown, sind von weitergehender Bedeutung. Existenz oder Nicht-Existenz, Wahrheit oder Falschheit können zurückgeführt werden auf Unterscheidungen, auf Bezeichnungen und Benennungen. Damit werden sie einer mathematischen, d. h. formalen Behandlung zugänglich. Es kann mit ihnen gerechnet werden und es können Werte ermittelt werden. Die Beweise, die so erstellt werden können, sagen zunächst nichts über die „Wahrheit" oder „Falschheit" irgendwelcher Argumentationen aus, sondern lediglich über ihre Kohärenz und Widerspruchsfreiheit. Erst wenn zum Beispiel der markierte Raum einer Form mit „Wahrheit" identifiziert und die Berechnung dementsprechend *interpretiert* wird, läßt sich auf „Wahrheit" oder „Falschheit" einer Aussage im Sinne der Logik schließen.

Es lassen sich nun aber Formen konstruieren, in denen das Ergebnis einer Operation rekursiv als Basis der Operation verwendet werden muß. Jedes Kreuz im Kalkül der Bezeichnungen steht ja für die Anweisung, die Grenze zum markierten Raum, Inhalt oder Zustand zu kreuzen. Wenn die Ausführung einer solchen Anweisung zum Ausgangspunkt zurückführt, entsteht zwangsläufig ein unendlicher Regreß. In Teil B, Kap. 1 wurde ein Beispiel dafür angeführt:

Dieser Satz ist falsch.

In der Symbolik der primären Algebra läßt er sich, wenn wir für den Inhalt des Satzes **f** und für „wahr" den markierten Zustand setzen, folgendermaßen darstellen:

$$\mathbf{f} = \overline{\mathbf{f}|}\,.$$

Das Ergebnis der Operation tritt in die Form wieder ein, so daß ein Widerspruch entsteht. Die Ausdrücke auf beiden Seiten der Gleichung sind nicht

---

[25] Die logische Analyse solcher Realitätskonstruktionen eines Patienten wird später exemplarisch dargestellt.

äquivalent. Die Gleichung läßt sich nicht zu einem der beiden Ergebnisse der primitiven Gleichungen vereinfachen, denen zufolge sich ⌐ oder ergeben müßte. Dies ist deutlich zu sehen, wenn man für f ein Kreuz (⌐) oder aber das Zeichen für den unmarkierten Raum ( ) einsetzt:

a) ⌐ = ⌐⌐ ;
b)   = ⌐ .

Whitehead und Russell haben derartige rekursive Funktionen, die sich selbst als Argument verwenden, verboten, um solche Paradoxien erzeugende Formen der Selbstbezüglichkeit zu verhindern. Sie gingen davon aus, daß die Welt hierarchisch geordnet ist; deshalb müßte ihre Abbildung in einem Begriffssystem dieser Hierarchie entsprechend verschiedene Abstraktionsstufen der Begriffe auseinanderhalten. Die Konfusion der logischen Typen führt zur Nichtentscheidbarkeit über den Wahrheitsgehalt einer Aussage. Aus der Sicht der primären Algebra stellt sich das Problem der Selbstbezüglichkeit jedoch etwas anders dar.

Jede Unterscheidung (durch ein Kreuz repräsentiert) zieht eine Grenze zwischen einem Inhalt und einem Kontext (dem markierten Raum), die gemeinsam die Form bilden. Wird also irgendeine Unterscheidung vorgenommen und durch ein Zeichen (welcher Art auch immer) dargestellt, so ist damit auch eine Kontextmarkierung vollzogen worden. Die Bedeutung des Inhaltes ist durch den Kontext bestimmt. Jeder Kontext (markierte Raum) kann selbst Inhalt eines anderen Kontextes (markierten Raums) sein, so daß so etwas wie eine Hierarchie von Inhalten und markierten Räumen gesehen werden kann. Durch die Einführung eines markierten Raums in seinen eigenen Inhalt („re-entry"), wird die klare Grenzziehung zwischen Kontext und Inhalt in Frage gestellt.

Wenn eine Unterscheidung dadurch definiert ist, daß die Innenseite von der Außenseite getrennt wird,
und a) die Außenseite der markierte Raum ist,
und b) der markierte Raum als Inhalt der Unterscheidung verwendet wird,
so trennt die Grenze letztlich keine unterschiedlichen Räume mehr.

Die Unterscheidung zwischen innen und außen ist gewissermaßen der archimedische Punkt jeglicher Formbildung, doch durch die Vermischungen von Kontextmarkierung und Inhaltsebene geht er verloren, die Form löst sich auf.

Aber: die Formen, mit denen wir uns bislang beschäftigt haben, waren räumlich definiert und statisch. Dadurch, daß wir uns auf den Raum und seine Aufteilung beschränkt haben, erhielten wir durch die Wiedereinführung der Form in die Form unentscheidbare Gleichungen.

Wenn wir jedoch postulieren (und warum sollten wir nicht?), daß auch derartige Gleichungen entscheidbar sind, so müssen wir einen bislang noch nicht ins Auge gefaßten Zustand erlauben: einen imaginären.[26]

Eine Möglichkeit dazu ist, daß wir neben dem *Raum* auch die *Zeit* in unsere Berechnungen miteinbeziehen. Der Zustand, den wir als imaginär ins Auge gefaßt haben, kann — ohne den Raum, in dem er bereits lokalisiert ist, zu verlassen — in der Dimension Zeit lokalisiert sein. Der Wechsel eines Wertes, das Kreuzen

---
[26] Vgl. Spencer-Brown 1969, S. 58.

vom markierten in den unmarkierten Raum läßt sich als eine Operation verstehen, die Zeit braucht. Zu verschiedenen Zeitpunkten ergibt sich so ein unterschiedlicher Wert. Der jeweils folgende Wert ist dabei eine Funktion des vorausgegangen. Auf den markierten Zustand folgt der unmarkierte usw.

Eine Paradoxie entsteht nur, wo von der Zeit abstrahiert wird und die Unterscheidungen, durch die Formen gebildet werden, als statisch betrachtet werden. Daß Prozesse, die in der Zeit ablaufen, sehr wohl nach dem Muster der oben dargestellten, sich offensichtlich selbst verneinenden Gleichung funktionieren, sollte jedem bewußt sein, der schon einmal eine ganz normale Türklingel betätigt hat. Durch die Betätigung des Klingelknopfes wird ein Stromkreis geschlossen, wodurch ein Magnet in Funktion gesetzt wird, der den Stromkreis unterbricht, wodurch der Magnet außer Kraft gesetzt wird, was wiederum den Stromkreis schließt, der den Magnet in Funktion setzt, der den Stromkreis unterbricht ... usw.

Ergebnis ist das Oszillieren zwischen zwei Zuständen in der Dimension Zeit.

Paradoxien wie die in den oben angeführten Beispielen entstehen nur, solange wir von der stillschweigenden Vorannahme einer statischen Welt ausgehen, in der wahr immer wahr bleibt und falsch immer falsch. Wir versuchen dann stets, sie in einem Weltbild zu erfassen, dessen Zeichen auf statische Bedeutungsräume verweisen. Lebensprozesse sind jedoch dynamisch, Veränderung von Formen etwas alltägliches.

Analysieren wir also Verhalten, speziell menschliches Verhalten, so können wir uns nicht damit begnügen festzustellen, inwiefern ihre Realitätskonstruktionen in sich kohärent sind, sondern wir müssen auch betrachten, wie sich solche Widersprüchlichkeiten auf das Verhalten in der Dimension Zeit auswirken. Logische Paradoxien haben auf der Handlungsebene Wirkungen; es sind „pragmatische Paradoxien"[27], die innerhalb der Dimension Zeit verhaltensmäßig realisiert werden können. Sie sind ein Bestandteil des Prozesses, in dem Formen gebildet und wiederum aufgelöst werden. Dies ist eine Voraussetzung für die Veränderung epistemischer Strukturen in der kognitiven Entwicklung; und es ist die Voraussetzung der Evolution und Ontogenese organischer Formen, betrachtet man Lebensprozesse schlechthin.

Alles, was wir sagen, sagen wir als Beobachter. Legt man die „Gesetze der Form" zugrunde, so muß der Beobachter selbst als eine Unterscheidung betrachtet werden. Er teilt den Raum, in dem er lebt. Dadurch wird eine Innen- und eine Außenseite der durch ihn gezogenen Grenze definiert. Sein Lebensraum läßt sich veranschaulichen durch ein Blatt Papier, auf das ein Kreis gezogen ist; er selbst kann gewissermaßen als „erste Unterscheidung" betrachtet werden. Nehmen wir ihn als den Inhalt dieses Kreises, und den durch ihn markierten Raum als den Kontext, in dem er lebt. Alle seine Beobachtungen, d. h. die Unterscheidungen, die er vornimmt, sind Formen, die wiederum in den Inhalt der durch ihn gegebenen Unterscheidung eintreten, es ist Information — ein selbstbezüglicher Prozeß.

Doch damit ist nicht gesagt, daß eine Paradoxie entsteht. Rekursive Funktionen, die sich selbst als Argument benützen, müssen keineswegs immer zu selbst-

---
[27] Watzlawick et al. 1967.

verneinenden Gleichungen führen, sie können sich auch selbst bestätigen.

In der Sprache der primären Algebra läßt sich das als

$$f = \overline{\overline{f}\,}\,\rceil$$

darstellen. Setzt man für $f = \rceil$, so ergibt sich nach den Regeln der Vereinfachung

$$\rceil = \overline{\overline{\rceil}\,}\rceil$$
$$= \rceil$$

setzt man für $f = \quad$, dann

$$= \overline{\rceil}\,\rceil\,.$$

In beiden Fällen zeigen sich die Ausdrücke auf beiden Seiten der Gleichung als äquivalent, es sind selbstbestätigende Gleichungen.[28]

Es lassen sich also zwei prinzipiell unterschiedliche Fälle der Selbstreferenz feststellen: Im einen Fall führt sie zur Bestätigung ihrer Ausgangsbasis (zur Tautologie), im anderen Fall zu ihrer Verneinung (zur Paradoxie). Die Form (d. h. eine Unterscheidung bzw. eine Menge von Unterscheidungen) wird bestätigt und aufrechterhalten, oder aber sie wird aufgelöst (d. h. die Unterschiede machen keinen Unterschied mehr).

Das gilt aber offensichtlich nicht nur für den Beobachter und die Prozesse seiner Informationsschöpfung, sondern für alle selbstreferenten Systeme.

Zum Abschluß dieses Kapitels noch einige Anmerkungen zur Rolle des Beobachters, die sich aus den Ausführungen Spencer-Browns zwingend ergeben und von erkenntnistheoretischer Relevanz sind.

Jede Aussage wird in einer Sprache vorgenommen. Sie erfordert die Eingrenzung (Definition) des Inhalts, über den gesprochen wird. Auch wenn aus einer abstrakten Perspektive heraus die ganze Welt als ein schwingendes Gewebe sich wechselseitig beeinflussender Ereignisse betrachtet werden kann, ist Kommunikation (vor allem in einem wissenschaftlichen Kontext) nur möglich, wenn man den Phänomenbereich, über den man sprechen will, eingrenzt, benennt und seine zu untersuchenden Merkmale definiert. Man muß aus pragmatischen Gründen immer eine Unterscheidung zwischen dem Beobachter und dem Beobachtungsfeld, d. h. dem beobachteten Raum oder Phänomenbereich vornehmen. Man muß also so tun, *als ob* man außerhalb des beobachteten Inhalts stünde. Dies ist eine willkürliche, aber praktische und nützliche Unterscheidung. Dennoch sollte man sich darüber klar sein, daß alles, was man über diesen Inhalt (den Gegenstand, von dem die Rede sein soll) sagt, in seiner Gültigkeit auf den durch den Beobachter markierten Kontext begrenzt ist. Irgendwelche Folgerungen auf die Existenz dessen, was man durch seine Unterscheidung geschaffen hat, sind vorschnell. Es gibt keine objektive, von den Bedingungen des Beobachters losge-

---

[28] Im Vorgriff auf die Erörterungen in den folgenden Kapiteln sei angemerkt, daß das Ergebnis solcher sich selbstbestätigender rekursiver Operationen der sogenannte „Eigen-Wert" der Funktion ist. Mit diesem Begriff bezeichnete David Hilbert in seiner „Theorie der rekursiven Funktionen" den stabilen Wert, der sich in bestimmten Fällen rekursiver Funktionen ergibt, in denen das Resultat einer Operation immer wieder zum Ausgangspunkt der Operation genommen wird bis stets dasselbe Ergebnis reproduziert wird (vgl. v. Foerster 1974, S. 214 ff.).

löste und unabhängige Erkenntnis. „Objektivieren" lassen sich irgendwelche Erkenntnisse nur interpersonell, indem andere Beobachter zu denselben Schlüssen wie der erste Beobachter kommen. Doch dies ist nur möglich, wenn sie unter den gleichen Bedingungen beobachten. Einer der wesentlichen Faktoren dieser Beobachtungsbedingungen ist das Begriffssystem, das theoretische Gerüst, in das man seine Beobachtungen einordnet. Auch in jeder Begriffsbildung ist eine Grenzziehung vollzogen zwischen dem, was durch einen Begriff bezeichnet ist, und dem, was nicht durch ihn bezeichnet ist. Deshalb soll im folgenden versucht werden, die verwendeten Begriffe — soweit sie von der Umgangssprache abweichend gebraucht werden — möglichst klar zu definieren. Dies gilt zunächst natürlich für den Begriff der Erkenntnis bzw. synonym dazu den Begriff der Kognition.

C. Die Selbstorganisation kognitiver Prozesse

1. Kognition

Wozu braucht ein erkennendes Subjekt seine Erkenntnis, ein Beobachter seine Beobachtungen? Welchen Sinn haben sie für ihn? Welches Motiv hat er, nach Erkenntnis zu streben? Und welches sind die Kriterien, nach denen er Unterscheidungen vornimmt, ein Phänomen gegenüber einem anderen abgrenzt, bezeichnet und unterschiedlich bewertet?

Zur Beantwortung dieser Fragen nach der Funktion kognitiver Prozesse muß zunächst über lebende Systeme im allgemeinen geredet werden. Alles, was über alle Systeme gesagt werden kann, kann auch über lebende Systeme gesagt werden. Alles, was über alle lebenden Systeme gesagt werden kann, kann auch über den Menschen gesagt werden.

Für „System" soll folgende Definition gelten: *Ein System ist ein gegen seine Umwelt (Kontext) abgegrenzter Raum, Zustand oder Inhalt, der selbst wiederum aufgeteilt ist in Systeme (d. h. gegen ihre Umwelt abgegrenzte Räume, Zustände oder Inhalte, die selbst wiederum aufgeteilt sind in Systeme (d. h. ...))*.

Diese Definition erscheint wegen ihres zirkulären Charakters zunächst seltsam, da der zu definierende Begriff durch sich selbst definiert wird. Sie weist auch eine etwas andere Gestalt auf als die übliche Standarddefinition, nach der ein System eine Klasse von Elementen mit einer koordinierten Menge von Relationen ist.[1] Sie hat jedoch dadurch, daß sie selbstbezüglich ist, den Vorteil, stets darauf zu verweisen, daß es per se keine Systeme gibt, sondern stets der Benutzer des Systembegriffs irgendeine Wahl trifft, was er als System betrachten will. Dazu muß er festlegen, welche konkreten Inhalte er in diesen abstrakten Begriff packen will. Er entscheidet, wo er Grenzen gesetzt sehen will (oder auch: gesetzt sieht, findet ... etc.). Falls er mit dem Systembegriff arbeiten will, kann er dem unendlichen Regreß nur entgehen, wenn er irgendeine Art von Einheiten (Entitäten, Begriffen, Klassen, Ganzheiten, Teilen o. ä.) konstruiert.

Voraussetzung dafür ist, daß zwei Arten von Grenzen angegeben werden: die Grenzen des Systems gegenüber seiner Umwelt und die Grenzen der Elemente (Subsysteme) gegenüber ihrer Umwelt. Der Beobachter kommt nicht umhin, einerseits irgendwelche kleinste Einheiten anzunehmen, die er als Elemente des Systems bestimmt und deren Zusammensetzung er nicht weiter analysiert (gewissermaßen die „Atome" des Systems). Auf der anderen Seite muß er auch eine

---
[1] Vgl. Hall und Fagen 1956, S. 81; Lange 1962; Buckley 1967.

Grenze um sein Beobachtungsfeld ziehen, an der er sein Erkenntnisinteresse enden läßt.

Es gilt also, einen Raum, einen Phänomenbereich, einen Kontext zu definieren und zu markieren, der betrachtet werden soll: eine Welt für lebende Systeme, eine Lebenswelt.

Diese Welt wird durch die Definition eines (oder mehrerer Systeme) aufgeteilt in System und Umwelt; sie gewinnt so eine *Form*, eine logische Struktur. Mit der Zuschreibung der beiden Begriffe System und Umwelt zu den beiden Seiten einer Unterscheidung wird implizit eine charakteristische Beziehung zwischen diesen beiden Teilen der Welt postuliert: System und Umwelt stehen zueinander so in Beziehung, daß sie sich gegenseitig negieren. Das heißt zunächst erst einmal, daß der Raum, Zustand oder Inhalt, der als System betrachtet wird, gemäß den Unterscheidungskriterien des Beobachters nicht die Merkmale aufweist wie der Raum, Zustand oder Inhalt, der als Umwelt betrachtet wird (und umgekehrt).

In der Notation von Spencer-Brown läßt sich diese Beziehung folgendermaßen symbolisieren:

$$\overline{\text{System}} \mid \text{Umwelt}, \text{ d. h. } \overline{\text{System}} \mid = \textbf{Umwelt}$$

oder auch:

$$\overline{\text{Umwelt}} \mid \text{System}, \text{ d. h. } \overline{\text{Umwelt}} \mid = \textbf{System}.$$

Es macht dabei keinen prinzipiellen (logischen) Unterschied, ob System oder Umwelt (Kontext) als innerhalb oder außerhalb der Unterscheidung liegend angesehen werden sollen.

Wenn ein System definiert, d. h. als *Inhalt*, abgegrenzt wird, so sind *seine von außen beobachtbaren Merkmale* Teil des *Bildes* dieses Inhalts (s.oben die Unterscheidung zwischen Bild und Inhalt), d. h. *Teil der Umwelt, des Kontextes*.

Während die Beziehung zwischen Umwelt (Kontext, Bild) und System (Inhalt) der gegenseitigen *Negation* entspricht, muß die Beziehung zwischen dem System und seinem Element (Subsystem) als *Implikation* betrachtet werden.

Das System impliziert das Element, das ein Teil des Systems ist. Jedes Element zusammen mit *seiner* Umwelt, d. h. die Gesamtheit aller Elemente in ihrer Beziehung zueinander, bildet das System — wiederum eine Form.

Es bedarf also der Markierung der Abstraktionsstufe, wenn man den Systembegriff verwendet. Er kann in seiner Bedeutung einerseits dem Begriff der Form entsprechen (die ganze Welt, der gesamte betrachtete Phänomenbereich ist dann ein System), oder aber er kann dem Begriff des Inhalts entsprechen (dann ist das System nur noch eine Entität, deren Bedeutung durch die Abgrenzung gegenüber dem Kontext bestimmt ist). Werden beide Ebenen der Bedeutung — Form und Inhalt — miteinander verwechselt, so entspricht dies formal der Verwechslung von Implikation und Negation.

Legt man fest, welches die betrachtete Systemebene ist — ob also mit „System" der Inhalt oder die Form bezeichnet werden soll (es ist vollkommen beliebig) —, so läßt sich eine logische Hierarchie konstruieren, bei der Systeme immer niedrigerer logischer Ebene in immer mehr sie (mit)definierende Umweltrahmen eingebettet sind:

Systemebene

1: $\overline{\text{System 1}\ |}\ \text{Umwelt 1}$

2: $\overline{\text{System 2}\ |}\ \overline{\text{Umwelt 2}\ |}\ \text{Umwelt 1}$

3: $\overline{\text{System 3}\ |}\ \overline{\text{Umwelt 3}\ |}\ \overline{\text{Umwelt 2}\ |}\ \text{Umwelt 1}\ ...$

Statt Umwelt können in diesem Schema auch die Begriffe „Kontext" oder „Bild" verwendet werden, statt „System" könnte auch „Inhalt" stehen. Würde man „System" in der Bedeutung von „Form" verwenden wollen, so müßte jeweils für die mit einer identischen Nummer versehenen System/Umwelt-*Paare* „Form" stehen:

Systemebene

1: *Form 1* (= System 1 und Umwelt 1)

2: $\overline{Form\ 2\ (\ =\ \text{System 2 und Umwelt 2})\ |}\ Kontext\ 1$ (= Umwelt 1)

3: $\overline{Form\ 3\ (\ =\ \text{System 3 und Umwelt 3})\ |}\ \overline{Kontext\ 2\ |}\ Kontext\ 1\ ...$

Der Unterschied zwischen diesen beiden logischen Strukturen besteht darin, daß die (durch ein *Kreuz* gekennzeichnete) Grenze zwischen einzelnen Bedeutungsbereichen anders vorgenommen worden ist. Verbunden damit ist eine logische Klassifizierung, die angibt, welche Bedeutung welchem Begriff zukommt, und welche Beziehung zwischen diesen Begriffen besteht. Wo man diese Grenzen zu ziehen hat, was man also als „zusammengehörig" zu einem Paket zu verschnüren hat, ist nicht vorgegeben. Es hängt letztlich stets von pragmatischen Überlegungen ab.

Um der Gefahr terminologischer Verwirrungen zu begegnen, sollen für die unterschiedlichen Form- und Systemebenen unterschiedliche Begriffe verwendet werden. Mit „Form" soll stets der gesamte betrachtete und benannte Phänomenbereich bezeichnet werden, mit „System" eine gegen ihre „Umwelt", d. h. ihren „Kontext", abgegrenzte Entität, und mit „Element" oder „Subsystem" ein innerhalb der Grenzen des jeweils betrachteten Systems liegender Teil von ihm. Die Gesamtheit der Elemente eines Systems und ihrer Beziehungen zueinander soll **„Struktur"** genannt werden. (Wo immer die logische Ebene des Gebrauchs des Systembegriffs von einer Ebene zur nächsten wechselt, wird aus der „Struktur" die „Form", womit sich der Kreis der Definitionen selbstbezüglich schließt).

Diese Begriffe bedurften der Klärung, da sie für die weitere Betrachtung von zentraler Bedeutung sind. Fragt man nach der Funktion der Kognition, so fragt man nach der Beziehung von System und Umwelt, nach Formen, Strukturen und Elementen kognitiver Systeme.

Die Form der Welt ist nicht statisch, die Beziehung zwischen System und Umwelt ist dynamisch und Wandlungen unterworfen. Die Veränderungen einer Umwelt haben Wirkungen auf das System. Sie können dazu führen, daß es sich in seiner inneren Struktur verändert oder gar auflöst. Das Bestehen oder Nichtbestehen eines Systems hängt davon ab, in welchem Maße es in der Lage ist, seine Grenze und Kohärenz gegenüber der Umwelt zu bewahren. Es gibt Systeme, die ihre innere Struktur ändern können, während sie ihre Grenze aufrechterhalten.

Derartige Systeme haben einen größeren Anpassungsbereich, d. h., sie sind in der Lage, eine größere Bandbreite von Umweltveränderungen auszugleichen. Lebende Systeme sind zum Teil darüber hinaus in der Lage zu handeln. Dadurch erhöht sich in der Interaktion mit der Umwelt ihre Fähigkeit, die aktuelle Umwelt zu verändern (sie können sie z. B. gegen eine andere eintauschen, indem sie die Flucht ergreifen und sich ein Asyl suchen).

Veränderungen von Formen und Strukturen können zwei Richtungen besitzen. Sie können zu einer Differenzierung der Form oder der Struktur (d. h. zu einer Zunahme) oder zu einer Entdifferenzierung (d. h. zu einer Abnahme) von Grenzziehungen und Unterscheidungen führen.

Differenzierung kann generell als Teilung von Räumen, Zuständen oder Inhalten verstanden werden, als Grenzziehung zwischen ihnen und ihre In-Beziehung-Setzung; durch sie werden Unterschiede aus Gleichheiten konstruiert. Entdifferenzierung kann generell als die Aufhebung von Grenzen zwischen Räumen, Zuständen oder Inhalten verstanden werden; durch sie werden Gleichheiten aus Unterschieden konstruiert.

Im Prozeß der Differenzierung ist eine Klassifikation impliziert: zu einer Klasse gehören alle Elemente, deren Unterschied *keinen* Unterschied macht; nicht zu dieser Klasse gehören alle Elemente, deren Unterschied *einen* Unterschied macht. Das Merkmal dieser Klasse ist der jeweils betrachtete Unterschied bzw. Nichtunterschied. Diese Implikationen und Gleichsetzungen einerseits, Negationen und Ungleichsetzungen andererseits bilden eine logischen Struktur. Sie kann als *logische Struktur des Systems* oder **der Form** betrachtet werden.

Jedes Lebewesen verhält sich auf irgendeine Weise in irgendeinem Kontext. Sein Verhalten ist (aus der Perspektive eines außerhalb des betrachteten Raumes stehenden Beobachters gesprochen) Element eines Interaktionssystems, das aus dem Verhalten des lebenden Systems und dem Verhalten seiner Umwelt gebildet wird. Die Interaktionsregeln dieses Systems sind von den internen (dem außenstehenden Beobachter nicht direkt zugänglichen) Strukturen des lebenden Systems auf der einen Seite und von den internen Strukturen der Interaktionspartner (der Umwelt) auf der anderen Seite bestimmt. Jeder der Interaktionsteilnehmer kann sich nur so verhalten, wie es im Bereich seiner Möglichkeiten liegt. Seine individuellen internen Strukturen schränken die Möglichkeiten unterschiedlicher Verhaltensweisen und Interaktionsformen ein (es ist zum Beispiel ein Merkmal der Menschen, nicht ohne technische Hilfsmittel fliegen zu können). Daher kommen prinzipiell nur solche Interaktionen zustande, die innerhalb der Bandbreite der jeweils durch die Struktur der Interaktionsteilnehmer definierten Möglichkeiten liegen.

Jede Interaktion hat eine Wirkung auf die Struktur der Teilnehmer an der Interaktion. Entweder sie verändert sie, oder sie verändert sie nicht. In beiden Fällen findet Interaktionsgeschichte ihren Niederschlag in der Struktur der jeweils beteiligten lebenden Systeme. Die Struktur wird entweder bestätigt, differenziert oder entdifferenziert. Die Variationsmöglichkeiten der jeweils folgenden Interaktion sind wiederum durch die aktuellen Strukturen der Interaktionsteilnehmer begrenzt. *In den historisch gewachsenen individuellen Strukturen ist die induktive Erkenntnis der für die Interaktion mit der Außenwelt relevanten Fakten impliziert.*

In dieser Hinsicht besteht zwischen organischen und geistigen Strukturen zunächst kein Unterschied. Der Erkenntnis- bzw. Kognitionsbegriff verändert, so betrachtet, gegenüber dem umgangssprachlich oder auch psychologisch und philosophisch üblichen Gebrauch seine Bedeutung: *„Ein kognitives System ist ein System, dessen Organisation einen Interaktionsbereich definiert, in dem es zum Zweck der Selbsterhaltung handeln kann. Der Prozeß der Kognition ist das tatsächliche (induktive) Handeln oder Verhalten in diesem Bereich. Lebende Systeme sind kognitive Systeme, und Leben als Prozeß ist ein Prozeß der Kognition"*.[2]

Dieser Kognitionsbegriff erfaßt die Gesamtheit aller das Verhalten steuernden internen Vorgänge und der ihnen zugrundeliegenden Strukturen (welch materieller Beschaffenheit sie immer sein mögen). Ihre Aufteilung in materielle oder ideelle Strukturen und Prozesse oder in einzelne Sequenzen wie „Wahrnehmen", „Denken", „Fühlen", „verhaltensbestimmende Entscheidungen treffen" und „Handeln" wird der zirkulären Verknüpfung und Interdependenz der Abläufe nicht gerecht. Sie suggeriert geradlinig-kausale Beziehungen zwischen diesen verschiedenen Funktionen.[3]

Es gibt insofern keinen prinzipiellen Unterschied zwischen den „geistigen" und „materiellen" Strukturen eines lebenden Systems, oder anders formuliert: *Die Strukturen eines lebenden Systems lassen sich generell als kognitive Strukturen verstehen.* Und als Folgerung daraus:
Die Prozesse, die für die Aufrechterhaltung der Strukturen und Grenzen eines lebenden Systems sorgen, lassen sich als kognitive Prozesse verstehen.

Die Antwort auf die Frage nach der Funktion von Kognition lautet dementsprechend: *Kognition ist ein Mittel des Überlebens*, oder radikaler und konsequenter: **Kognition ist (Über)leben.** Es ist die Schaffung und Aufrechterhaltung einer System-Umwelt-Differenz.

Um die logische Struktur kognitiver Systeme und die Gesetzmäßigkeiten ihrer Entwicklung analysieren zu können, scheint es hilfreich, zunächst die Entwicklungsgesetze von Systemen im allgemeinen zu diskutieren.

Dabei geht es generell um Fragen der Beziehung zwischen System und Umwelt: Wie organisieren sich Systeme?, d. h. wie entstehen die Relationen zwischen den Elementen eines Systems und wie werden sie aufrechterhalten? Welche dynamischen Gesetzlichkeiten liegen der Bildung von Ordnung aus Unordnung im Rahmen evolutionärer Selektionsprozesse zugrunde?

2. Entropie und Negentropie

In der Thermodynamik wird der Begriff Entropie zur Bezeichnung und Quantifizierung des Grads der Unordnung in einem komplexen System verwendet. Demnach vollziehen sich *irreversible* thermodynamische Änderungen in einem energetisch geschlossenen System, das keinen Energieaustausch mit seiner Umgebung hat, in Richtung auf Zustände größerer Wahrscheinlichkeit. Ursprünglich

---
[2] Maturana 1970, S. 39.
[3] Vgl. v. Foerster 1974.

war der Begriff Entropie von Clausius[4] geprägt worden, um den Unterschied zwischen den Begriffen Erhaltung und Reversibilität zu verdeutlichen.

Bei physikalisch-chemischen Transformationen kann die Energie erhalten bleiben, ohne daß diese Transformation umkehrbar wäre. Im Gegensatz dazu existieren bei mechanischen Transformationen Erhaltung und Reversibilität gleichzeitig. Die Erzeugung von Entropie ist ein Ausdruck der irreversiblen Änderungen, die sich in einem System vollziehen. Energie wird in eine nicht mehr verwandelbare Form umgesetzt, d. h. „dissipiert". Das Maß dafür ist die Entropie. Sie strebt in einem gegenüber der Umwelt isolierten System einem Maximum zu. Verbunden damit ist ein höherer Grad der Unordnung. Das System strebt unabhängig von seinem Ausgangszustand einem energetischen Gleichgewichtszustand zu, in dem zuvor bestehende Asymmetrien aufgehoben werden und kein Energiefluß und keine Erzeugung von Entropie mehr stattfindet. Ein Beispiel dafür ist der Ausgleich der Temperaturunterschiede in einem solchen System. Energie kann aber nur genutzt werden, solange ein Unterschied gegeben ist.

Der Prozeß der Entropieänderung läßt sich auch als eine Änderung der Zustände eines komplexen Systems in Richtung auf Zustände größerer Wahrscheinlichkeit definieren. Dabei werden zuvor bestehende Unterschiede und Differenzierungen des Systems aufgehoben. Dies beschreibt Boltzmann in seinem Ordnungsprinzip, das besagt, „daß der wahrscheinlichste Zustand, den ein System erreichen kann, derjenige ist, in dem die massenhaften Ereignisse, die gleichzeitig in dem System stattfinden, sich in ihrer Wirkung *statistisch ausgleichen*".[5] Dies bedeutet, daß der wahrscheinlichste Zustand eines Systems ungeordnet und entdifferenziert ist.

Die Erzeugung organisatorischer Strukturen in einem System läuft also der im Boltzmannschen Ordnungsprinzip formulierten Wahrscheinlichkeit entgegen, da jede Organisation davon abhängt, daß sich die massenhaften, gleichzeitig in ihm stattfindenden Ereignisse nicht gegenseitig in ihrer Wirkung ausgleichen. *Die Elemente (Ereignisse) eines organisierten Systems können also nicht, wie es den Prämissen der Statistik (und damit dem Boltzmannschen Ordnungsprinzip) entsprechen würde, als in ihrem Verhalten unabhängig und unbeeinflußt voneinander angesehen werden.* Vielmehr muß man davon ausgehen, daß irgendeine Form der Wechselbeziehung zwischen ihnen stattfindet. In seinem Konzept der Synergetik beschreibt Haken die Prozesse der Selbstorganisation durch die Annahme eines von den Elementen eines Systems geschaffenen ordnenden Parameters, des sogenannten „Ordners", der die Einzelelemente „versklavt".[6] Jedes Element verhält sich so, *als ob* es über den Gesamtzustand des Systems „informiert" wäre.[7]

Prozesse der Selbstorganisation von Systemen sind unter den Bedingungen des thermischen Gleichgewichts nicht denkbar. Das thermische oder energetische Gleichgewicht seinerseits ist aber nur in einem geschlossenen System zu erreichen. Ein solch isoliertes System ist nur in der Abstraktion vorstellbar. Deshalb sind die Sätze der Thermodynamik in der Biologie nicht anwendbar. Mit

---

[4] Zit. nach Prigogine u. Stengers 1980, S. 125.
[5] Zit. nach Prigogine u. Stengers 1980, S. 133.
[6] Haken 1981.
[7] Vgl. auch Prigogine u. Stengers 1980, S. 171.

den Worten v. Foersters: „Der Grund dafür ist leicht einzusehen; denn wenn wir um eine Katze oder um eine Maus eine energetisch undurchdringliche Hülle legen, so wird das, was innerhalb dieser Hülle sich befindet, nicht lange eine Katze oder Maus bleiben. Das heißt, daß das Konzept eines thermodynamisch abgeschlossenen Systems hier nicht brauchbar wird und man daher zu dem eines thermodynamisch offenen Systems übergehen muß".[8]

Im Rahmen natürlicher Prozesse ist die Abgrenzung eines Systems stets nur relativ, d. h. es findet ein Austauschprozeß in der Interaktion zwischen einem System und seiner Umwelt statt, so daß der Gleichgewichtszustand Schwankungen („Fluktuationen") unterworfen ist. Ein System ist in seinem Verhalten stabil, wenn die Schwankungen, die durch seine Randbedingungen ausgelöst sind, ausgeglichen werden. Es können durch derartige — innere wie äußere — Schwankungen aber auch neue Strukturen entstehen, die „fern vom Gleichgewicht" (d. h. fern vom energetischen Gleichgewicht) Stabilität erlangen. Sie verbrauchen dabei Energie, es sind „dissipative Strukturen".[9] Sie können nicht energetisch geschlossen sein, sondern müssen Energie aus ihrer Umwelt aufnehmen. Ihre Strukturbildung hängt von inneren wie äußeren Einflüssen ab. „Diese Empfindlichkeit von Nichtgleichgewichtszuständen nicht nur gegenüber Schwankungen, die durch ihre interne Aktivität entstehen, sondern auch für solche Schwankungen, die aus der Umgebung herrühren, bestätigt die Idee, daß dissipative Strukturen gewissermaßen „Übersetzungen" der Flüsse sind, von denen sie aufrechterhalten werden. Es ist daher keine überraschende Entdeckung, daß die Aktivität eines Systems eine „adaptive Organisation" aufweist, die von den schwankenden Randbedingungen abhängig ist, denn das ist nur ein anderer Aspekt der Teilnahme des Systems an seiner Umgebung".[10]

Die Organisation eines Systems ist also zum einen davon abhängig, daß Energie zugeführt wird, zum zweiten jedoch von seinen Randbedingungen und der Kommunikation mit seiner Umwelt. Strukturen sind Ausdruck von Funktionsweisen des Systems. Die Stabilität einer Struktur bleibt solange aufrechterhalten, wie Veränderungen der internen oder der Umweltbedingungen ausgeglichen werden. Jede dieser Veränderungen ist eine „Einmischung" in das System, die potentiell „innovatorisch" oder auch „destruktiv" im Hinblick auf die Funktionsweise des Systems wirksam sein kann.

Mit dem Aufbau von Strukturen ist in einem System die Abnahme der Entropie verbunden, d. h. das System ist von einem wahrscheinlicheren Zustand in einen unwahrscheinlicheren übergegangen, von einem ungeordneten in einen geordneteren. Innerhalb des Systems sind dabei Unterschiede entstanden. Man kann auch sagen, das System durchläuft einen Prozeß, in dessen Verlauf „negative Entropie" produziert wird. Diese Abnahme von Entropie kann als Maß für eine Informationsmenge betrachtet werden. Weaver und Shannon[11] zeigten, daß das statistische Maß für negative Entropie dasselbe wie für Information ist: ein Maß für die Anzahl von Binärentscheidungen, d. h. Unterscheidungen. Schrödin-

---
[8] v. Foerster 1984, S. 12.
[9] Nicolis u. Prigogine 1977.
[10] Prigogine u. Stengers 1980, S. 183.
[11] Shannon u. Weaver 1949.

ger[12] nannte es „Negentropie" und Wiener[13] belegte, daß zwischen Negentropie und Information eine begriffliche Identität vorliegt. Durch die Bildung von Negentropie entstehen in einem System Asymmetrien, d. h. „Unterschiede, die einen Unterschied machen".[14] Die Bildung von Organisation ist demnach stets mit der Schöpfung und Aufrechterhaltung von Information verbunden. Man kann sogar noch einen Schritt weiter gehen: jede Ordnung, jede Form, jede Struktur, jede Information ist identisch mit Unterscheidung, Unterscheidungen von Unterscheidungen, Unterscheidungen von Unterscheidungen von Unterscheidungen usw. Wenn wir der Definitition von Spencer-Brown folgen, so wird durch eine Unterscheidung eine Grenze gebildet. Im dreidimensionalen Raum materieller Abläufe heißt das: es werden Entitäten konstruiert, d. h. Systeme und Elemente von Systemen.

Wenn unter Grenzenbildung nicht die Bildung thermodynamisch abgeschlossener Systeme verstanden werden kann, was dann? Wenn die energetische Offenheit gegenüber der Umwelt als gegeben angesehen werden muß, wie sind dann stabile Strukturen überhaupt erklärbar? Wie kommt es, daß nicht jede Veränderung der Umwelt zu einer Veränderung der internen Struktur des Systems führt? Wie muß man sich die dazu notwendige Abschließung des Systems gegenüber der Umwelt vorstellen?

Mit unserer Definition von Grenzenbildung als „eine Unterscheidung vornehmen", bietet sich der Ansatz, die Operationen zu betrachten, die zur Abgrenzung führen.

Eine Grenze realisiert eine Beziehung zwischen dem, was innen ist, und dem, was außen ist. „Sie ist eine *Beziehung* zwischen zwei Mengen und ergibt sich, wenn die Vielfalt, die unter einer Bedingung existiert, geringer ist als die Vielfalt, die unter einer anderen Bedingung existiert".[15]

Die Grenze eines Systems zu seiner Umwelt, einer Umwelt zu einem System, läßt sich dadurch kennzeichnen, daß in der Vielfalt zwischen drinnen und draußen ein Unterschied gemacht wird.

Aus der Perspektive des außenstehenden Beobachters, der einen in seiner Dynamik von ihm und dem Prozeß der Beobachtung als unabhängig postulierten Phänomenbereich betrachtet, ergibt sich folgende Antwort:

System und Umwelt bestimmen in der Interaktion miteinander ihre Grenze.

Es wirken zwei Operatoren (System und Umwelt) aufeinander, d. h. es werden zwei Operationen zirkulär miteinander verknüpft (das, was das System mit der Umwelt anstellt, und das, was die Umwelt mit dem System macht). Die zweite Operation wird am Ergebnis der ersten Operation vollzogen, die erste Operation wird am Ergebnis der zweiten vollzogen. Ein System verhält sich in seiner Umwelt, die Umwelt antwortet auf dieses Verhalten, das System antwortet auf die Antwort ... usw.:

---

[12] Schrödinger 1967.
[13] Zit. nach Selvini Palazzoli et al. 1980.
[14] Vgl. Batesons Definition von Information (1970, 1979).
[15] Ashby 1956, S. 187.

Operation des Systems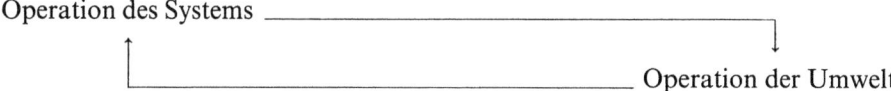
                                                    Operation der Umwelt

Wird innerhalb dieses Interaktionszirkels der Unterschied zwischen System und Umwelt aufrechterhalten, so gibt es eine Grenze zwischen System und Umwelt. Wird der Unterschied aufgehoben, so geht die Grenze verloren; entsteht ein Unterschied, so wird eine Grenze gebildet.

Die so erzeugten Strukturen und Informationen sind nicht statisch, sondern Ergebnis eines Prozesses: der Energie- und Materieflüsse, die sie hervorbringen und aufrechterhalten. Da nun aber die Zuschreibung der Namen System und Umwelt zu der einen oder anderen Seite der Unterscheidung der Willkür des Beobachters überlassen ist, muß in der Beziehung zwischen System und Umwelt prinzipiell davon ausgegangen werden, daß beide gegenseitig ihre Bedingungen bestimmen.

Im Gegensatz zu den Anfängen der Evolutionstheorie, in der man von einer statischen Umwelt ausging, in der die mehr oder weniger gute Anpassung organischer Strukturen an die Umwelt die Selektion und das Überleben bestimmte, muß man heute von einer Koevolution von System und Umwelt ausgehen, in der jeder die Überlebensbedingungen — und damit die Selektionsbedingungen — des anderen festlegt. Die Beziehung zwischen System und Umwelt ist dabei so, daß das Verhalten des Systems die Bedingungen, unter denen die Umwelt sich entwickelt, und das Verhalten der Umwelt die Bedingungen für die Entwicklung des Systems definiert. Beide bestimmen gegenseitig die Notwendigkeiten, sich eventuell veränderten Bedingungen anzupassen.

Homöostase ergibt sich in der Interaktion System–Umwelt, wenn die durch die Verknüpfung der System- und Umweltoperationen entstandene rekursive Funktion einen stabilen Wert (Zustand, Verhalten, Struktur) ergibt. Beide haben sich auf eine Homöostase „geeinigt", d. h. sie bestimmen gemeinsam die Bedingungen ihrer Homöostase. Auf der Verhaltensebene bedeutet dies: in wiederholten Durchläufen des Interaktionszirkels ergibt sich stets dasselbe Ergebnis.

In einem solchen Fall haben Umwelt und System gemeinsam eine stabile Realität konstruiert. Die Wirkungsweisen der Umwelt sind eingebaut in die Operationen des Systems und die Operationen des Systems in die der Umwelt. Beide dienen einander als ein Medium der Selbstreflexion. *Jede Organisation wird so zur „Erkenntnis" der Welt, in der sie entsteht.*

Fragt man nach den Prinzipien der sogenannten Selbstorganisation von Systemen, so muß als erstes konstatiert werden, daß die Selbstorganisation eines jeden Systems immer an eine Umwelt gebunden ist, aus der Energie bezogen werden kann. Selbstorganisation ist dann eine spezifische Form der Beziehung zwischen System und Umwelt, bei der eine differenzierte Verteilung von Entropie und Negentropie, von Ordnung und Unordnung auf das System und die Umwelt erfolgt. Das System nimmt ständig Energie aus der Umwelt auf, verwandelt sie in negative Entropie (Information, Struktur), und gibt Entropie an die Umwelt ab.[16]

---
[16] Vgl. Schrödinger 1967.

Die Grenze zwischen innen und außen ist durch den Unterschied der relativen Ordnung bzw. Unordnung bestimmt.

Bis zu diesem Punkt sind die Begriffe Entropie und Negentropie so beschrieben worden, als seien damit vom Beobachter unabhängige Ereignisse und Prozesse erfaßt. Ihre begriffliche Identität wird selbstverständlich, wenn der Beobachter in die Überlegungen mit einbezogen wird. Es ist ein Beobachter, der feststellt, daß sich die Ordnung in einem *von ihm* als Einheit der Beobachtung definierten System auflöst. Er ist es, der definiert, was er als Ordnung oder Unordnung betrachten will. Ist er nicht mehr in der Lage, Unterschiede im Hinblick auf ein von ihm definiertes Kriterium (z. B. das energetische Niveau eines Systems) wahrzunehmen, so ist dies eine Aussage über ihn, den Beobachter, bzw. seine Meßinstrumente. Wenn die Entropie in einem System ihr Maximum erreicht hat, sind seine Möglichkeiten, Informationen zu gewinnen, gleich Null. Der Beobachter ist nicht mehr in der Lage, Unterscheidungen vorzunehmen. Seine Bedingungen gehen als ein integraler Bestandteil in jede Aussage über ein System — seine Ordnung oder Unordnung — ein.

3. Autonomie: Operationale Schließung

Obwohl es Übergänge zwischen lebenden und nichtlebenden Systemen gibt, soll versucht werden, die Charakteristika der lebenden Systeme in Abgrenzung zu den unbelebten darzustellen. Der Unterschied zwischen beiden Arten von Systemen besteht darin, daß die Grenzenbildung zwischen System und Umwelt wie auch die systeminterne Strukturbildung verschieden ist. Für beide gilt, daß es zwei generell unterscheidbare Formen der Interaktion mit der Umwelt gibt: diejenigen, die das System nicht verändern, und diejenigen, die das System verändern. Im ersten Fall bleibt die Abgrenzung und das Gleichgewicht zwischen System und Umwelt erhalten, im zweiten nicht.

Das Kennzeichen lebender Systeme ist es nun, daß Gleichgewicht nur im Rahmen von Ungleichgewichtsprozessen erhalten werden kann. In einem physikalischen System ist Gleichgewicht gleichbedeutend mit energetischem Gleichgewicht. Ein Lebewesen hingegen muß eine dynamische Form des Gleichgewichts finden, deren Voraussetzung das energetische Ungleichgewicht, d. h. die Veränderung ist. Die Unterscheidung, entweder das System ist abgegrenzt oder nicht, es verändert sich oder es verändert sich nicht, ist also zu grob: „lebende Systeme", die vollkommen abgegrenzt und isoliert sind und sich nicht verändern, sind keine lebenden Systeme mehr. Homöostase und Morphostase sind nur durch ständige Prozesse der Selbstaufrechterhaltung zu bewahren, d. h. durch *aktives* Verhalten. Die Struktur eines lebenden Systems ist nicht statisch, die Beziehung zur Umwelt auch nicht; beide verändern sich. Um zu überleben, müssen Anpassungen der inneren Struktur des lebenden Systems vollzogen werden, die es ermöglichen, in dieser veränderten Umwelt zu überleben. Sind sie erfolgreich, so ist in der Struktur des Systems eine Erkenntnis der Welt gebildet worden. Das heißt aber auch, daß die Grenzen gegenüber der Umwelt nicht vollständig geschlossen waren.

Die Wechselbeziehungen zwischen einem lebenden System und seiner Umwelt sind also erheblich komplexer als die zwischen einem nichtlebenden System und seiner Umwelt. Das zeigt sich vor allem darin, daß die Abgrenzung gegenüber der Umwelt flexibler ist und ein großes Maß an Umweltveränderungen toleriert oder gar genutzt werden kann. Wenn mehr als nur eine Verhaltensoption zur Verfügung steht, so ist Überleben in mehr als nur einer Umwelt möglich bzw. in Umwelten, die nicht statisch sind. Je größer dieses Verhaltensrepertoire (als ein Repertoire von Erkenntnissen) ist, desto größer ist der Interaktionsbereich des Systems. Die Abhängigkeit von einer spezifischen, unverwechselbaren Umwelt ist geringer.

Es ist nicht möglich, deduktiv aus der Anwendung irgendwelcher Naturgesetze die Verhaltensweisen des lebenden Systems (einer nichttrivialen Maschine) auf die Verhaltensweisen der Umwelt zurückzuführen. Die Wahrscheinlichkeit des einen oder anderen Verhaltens eines lebenden Systems ergibt sich nicht aus der Statistik, sondern aus der internen Struktur des Systems. Sie ist komplex und in ihrer inneren Logik nicht ohne weiteres zu durchschauen. Lebende Systeme „unterliegen einem ständigen Prozeß der Selbstaufrechterhaltung und Selbstverwirklichung, der durch intern definierte Kriterien der Stabilität und Organisation gesteuert wird. Dieses Merkmal lebender Systeme erlaubt es uns, sie phänomenologisch als diskrete, autonome Phänomene zu identifizieren; autonom heißt hier nicht, daß sie von der Umwelt unabhängig sind, sondern daß ihre Ziele sich von denen der physikalischen Umwelt unterscheiden und systemintern definiert sind".[17]

Gregory Bateson illustriert diesen Unterschied zwischen physikalischen Systemen und Lebewesen in einem kurzen Beispiel: Wenn man einen Stein tritt, so fliegt dieser entsprechend der aufgewandten Energie, der Masse des Steins etc. weit weg. Das Verhalten des Steins ist vorhersagbar und berechenbar. Tritt man hingegen einen Hund, so ist die Reaktion keineswegs so einfach mit den Merkmalen des Fußtritts zu korrelieren. Ob er beißt oder nicht, wegläuft, bellt oder jault hängt davon ab, was es für den Hund bedeutet, d. h. von seinen inneren Strukturen, dem subjektiven Niederschlag seiner Geschichte, seiner Vorerfahrungen etc.[18]

Die Autonomie eines lebenden Systems ist also dadurch gegeben, daß es die Gesetze seines Verhaltens in seinen internen Strukturen programmiert trägt. Und durch dieses Handeln werden diese internen Strukturen aufrechterhalten. Es handelt sich um einen selbstreferenten Prozeß, der die Charakteristika einer rekursiven Funktion aufweist. Heinz von Foerster[19] bezeichnet eine solche Form der operationalen Schließung in Anlehnung an David Hilberts „Theorie der rekursiven Funktionen" als Errechnen eines *Eigen*werts.

Der Prozeß, der zur Entstehung von Eigenwerten führt, läßt sich in einem Formalismus darstellen:

x_0 soll für ein primäres Argument stehen, z. B. irgendeine Verhaltensweise, eine Struktur, eine Funktion, einen Wert;

---
[17] Goodwin 1970, S. 1.
[18] Bateson 1967, S. 520.
[19] v. Foerster 1977.

Op für einen Operator, d. h. für eine Operation, die an dem jeweiligen x-Wert vollzogen wird; und

$x_1, x_2, x_3, \ldots x_n$ sollen jeweils für die aufeinander folgenden Ergebnisse der Operation stehen.

Aus diesen Definitionen ergibt sich folgende Reihe von Gleichungen:

$$x_1 = Op(x_0)$$

(d. h. x_1 ist das Ergebnis der Operation an x_0)

$$x_2 = Op(x_1) = Op(Op(x_0))$$

(d. h. x_2 ist das Ergebnis der Operation an x_1, was seinerseits das Ergebnis der Operation an x_0 ist)

$$x_3 = Op(x_2) = Op(Op(Op(x_0)))$$

.
.
.

$$x_n = Op(Op(Op(Op(Op \ldots x_0))))).$$

Wenn nun die unendliche Folge von Operationen an Operationen an Operationen ... durch x_∞ ersetzt wird, so ergibt sich eine rekursive Funktion:

$$\mathbf{x_\infty = Op(x_\infty)}.$$

Die Werte für x_∞, *die sich so ergeben, sind die Eigenwerte des Operators Op.*[20] Statt „Eigenwert" kann auch „Eigenfunktion", „Eigenverhalten", „Eigenstruktur" gesetzt werden, je nachdem, was als primäres Argument verwendet wurde.

Durch diesen Formalismus ist die logische Struktur des Prozesses beschrieben, der dazu führt, daß irgendwelche Größen sich selbst erhalten. Die Begriffe „Homöostase" und „Eigen-Wert" sind aus der formalen Perspektive als synonym zu betrachten. Ein System, das sich selbst organisieren und erhalten soll, muß in der Lage sein, Operationen zu vollziehen, bei denen der Ausgangspunkt und das Ergebnis *identisch* sind. Derartige Operationen führen zum Startpunkt zurück, sie bilden eine Schleife:

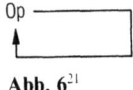

Abb. 6[21]

Eine solche Form der Organisation, d. h. der logischen Struktur, sehen von Foerster, Maturana und Varela in ihren biologischen Erkenntnis-Konzepten[22] als das Charakteristikum von Autonomie an:

---

[20] Vgl. v. Foerster 1986.
[21] v. Foerster 1986.
[22] v. Foerster 1985; Maturana 1982; Varela 1979.

Autonomie ist operationale Schließung.

Dieser autonome Prozeß der Selbsterhaltung der eigenen Struktur, der Morphostase, stellt sich z. B. auf der Ebene der lebenden Zelle folgendermaßen dar:

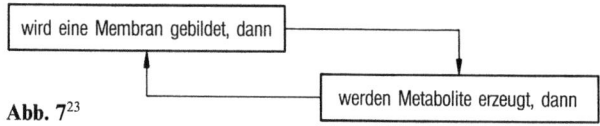

Abb. 7[23]

Diese Form operationaler Geschlossenheit auf biologischer Ebene ist von Humberto Maturana als *Autopoiese*[24] bezeichnet worden. Autopoietische Systeme sind dadurch charakterisiert, daß sie ihre Elemente selbst herstellen. Lebende Systeme (Zellen, Lebewesen) sind autopoietisch. Ihre Form löst sich auf, sobald der selbstreferente Prozeß, durch den sie aufrechterhalten wird, ein Ende gefunden hat.

Derartige Systeme ändern im Laufe ihres Lebens jedoch ihre Struktur; sie sind nicht statisch, sondern dynamisch. Sie sind nicht gegenüber der Umwelt isoliert, ihre Abgrenzung ist durchlässig. Dennoch gelingt es ihnen, eine System-Umwelt-Differenz aufrechtzuerhalten. Diese Unterscheidung impliziert eine Grenzenbildung. Da Strukturänderungen (Morphogenese) und Anpassungsreaktionen eine Voraussetzung für das Überleben des Systems sind, kann man sagen, daß in lebenden Systemen die scheinbar paradoxe Situation vorliegt, daß die Abgrenzung und Autonomie des Systems nur gewahrt bleiben kann, wenn die Abgrenzung des Systems durchbrochen ist. Paradox klingt dies natürlich nur, wenn man *nicht* zwischen verschiedenen Formen und Ebenen der Grenzenbildung unterscheidet: wenn man die Struktur des Systems (die Elemente und ihre Beziehungen zueinander) mit der Struktur der Struktur (die Beziehungen der Beziehungen) identifiziert. Diese Ebene ist es, auf der die Abgrenzung erhalten bleibt.

Was stabil ist, ist die *Organisation* des Systems, seine *Kohärenz*.[25] Es ist die Ebene abstrakter Muster, auf der eine Identität gewahrt bleibt. Die Elemente eines autopoietischen Systems werden erneuert, aber das *Muster der Beziehungen* seiner Elemente bleibt unverändert (zumindest einiger essentieller Beziehungskonstellationen: der Daumen der rechten Hand mag seine Beziehung zum restlichen Körper infolge einer unliebsamen Interaktion mit einer Kreissäge radikal verändern, dennoch bleibt die fürs Überleben relevante Organisation des Organismus erhalten; bei der Interaktion des Halses mit der Schneide einer Guillotine ist das anders).

(Über)leben ist einem System nur möglich, wenn es in der Lage ist, Krisen zu bewältigen. Es sind Situationen, in denen durch die Interaktion mit der

---

[23] Varela 1981, S. 301.
[24] Maturana 1975; Maturana et al. 1974.
[25] Maturana 1975, S. 139-156.

Umwelt das System gestört ist. Die alten Mechanismen der Strukturerhaltung sind nicht mehr wirksam, d. h. die Struktur verändert sich. Gelingt es dem System, seine Organisation zu bewahren, bildet sich also eine neue, lebensfähige Struktur, so hat es die Krise bewältigt, seine Struktur hat sich entwickelt.[26] Entwicklung darf hier allerdings nicht wertend verstanden werden, da mit diesem Begriff lediglich irgendeine Veränderung beschrieben wird. Da dies das Prinzip evolutionärer Prozesse ist, sollte Entwicklung nicht mit positiver Fort- oder Weiterentwicklung gleichgesetzt werden. Ob ein System überlebt oder nicht, ob die Neuanpassung und -strukturierung gelingt oder aber das System sich auflöst, seine Kohärenz und Organisation verliert, ob das Ergebnis solch einer Entwicklung irgendeine Form der Ordnung oder Chaos ist, hängt manchmal nur von minimalen Unterschieden der System-Umwelt-Beziehung ab.[27]

Formal gilt für biologische wie auch kognitive Organisationen im engeren (psychologischen) Sinne eine identische Definition, die Piaget mit folgenden Worten gibt:

Es sind beides „Transformationssysteme, die das System als unveränderte Ganzheit erhalten. Dies könnte die Definition des lebenden Organismus selbst sein, der — einerseits — Ort vielfältiger Interaktionen ist (= Transformationen), die aber — andererseits — die Form des Ganzen und sogar eine bestimmte Anzahl invarianter Beziehungen unverändert lassen (= Erhaltung)".[28]

Der Entwicklungsprozess eines lebenden Systems vollzieht sich also in der Dialektik von Transformation und Erhaltung, die nichts anderes als die Dialektik der System-Umwelt-Interaktion ist. Voraussetzung dafür ist, daß die Kohärenz des Ganzen über die Transformationen hinweg erhalten bleibt und regulierende Korrekturen vorgenommen werden können.

Dabei kann niemals davon ausgegangen werden, daß einer der Interaktionsteilnehmer in der Beziehung zum anderen „instruktiv" wirksam wird. Die (autonome) Struktur der miteinander interagierenden Systeme bestimmt das Ergebnis der Interaktion. Anpassung ist ein reziproker Prozeß. Die Störung des Gleichgewichts, die durch eine Interaktion gegeben ist, wird den internen Strukturen des Systems entsprechend ausgeglichen. Die Übersetzung und Integration neuer Erfahrungen in systeminterne Strukturen geht immer von den bereits bestehenden Strukturen aus. Piaget beschreibt zwei dabei wirksam werdende Mechanismen: Assimilation, d. h. die Integration des Neuen in schon bestehende Strukturen, und Akkomodation, d. h. die Veränderung der bestehenden Strukturen entsprechend den Anforderungen der Umwelt.[29]

Daraus ergeben sich eine Reihe wichtiger Folgerungen für das Verständnis von Informationsprozessen. Wenn ein System mit seiner Umwelt oder auch verschiedene lebende Systeme miteinander interagieren, so kann niemals Infor-

---

[26] Vgl. dazu aus psychologischer Sicht Lindemanns Krisentheorie (1944) und Eriksons Konzept der epigenetischen psychischen Entwicklung (1950). Auf einer formalen Ebene behandelt Thom (1972) aus der Sicht des Mathematikers in seiner „Katastrophentheorie" solch diskontinuierliche Änderungen von Systemstrukturen.
[27] Vgl. die neueren Studien zur „Chaos-Theorie"; siehe die Übersicht bei Simon et al. 1985, S. 35/36.
[28] Piaget 1967, S. 36.
[29] Vgl. Piaget 1967, S. 4/5 und 9.

mation von einem zum anderen „übertragen" werden. Ein System kann lediglich dazu angestoßen werden, selbst Information zu bilden, indem es die Wirkungen von Interaktionen assimiliert, d. h. so behandelt wie frühere Interaktionen, oder sich akkomodiert, d. h. seine Strukturen ausgehend von den bestehenden weiterentwickelt. Es ist immer das System, das den Unterschied macht, der den Informationsgehalt und -wert einer Interaktion bestimmt.

In diesem Prozeß von Transformationen sind „Autonomie" und „Identität" — das sollte deutlich betont werden — Zuschreibungen, die ein Beobachter zu bestimmten Formen systemischer Organisation macht. Es bedarf der Abstraktion, um die Organisation eines Systems zu erkennen: man muß sich sozusagen die ständigen Änderungen der konkreten Struktur wegdenken, um das Fortbestehen eines abstrakten Musters zu erkennen.

Operationale Geschlossenheit (synonym dazu: Autonomie) ist ein formales Operationsprinzip, das auf unterschiedlichen Ebenen der Wirklichkeitskonstruktion unterschiedliche Wirkungen erzielen kann. Nicht alle rekursiven Funktionen produzieren einen Eigenwert. Manche ergeben, je nach dem Ausgangswert, verschiedene Eigenwerte, manche gar keine, und manche führen zu oszillierenden Werten. Es läßt sich lediglich sagen, daß Systeme, die überleben und ein Äquilibrium aufrechterhalten, operational geschlossen sind. Sie realisieren einen Formalismus, dessen Ergebnis ein Eigenwert (oder synonym dazu: Eigenverhalten, Eigenstruktur) ist. Auf der Verhaltensebene kann dies die Erzeugung und Aufrechterhaltung stabiler Verhaltensweisen (z. B. der Homöostase, der Konstanz bestimmter Parameter oder Zustände) in einer sich ändernden Umwelt bewirken. Homöostase muß aber nicht das Resultat solcher Schleifenbildung sein; ihr Ergebnis können auch oszillierende Prozesse sein (z. B. biologische Zyklen oder Rhythmen).

Auf die Isomorphie biologischer und kognitiver Prozesse (im engeren, psychologischen Sinne) hat am ausführlichsten und detailliertesten Jean Piaget hingewiesen.[30] Er beschreibt als ihr grundlegendes Entwicklungs- und Stabilisierungsprinzip die „reflektierende Abstraktion". Es ist ein Prozeß, der durch den Formalismus der Bildung von Eigenwerten adäquat abgebildet ist. Abstrakte Strukturen entstehen durch die Anwendung ihrer Konstruktionsprinzipien auf sich selbst.[31]

Auf der Ebene sprachgebundener Beschreibungen, der Aussagen über die Welt, des Argumentierens, Folgerns und Schließens, entstehen durch solche operationalen Schließungen *Tautologien*[32] (wenn ihr Ergebnis ein Eigenwert ist) oder *Paradoxien*, sogenannte *seltsame Schleifen*[33] (wenn selbstverneinende, oszillierende Muster entstehen; siehe oben „Die Form in der Form").

Die Bestätigung von Wirklichkeitskonstruktionen erfolgt nach diesem Muster der Tautologien. Es sind gewissermaßen selbsterfüllende Prophezeiungen, bei denen von einer Menge von Prämissen ausgegangen wird und die Folgerung aus diesen Prämissen die Bestätigung eben dieser Prämissen ist. Ein Prinzip, das

---

[30] Piaget 1967.
[31] Vgl. auch Piaget 1970, 1975.
[32] Vgl. Bateson 1979, S. 103 ff.
[33] Vgl. Hofstadter 1979.

sich wohl am eindrucksvollsten durch die vielzitierte Geschichte jenes Mannes illustrieren läßt, der — während er durch die Stadt läuft — ständig in die Hände klatscht. Auf die Frage eines Bekannten, warum er denn so oft in die Hände klatsche, antwortet er: „Das verscheucht die Elefanten!" Und auf die etwas verblüffte Bemerkung: „Aber ..., hier sind doch gar keine Elefanten!", entgegnet er stolz: „Siehst Du, es wirkt!" Sprach's und ging davon — nicht ohne vorher noch einige Male laut in die Hände zu klatschen, um die Elefanten auch weiterhin auf Abstand zu halten.

Die Bildung von Tautologien ist das Prinzip der Konstruktion einer jeden Realität wie auch eines jeden Wahnsystems. Anders formuliert: es ist gleichermaßen das Bauprinzip der Wahnsysteme, die wir Realität nennen, wie auch der Realitäten, die wir Wahnsysteme nennen.

Jede Erkenntnis — sei sie nun in organischen Strukturen oder in Denk- und Gefühlsmustern verkörpert — unterliegt evolutionären Prinzipien. Sie muß einen Bezugsrahmen für das individuelle Verhalten liefern. Dies ist die *Notwendigkeit*, das Selektionskriterium, das die freie Auswahl begrenzt. Ist dieser Orientierungsrahmen „passend", so wird das System, das ihn verwendet, überleben. Ist er „nichtpassend" (d. h. unangepaßt), so wird es nicht überleben. Wo immer ein System überlebt, konstruiert es eine passende Wirklichkeit. Erkenntnistheorie hat es also nicht mit der Frage nach der absoluten Wirklichkeit zu tun, sondern mit der Frage nach System-Umwelt-Anpassungen.

Diese radikal konstruktivistische Sichtweise illustriert v. Glasersfeld[34] in einem Beispiel: Erkenntnis braucht nicht die Wirklichkeit abzubilden. Ihre Funktionalität ist das ausschlaggebende Kriterium. Sie ist vergleichbar mit einem Schlüssel, der zu einem Schloß *passen* muß, wenn er seiner Funktion gerecht werden soll. Doch jeder, der schon einmal das zweifelhafte Glück hatte, von einem Einbrecher besucht zu werden, weiß, daß zum Beispiel ein Dietrich zu verschiedenen Schlössern paßt.

Was Menschen oder lebende Systeme überhaupt im Laufe ihrer Entwicklung an internen Strukturen aufbauen, sind solche „Schlüssel". Manche haben den Charakter von Dietrichen, manche sind eher Spezialschlüsseln vergleichbar, für die es nur einige wenige Schlösser gibt, womöglich nur ein einziges.

Das Selektionskriterium der Evolution kognitiver Systeme — d. h. lebender Systeme — ist lediglich negativ definiert. Wer *nicht* angepaßt ist, fällt aus dem Spiel. Das Darwinsche Prinzip des „survival of the fittest" ist auch nur eine Tautologie: wer (oder was) überlebt, hat seine „fitness" bewiesen.[35]

4. Beschreibungen unterschiedlicher Ordnung: Unterscheidungen in verschiedenen Phänomenbereichen (Interaktionssystem, Sprache, Organismus)

Beim Menschen können mehrere Bereiche des Verhaltens (und damit der Kognition) abgegrenzt voneinander betrachtet werden. Als erstes ist das von außen (vom Beobachter) beobachtbare Verhalten insgesamt zu nennen. Im Phänomen-

---

[34] v. Glasersfeld 1981.
[35] Vgl. Eigen und Winkler 1975, S. 74.

bereich der Interaktion werden durch Verhalten Unterscheidungen vollzogen. Der beobachtete Raum ist ein Interaktionssystem, das beobachtete Element ein menschliches Wesen. Das Verhalten dieses Menschen ist nicht innerhalb seiner eigenen Grenzen lokalisiert, sondern außerhalb, es ist Teil des Interaktionssystems und kann von einem Beobachter, der das Interaktionssystem betrachtet, wahrgenommen werden.

Wenn man der Definition von Kognition folgt, die Maturana gegeben hat, so kann das Verhalten eines jeden kognitiven Systems als eine „Beschreibung" der Lebenswelt dieses Organismus — d. h. der ökologischen Nische, die seinen Interaktionsbereich darstellt — betrachtet werden[36]. Die Logik dieser Beschreibung ist stets die Logik der Organisation des beschreibenden Systems. Jeder Mensch verhält sich auf eine bestimmte Weise und gewinnt nach der „Versuch-Irrtum-Methode" induktiv Erkenntnis. *In seinem Verhalten ist eine bestimmte Form der Beziehung, eine Regel der Interaktion mit seiner Umwelt impliziert.*

Ein Element der Klasse aller Verhaltensweisen (und damit aller Beschreibungen) sind sprachliche Äußerungen. Sprechen ist eine Verhaltensweise, die es ermöglicht, Beschreibungen (Verhaltensweisen) zu beschreiben.

Verhalten kann dementsprechend als „Beschreibung 1. Ordnung" bezeichnet werden, sprachgebundene Aussagen über die Welt als „Beschreibung 2. Ordnung".[37]

Ein Individuum macht Aussagen über sein eigenes Verhalten und das seiner Umwelt. Es ist damit in der Rolle des Beobachters des eigenen wie auch fremden Verhaltens. Aus der Innenperspektive des Teilnehmers an der Interaktion werden auf einer gegenüber dem Verhalten abstrakteren Ebene (dem sprachlichen Bereich) beobachtete Verhaltensweisen in Relation zueinander gesetzt. Beide Formen der Beschreibung brauchen nicht übereinzustimmen oder äquivalent zu sein. Sie stehen jedoch so zueinander in Beziehung, daß sie sich gegenseitig stabilisieren und destabilisieren können (Eigenwerte produzieren oder nicht).

Mit der Unterscheidung zwischen sprachgebundenen und verhaltensmäßigen Beschreibungen haben wir zwei verschiedene Phänomenbereiche, zwei unterschiedliche Formen konstituiert, die unterschiedlichen Regeln folgen: den Interaktionsbereich und die Sprache. Man hätte sicherlich auch andere Aufteilungen vornehmen können, aber Sprache und Verhalten stehen zueinander in einer spezifischen Beziehung: wenn das Verhalten eine Beschreibung des Interaktionsbereichs ist, so ist mit der Sprache die Möglichkeit einer Beschreibung der Beschreibung verbunden, die sich selbst enthält. Durch die Sprache ist die Möglichkeit der Selbstreflexion gegeben.

Außerdem haben beide Phänomenbereiche den Vorteil, sowohl dem außenstehenden Beobachter als auch dem Teilnehmer an der Interaktion zugänglich zu sein.

Sobald ein sprachliches Zeichensystem zur Beschreibung verwendet wird, gewinnt die Sprache den Charakter einer äußeren Umwelt, mit deren Strukturen — Syntax und Semantik — interagiert werden muß. Sie ist lediglich ein Teil der gesamten Umwelt des Systems. Jede sprachliche Beschreibung setzt das Einfü-

---
[36] Vgl. Maturana 1970, S. 52.
[37] Maturana 1970, S. 52 ff.

gen in (bzw. die aktive und passive Anpassung an) den semantischen Code der Sprache voraus.

Veränderungen der sprachlichen Beschreibung sind Änderungen des semantischen Codes. Veränderungen des Verhaltens sind Änderungen des pragmatischen Codes. Die Regeln beider Codesysteme können nicht von vornherein als isomorph betrachtet werden. So sind zum Beispiel Verhaltensweisen erheblich vieldeutiger als sprachliche Aussagen. Das semantische Potential des Verhaltens ist reichhaltiger als das der Sprache. Dafür weist die Sprache eine erheblich reichhaltigere und komplexere Syntax auf.[38]

Wenn die verbalen und nonverbalen Beschreibungen, die ein Mensch von seiner Lebenswelt liefert, durch einen Beobachter getrennt betrachtet werden, so heißt das nicht, daß sie zwei distinkte Klassen von Verhaltensweisen *sind*. Sie können aber, wenn man so will, als zwei Beschreibungsmodi unterschieden werden, die in Wechselbeziehung zueinander stehen und sich gegenseitig beeinflussen.

Wenn man das Verhalten eines lebenden Systems als Kognition, als Beschreibung seines Interaktionsbereichs, verstanden wissen will, so ergibt sich die Frage, was denn eigentlich alles als Verhalten zu verstehen ist. Bislang wurde der Begriff hier in seiner Bedeutung dadurch eingegrenzt, daß als Verhalten lediglich das galt, was außerhalb der Grenzen des Individuums im Interaktionsbereich ablief und als solches einem außenstehenden Beobachter zugänglich war. Daneben gibt es jedoch eine Unmenge von Aktivitäten des biologischen Systems „menschliches Individuum", die Voraussetzung für das Verhalten sind (die physiologischen Lebensprozesse). Auch sie müssen — folgt man der Definition Maturanas — als kognitive Strukturen bzw. Prozesse verstanden werden. Sie stellen einen Phänomenbereich dar, dessen Organisation anderen Regeln folgt als die im Interaktionsbereich beobachtbaren Verhaltensweisen oder die sprachlichen Aussagen und Beschreibungen. Um diese innerhalb der Grenzen des Individuums ablaufenden und dem außenstehenden Beobachter nicht in gleicher Weise zugänglichen Bereich des „Verhaltens" abzugrenzen, soll er in Analogie zu den Beschreibungen 1. und 2. Ordnung als Beschreibung 0. (nullter) Ordnung bezeichnet werden. Es ist die Ebene physiologischer Prozesse und anatomischer Strukturen, in der Zellen ihre Lebenswelt (den Organismus) „beschreiben".

Aus der Perspektive des Beobachters stellt sich die Beziehung der verschiedenen Beschreibungsebenen folgendermaßen dar: Die Bildung einer Grenze zwischen System und Umwelt kann als *erste Unterscheidung* (im Sinne Spencer-Browns) interpretiert werden. Die Welt, der Lebensraum, wird geteilt in System und Umwelt. Gemeinsam bilden sie die *Form* der Welt bzw. des Lebensraums. Das vom Beobachter wahrnehmbare Verhalten des Systems ist das Merkmal der Unterscheidung („mark of distinction"). Der durch dieses Verhalten markierte Raum oder Zustand ist nicht das System, sondern der Kontext des Systems (der markierte Zustand ist stets der außerhalb der ersten Unterscheidung liegende Raum, Zustand oder Inhalt). Diese erste Unterscheidung kann in einen anderen Raum „kopiert" werden, d. h. sie kann zu einer Unterscheidung innerhalb der Grenzen des Systems in Beziehung gesetzt werden. Diese intrasystemische Un-

---

[38] Vgl. Watzlawick et al., 1967.

terscheidung (z. B. eine Veränderung neuronaler Aktivitätsmuster) ist eine Marke („token of the mark"), die auf das Merkmal der ersten Unterscheidung (das Verhalten) hinweist. Dadurch wird die Form der ersten Unterscheidung (d. h. die Form des Interaktionsbereichs des lebenden Systems) gewissermaßen in die Form des Systems eingeführt, es wird *Information* gebildet.

Die Form der Lebenswelt wird in eine Struktur des Systems transformiert. Die Bildung von Information durch ein System ist stets solch eine Veränderung der Systemstruktur, die im Rahmen der Interaktion mit der Umwelt erfolgt. Der Differenzierungs- und Entdifferenzierungsprozeß der Struktur eines Systems ist dementsprechend mit der Bildung oder Vernichtung von Information durch das System identisch. Diese Unterscheidungen, die innerhalb des Systems vollzogen werden, lassen sich auch *als Anweisungen für ein Verhalten* im Raum der ersten Unterscheidung (dem Interaktionsbereich) interpretieren. Das Verhalten des lebenden Systems ist durch seine aktuelle Struktur determiniert.[39]

Betrachtet man nicht den Lebensraum, sondern den Organismus als den Raum der ersten Unterscheidung, so sind systeminterne Unterscheidungen (physiologische oder biochemische Prozesse) als Merkmal der ersten Unterscheiung („mark of distinction") zu verstehen. Verhalten wäre dann als Marke („token of the mark") anzusehen, durch das in einem anderen Phänomenbereich (dem Interaktionsbereich) dem durch die erste Unterscheidung markierten Zustand ein *Name* verliehen wird.

Es ist also recht willkürlich, ob den systeminternen Teil-Ganzes- oder den System-Umwelt-Differenzen der Status der ersten Unterscheidung zugebilligt wird. Aus der Perspektive des Beobachters lassen sich beide aufeinander beziehen und logische Verknüpfungen konstruieren.

Physiologische Strukturen, interaktions- und sprachgebundene Interpretationssysteme sind interdependent. Da jede dieser Strukturen als System betrachtet werden kann, für das die beiden anderen Umwelt sind, läßt sich postulieren, daß sie in einer Beziehung stehen, in der sie sich gegenseitig stabilisieren und destabilisieren können. Betrachtet man diese Beziehung näher, so ergibt sich die Frage, wie bestimmte sprachgebundene Beschreibungsformen mit bestimmten Verhaltensformen und wie bestimmte Verhaltensformen mit physiologischen Prozessen korreliert sind (d. h.: Welche Interpretationsschemata ermöglichen oder verunmöglichen welches Verhalten? Welches Verhalten ermöglicht oder verunmöglicht welches körperliche Befinden? Welches körperliche Befinden ermöglicht oder verunmöglicht welches Verhalten, welche Interpretationsschemata usw.?).

Die Beziehungen zwischen diesen verschiedenen Ebenen und Formen der Erkenntnis zeigen sich in den Übereinstimmungen und Unterschieden ihrer logischen Struktur.

Dabei ergeben sich aus der Funktion von Erkenntnis spezifische Fragen: Ist die Grenze des sprachlich beschriebenen Kontextes identisch mit der Grenze des Interaktionsbereichs, und werden in den verschiedenen Formen der Beschreibung identische Entitäten konstruiert und Differenzierungen vollzogen?

Da Lebewesen sich im allgemeinen nicht damit begnügen können, allein die unbelebte Lebenswelt zu beschreiben, kompliziert sich die Fragestellung. Ein

---
[39] Maturana 1976, S. 242 ff.

wesentlicher Teil dieser Welt besteht aus Elementen, die selbst auch kognitive Systeme sind. („Über")leben in einem sozialen System ist an die erfolgreiche Interaktion mehrerer kognitiver Systeme miteinander gebunden.

Beschreibende Systeme müssen dementsprechend beschreibende Systeme beschreiben.

Alles, was bislang über Beobachtung und Beschreibung gesagt worden ist, gilt sowohl für das Subjekt als auch für das Objekt sozialer Erkenntnis. Die Beziehung ist reziprok, der Beobachter wird selbst von seinem Objekt beobachtet. Die Tatsache des Beobachtetwerdens verändert das, was beobachtet wird. Beide Beobachtungsprozesse treten in eine Wechselbeziehung.

Das tatsächliche Handeln und Verhalten der Beteiligten ist jeweils identisch mit ihrer Erkenntnis voneinander. Soziale Systeme sind immer beschriebene wie auch gleichzeitig beschreibende Systeme. Die verbalen Beschreibungen, welche die Interaktionspartner von ihrer Situation geben (Selbst- und Fremdbeschreibung, Beschreibung der Beziehung, des Handlungsablaufs etc.), ist nur ein Teilaspekt dieser faktisch vollzogenen Erkenntnis.

Der Beobachter beschreibt sich und sein Verhalten als jemanden, der vom Beobachteten beschrieben wird, der vom Beobachter beschrieben wird, der vom Beobachteten beschrieben wird, der vom Beobachter beschrieben wird ... .

Auch hier kann die Etablierung eines homöostatischen Zustands, d. h. einer stabilen gemeinsamen Realität, wiederum im Sinne v. Foersters als Eigen-Wert dieser Operation verstanden werden.

Wer in diesem Falle als Beobachter, wer als Beobachteter definiert wird, ist willkürlich; es ist eine Frage der Interpunktion.

Die Organisation eines Interaktionssystems, seine Regeln, werden durch die sprachgebundenen Beschreibungen der Teilnehmer an der Interaktion ebenso konstelliert, wie umgekehrt die Regeln der Interaktion diese Beschreibungen konstellieren.

Es ist also nicht möglich, die verbale und die interaktionelle Ebene zu trennen, wenn man die Wirklichkeitskonstruktionen irgendwelcher Menschen untersuchen will. Man kommt nicht umhin, beide Ebenen in ihrer Wechselbeziehung zu betrachten.

D. Die Logik interaktioneller Prozesse

1. Spielregeln

Die Entwicklung lebender Systeme — ihre Evolution und Ontogenese — läßt sich wohl am besten im Modell des Spiels darstellen. Das Verhalten des kognitiven Systems ist darin durch die Befolgung präskriptiver und deskriptiver Regeln charakterisiert. Diese Regeln haben zum Teil den obligatorischen Charakter von Naturgesetzen: ihre Folge sind deterministisch ablaufende oder nur begrenzt beeinflußbare Prozesse. Sie bestimmen die durch Bedingungen des Kontextes gegebenen *Notwendigkeiten*, welche die Möglichkeiten der Entwicklungsprozesse lebender Systeme begrenzen. Zum anderen Teil jedoch sind sie kontingent, d. h. durch *zufälliges* Zusammentreffen so geworden, wie sie nun einmal geworden sind.[1]

Das Spielmodell ist aber vor allem dazu geeignet, den Unterschied zwischen Innen- und Außenperspektive der Beobachtung zu illustrieren.

Am deutlichsten dürfte dies durch einen Vergleich werden: Man stelle sich vor, es gäbe zwei Menschen, die noch nie etwas von den Regeln des Fußballspiels gehört hätten. Der erste wird nun (aus welchen Gründen auch immer) gezwungen, an einem solchen Fußballspiel teilzunehmen. Er muß sich auf irgendeine Weise verhalten und mit den Mitspielern in Interaktion treten. Aus den Reaktionen seiner Mitspieler auf seine eigenen Verhaltensweisen kann er Regeln des Spieles ableiten. Er nutzt die Versuch-Irrtum-Methode, um ein Koordinationsschema für seine Aktionen und die der anderen Spieler zu erhalten. Er ist gewissermaßen ein Experimentator, der seine eigenen Verhaltensweisen ausprobiert, die Ergebnisse (die Reaktionen der Mitspieler) sortiert und ordnet und so Kriterien der Auswahl unter den verschiedenen möglichen Verhaltensalternativen entwickelt.

Die Form dieses Schemas entspricht einer Menge von Aussagesätzen über das Spiel (diese Welt), seine Bedingungen und Regeln. Dazu bedarf es der Abstraktion: bestimmte Spielsituationen müssen als gleichartig kategorisiert und von anderen unterschieden werden. Dasselbe gilt für bestimmte Verhaltensweisen und ihre Bewertung. Auf diese Weise kann eine Matrix von Wenn-dann-Sätzen erstellt werden. Das „Wenn/dann" in diesen Sätzen steht für eine logische Verknüpfung zweier Ereignisse, nicht für Kausalität (Beispiel: „Wenn der Ball über die Seitenlinie rollt, so muß er mit den Händen eingeworfen werden").

---
[1] Vgl. Luhmann 1984; Monod 1970.

Für den Spieler jedoch, der Handlungsanweisungen sucht, ist es heuristisch durchaus sinnvoll, diese logische Verknüpfung im Sinne einer kausalen Ursache-Wirkungs-Beziehung zu lesen. Ihm kann es nicht allein darum gehen, Transformationsregeln zu beschreiben, sondern er muß die Möglichkeiten des eigenen Eingreifens beurteilen. Er muß entscheiden, ob er auf irgendwelche Ereignisse einen Einfluß hat oder nicht. Indem er sich selbst egozentrisch zur *Ursache* der Geschehnisse ernennt, schafft er sich eine geordnete und geregelte Welt. Sie bildet den Orientierungsrahmen, der es ihm erlaubt, sinnvoll zu *handeln*. Innerhalb dieses Bezugsrahmens, erhalten die unterschiedlichen Verhaltensweisen ihre Bedeutung.[2]

Die Analyse eines jeden Spiels muß also für den, der mitspielt, auf verschiedenen Ebenen erfolgen. Zum ersten müssen die Bedingungen des *Kontextes* analysiert werden. In unserem Beispiel heißt das: die Grenzen des Spielfeldes, d. h. des relevanten Raumes, müssen erfaßt werden; seine Form und physische Beschaffenheit muß beschrieben werden, ebenso die Zahl und Mannschaftszugehörigkeit der Mitspieler, ihre Identifizierungsmerkmale etc. In einem zweiten Schritt müssen dann die Regeln darüber, welches Ziel das Spiel hat, wie Gewinn und Verlust definiert sind, welche Spielzüge (Verhaltensweisen) erlaubt und welche verboten sind, erfaßt werden. Und in einem dritten Schritt können dann noch die Feinheiten erfaßt werden: welches sind gute, erfolgversprechende, elegante Spielzüge etc. All dies bildet die Definition des Kontextes des individuellen Verhaltens (wobei die hier angegebene Reihenfolge der Definitionsschritte mehr oder weniger willkürlich gewählt ist). Unsere phantasierte Versuchsperson, die sich vor die Aufgabe gestellt sieht, „richtig", d. h. den Regeln entsprechend, Fußball spielen zu lernen, muß diese Regeln realisieren. Sie braucht sich dieser Regeln nicht bewußt zu sein, um „richtig" zu spielen. Sie braucht niemandem erklären zu können, wie man Fußball spielt. Es reicht vollkommen, wenn sie sich den Regeln entsprechend verhält. Ihr Lernen kann so erfolgen, wie das Erlernen der Muttersprache. Indem man sie spricht, realisiert man die in ihr impliziten grammatischen Regeln, ohne sich dabei dieser Regeln bewußt sein zu müssen. Auch eine Grammatik ist solch eine Spielregel.[3]

Wie sich die kognitiven Strukturen (im engeren psychologischen Sinne) aus der Koordination von Verhaltensweisen vom sensomotorischen Denken über das präoperative zum operativen Denken hin entwickeln, hat Piaget ausführlich untersucht und dargestellt. Es folgt dem hier skizzierten Schema der Konstruktion von Spielregeln. Sie sind bestimmt von der ständigen Notwendigkeit der Äquilibration von Systemstrukturen in Interaktion mit der Umwelt.[4]

Doch auch die Entwicklung der biologischen Struktur lebender Systeme (kognitiver Strukturen im weiteren Sinne), ihre Evolution und Ontogenese, kann in ihrer interaktionellen Prozeßhaftigkeit am besten mit Hilfe des Spielmodells erfaßt werden.[5] Alle Entwicklungsprozesse sind dann so etwas wie das *Lernen* eines Spiels. Diese evolutionäre Konzeption des Lernens stammt von Gregory

---

[2] Vgl. Bateson 1964; Goffman 1974, S. 7.
[3] Vgl. dazu Wittgensteins Konzept der „Sprachspiele" (1953).
[4] Piaget 1975.
[5] Vgl. Piaget 1967; Eigen und Winkler 1975; Jacob 1981.

Bateson.⁶ Allerdings gehört das lernende System jeweils einer anderen logischen Ebene an: wenn eine Spezies im Laufe der Evolution lernt, so werden Selektions- und Strukturierungsprozesse auf der Ebene des Genpools wirksam, die sich in veränderten morphologischen Strukturen (gewissermaßen der „Hardware") niederschlagen;⁷ wenn ein Individuum im Laufe seines Lebens lernt, so werden unterschiedliche Verhaltensstrategien selegiert (um im Bild zu bleiben: die Veränderungen erfolgen eher auf der Ebene der „Software"). Allerdings ist der Vergleich mit Hardware und Software nicht ganz statthaft, da im Bereich biologischer Strukturen beide Ebenen nicht klar zu trennen sind.

Schauen wir nach diesem kurzen Seitenblick, wie es unserer zweiten phantasierten Versuchsperson geht, deren Aufgabe darin besteht, aus der Perspektive des Zuschauers die Regeln des Spiels zu beschreiben. Sie befindet sich gewissermaßen in der Rolle des Wissenschaftlers, der die Prozesse, die er beobachtet, nicht direkt beeinflußt (falls das nicht möglich sein sollte: dessen Einfluß vernachlässigt werden kann).

Auch der außenstehende Beobachter registriert zunächst irgendwelche Ereignisse und Verhaltensweisen. Allerdings sind für ihn nicht unbedingt dieselben relevant wie für denjenigen, der aktiv am Spiel beteiligt ist. Auch er sieht sich vor die Notwendigkeit gestellt, Wenn-dann-Sätze zu formulieren und logische Verknüpfungen herzustellen. Er beobachtet die Verhaltensweisen der einzelnen Spieler und erstellt entsprechend seiner Relevanzkriterien durch Abstraktion und Kategorisierung Hypothesen über die Regeln des Spiels. Für ihn ergibt sich kein unmittelbarer Gewinn, wenn er irgendeine Form der Kausalität konstruiert. Er braucht auch nicht unmittelbar irgendwelche Handlungskonsequenzen aus seiner Analyse zu ziehen. Er kann sich damit begnügen, die Relationen von *Ereignissen* zu beschreiben — ihre synchrone und diachrone Organisation. Er kann sie als ein System sich entsprechend gewisser Regeln tranformierender bzw. erhaltender Ereignisse analysieren. Die Regeln, die er formuliert, sind deskriptiv.

Was er auf diese Weise beschreibt, ist ein dynamisches System, das durch die Regeln seiner Transformationen (d. h. durch *Funktionen*) definiert ist. „Schuld" und „Verantwortung", „Ursache" und „Wirkung" sind in diesem Falle unnötige Kategorien. Diese Form der Beschreibung kann auch auf Bereiche außerhalb der Humanwissenschaften angewendet werden.

Die Begriffe **dynamisches System** und **Spiel** sind insofern Synonyme. Die Verwendung des Begriffs Spiel hat jedoch den Vorteil, daß sie nicht irgendwelche Verdinglichungen suggeriert, sondern auf die Dynamik in der Dimension Zeit ablaufender Prozesse hinweist.

Mit dieser kurzen Skizze des Unterschieds zwischen Innen- und Außenperspektive sind auch die beiden Ebenen der Erkenntnis, um die es in der vorliegenden Untersuchung geht, umrissen. Zum einen soll die Innenperspektive der Teilnehmer an Interaktionsprozessen (Symptomträger und ihrer Angehörigen innerhalb der familiären Interaktion) erfaßt werden, zum anderen sollen aus der Außenperspektive logische Verknüpfungen von Symptombildungen, epistemischen Strukturen und Interaktionsregeln hergestellt werden. Verhaltensweisen

---

⁶ Bateson 1964.
⁷ Vgl. Waddington 1961.

und Symptome werden dabei ohne Rücksicht auf die Zu- oder Abschreibung individueller Verantwortlichkeiten gleichermaßen als Ereignisse betrachtet, in ein Relationennetz gefügt und darauf geprüft, ob sich Regelhaftigkeiten beschreiben lassen.

Um dies tun zu können, muß ein Begriffssystem erstellt werden, das es ermöglicht, sowohl die Beschreibungen des aus der Innenperspektive schauenden (und dementsprechend agierenden), wie auch die des von außen blickenden Beobachters zu erfassen und zueinander in Beziehung zu setzen.

2. Handlungen und Ereignisse

Beginnen wir mit den Begriffen, die der außenstehende Beobachter zur Kategorisierung und logischen Analyse der Geschehnisse benötigt. Ihre Definitionen sind in Anlehnung an diejenigen gewählt, welche von Wright[8] zur Erstellung seiner Handlungslogik verwendet hat.

Die grundlegende Unterscheidung, die der Beobachter vorzunehmen hat, ist die zwischen gleich und ungleich. Aufgrund seiner eigenen internen Strukturen differenziert er die Welt in *Zustände*, die er als identisch handhabt, und *Zustände*, die er als verschieden handhabt (in denen er sich verschieden verhält und die er damit verschieden beschreibt). Im Blick auf die Dimension Zeit ergeben sich durch diese Unterscheidung die Kategorien der Veränderung und Beharrung. Der Beobachter ordnet die Zustände der Welt egozentrisch in einer zeitlichen Reihenfolge.[9] Zwischen zwei Zuständen, die als aufeinander folgend angesehen werden, besteht eine Ordnungsrelation.

Der Übergang von der ersten zur zweiten Situation, d. h. die *Transformation* vom ersten zum zweiten Zustand, soll als *Ereignis* definiert sein. Jede Grenzüberschreitung, jeder Anfang oder jedes Ende eines Zustands soll also als ein Ereignis definiert sein.

Von Wright stellt derartige Zustandstransformationen in einer formalisierten Symbolsprache folgendermaßen dar:

Für Transformationen kann ein allgemeines Symbol eingeführt werden (von Wright wählt dafür den Buchstaben T); links und rechts von diesem Symbol sollen Symbole für den Anfangs- und Endzustand, von dem aus bzw. zu dem hin die Transformation erfolgt, stehen. Also: pTq steht für ein Ereignis, durch das der Zustand p in den Zustand q transformiert wird. „Oder wie wir auch sagen könnten: pTq beschreibt die Transformation bzw. den Übergang von einer p-Welt in eine q-Welt. Die Zustände werden wir auch ‚Merkmale' der Welten nennen".[10] Statt des Symbols T werden wir im Rahmen dieser Untersuchung die Notation Spencer-Browns übernehmen und Transformationen durch ein Kreuz $\overline{}\rceil$ als Zeichen der Unterscheidung und Grenzüberschreitung verwenden. Dabei soll im Sinne der im Abschnitt „Gesetze der Form" gegebenen Definitionen der Ausgangszustand innerhalb des Kreuzes stehen, der Endzustand außerhalb. Statt pTq steht also $\overline{p}\,|\,q$.

---
[8] v. Wright 1963.
[9] Vgl. Simon 1982a, 1984.
[10] v. Wright 1971, S. 41.

Dieser formale Rahmen reicht, um aus der Außenperspektive die Sequenz aufeinanderfolgender Veränderungen und Nichtveränderungen (Erhaltungen) erfassen zu können. Natürlich bleibt im Einzelfall zu klären, wie der Beobachter diesen *Prozeß* interpunktiert: was er als Zustand definiert (und damit zu einer Art Entität macht) und wann und wo für ihn der Übergang zu einem anderen Zustand vorliegt.

Für denjenigen, der aus seiner Beschreibung der Welt unmittelbar Handlungsanleitungen für sein Mitspielen abzuleiten trachtet, reicht diese allgemeine Aufteilung von Prozessen in Zustände und Ereignisse sowie ihre In-Beziehung-Setzung nicht aus. Er muß diese Begriffe weiter differenzieren und zwischen Ereignissen, die er herbeiführen kann, und solchen, die er nicht herbeiführen kann, unterscheiden. Was er benötigt ist ein Begriff und verbunden damit ein Ort, an dem er so etwas wie seinen freien Willen und seine Entscheidungen ansiedeln kann.

Es muß festlegen, was er als *Handlung* der eigenen *Aktivität* und Verantwortung zuschreibt und was er als Ereignis außerhalb der eigenen Einflußsphäre und damit außerhalb der eigenen Verantwortung ansiedelt.

Die damit verbundene Konstruktion eines „Ursache-Wirkungs-Schemas" und die Zuschreibung von „Schuld" und „Verantwortung" ist unter dem Aspekt der Verhaltenssteuerung ein wirksames heuristisches Erkenntnisinstrument.[11]

Sobald irgendwelche Ereignisse als Handlungen definiert und der eigenen Verantwortung zugeordnet sind, ist eine Unterscheidung gegenüber allen nicht beeinflußbaren Ereignissen gezogen worden. Die Bedeutungen der Begriffe „Handlung" und „Ereignis" sind miteinander verwandt, jedoch nicht identisch. Auch eine Handlung ist eine Transformation: ein Zustand wird in einen anderen überführt. „Der logische Unterschied zwischen Akten und Ereignissen ist ein Unterschied zwischen ‚Aktivität' und ‚Passivität'. Ein Akt erfordert einen Handelnden".[12]

Während das sich selbst beobachtende lebende System sich in Handlungen als *aktiv* (als Subjekt) definiert, sieht es sich den nicht beeinflußbaren Geschehnissen gegenüber *passiv* (als ihr Objekt) ausgeliefert. Ereignisse geschehen in einer bestimmten Situation, ohne daß die Verantwortung, Schuld oder Ursache einer Person zugeschrieben werden könnte.

Ereignisse wie Handlungen sind in Transformationsketten eingebettet; sie sind Veränderungen, die mit anderen Veränderungen verknüpft sind.

Für denjenigen, der Entscheidungen darüber zu treffen hat, ob es besser ist, sich auf die eine oder andere Art zu verhalten, ist es heuristisch höchst sinnvoll, so zu tun, *als ob* Handlungen die Ursachen für bestimmte Wirkungen wären.

Der Begriff der Handlung muß aber noch differenziert werden. Zunächst muß von ihm der Begriff der *Aktivität* oder *Tätigkeit* unterschieden werden. Schlafen ist z. B. solch eine Tätigkeit, der nicht der Rang einer Handlung zugebilligt werden kann. Sich schlafen zu legen, wäre hingegen eine Handlung. Die Beziehung der Handlung zur Tätigkeit ist so wie die des Ereignisses zum Prozeß. Ereignisse und Handlungen geschehen in einem bestimmten Augenblick, wäh-

---
[11] Vgl. Riedel 1980, S. 130.
[12] v. Wright 1971, S. 48.

rend Tätigkeiten und Prozesse andauern.[13] Das Kriterium der Unterscheidung ist also die Veränderung bzw. Aufrechterhaltung bestimmter Zustände oder Zustandsformen.

Wenn man ein handelndes Subjekt postuliert, legt man die Prämisse zugrunde, daß es als Entität einen Einfluß auf die Zustände, d. h. die Merkmale, der Welt hat. Es kann sich so in Transformationsketten einschalten, daß ihr Endergebnis Veränderung *oder* Beharrung ist. Handlungen können auch dazu führen, daß sich Zustände *nicht* verändern. Formal ließe sich dies so darstellen: $\overline{p}\mid p$. Hier würde eine Handlung aktiv der Aufrechterhaltung eines Zustandes dienen, indem sie Veränderungen unterbindet. Dies wäre durchaus im Einklang mit einem Verständnis von Handlungen als Elementen der Klasse der Ereignisse.

Schwieriger ist es jedoch, wenn man Unterlassungen betrachtet. Denn es ist ja nicht einfach dasselbe wie Nichttun. „Wenn z. B. ein gewisses Fenster in einer gewissen Situation geschlossen ist, dann *schließt* man es in dieser Situation *nicht* — aber man *unterläßt* es auch *nicht*, es zu schließen. Des weiteren tut man auch nicht solche Dinge, die unsere menschlichen Fähigkeiten übersteigen (z. B. das Wetter verändern) — was aber nicht heißt, daß man ihr Tun deshalb unterläßt".[14]

Auch als aktives Herbeiführen von Nichtveränderung lassen sich Unterlassungen nicht definieren. Der Rückgriff auf Handlungen und Veränderungen allein reicht dazu offenbar nicht aus. Hinzukommen muß die *Fähigkeit*, etwas zu tun. Daraus ergibt sich folgende Definition der Unterlassung:
Ein Handelnder unterläßt es in einer gegebenen Situation, etwas bestimmtes zu tun, wenn er es zwar tun kann, es aber nicht tut.[15] Derartige Unterlassungen sollen ebenfalls als Handlungen angesehen werden. Es soll also von zwei Arten der Handlung ausgegangen werden: *Akten* (aus der Außenperspektive: mit einer Veränderung verbunden, d. h. ein Ereignis) und *Unterlassungen* (aus der Außenperspektive: nicht mit Veränderung verbunden, d. h. ein Zustand dauert an). Je nachdem, ob aus der Außen- oder Innenperspektive beobachtet wird, ergeben sich also zwangsläufig unterschiedliche Möglichkeiten der Kategorisierung.

Zur Analyse der Logik von Veränderung und Erhaltung innerhalb von Interaktionsprozessen steht dem Beobachter nunmehr ein Begriffssystem zur Verfügung, das *Transformationen* von Ereignissen erfassen kann. Die Spiele, die aus der *Außenperspektive* in deskriptiven Regeln dargestellt werden können, setzen sich zusammen aus *Zuständen*, ihren Veränderungen durch irgendwelche *Ereignisse* und ihre Aufeinanderfolge innerhalb eines zeitliches *Prozesses*.

Zur Beschreibung der Wirklichkeitskonstruktion, die der mitagierende Beobachter aus der *Innenperspektive* erstellt, benötigen wir ein differenzierteres Ordnungssystem. Es muß einerseits die deskriptiven Regeln umfassen, nach denen von den Akteuren Handlungen (Akte und Unterlassungen), auf die Einfluß genommen werden kann, von Ereignissen und Zustände, denen gegenüber sie sich als passiv ausgeliefert definieren, unterschieden werden. Und es müsssen die präskriptiven Regeln, die ihre Handlungen leiten, erfaßt werden.

---
[13] Vgl. v. Wright 1971, S. 52.
[14] v. Wright 1971, S. 56.
[15] Vgl. v. Wright 1971, S. 56.

Will man die epistemischen Strukturen irgendwelcher Probanden untersuchen, so muß man einerseits erfassen, wie sie sich verhalten, und andererseits, wie sie sich (gegenseitig) als aktiv Handelnde oder passiv Erleidende beschreiben.

3. Handlungslogik

Das (Über)leben eines Systems hängt davon ab, ob es ihm gelingt, sich so zu verhalten, daß seine Kohärenz aufrechterhalten bleibt. Lebende Systeme sind nicht statisch, sondern dynamisch. Bewahrung und Wandel ihrer Organisationsform ist Ergebnis eines selbstreferenten Prozesses, in dessen Verlauf aktiv — d. h. durch das Verhalten des Systems selbst — die für den Erhalt des Systems notwendigen Stoffe und Energien aus der Außenwelt beschafft, die Elemente reproduziert und seine Grenzen aufrechterhalten werden (Autopoiese).

Betrachtet man die Lebensprozesse eines kognitiven Systems aus der Perspektive des außenstehenden Beobachters, so kann man die Regeln der Transformation des Systems beschreiben. Man kann gewissermaßen einen Operationsplan erstellen, in dem die logischen Verknüpfungen von synchronen und diachronen *Ereignissen* und *Zuständen* des Systems erfasst sind. Auf diese Weise läßt sich die *logische Organisation von Prozessen* analysieren und durch *deskriptive Regeln* beschreiben. Werden diese Ereignisse und Zustände durch einen Beobachter (z. B. ein sich selbst beobachtendes System) als *Handlungen* und *Aktivitäten* kategorisiert, so bietet sich ebenfalls die Möglichkeit, die innere Logik der Organisation derartiger Handlungsstrukturen durch Regeln zu beschreiben. Nur handelt es sich in diesem Fall um ein Modell der Logik, denen die *präskriptiven Regeln* eines Individuums folgen. Für diese Art der Logik ist der Begriff „deontische Logik" geprägt worden;[16] Georg Klaus nennt es „Sollsatzlogik".[16a] Es ist die Logik ethischer und moralischer Strukturen.

Eine solche Logik folgt — darüber besteht unter Logikern Einigkeit — den gleichen Prinzipien wie die Aussagenlogik.[17] Während jedoch die Aussagenlogik implizit davon ausgeht, daß die Welt, über die irgendwelche Aussagen gemacht wird, statisch ist, geht es der deontischen Logik darum, Veränderungen zu erfassen. Ein solche Handlungslogik hat es mit „praktischen Syllogismen"[18] zu tun. Ihre Folgerungen sind Handlungsanweisungen (Injunktionen).

Die Gegenstände, die von der Aussagenlogik untersucht werden, sind Propositionen (Aussagen). In der Sprache entsprechen ihnen Sätze. Die Proposition ist die Bedeutung des Satzes. In der klassischen, zweiwertigen Aussagenlogik können Propositionen entweder wahr oder falsch sein, d. h. sie können den Wahrheitswert *wahr* oder *falsch* haben. Sind logisch voneinander unabhängige Propositionen miteinander verknüpft, so ergeben sich Wahrheitskombinationen, deren Wahrheitswerte funktionell durch die Art der Verknüpfung bestimmt sind.

---

[16] Es ist nicht ganz klar, von wem der Terminus stammt: v. Wright (1963, S. 13) schreibt ihn C.D. Broad, Watzlawick (1987) dem Philosophen E. Mally (1926) zu.
[16a] Klaus 1964.
[17] Vgl. die ausführliche Erörterung der damit zusammenhängenden Fragen in Klaus 1964.
[18] v. Wright 1971, S. 36.

74   Theorie — Allgemeiner Teil

Die folgenden Verknüpfungen (Wahrheitsfunktionen) sind für uns dabei von besonderem Interesse:

„Die *Negation* einer gegebenen Proposition ist (...) dann und nur dann wahr (...), wenn die gegebene Proposition falsch ist".[19] Es ist eine Konvention der Aussagenlogik, daß immer dann, wenn p eine Proposition ausdrückt, ~p (lies: nicht-p) die Negation dieser Proposition ausdrückt. Wie im Abschnitt „Gesetze der Form" dargestellt, soll im Rahmen der vorliegenden Untersuchung die Negation, wie von Spencer-Brown vorgeschlagen, folgendermaßen symbolisiert werden: $\overline{p|}$.

„Die *Konjunktion* von zwei Propositionen ist (...) dann und nur dann wahr (...), wenn beide Propositionen wahr sind"[20]. Wenn p und q Propositionen ausdrücken, so drückt p.q per Konvention ihre Konjunktion aus. Stattdessen soll hier für die Konjunktion folgende Notation verwendet werden: $\overline{\overline{p|}\,\overline{q|}\,|}$.

„Die *Disjunktion* von zwei Propositionen ist dann und nur dann wahr, wenn wenigstens eine der Propositionen wahr ist"[21]. Wenn p und q Propositionen sind, so drückt konventioneller Weise pvq die Disjunktion aus. Im Rahmen der vorliegenden Untersuchung wird sie statt dessen durch pq ausgedrückt.

„Die (materiale) *Implikation* aus einer ersten Proposition, dem *Antezedens*, und einer zweiten Proposition, dem *Konsequens*, ist dann und nur dann wahr, wenn es nicht der Fall ist, daß die erste wahr und die zweite falsch ist".[22] Wenn p und q Propositionen ausdrücken, so drückt üblicherweise p ⊃ q ihre Implikation aus. Die hier verwendete Notation: $\overline{p|}\,q$.

„Die (materiale) *Äquivalenz* von zwei Propositionen ist dann und nur dann wahr, wenn beide Propositionen wahr oder beide falsch sind".[23] Wenn p und q Propositionen ausdrücken, so drückt der Konvention entsprechend p=q ihre Äquivalenz aus. Im Sinne der primären Algebras Spencer-Brown's werden wir zur Bezeichnung der Äquivalenz ein Gleichheitszeichen verwenden.

Lassen wir nunmehr die Propositionen das Verhalten eines Menschen als *Ereignisse* und *Zustände* oder *Prozesse* erfassen, so können wir als außenstehende Beobachter die logische Organisation der Beschreibung 1. Ordnung, die ein Mensch durch sein Verhalten von seiner Lebenswelt liefert, analysieren.

Lassen wir sie das Verhalten desselben Menschen aus seiner Innenperspektive als Handlungen (Akte und Unterlassungen etc.) erfassen, so können wir die logische Organisation der Beschreibung 2.Ordnung analysieren.

Daß wir statt der konventionellen Symbolik hier die Notation von Spencer-Brown verwenden, hat einen einfachen Grund. In der Aussagenlogik wird stillschweigend davon ausgegangen, daß Propositionen wie auch die Verknüpfung mehrerer Propositionen auf statische Tatsachen verweisen. Dies ist jedoch eine Vorannahme, die nicht ohne weiteres als gegeben akzeptiert werden kann. Im Vordergrund unseres Interesses muß ja die Dynamik von (kognitiven) Prozessen stehen, in deren Verlauf erst all das, was wir als Statik bzw. Veränderung

---

[19] v. Wright 1963, S. 34.
[20] a.a.O., S. 34.
[21] a.a.O., S. 34.
[22] a.a.O., S. 34.
[23] a.a.O., S. 34.

kategorisieren, konstruiert wird. Im Ansatz Spencer-Browns steht der Beobachter, der derartige Unterscheidungen vornimmt, am Anfang. Jeder interpersonelle Konsens über diese Unterscheidungen basiert darauf, daß irgendwelche Beobachter sich auf eine ähnliche Art und Weise verhalten. Sie folgen bestimmten Injunktionen, d. h. irgendwelchen Handlungsanweisungen, Grenzen zu ziehen bzw. zu überschreiten. Und es spricht viel für die These, daß die Strukturen der Aussagenlogik sich erst aus den Strukturen der Handlungslogik entwickeln. Die Studien Piagets zur genetischen Epistemologie[24] belegen, daß die Fähigkeit, sich den Spielregeln des logischen Denkens zu fügen, das Ergebnis eines ca. 12 Jahre dauernden Prozesses sind, in dem zunächst das Handeln erlernt wird.

Das Kreuz (⌐), das derartige handlungsleitenden Injunktionen symbolisiert, kann deshalb nicht nur die konventionellen Symbole der Aussagenlogik für die Negation, Konjunktion, Disjunktion und Implikation ersetzen, sondern auch das Symbol für Transformation (T), welches von Wright in seiner Handlungslogik verwendet. Es steht für vollzogene oder mögliche Veränderungen. Wir kommen also bei der Darstellung und Analyse der logischen Struktur präskriptiver wie deskriptiver Regeln mit zwei Symbolen aus: dem Kreuz und dem Gleichheitszeichen.

4. Die aktive und passive Negation von Entropie

Der Unterschied zwischen einer von der Dimension Zeit abstrahierenden Logik, welche Statik (Dinge, Tatsachen) beschreibt, und einer Dynamik (Prozesse des Wandels und der Erhaltung) beschreibenden Logik wird sofort deutlich, wenn wir die Bedeutung der *Negation* betrachten.

Die Prozesse der Aufrechterhaltung der kohärenten Organisation eines lebenden Systems können generell als Negation entropischer Prozesse verstanden werden (d. h. als negentropisch). Sie sind der im zweiten Hauptsatz der Thermodynamik (Entropiesatz) beschriebenen Wahrscheinlichkeit, daß Ordnung sich in Unordnung auflöst und die Welt den Wärmetod stirbt, entgegen gerichtet. Prozesse, deren Ergebnis hingegen eine größere Unordnung ist, können wir als entropisch bezeichnen. Doch, das ist die Frage, sind alle Prozesse, die *nicht* dazu führen, daß die Unordnung größer wird, negentropisch? Es muß davon ausgegangen werden, daß es auch Prozesse gibt, die weder die Ordnung noch die Unordnung vergrößern. Sie sind gewissermaßen eine Negation entropischer wie auch negentropischer Prozesse. Auf jeden Fall müssen sie als Negation entropischer Prozesse von den Prozessen unterschieden werden, die *aktiv* zur Herstellung einer Ordnung beitragen.

Betrachtet man das Verhalten eines lebenden Systems aus der dynamischen Perspektive, so kann man generell zwischen unterschiedlichen Formen von Negationen unterscheiden. Einer Idee Kants folgend unterscheidet Jon Elster zwischen *aktiver* und *passiver Negation*. Den Unterschied zwischen diesen beiden Formen der Negation illustriert Elster am Beispiel der folgenden drei Sätze:

---

[24] Piaget 1970.

„I. Person A glaubt die Wahrheit des Satzes p [abgekürzt: A glaubt p]
II. Es trifft nicht zu, daß Person A p glaubt [abgekürzt: Nicht (A glaubt p)]
III. A glaubt das Gegenteil von p [abgekürzt: A glaubt nicht-p].
Der Satz II ist die passive Negation von Satz I; der Satz III die aktive".[25]

Der *Satz vom ausgeschlossenen Widerspruch*, wie er von Aristoteles formuliert wurde, bezieht sich auf die aktive Negation: „... kontradiktorische Sätze können nicht zusammen wahr sein..."[26] und „...es ist unmöglich, daß demselben dasselbe zugleich und in derselben Hinsicht zukomme und nicht zukomme".[27] Es ist dies eine Negationsform, wie sie in den einer zweiwertigen Logik folgenden Regeln der indoeuropäischen Sprachen implizit ist.

Der Unterschied zwischen aktiver und passiver Negation läßt sich am besten durch einige Beispiele verdeutlichen:
Der Satz „ich liebe dich nicht" ist die passive Negation des Satzes „ich liebe dich". Der Satz „ich hasse dich" ist die aktive Negation des Satzes „ich liebe dich". Atheismus ist die aktive Negation Gottes, Agnostizismus ist seine passive Negation. Wer im Dritten Reich nicht für die Nazis war, negierte sie passiv, wer in den Widerstand ging, negierte sie aktiv.

Es dürfte deutlich sein, daß die Unterscheidung zwischen aktiver und passiver Negation auf der Handlungsebene von entscheidender Bedeutung ist. Wird eine bestimmte Verhaltensweise unterlassen, so handelt es sich um die passive Negation dieser Verhaltensweise (man stimmt z. B. einem Gesprächspartner nicht zu; man geht nicht sparsam oder geizig mit seinem Geld um; man zeigt sich nicht niedergeschlagen und depressiv; man wird nicht dick und „unästhetisch"); wird statt dessen eine Verhaltensweise gewählt, die eine gegenteilige Bedeutung hat, so handelt es sich um die aktive Negation (man stimmt seinem Gesprächspartner nicht nur nicht zu, sondern man widerspricht ihm; man verhält sich nicht nur nicht sparsam, sondern verschwenderisch; man zeigt sich nicht nur nicht niedergeschlagen, sondern euphorisch und manisch; man wird nicht nur nicht dick und „unästhetisch", sondern dünn und „ästhetisch"). Es dürfte auch deutlich sein, daß die Verwechslung beider Formen der Negation weitreichende Folgen hat.

Es ist also für einen Beobachter (aus der Innen- wie aus der Außenperspektive) möglich, die Verhaltensweisen eines lebenden Systems unterschiedlich als aktiv bzw. passiv negentropisch zu klassifizieren. Die passiv Entropie negierenden Prozesse wirken *nicht* Entropie fördernd. Sie schaffen keine Unordnung oder Desintegration. Die aktiv negentropischen Prozesse hingegen sind auf die Herstellung oder Aufrechterhaltung einer Struktur gerichtet. Ohne sie würde der Lebensprozeß beendet. (Über)leben ist an derartige aktiv negentropische Verhaltensweisen gebunden. Das heißt aber nicht, daß generell alle Lebensprozesse Ordnung schaffen oder umgekehrt alle Formen der Herstellung von Ordnung dem Leben förderlich sind.

Die Verhaltensweisen eines lebenden Systems müssen sowohl entropisch (Ordnung auflösend), als auch negentropisch (nicht Ordnung auflösend) sein.

---
[25] Elster 1979, S. 166.
[26] Aristoteles, Metaphysik 6, 1001 1b, 13 f.
[27] Metaphysik 3, 1005b, 19f.

Unter den negentropischen muß jedoch noch einmal differenziert werden zwischen den passiv (nicht Ordnung auflösenden) und den aktiv negentropischen (Ordnung schaffenden) Verhaltensweisen und Prozessen.

Um Verwechslungen zu vermeiden, sollte also das Verhalten eines lebenden Systems in drei Klassen hinsichtlich seiner entropischen oder negentropischen Wirkungen und Funktionen eingeteilt werden:

1. die aktiv negentropischen Handlungen und Prozesse (sie bilden Strukturen oder erhalten sie aufrecht; sie sind ein Element der Klasse aller negentropischen Verhaltensweisen).
2. die passiv negentropischen Handlungen und Prozesse (sie beeinträchtigen die Integrität von Strukturen nicht, fördern sie aber auch nicht).
3. die entropischen Handlungen und Prozesse (sie lösen Strukturen auf).

Die Beziehung eines lebenden Systems zu seiner Umwelt ist so gestaltet, daß (Über)leben von der ausreichenden Produktion negativer Entropie abhängt. Lebende Systeme müssen in der Lage sein, eine kohärente Organisationsform aufrechtzuerhalten. Dies gelingt ihnen nur, wenn sie Informationen schaffen, durch die sie sich und ihre Umwelt beschreiben (Beschreibung hier im von Maturana gebrauchten weiten Sinne) und sich selbst entsprechend der unterschiedlichen Beschreibungen, die sie von ihrer Lebenswelt geben, verändern.

Andererseits muß jedoch festgestellt werden, daß die Aufrechterhaltung von Ordnung allein nicht ausreicht, den Prozeß des Lebens zu gewährleisten. Schließlich ist aus der Physik bekannt, daß das höchste Maß an Ordnung der ideale Festkörper aufweist: der ideale Einkristall am absoluten Nullpunkt. Ihm ist alle Wärme entzogen und seine Entropie ist null. Da Kristalle nicht unbedingt zu den lebenden Systemen gerechnet werden können, sollte man anehmen, daß Voraussetzung des Lebens auch entropische Prozesse sind. Anpassung ist nur möglich, wo bestehende Strukturen wieder aufgelöst werden können. Es ist ein „systemischer Antagonismus", nach dem lebende Systeme sich nur durch die Balancierung widerstreitender Tendenzen erhalten können.[28] Ohne diesen Antagonismus gibt es kein Leben.

Die Methode, mit der ein lebendes System (ein Individuum, eine Familie, eine Gesellschaft etc.) ihre Organisationsform herstellt, ist also generell unter den Gesichtspunkten der Schaffung und Verneinung von Entropie bzw. denen der Schaffung und Verneinung von Negentropie zu verstehen. Das Verhalten eines lebenden Systems gewinnt seinen Sinn darin, die Bedrohungen seiner Kohärenz und Integrität abzuwehren — zu negieren, eine Bedrohung, die sowohl durch die Rigidität als auch durch die Auflösung der eigenen Systemstrukturen entstehen kann.

Die Verhaltenssteuerung eines jeden lebenden Systems hängt demgemäß zum einen davon ab, was als Bedrohung klassifiziert wird. So können auf der Ebene des Individuums z. B. Mangel an Energie und Nahrungsstoffen als derartige Bedrohungen angesehen werden. Die Kriterien dieser Bedrohungen können in rein organischen, physiologischen Erkenntnisstrukturen festgelegt sein (der

---

[28] Morin 1977; vgl. Selvini Palazzoli 1985, S. 33.

von Cannon[29] beschriebenen „Weisheit des Körpers") oder aber auch in affektiv-kognitiven Mustern, als Einsicht in oder Erleben von Bedürfnissen. Auf der anderen Seite wird das Verhalten eines lebenden Systems davon bestimmt, welche Optionen ihm offenstehen und über welche Möglichkeiten es verfügt, diese Bedrohung zu negieren.

Da wir in unserer Analyse der Logik, die den Prozessen und Handlungen, die ein lebendes System vollzieht, zwischen aktiven und passiven Negationen unterscheiden, müssen wir auch in unserer Notation eine Unterscheidung vollziehen.

Das Kreuz ($\rceil$) steht für die Grenzüberschreitung, d. h. für die Veränderung, die durch ein Ereignis oder eine Handlung vollzogen wird, oder zumindest vollzogen werden könnte. Lassen wir p für den Ausgangszustand des Systems (oder besser noch: für den Zustand der gesamten Lebenswelt des Systems) stehen, so ist die *aktive* Negation durch $\overline{p\rceil}$ (nicht-p) bezeichnet. Das durch das Kreuz ausgedrückte Ereignis bzw. die durch das Kreuz ausgedrückte Handlung hat aus einer p-Welt eine Nicht-p-Welt gemacht. Der gesamte Veränderungsprozeß läßt sich dann formal folgendermaßen darstellen:

$$\overline{p\rceil}\,p\rceil\,.$$

Dabei steht das erste Kreuz für die Transformation, das zweite für die Negation von p. Entsprechend der primären Arithmetik und Algebra ist dies (siehe oben „Gesetze der Form", Axiom 1) äquivalent mit $\overline{p\rceil}$:

$$\overline{p\rceil}\,p\rceil = \overline{p\rceil}\,.$$

Bei der passiven Negation haben wir es wiederum mit der durch p gekennzeichneten Ausgangssituation (einer p-Welt) zu tun. Würde durch ein Ereignis oder eine Handlung der gegenwärtige Zustand aufrechterhalten, so müßte dies durch $p\,|\,p = p$ dargestellt werden. Dies ist bei der passiven Negation nicht der Fall:

a) $\quad \overline{\overline{p\rceil}\,p\rceil} = \;\;\;.$

Das erste Kreuz steht wiederum für die Transformation, das zweite steht in diesem Fall für die Verneinung des ganzen Ausdrucks. Das Äquivalent dazu ist der unmarkierte Raum.

Es wird aber bei der passiven Negation auch *nicht* eine p-Welt in eine Nicht-p-Welt verwandelt:

b) $\quad \overline{\overline{p\rceil}\,p\rceil\,\rceil} = \overline{\overline{p\rceil\,\rceil}}$
$\phantom{b) \quad \overline{\overline{p\rceil}\,p\rceil\,\rceil}} = p.$

Da sowohl Gleichung a) als auch Gleichung b) die passive Negation ausdrücken können, ist ihr Ergebnis im Hinblick auf die Veränderung von p neutral; es hängt von den begleitenden Bedingungen ab. Gäbe es irgendwelche Faktoren, die in Richtung der Veränderung von p zu nicht-p wirken würden, so hätte sie keine Wirkung, die eine derartige Transformation verhindern würde. Gäbe es keine solchen anderweitigen Wirkfaktoren, so würde p aufrechterhalten.

---

[29] Cannon 1932.

Will man die Logik von Handlungen und Prozessen analysieren, so kann man nicht von den Grundannahmen der traditionellen Logik ausgehen: Der *Satz vom unerlaubten Widerspruch*, wie er von Aristoteles formuliert wurde, bezieht sich lediglich auf die aktive Negation. Die passive Negation hingegen liegt zwischen den Kontradiktionen und widerspricht dem *Satz vom unerlaubten Dritten*: „Zwischen dem Entgegengesetzten der Kontradiktion ist kein Mittleres".[30] Verhaltensweisen und Handlungen jedoch können in ihrer Wirkung neutral sein.

5. Reversibilität: Die Funktion von Geboten und Verboten, von positivem und negativem Feedback

Die These sei vorweggenommen, daß ein großer Teil der Symptome von Patienten mit psychiatrischen und psychosomatischen Beschwerden auf die Verwechslung, d. h. die Gleichsetzung, von aktiver und passiver Negation zurückzuführen ist. Sie bringt denjenigen, der beide Kategorien miteinander vermischt, in Situationen, die kontradiktorisch definiert sind und ihn solch widersprüchlichen Handlungsanweisungen aussetzen, wie sie durch die Gleichsetzung von *Akten* und *Unterlassungen* entstehen.

Besinnen wir uns auf die Differenzierung der Handlungen in Akte und Unterlassungen, so zeigt sich, daß aktive Negationen stets Akte sind, während passive Negationen Unterlassungen sind. Für ein handelndes Subjekt, das eine bestimmte Ordnung herstellen oder aufrechterhalten will (z. B. Überleben, seine Homöostase bewahren), stellt sich die Frage, inwieweit dazu Akte erforderlich sind oder aber Unterlassungen ausreichen. Wer sein Leben aufrechterhalten will, sollte es besser unterlassen, ohne Fallschirm vom Empire State Building zu springen. Er sollte hingegen dafür sorgen, daß er sich ausreichend Nahrung zuführt, um so den Verbrauch an Energie etc., der mit den Prozessen des Lebens verbunden ist, auszugleichen. Er muß also mit der Unterscheidung zwischen aktiver und passiver Negation zwischen zwei Typen präskriptiver Regeln differenzieren. Im ersten Fall wird eine Unterlassung gefordert, im zweiten Fall ein Akt. Bei präskriptiven Regeln, die handlungsleitend sind, läßt sich also generell zwischen *Verboten* und *Geboten* unterscheiden.

Verbote (auch präskriptive Regeln genannt) definieren eine Grenze. Unter der Menge aller möglichen Akte wird eine bestimmte Teilmenge definiert, die nicht gestattet ist. Was nicht verboten ist, ist erlaubt. Die Wahlmöglichkeiten sind durch derartige Verbote lediglich eingeschränkt, ohne daß ein bestimmter Akt vorgeschrieben würde. Durch ein Verbot wird definiert, was falsch ist, nicht aber, was richtig ist. Sie repräsentieren die Rahmenbedingungen, innerhalb derer ein System sich *frei* entwickeln und verhalten kann. Beim Gebot wird hingegen genau spezifiziert, was zu tun ist. Während Verbote eine Negativdefinition „richtiger" oder „passender" Verhaltensweisen liefern, geben Gebote Positivdefinitionen.

Betrachten wir wiederum die allgemeine Ebene der Entwicklung lebender Systeme, so ist beiden gemeinsam, daß sie — im Hinblick auf das Verhaltensziel

---
[30] Aristoteles, Metaphysik 10, 1057 a.

Überleben — Entropie negieren. Folgt man diesen Geboten oder Verboten, so wird eine bestimmte Ordnung aufrechterhalten bzw. hergestellt. Dennoch unterscheiden sich diese Formen der Regeln in ihrem logischen Status durch die Art der in ihnen implizierten Negation.

Bei der Analyse individuell oder kollektiv gültiger präskriptiver Regeln ist die getrennte Betrachtung von Geboten und Verboten vor allem deswegen wichtig, weil immer dann, *wenn aus einem Verbot* (sei es nun selbstgesetzt bzw. internalisiert im Sinne einer „Über-Ich-Forderung" oder aber von außen gegeben im Sinne sozialer Forderungen und Gesetze) *gefolgert wird, daß das Gegenteil des Verbotenen getan werden muß*, durch die Verwechslung von aktiver und passiver Negation das Gleichgewicht zwischen Entropie fördernden und verneinenden Prozessen und Handlungen in Frage gestellt ist.

Ein System, das sich so verhält, als würde seine Ordnung sofort zusammenbrechen, wenn nicht stets aktiv für die Aufrechterhaltung dieser Ordnung gearbeitet würde, muß rigide erstarren. Da es für dieses System keine im Hinblick auf seine Organisationsform neutralen (passiv-negentropischen) Handlungsweisen gibt, beschreibt es sich (handelnd) stets als bedroht. Seine Reaktionen müssen zwangsläufig aktiv-negentropisch sein, auf Gefahrenabwehr eingestellt. Wenn aber nicht einmal passiv-negentropische Handlungen (Unterlassungen) erlaubt und möglich sind, so sind aktiv-entropische Handlungen erst recht unmöglich. Einmal gegebene Strukturen können sich nicht an veränderte Bedingungen der Umwelt anpassen.

Doch die Überlebensfähigkeit eines Systems ist umgekehrt auch dann bedroht, wenn es in Situationen, in denen es aktiv handelnd Probleme bewältigen müßte, lediglich zu Unterlassungen fähig in einen Zustand der Lähmung verfällt.

Betrachten wir neben den präskriptiven Regeln auch die deskriptiven Regeln, so stellen sich aktive und passive Negation in einem anderen Begriffssystem dar.

Statt um die Logik von Handlungssystemen geht es um die der Transformationsgesetze, welche die Äquilibrationsprozesse des Systems beschreiben. Rein deskriptiv werden so die Bedingungen der Aufrechterhaltung einer kohärenten Systemstruktur und -homöostase erfaßbar.

Die beiden Formen der Negation lassen sich generell als Voraussetzung für die Erhaltung eines Systems feststellen. Allerdings werden sie im allgemeinen mit anderen Begriffen erfaßt, so daß ihr logischer Aspekt nicht sofort ins Auge springt.

Jean Piaget beschreibt, daß die Ganzheit eines Systems nur dann über die verschiedenen Transformationen hinweg erhalten bleiben kann, wenn regulierende Korrekturmechanismen vorhanden sind. Nur die „Reversibilität der Operationen" macht den Erhalt des Systems trotz aller Transformationen möglich, „ohne in die irreversible Flut der zunehmenden Entropie (im doppelten Sinne der Thermodynamik für das organische Leben und der Informationssysteme für die Erkenntnis) hineingerissen zu werden".[31]

Diese Reversibilität der Operationen zeigt sich auf der Ebene von Regulationsprozessen durch zwei unterschiedliche Mechanismen bestimmt: negative und

---
[31] Piaget 1967, S. 36.

positive Rückkopplungsschleifen. Sie entsprechen aus der Perspektive der Logik der passiven (negatives Feedback) bzw. aktiven Negation (positives Feedback) eines gegebenen Ist-Zustandes. Piaget beschreibt den negierenden Charakter und den Unterschied zwischen beiden Regelungsmechanismen exemplarisch am Beispiel der Bewegungssteuerung: „Das negative Feedback besteht, wie sein Name zum Ausdruck bringt, in einer Korrektur durch Unterdrückung, ob Hindernisse beseitigt oder die Schemata verändert werden müssen, indem eine Bewegung zugunsten einer anderen ausgeschaltet wird, indem ihre Kraft und ihre Ausdehnung vermindert werden usw. Das positive Feedback hingegen ist eine Verstärkung und scheint somit überhaupt nichts mit einer Negation zu tun zu haben. Es unterscheidet sich jedoch im kognitiven Bereich von der einfachen assimilatorischen Tätigkeit, die darauf abzielt, sich alles einzuverleiben (...), eben dadurch, daß es die Tendenz zur Verstärkung durch Beseitigung einer Lücke (Schwäche usw.) hat, falls ein Ziel oder seine Stabilisierung nicht leicht erreicht werden können. Eine Lücke ist aber eine negative Eigenschaft. Die Lücke durch Verstärkung füllen ist ebenfalls eine Unterdrückung, die aber dieses Ungenügen als solches betrifft. Es ist deshalb kein bloßes Spiel mit Worten, wenn man im positiven Feedback die Negation einer Negation sieht, ...".[32]

Bereits weiter oben wurde darauf hingewiesen, daß die innere Logik derartiger Rückkopplungsprozesse der zunächst von Hegel, später von Marx und Engels beschriebenen Gesetzmäßigkeit dialektischer Prozesse entspricht, bei welcher sich die Aufhebung des Widerspruchs zwischen These und Antithese in der Synthese als „Negation der Negation" darstellt.[33]

Dies alles läßt sich folgendermaßen zusammenfassen: Durch die Prozesse des negativen Feedbacks werden Verhaltensweisen oder irgendwelche anderen Parameter, die sich als „nicht passend" (im Sinne der Adaptation) erweisen, nicht weiter gefördert, d. h. sie werden *passiv negiert*. Was jedoch im Rahmen von Lebensprozessen nicht aktiv aufrechterhalten wird, „stirbt aus". Durch positives Feedback werden Fehler oder Störgrößen, die „nicht passend" sind, dadurch ausgeglichen, daß bestimmte Verhaltensweisen oder Parameter aktiv verstärkt werden. Auf diese Weise werden sie *aktiv negiert*.

Die Funktion, welche Geboten (zusammen mit der Überprüfung ihrer Durchführung) innerhalb eines Handlungssystems zukommt, ist positiven, die von Verboten (samt der Kontrolle ihrer Einhaltung) negativen Rückkopplungsstrukturen isomorph. Durch Gebote soll die Verstärkung eines Verhaltens initiiert, durch Verbote das von einem Normwert abweichende Verhalten abgeschwächt werden. Die logische Struktur von Systemen, die durch negative und positive Rückkopplungsregeln beschreibbar sind, entspricht der von Systemen, die durch Verbots-/Gebotsregeln definiert sind.

Dies legt es nahe, beide Systeme unter dem Gesichtspunkt formaler Operationen — wie es die Gruppentheorie macht — zu betrachten. Sie beschäftigt sich ganz allgemeinen mit Relationen von Elementen und kann „Aussagen und Methoden aus den verschiedensten mathematischen (und außermathemati-

---

[32] Piaget 1975, S. 31.
[33] Vgl. v. Wright 1971, S. 144.

schen) Gebieten, sofern diese nur die gleiche logische Struktur besitzen, vermöge ihrer Struktur gemeinsam behandeln".[34]

Aus diesem Blickwinkel betrachtet entspricht die Wirkung von *aktiven Negationen* der Inversion. Zu jedem *Element der Gruppe* (in dem uns interessierenden Fall heißt das: von Ereignissen, Prozessen und Handlungen) gibt es eine ihm entgegengesetzte *Inverse*. Wird dieses Element mit der Inversen kombiniert, so ergibt sich ein *neutrales Element* (eine neutrale Verhaltensweise, ein neutraler Zustand).

Die *passive Negation* entspricht der Wirkung der *Nullfunktion*, d. h. der *Kombination mit dem neutralen Element*. In jeder Gruppe gibt es solch ein sogenanntes „neutrales" oder „Einheitselement". Die Kombination irgendeines Elements der Gruppe mit diesem Einheitselement führt dazu, daß wiederum das Ausgangselement hervorgebracht wird. Bezogen auf eine Gruppe bzw. ein System von Verhaltensweisen oder Handlungen, heißt das, daß die Wirkung bestimmter Verhaltensweisen neutral und nicht verändernd ist.[35]

Beides sind wichtige Funktionen im Prozeß der Äquilibration von Systemen. Sie ermöglichen die Reversibilität von Transformationen des Systems, die im Lebensprozeß unausweichlich sind. So wird zum Beispiel alltäglich Energie verbraucht; die damit verbundenen Prozesse sind jedoch reversibel, das lebende System ist in der Lage, ein verlorenes Gleichgewicht wiederherzustellen.

---

[34] Sielaff 1956, zit. nach Watzlawick et al. 1974, S. 23.
[35] Vgl. Watzlawick et al. 1974, S. 23/24.

E. Affekte und physiologische Muster als Beschreibungen

1. Die Bedeutung der Affekte

Wenn wir bislang über individuelle Wirklichkeitskonstruktionen gesprochen haben, so haben wir dabei nicht zwischen „Fühlen" und „Denken" unterschieden, sondern beides als Bestandteile eines integralen Prozesses verstanden. Dies steht im Widerspruch zu den Sichtweisen, die unser Alltagsdenken und -sprechen gewohnheitsmäßig mitbestimmen. In ihnen wie auch im Rahmen der Psychologie wird zwischen diesen beiden Aspekten geistiger Tätigkeit unterschieden. Ihre Aufteilung und getrennte Betrachtung ist ein Merkmal unserer Beschreibung. Es bringt die Gefahr mit sich, daß man die Beschreibung mit dem, was beschrieben wird, verwechselt (die Landkarte mit der Landschaft, die Speisekarte mit dem Essen). Wenn wir Denken und Fühlen trennen, so vollziehen wir einen Abstraktionsprozeß, in dem wir eine Grenze zwischen beidem ziehen und es aus der wechselseitigen Verwobenheit lösen.

Die geistige Tätigkeit des Menschen funktioniert als Einheit, Denken ist stets von Fühlen begleitet und umgekehrt. Dennoch kann die Unterscheidung der Kategorien Denken und Fühlen nicht einfach beiseite geschoben werden, da sie offenbar eine empirische Basis in der Alltagserfahrung des Menschen hat. Die Tatsache, daß ihre getrennte Betrachtung in der Umgangssprache wie auch in der Wissenschaft als gegeben hingenommen wird, spricht dafür, daß diese seit langem eingeführten Begriffe zumindest einen heuristischen Wert besitzen. Es stellt sich also die Frage nach der Definition und — in der Folge davon — nach der Beziehung von Denken und Fühlen. Es sind Fragen, die Ciompi[1] mit dem Begriff der Affektlogik gekennzeichnet hat.

Die Schlüsse, zu denen er kommt,[2] lassen sich folgendermaßen skizzieren: Kognitionen (im engeren, herkömmlichen Sinne) und Affekte bilden zusammen sogenannte *affektlogische Schemata*. Es sind äquilibrierte Strukturen, die — wie von Piaget beschrieben — durch Akkomodation und Assimilation im Laufe der individuellen Entwicklung strukturiert werden. Auch Affekte folgen dabei einer inneren Logik, d. h. sie bilden zusammen mit den Kognitionen (im engeren Sinne) organisierte Ganzheiten. Durch die affektlogischen Schemata ist sowohl die Logik der Gefühle als auch der Gefühlsgehalt logischen Denkens bestimmt. Sie entwickeln sich in der Interaktion aus verinnerlichten Aktionsmustern. So findet einerseits Interaktionsgeschichte ihren Niederschlag in individuellen af-

---
[1] Ciompi 1982.
[2] Vgl. auch Schneider 1981; Simon 1982 a,b, 1983, 1984.

fektlogischen Strukturen, und so finden andererseits affektlogische Strukturen des Individuums Eingang in die Struktur des Interaktionssystems.

Was von Ciompi als affektlogisches Schema bezeichnet wird, muß als ein Programm, ein Operationsschema, als eine Menge von Funktionen bzw. funktionaler Verknüpfungen und Transformationsregeln verstanden werden.

Affekte werden also als ein Kriterium der Verhaltens- und Handlungssteuerung gesehen und damit als ein Aspekt der individuellen Realitätskonstruktion. Auch ihre Strukturierung unterliegt evolutionären Gesetzmäßigkeiten, auch sie sind ein Aspekt des Überlebens kognitiver Systeme.

Legt man die Begriffe zugrunde, die bislang im Rahmen dieser Arbeit verwendet worden sind, so läßt sich sagen, daß Affekte eine Funktion innerhalb des Prozesses einnehmen, durch den ein Individuum seine Lebenswelt beschreibt. Wenn wir im Anschluß an Maturana das Verhalten eines lebenden Systems als Beschreibung 1. Ordnung betrachten, so kann eine Beziehung der Affekte zu dieser Art der Beschreibung (zum Verhalten) konstatiert werden, ohne daß jedoch eine Identifizierung beider Bereiche möglich ist. Mit dem Begriff Affekt ist offensichtlich etwas bezeichnet, das nicht der Kategorie Verhalten zugeschrieben werden kann, obwohl es zu ihr in enger Beziehung steht. Dasselbe gilt auch für das diskursive Denken. Wie kommen wir also dazu, beides zu unterscheiden?

Die Prozesse des Denkens und Fühlens sind nicht direkt beobachtbar. Auf welche indirekten Beobachtungen stützen sich dann unsere Aussagen? Hier zeigt sich ein gravierender Unterschied zwischen der Perspektive des außenstehenden Beobachters und der des Selbstbeobachters. Beiden gemeinsam ist, daß sie einem beobachteten Verhalten bestimmte Begriffe zuordnen. Wer von außen schaut, sieht Merkmale des äußeren Verhaltens, denen er die Eigenschaft „irgendwie mit Gefühlen in Zusammenhang stehend" zuschreibt. Wer sich selbst beobachtet, hat zwangsläufig eine andere Perspektive; ihm stehen Wahrnehmungen offen, die dem von draußen schauenden nicht zur Verfügung stehen.[3] Es sind also besondere Aspekte des Verhaltens, die in der Selbstbeobachtung als „gefühlig" etikettiert werden.

Da in der menschlichen Interaktion jeder in der Position des außenstehenden wie auch des Selbstbeobachters steht, werden beide Perspektiven koordiniert und letztlich generalisierend äußere Verhaltensmerkmale mit inneren verknüpft. Sie werden zum äußeren Signal innerer, dem außenstehenden Beobachter nicht zugänglicher Prozesse und Abläufe. Wenn jemand errötet, so werden seine Mitmenschen daraus folgern, daß ihm die Situation peinlich ist (oder etwas Ähnliches). Sie wissen aus der eigenen Erfahrung, daß sie selbst in ähnlichen, „peinlichen" Situationen erröten.

Das, was allgemein als Gefühl bezeichnet wird, findet Eingang in die nonverbale Kommunikation. Dabei wird nicht allein deutlich, daß affektive Prozesse ablaufen, sondern — per empathischem Analogieschluß — auch welche. Diese Form der Kommunikation ist nicht eindeutig: die Einfühlung kann mißlingen. Dennoch besteht eine gute Chance des gegenseitigen Verstehens, da die physiologischen Abläufe, deren Auswirkungen auf der beobachtbaren Verhaltensebene

---

[3] Als Beispiel sei der gesamte Bereich der koinästhetischen Wahrnehmung, der durch die Tiefensensibilität erschlossen wird, genannt; vgl. Simon 1983.

das Prädikat „affektiv" zugeschrieben wird, zu einem hohen Grad autonom organisiert sind. Sie sind damit der Möglichkeit willkürlicher Täuschung entzogen und relativ signifikant.

Hier dürfte der Hauptunterschied zu den nonverbalen Auswirkungen des Denkens liegen. „Die Gedanken sind frei" heißt es. Und sie sind es vor allem deshalb, weil sie in ihrem Inhalt keinen zwangsläufigen, der Steuerung des Individuums entzogenen, nonverbalen Ausdruck finden. Daß jemand denkt, mag man seinem äußeren Verhalten womöglich noch anmerken (man erinnere sich an die Skulptur „Der Denker" von Rodin, die einen Mann zeigt, der mit nachdenklicher Miene und sorgenzerfurchter Stirn, den Kopf — schwer von der Arbeit des Gehirns — in die Hand gestützt zu sinnieren *scheint*; er tut es natürlich nicht, er ist schließlich aus Bronze). Was er jedoch denkt, ist ihm nicht anzumerken, es sei denn er sagt es oder zeigt es durch die mit seinen Gedanken verbundenen Gefühle oder Handlungen. In Comic strips und in Stummfilmen bedarf es erklärender Texte und Sprechblasen, um dem Zuschauer die Gedanken der Protagonisten zu verdeutlichen. Ihre Gefühle hingegen sind auch ohne Worte (mehr oder weniger) deutlich. Die Transformation von Gefühlen in äußerlich wahrnehmbare Verhaltensweisen ist regelmäßiger als die von Gedanken. Das, was als Gefühl bezeichnet wird, scheint mit bestimmten, unwillkürlich ablaufenden Mustern körperlicher Reaktionen verknüpft zu sein. Im Gegensatz dazu ist die verhaltensmäßige Wirkung dessen, was als Denken bezeichnet wird, variationsreicher und weniger regelhaft vorhersagbar.

Die biologische Erklärung dafür ist, daß die Prozesse des diskursiven Denkens an die phylogenetisch weitaus jüngeren Strukturen des Großhirns gekoppelt sind, während affektive Prozesse an die phylogentisch älteren Strukturen des Zwischenhirns gebunden sind.[4] Auf der rein physiologischen Ebene bedeutet dies, daß Großhirnprozesse einen höheren Grad von Autonomie gegenüber gesamtkörperlichen Veränderungen aufweisen als Zwischenhirnprozesse und umgekehrt. Die Abgrenzung der beiden Ebenen der Hirnprozesse ist unterschiedlich durchlässig; anders formuliert: die Unterschiede der Prozesse auf der Ebene des Großhirns machen für den Restkörper weit weniger Unterschiede als die Unterschiede der Prozesse auf der Zwischenhirnebene. Affekte, so die Folgerung, sind für die autonomen Regulationsprozesse des Körpers wichtiger als logisch-diskursives Denken.

Die empirische Basis des Konzepts der Gefühle und ihrer Unterscheidung vom Denken dürfte also zu einem guten Teil in den unterschiedlichen Möglichkeiten der Selbst- und Fremdbeobachtung körperlicher Reaktionen liegen. Man spürt am eigenen Leibe, wie es ist, Angst zu haben, wütend, erregt, traurig, verliebt etc. zu sein. Die Annahme von Gefühlen erlaubt es, die Differenz zwischen dem aus der Außenperspektive zu beobachtenden Verhalten und dem aus der Innenperspektive wahrnehmbaren Erleben zu überbrücken.

Aus beiden Beobachtungspositionen werden unterschiedliche Phänomenbereiche beschrieben, da der Beobachtungsbereich jeweils anders begrenzt wird und andere Innen-außen-Differenzierungen vorgenommen werden. Die physiologischen Mechanismen, die das Leben des Individuums kennzeichnen, werden

---

[4] Vgl. MacLean 1973.

in der Selbstbeobachtung anders erfaßt als in der Fremdbeobachtung. Während des sogenannten Denkens sind sie überhaupt nicht beobachtbar, und wo sie beobachtbar werden, werden sie als Gefühle bezeichnet.

Beschränken wir uns auf das, was der außenstehende Beobachter sehen kann, so müssen wir den Phänomenbereich des Verhaltens getrennt von dem der Physiologie beschreiben. Wir können beschreiben, daß eine Person errötet, schwitzige Hände bekommt, zu zittern anfängt, unruhig auf ihrem Stuhl herumrutscht und ähnliches mehr. Darüber hinaus können wir den äußeren Kontext solcher Verhaltensweisen beschreiben und Korrelationen herstellen. Außerdem können wir (mit entsprechendem Untersuchungsinstrumentarium) Aussagen über physiologische Prozesse machen: die Durchblutung des Gesichts steigt an, die Blutdruckwerte verändern sich usw. Trotz all der so erhobenen Daten können wir jedoch nicht so etwas wie eine Entität Affekt oder Gedanken dingfest machen. Die Errötung des Gesichts ist nicht das Schamgefühl, eine brilliante Formulierung ist nicht das Denken. Beides sind Konstrukte, d. h. Merkmale der Beschreibung, durch die Ordnung in eine Menge von Phänomenen gebracht und ein Paket aus ihnen geschnürt wird, das schließlich mit einem Namen versehen wird.

Um Konfusion zu vermeiden, müssen wir ein Begriffssystem wählen, aus dem deutlich und eindeutig hervorgeht, über welchen Phänomenbereich wir reden. Bleiben wir bei der oben vorgeschlagenen Definition individueller Erkenntnisprozesse als Beschreibungen des Interaktionsbereichs, so müssen wir die Bedeutung des umgangssprachlichen Begriffs Gefühl wie auch des psychologischen Begriffs Affekt in drei Teilaspekte aufspalten: die sprachliche Beschreibung (Beschreibung 2. Ordnung), das äußerlich wahrnehmbare Verhalten (Beschreibung 1. Ordnung) und physiologische Prozesse (Beschreibung 0. Ordnung). Obwohl letzlich alle drei miteinander eine funktionelle Einheit bilden, erscheint ihre getrennte Betrachtung zu analytischen Zwecken sinnvoll. Sie ermöglicht die Konstruktion in sich *geschlossener Phänomenbereiche,* zu deren Beschreibung jeweils ein *kohärentes Begriffssystem* zur Verfügung steht. Jeder dieser Bereiche kann als organisiertes System erfaßt werden und durch deskriptive Regeln beschrieben werden. In einem zweiten Schritt können dann (wiederum deskriptive) Regeln darüber, wie diese Systeme sich wechselseitig beeinflussen, erstellt werden.

2. Die Dimensionen affektiver Bedeutungen

Geht man davon aus, daß alle Erkenntnisprozesse durch Unterscheidungen gekennzeichnet sind, so stellt sich die Frage, welche Grenzziehungen durch das, was als Gefühl bezeichnet wird, vollzogen werden. Untersucht man dementsprechend die sprachlichen Beschreibungen, die nach Einschätzung derer, die sie verwenden, einen affektiven Gehalt haben, so ergeben sich bestimmte Unterscheidungskriterien, deren Bedeutung für die Interaktion offensichtlich sind.

In einer großangelegten Vergleichsstudie hat eine Forschergruppe um den Psycholinguisten Osgood[5] untersucht, welche Bedeutungen in 20 unter-

---
[5] Osgood et al. 1975.

schiedlichen Sprachen (vom Deutschen bis hin zum Urdu) in den Begriffen, durch die Gefühle beschrieben werden, impliziert sind. Sie fanden faktorenanalytisch drei semantische Dimensionen, aus denen ein semantischer Raum konstruiert wird; in ihm lassen sich gefühlsmäßige Bedeutungen lokalisieren.

Diese Dimensionen galten universell, d. h. unabhägig von den spezifischen Strukturen des Sprachsystems, und damit auch unabhängig von kulturellen Besonderheiten. Jeder Erkenntnisgegenstand, so der Schluß von Osgood und seinen Mitarbeitern, wird affektiv als *aktiv* oder *passiv*, *stark* oder *schwach* sowie *gut* oder *böse* klassifiziert.

Betrachtet man diese binären Kategorisierungen, so wird ihre Relevanz für die Verhaltens- und Handlungsebene deutlich. Es werden jeweils Unterscheidungen vorgenommen, die einen Orientierungsrahmen für das individuelle Handeln zur Verfügung stellen. Die Art und Weise, wie ein Beobachter irgendwelche Attribute innerhalb dieser Bedeutungsdimensionen zueinander in Beziehung setzt, liefert ihm einen Leitfaden für die Selektion seiner Verhaltensweisen. Er beschreibt die Welt, die er aus sich selbst und irgendwelchen Objekten bestehend konstruiert, und schreibt ihnen bestimmte Prädikate und Beziehungen zueinander zu. Dies kann zum Beispiel so aussehen, daß er sich selbst als *passiv*, sein Gegenüber als *aktiv*, sich selbst als *stark*, den anderen als *schwach*, den anderen als *böse* und sich als *gut* kennzeichnet. Die Welt wird nicht zufällig strukturiert, sondern so, daß der (Selbst- und Fremd)beobachter ein Orientierungssystem für sein Handeln gewinnt.

In diesen Bedeutungen der Affekte sind genau die Kriterien gegeben, die zur Konstruktion einer Handlungslogik nötig sind. In der Unterscheidung aktiv vs. passiv wird differenziert zwischen handelnd und nichthandelnd bzw. zwischen Subjekt und Objekt eines Aktes. In der Unterscheidung stark vs. schwach wird die Fähigkeit oder Unfähigkeit, das Ziel bzw. die Intention einer Handlung durchzusetzen, erfaßt. Und in der Unterscheidung gut vs. böse wird ein Bewertungsmaßstab zur Verfügung gestellt, der die Wahl zwischen verschiedenen Handlungsalternativen bzw. den Zuständen, die durch sie verändert oder bewahrt werden, leiten kann.

Auch Osgood deutet die Ergebnisse seiner Untersuchung in diesem Sinne: „Wie für den Neandertaler ist auch heute für uns an dem Zeichen für eine Sache wichtig, ob es etwas Gutes oder Böses meint (ist es eine gute Antilope oder ein böser Säbelzahntiger?); zweitens, ob es etwas meint, was in bezug auf mich stark oder schwach ist (ist es ein starker Säbelzahntiger oder eine schwache Mücke?); drittens, ob es etwas Aktives oder Passives in bezug auf mich meint (ist es ein böser, starker Säbelzahntiger oder ein böser, starker Treibsand, um den ich einfach herumgehen kann?). Das Überleben hing damals wie heute von den Antworten ab".[6]

Der Unterschied zwischen den Kognitionen, die in sogenannten affektiven Prozessen impliziert sind, und den Kognitionen, die im sogenannten diskursiven Denken impliziert sind, dürfte vor allem im Grad der Differenzierung liegen. Versteht man Denken — wie Freud es sah — als Probehandeln, so geht es auch dabei darum, die Selektion möglicher Handlungen zu leiten. Die Kriterien die im

---
[6] a.a.O., S. 395.

Denken durch die Möglichkeit der Reflexion und Abstraktion gegeben sind, erlauben ein erheblich differenzierteres Beurteilen von Situationen. Das grobe Raster, durch das die Affekte die Welt beschreiben, kennt keine Zwischenstufen. Es funktioniert nach dem Alles-oder-nichts-Prinzip. Da es nicht auf Abstraktionen zurückgreifen kann, ist es ausschließlich auf das Hier und Jetzt bezogen, den Bereich der direkten Interaktion. Dieses Prinzip ist überall dort funktionell, wo schnell (re)agiert werden muß, wo keine Zeit zur Reflexion zur Verfügung steht.

Die besondere Stellung der Affekte dürfte denn auch in ihrer engen Kopplung an charakteristische physiologische Prozeßmuster, an bestimmte körperliche Notfallreaktionen, die eine spezifische Handlungsbereitschaft gewährleisten, bestehen.

3. Streß als eine Beschreibung des Interaktionsbereichs

Wenn man die Verhaltensweisen eines lebenden Systems als eine Beschreibung seines Interaktionsbereichs betrachtet, so stellt sich als nächste Frage, welche Unterscheidungen durch Beschreibungen auf der rein körperlichen Ebene durch physiologische Prozeßmuster, Rhythmen und Zyklen vollzogen werden.

Als simples Beispiel mag der Tag-Nacht-Rhythmus dienen, die unterschiedliche physiologische Aktivität im Wachen und im Schlafen. Sie erfaßt und betrifft den Körper als Gesamtheit und kann nicht als Verhalten einzelnen Körperteilen zugeschrieben werden (auch wenn einem natürlich der Fuß „einschlafen" kann). Hier zeigt sich in einem physiologischen Programm ein Aspekt der Adaptation. Der Organismus vollzieht de facto eine Unterscheidung zwischen zwei für ihn prinzipiell verschiedenen Phasen des Tages: in der Schlafphase hat sein Verhalten den Charakter einer von bewußten Entscheidungen *unabhängigen* Aktivität, in der Wachphase kann er dagegen Handlungen, d. h. Akte oder Unterlassungen, vollziehen. Diese Unterscheidung ist Ergebnis eines evolutionären Adaptationsprozesses, der dazu geführt hat, daß in einem körperlichen Reaktionsmuster ein gewisses Abbild, ein Analogon, des durch die Umdrehung der Erde bedingten Tag-Nacht-Rhythmus entstanden ist. Es ist natürlich eine sehr ungenaue und egozentrische Beschreibung des Unterschieds von Tag und Nacht. Nachts zu schlafen ist insofern „passend" (d. h. angepaßt), als es sich sehenden Auges bei Tage halt besser handeln läßt — zumindest für den Menschen (Eulen würden das wahrscheinlich ganz anders beurteilen).

Ein anderes physiologisches Muster ist im Rahmen der hier verfolgten Fragestellung von ungleich größerer Bedeutung: der Streß.

Streß ist, wie Hans Selye, der Erfinder dieses Begriffs, definiert, „das nichtspezifische Resultat einer jeden Anforderung an den Körper, sei der Effekt nun geistig oder körperlich".[7] Durch die Streßreaktion werden objektiv ganz unterschiedliche Situationen subjektiv — auf der körperlichen Ebene — als identisch kategorisiert. Sei es eine emotionale Erregung oder eine Verletzung, Blutverlust oder der Verlust eines Angehörigen, auf differierende Anforderungen erfolgt

---

[7] Selye 1982, S. 7.

eine stereotype körperliche Antwort. Durch sie wird implizit unterschieden, ob die aktuelle Situation eine Anpassungsleistung erfordert oder nicht. Genauer gesagt: der Körper reagiert im Streß so, *als ob* eine Anpassungsleistung vollzogen werden müßte, und aktiviert die dazu nötigen Ressourcen.

Streß ist eine undifferenzierte Form der Beschreibung der aktuellen Interaktionssituation eines Organismus durch den Organismus. Sie stellt ein phylogenetisch altes Muster dar, das sich — wie ihr Überleben belegt — trotz (wahrscheinlich: *wegen*) ihrer Undifferenziertheit als „passend" erwiesen hat. In aktuellen Gefahrensituationen, in denen schnell reagiert werden muß, bleibt keine Zeit für differenzierte Urteile. Grobe Raster, die nach dem Entweder-oder-Muster geschnitzt sind, bieten im Falle eines Notstands eine wirksame Möglichkeit der Komplexitätsreduktion.

Dieses von Selye[8] als „general adaptation syndrome (GAS)" bezeichnete Phänomen ist durch die stereotype Veränderung bestimmter physiologischer Parameter charakterisiert. Geht die körperliche oder psychische Homöostase verloren, kommt es zur Erregung des Hypothalamus, der als Verbindungsglied zwischen endokrinem und Nervensystem funktioniert. Über die Freisetzung von CRF („corticotrophic hormone releasing factor") wird die Hirnanhangsdrüse veranlaßt ACTH („adrenocorticotrophic hormone") in den Blutkreislauf abzugeben, wodurch wiederum die Sekretion von Nebennierenrindenhormonen (in erster Linie Glukokortikoiden) ausgelöst wird. Durch Glukoneogenese wird ein ausreichendes Potential an Energie bereitgestellt, so daß die notwendigen adaptiven Reaktionen ausgeführt werden können.

Die Kortikoide stehen in Verbindung mit einer Reihe anderer Enzymantworten. Wesentlich erscheint, daß sie Immunreaktionen und Entzündungsprozesse *unterdrücken*, wodurch sie dem Körper helfen, mit potentiell pathogenen Stoffen *zu koexistieren*. Gleichzeitig jedoch werden, wenn auch in geringerem Maße, die sogenannten Mineralkortikoide freigesetzt, welche die Proliferation des Gewebes und die *Entzündungsfähigkeit fördern*. Ihre Funktion besteht im Aufbau einer starken *Schranke* gegenüber invasiven Agenzien. Auch das von der Hirnanhangsdrüse freigesetzte STH (Somatotrophic Hormone) stärkt die Abwehrreaktionen.

Gleichzeitig mit den bislang dargestellten Prozessen werden Hormone wie die Katecholamine freigesetzt. Durch die Wirkung von Adrenalin z. B. wird Energie verfügbar gemacht, die Pulsfrequenz, der Blutdruck und die Durchblutung der Muskeln erhöht; darüber hinaus hat es stimulierende Wirkungen auf das Zentralnervensystem. All diese hier nur sehr grob skizzierten Reaktionen kontrollieren sich gegenseitig im Rahmen kybernetischer Rückkopplungsstrukturen.[9]

Auch der zeitliche Ablauf dieses Adaptationssyndroms ist charakteristisch: zunächst werden in einer Alarmphase („alarm reaction") die Abwehrkräfte durch die referierten Mechanismen mobilisiert. Überlebt der Organismus die unmittelbare Gefahrensituation und dauert die Anforderung an den Körper an, so kommt es für eine gewisse Zeit zu einer Gewöhnung an diese Belastung, dem Stadium des Widerstands („stage of resistance"). Die physiologischen Mechanismen dieser Phase weichen von denen der Alarmreaktion ab und sind ihr teilweise sogar

---
[8] Selye 1936.
[9] Vgl. Selye 1982, S. 11–13.

entgegengesetzt. Doch die gewonnene Anpassung geht bei weiter fortdauernder Anpassungsanforderung an den Körper wieder verloren: es kommt zur dritten Phase, dem Stadium der Erschöpfung („stage of exhaustion"). Durch Schlaf und Ruhe kann die Adaptationsfähigkeit zwar wieder zum Teil regeneriert werden, jedoch — nach Ansicht von Selye — niemals vollständig. Jeder Streß hinterläßt biologische Narben, die irreversibel sind und zu den Zeichen des Alterns führen.[10]

Folgern läßt sich aus alledem, daß die biologische Anpassungsfähigkeit lebender Systeme nicht unbegrenzt ist. Durch die Mechanismen des Stresses, d. h. durch die verfügbaren Muster von Anpassungsreaktionen, wird implizit eine Lebenswelt beschrieben, in der es so etwas wie ruhige und weniger ruhige Zeiten gibt. Zeiten der Gefahr für das Überleben, in denen entweder interne Verhaltens- bzw. Interaktionsmuster verändert werden (z. B. bei Krankheiten oder Verletzungen) oder aber externe Verhaltens- bzw. Interaktionsmuster (z. B. bei äußerer Bedrohung). Der Körper versetzt sich in die Lage, auf verschiedenen Systemebenen Gefahren abwehren zu können; sei dies durch die Aktivierung oder Unterdrückung des Immunsystems, sei es durch die Ermöglichung bestimmter Handlungen. Doch dies sind Ausnahmesituationen, die nur eine begrenzte Zeit durchgestanden werden können. Lebende Systeme bedürfen offenbar einer Lebenswelt, in der sie genügend Zeiten der Sicherheit, Ruhe und Regeneration finden und die Homöostase (der Eigenwert) im Rahmen „normaler" Operationen ohne allzugroße Anstrengungen gewährleistet ist.

Ein wesentlicher Faktor ist dabei allerdings zu berücksichtigen: welche Situationen für wen streßauslösend sind, ist nicht objektiv feststehend. Wie die neuere Streßforschung zeigt, hängt der individuelle Streß weitgehend davon ab, wie ein konkretes Individuum sich und seine aktuelle Situation wahrnimmt und bewertet. Das Maß des Streß bestimmen subjektive wie objektive Faktoren. Es hängt weitgehend von der Bedeutung ab, die ein Individuum einer Situation gibt, ob in einer konkreten Lebenslage Streß ausgelöst wird oder nicht.[11]

Nach der „interruptiontheory" von Mandler[12] kommt es immer dann zum Streß, wenn irgendwelche *organisierte* Aktionen oder Denkprozesse durch innere oder äußere Ereignisse unterbrochen werden. Dabei ist zwar jeder Stressor eine Unterbrechung, nicht aber jede Unterbrechung ein Stressor. Durch diese Unterbrechung eines mehr oder weniger in sich geschlossen ablaufenden Schemas der Handlung oder Kognition (im engeren Sinne) wird die Aufmerksamkeit neu zentriert, auf eine neue und unerwartete Anforderung fokussiert. Die autonome körperliche Streßreaktion zwingt dazu, die Umwelt neu zu beurteilen und zwischen wichtig und unwichtig zu unterscheiden. Gefahren, die bis dahin der bewußten Aufmerksamkeit entgangen sind, werden registriert, Anpassungsmaßnahmen können getroffen werden. Alles, was fremd ist, kann Streß auslösen, da es nicht ohne weiteres an vorhandene Schemata assimiliert werden kann. Dadurch jedoch, daß ein Individuum seine Aufmerksamkeit neu fokussiert und überprüft, welche Bedeutung für ihn das Ereignis hat, das seinen gewohnten Lebensablauf unterbrochen hat, kann es entscheiden, was zu tun ist. Und empiri-

---
[10] a.a.O., S. 10/11.
[11] Vgl. Lazarus 1966, 1976; Magnusson 1982, S. 231 ff.
[12] Mandler 1982, S. 88 ff.

sche Untersuchungen belegen: sobald die Aufmerksamkeit neu fokussiert ist, sinken die den Streß kennzeichnenden Parameter deutlich, es sinkt z. B. der Blutdruck.[13] Der Organismus scheint hier nach der Devise zu reagieren: „Gefahr erkannt, Gefahr gebannt!"

Auf diese Weise können in das handelnde Erproben neue Erfahrungen integriert werden. Was gestern ein Stressor war, braucht es morgen nicht mehr zu sein.

Das Konzept des Stresses ist im Rahmen dieser Arbeit deswegen von besonderem Interesse, weil es ermöglicht, die innere Logik physiologischer Organisationsprozesse mit der Logik von Handlungen und verbalen Beschreibungen zu vergleichen und ihre Wechselbeziehungen zu analysieren.

Betrachtet man unter diesem Gesichtspunkt die innere Logik der Streßmechanismen, so zeigen sich zwei gegensätzliche Strategien des Körpers in der Interaktion mit irgendwelchen Aggressoren. „Diese beiden Reaktionstypen, von denen die Homöostase im wesentlichen abhängt, sind bekannt als *syntoxisch* (von *syn*, was zusammen bedeutet, und *katatoxisch*, von *kata*, was gegen bedeutet. Der erste hilft uns, den Aggressor zu dulden, während der zweite ihn zerstört".[14] Syntoxische Stimuli wirken eher beruhigend auf das Abwehrsystem, sie schaffen einen „Status passiver Toleranz, der eine friedliche Coexistenz mit dem Aggressor erlaubt".[15] Dagegen werden in der katatoxischen Reaktion biochemische Veränderungen induziert, die zu einer aktiven Attacke gegen den Aggressor führen. Ihr Ziel ist es, ihn aufzulösen und so unschädlich zu machen.

Mit einem anderen Namen benennen Henry und Stephens diese beiden unterschiedlichen Muster: die katatoxische Reaktion, welche die körperliche Bereitschaft zu Kampf oder Flucht herstellt, nennen sie Cannon-Reaktion (nach dem Physiologen Cannon, der sie zuerst beschrieben hat); die syntoxische Reaktion nennen sie (ebenfalls nach dem Erstbeschreiber) Selye-Reaktion.[16] Sie sehen mit der Cannon-Reaktion den Versuch des Individuums verbunden, Kontrolle über die Situation zu gewinnen. Dies kann sowohl über Kampf als auch über Flucht erfolgen. Auf jeden Fall ist dieser Versuch mit Aktivität verbunden. In der Selye-Reaktion sehen sie die Folge des Verlustes der Kontrolle. An die Stelle der Aktivität tritt nunmehr Depression. In Abb. 8 sind die beiden Muster schematisch dargestellt.[17] Hier zeigen sich auch auf der physiologischen Ebene (d. h. im Phänomenbereich Organismus) die beiden unterschiedlichen Formen der aktiven und passiven Negation. Kortikoide sind in ihrer Funktion gegenüber irgendwelchen Aggressoren passiv negierend. Sie verhindern oder beeinträchtigen sogar aktiv negierende Maßnahmen wie die Entwicklung von Entzündungen. Aktiv negierend hingegen sind die Reaktionen des Immunsystems, deren Wirkung in einer stärkeren Abgrenzung des Körpers gegenüber aggressiven und invadierenden Agenzien besteht.

Man muß sich nun jedoch davor hüten, aus der Tatsache, daß sich analoge Strukturierungsprinzipien auf verschiedenen Systemebenen beschreiben lassen,

---

[13] Vgl. Magnusson 1982.
[14] Selye 1982, S. 13.
[15] a.a.O., S. 13.
[16] Vgl. Henry u. Stephens 1977, S. 118 ff.; vgl. auch die Übersicht bei Gunthern 1985.
[17] Nach Henry u. Stephens 1977, S. 119.

92 Theorie — Allgemeiner Teil

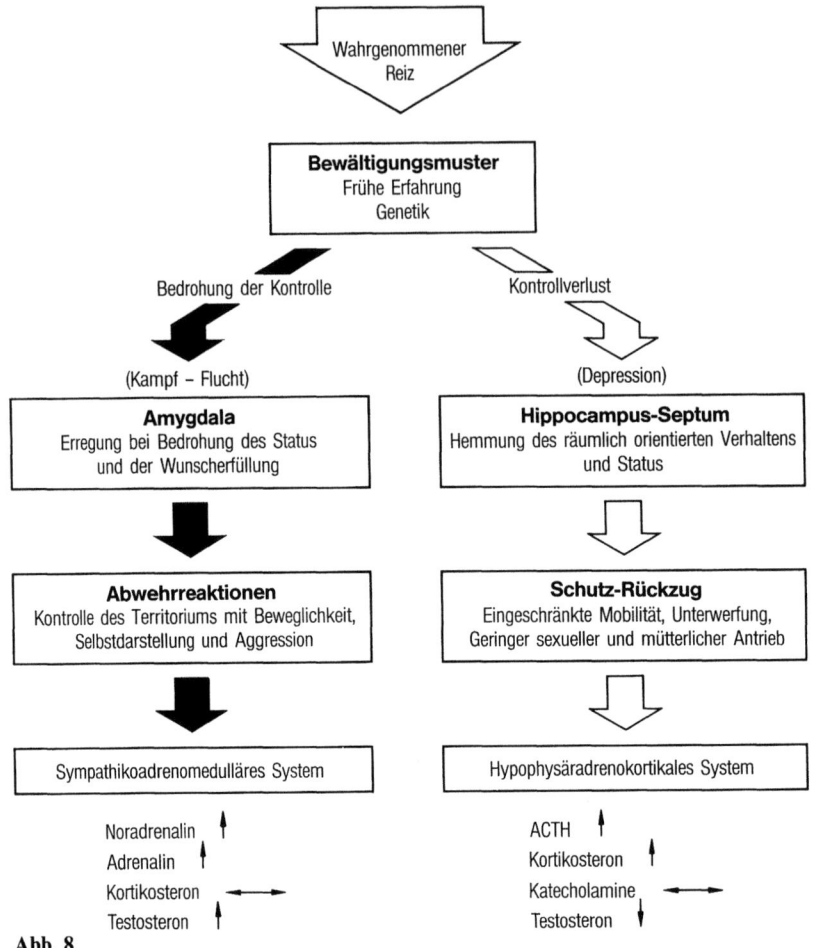

Abb. 8

einen Parallelismus der Prozesse der unterschiedlichen Phänomenbereiche zu folgern. Dennoch haben derartige Überlegungen natürlich etwas Bestechendes an sich. Um hier Klärung zu bringen, müßte belegt werden, daß die Prozesse der verschiedenen System- und Beschreibungsebenen so miteinander verknüpft sind, daß sie als isomorph betrachtet werden können, d. h. als Übersetzung der einen in die andere.

Dies geht selbstverständlich nicht auf einer allgemein abstrakten Ebene, sondern lediglich im Einzelfall: es müßte überprüft werden, ob ein Individuum in einer von ihm als Bedrohung erlebten Situation eher mit aktiv oder passiv die Gefahr negierenden Handlungen (also: Akten oder Unterlassungen) reagiert, und ob mit dieser Reaktionsform auch auf der rein physiologischen Ebene eher katatoxische oder syntoxische (Cannon- oder Selye-)Reaktionen verbunden sind. Die individuelle Bevorzugung des einen oder anderen Reaktionsmusters sollte — diese These läßt sich aufstellen — im Falle der Dauerbelastung zu jeweils anderen Krankheitsbildern führen.

Genausowenig wie sich bei der Übersetzung von einer Sprache in eine andere (vom Deutschen ins Englische z. B.) Sinn ergibt, wenn man lediglich einzelne Worte (oder gar Buchstaben) herauspickt und ohne Berücksichtigung des Kontextes zu übersetzen versucht, ergibt es einen Sinn, einzelne physiologische oder interaktionelle Variablen aus ihrem dynamischen und strukturellen Zusammenhang zu lösen und zueinander in Beziehung zu setzen. Es müssen jeweils ganze „Texte" (nicht einmal die „Sätze" sind ohne Angabe ihres Kontextes ausreichend verständlich) übersetzt werden: physiologische, affektiv-kognitive und interaktionelle Strukturen und Prozesse sind so etwas wie in sich geschlossene Texte. Sieht man sie als Sprache, so entsprechen ihre Organisation einer Grammatik, ihre Strukturen dem Wortschatz samt der Grammatik und die tatsächlich ablaufenden Prozesse dem, was schließlich gesagt wird. Diesen prinzipiellen Einwand muß man berücksichtigen, wann immer man versucht „soziopsycho-somatische" Beziehungen festzustellen.

4. Bindung, oder: Was ist das „Selbst" selbstreferenter Systeme?

Wenn bislang vom Überleben eines lebenden Systems gesprochen wurde, so war dabei stets vom Individuum als biologischer Entität die Rede. Soweit es sich um physiologische Prozesse und Automatismen handelte, war dies sicherlich auch sinnvoll. Sobald es jedoch um affektive und im engeren Sinne kognitive Prozesse geht, kann nicht stillschweigend das biologische System „menschliches Individuum" als Überlebenseinheit betrachtet werden.

Daß die Grenzen des Körpers nicht die Grenzen der Überlebenseinheit, d. h. der überlebensfähigen Einheit sind, zeigt sich am neugeborenen Kind. Es ist nicht in der Lage, sich unabhängig von den Handlungen anderer Menschen am Leben zu erhalten. Der Säugling ist bei seiner Geburt lediglich mit einem sehr beschränkten Verhaltensrepertoire ausgestattet. Ohne die Betreuung, Zuwendung und Ernährung durch Eltern oder Personen, die Elternfunktionen übernehmen, ist das rein biologische Überleben des Kindes nicht möglich. Für das Kind ist in dieser Phase seiner individuellen Entwicklung das (mindestens dyadische) Interaktionssystem die Überlebenseinheit.

Die Herstellung, Aufrechterhaltung und Auflösung derartiger symbiotischer, über die biologisch vorgegebenen Grenzen des Individuums hinausgehender Interaktionseinheiten ist offenbar eine der wesentlichen Funktionen affektiver Prozesse. Die Verhaltensforschung zeigt, daß derartige „Bindungen" bei einer großen Zahl sozial lebender Tiere zu beobachten sind. Der Begriff Bindung hat — wie Wickler und Seibt betonen — zwar keinen Erklärungswert, eignet sich aber gut zur Beschreibung des Sachverhalts: „Eine Anziehung veranlaßt das Individuum, einem Partner zu folgen, wenn dieser sich fortbewegt, ihm zuliebe zu bleiben, sollte er am Ort verharren oder gar aktiv nach ihm zu suchen, sollte er verschwinden. Für die Bindung (oder das Band, wie Lorenz es auch nannte) ist also nun nicht mehr eine charakteristische Bewegungsweise gefordert, sondern eine bestimmte Bedingung oder Situation, in der eine Bewegungsweise auftritt... Mit dem Wort Bindung bezeichnen wir also das, was frei bewegliche Individuen beieinander oder an bestimmten Orten hält".[18]

Diese Definition von Bindung ist auf die von außen beobachtbare Verhaltensebene bezogen: „Ganz allgemein muß man fordern, soziale Bindungen in Form von Bevorzugungen zu beschreiben, also Verhaltensweisen zu nennen, die bevorzugt oder ausschließlich auf bestimmte Objekte, Orte oder Individuen gerichtet werden. Dasjenige Individuum, auf das eine solche Verhaltensweise bevorzugt gerichtet wird, ist dann definitionsgemäß der Partner; .... Wenn die Individuen Bevorzugungen untereinander entwickeln, dann hat das zur Folge, daß die sozialen Interaktionen nicht zufällig, sondern in irgendeiner Weise geordnet auftreten. Diese Ordnung (wer mit wem kopuliert, wer welche Junge aufzieht, welche Individuen zusammen jagen usw.) nennen wir Sozialstruktur".[19]

Doch was sich aus der Außenperspektive als ein Aspekt der Sozialstruktur darstellt, muß auf die Struktur des Individuums bezogen werden, das die Bindung eingeht. Es ist in seinem Verhalten strukturdeterminiert. „Ganz offensichtlich ändert sich, wenn eine Bindung aufgebaut wird, nicht das Objekt oder das Individuum, auf das sich die Bindung richtet, sondern vielmehr dasjenige Individuum, das die Bindung eingeht".[20]

Die Beziehung, die zwischen den beteiligten Interaktionsteilnehmern — dem *sich* bindenden Individuum und dem Objekt der Bindung — dabei ensteht, ist komplementär. Beide ergänzen sich in ihren Funktionen. Dies gilt auch für die Bindungen zwischen Menschen.

Bateson hat darauf hingewiesen, daß alle Prozesse, die von der Psychoanalyse als „libidinös besetzt" definiert werden, an solch komplementäre Beziehungen gebunden sind.[21] Alle sexuellen Strebungen (im weitgefaßten psychoanalytischen Sinne verstanden), d. h. das evolutionäre Erbe des menschlichen Trieb- und Affektlebens, haben die Tendenz, derartige komplementäre Beziehungen auf der Verhaltensebene zu initiieren.

Auch wenn für das psychoanalytische Konzept des Triebes ebenso wie für das Konzept der Bindung gesagt werden muß, daß es keinerlei erklärenden Wert hat, so beschreibt es doch wiederum ganz gut einige Muster menschlichen Verhaltens. Das Konzept der Libido ist dem der Bindung analog; es beschreibt, daß Menschen offenbar ein Bedürfnis nach Beziehung haben[22] (zumindest verhalten sie sich so, als ob sie es hätten). Auch Menschen gehen solche Bindungen ein (aus welchem Grund auch immer).

Für das neugeborene Kind ist diese Bindung ein höchst funktioneller Mechanismus. Es ist dabei sowohl das Objekt der Bindung als auch gebundenes Individuum. John Bowlby[23] hat in seinen Untersuchungen der frühen Mutter-Kind-Interaktion die Entstehung dieser Bindung beschrieben. Insgesamt beschreibt er fünf Mechanismen, die dafür sorgen, daß die räumliche Nähe — und damit die Möglichkeit zu gehäufter, bevorzugter Interaktion — zwischen Mutter und Kind hergestellt und aufrechterhalten wird. „Zwei davon, Schreien und Lächeln, bringen gewöhnlich die Mutter zum Kind und halten sie in seiner Nähe. Zwei weitere,

---

[18] Wickler u. Seibt 1977, S. 306/307.
[19] a.a.O., S. 313.
[20] a.a.O., S. 318.
[21] Bateson 1971, S. 419.
[22] Blanck u. Blanck 1979, S. 27.
[23] Bowlby 1969.

Nachfolgen und Anklammern, bringen das Kind zur Mutter und halten es in ihrer Nähe. Die Rolle der fünften Reaktion, Saugen, läßt sich weniger leicht kategorisieren und bedarf näherer Untersuchung. Eine sechste, Rufen, ist auch wichtig: Von vier Monaten an ruft ein Kind seine Mutter mit kurzen, durchdringenden Schreien, später dann durch Nennung des Namens".[24]

Bindung bedeutet, daß bestimmte Interaktionen bevorzugt werden. Durch seine (wenigen) angeborenen Verhaltensmöglichkeiten „verführt" das Kind die Mutter dazu, eine bestimmte Beziehung zu ihm zu realisieren und Funktionen für das Kind zu übernehmen (solche z. B., die der Erwachsene mit Hilfe seiner Ich-Funktionen erledigt).

Zu Beginn seiner Entwicklung ist das Kind nicht in der Lage, sich ohne ein Bindungsobjekt am Leben zu erhalten. Es kann die mit dem Lebensprozeß verbundenen körperlichen Ungleichgewichtszustände ohne „fremde" Hilfe nicht aktiv negieren.

Aus der Außenperspektive läßt sich sagen, daß die Reversibilität der mit den normalen Lebensprozessen verbundenen Zustandsänderungen des Systems „Neugeborenes" nur unter ganz *eng limitierten Umweltbedingungen* gegeben ist. Es kann nur als Element eines Interaktionsbereichs überleben, in dem ein Partner restitutive, das verlorene Gleichgewicht aktiv wiederherstellende Funktionen übernimmt. Die „mütterliche" Funktion besteht in der *aktiven Negation der Negation der Homöostase* des Kindes. Das nur aus Lächeln, Schreien, Anklammern, Nachfolgen und Saugen bestehende Verhaltensrepertoire des Kindes führt nur in der Kombination mit den Operationen der Mutter zu einem Eigenwert (d. h. zur Homöostase).

Unterscheidet man die verschiedenen Phänomenbereiche, so ist auf der Verhaltensebene die operational geschlossene und damit autonome Überlebenseinheit das aus Mutter und Kind bestehende soziale System.

Natürlich ändert dieser Umstand nichts an der Tatsache, daß das Kind biologisch gesehen ein organisatorisch geschlossenes und damit autonomes System ist. Nur: wenn es ihm nicht gelingt, eine Bindung herzustellen, so bleibt es das nicht lange.

Die Beschreibungen (welcher Ordnung auch immer), die Mutter und Kind von ihrem Interaktionsbereich geben, müssen also zu der Tatsache „passen", daß das Kind nur als Teil eines sozialen Systems überleben kann. Betrachtet man von außen ihre Interaktion, so wird deutlich, daß sie sich als Einheit beschreiben. Das „Selbst" des hier betrachteten selbstreferenten Systems ist nicht mit den Grenzen des individuellen Organismus übereinstimmend. Die Strukturen beider sind so aneinander gekoppelt, daß die Mutter zwar ohne das Kind überleben kann, nicht aber umgekehrt das Kind ohne die Mutter.

Innerhalb der individuellen Entwicklung des Menschen vom Neugeborenen zum Erwachsenen kommt es nun zu Veränderungen der Verhaltensschemata und inneren Strukturen. Aus Erfahrungen wird gelernt, es kommt zur Bildung von Information durch Unterscheidungen. Es werden affektiv-kognitive Schemata konstruiert, die durch Assimilation und Akkomodation differenziert werden.

---
[24] a.a.O., S. 197/198.

Das Verhaltensrepertoire wird erweitert, die Bandbreite der Umweltveränderungen, die bzw. deren Folgen aktiv negiert und kompensiert werden können, wächst. Wie ein Individuum sich und seinen Lebensbereich aktuell durch sein Verhalten, sein Denken, Fühlen und körperliches Reagieren beschreibt, ist ein Ergebnis seiner individuellen und spezifischen Interaktionsgeschichte.

Die Regelhaftigkeiten dieser verschiedenen Entwicklungsebenen zeigen, daß das Kind sich aus einem Stadium symbiotischer Abhängigkeit, d. h. des Angewiesenseins auf eine *ganz bestimmte* soziale Umwelt (die Mutter-Kind-Dyade, die Familie, bzw. das, was funktionell an ihre Stelle tritt), hin zu immer mehr handlungsmäßiger Unabhängigkeit entwickelt. Verbunden damit ist die Relativierung des affektiven Reagierens durch logisch-diskursive Denkprozesse. Doch läßt sich keine dieser Entwicklungen kausal auf die andere zurückführen; sie stehen vielmehr in Wechselbeziehung zueinander.

In dem Maße, in dem das Individuum in seinen Operationen eine operationale Schließung vollziehen und Eigenwerte produzieren kann, ist eine *Selbst-Objekt-Abgrenzung* vollzogen. Damit verbunden ist die Fähigkeit, sich so zu verhalten, daß unabhängig von den Verhaltensweisen konkreter Interaktionspartner die Wiederherstellung seiner Homöostase möglich ist.

Belegen läßt sich dies, wenn wir wir noch einmal auf die formale Ebene zurückgreifen. Benennen wir das Verhalten einer Person X (z. B. eines Kindes) mit $x_0, x_1, x_2, x_3, \ldots x_n$; das Verhaltens einer Person Y (z. B. der Mutter) mit $y_0, y_1, y_2, y_3, \ldots y_n$. Das Verhalten von X ist in der Interaktion mit Y eine Funktion des Verhaltens von Y. Eine erste Verhaltensweise von X nennen wir nun x_0, die mit ihm funktionell verknüpfte Verhaltensweise von Y, an der X seine Operation vollzieht, um zu diesem x_0 zu gelangen, soll dementsprechend y_0 heißen; jede folgende Verhaltensweise soll fortlaufend numeriert sein. **Op** soll hier zunächst für die Operationen von Y stehen. Dann ergibt sich folgender Formalismus:

$$x_0 = f(Op(y_0))$$
$$x_1 = f(Op(y_1)) = f(Op(Op(y_0)))$$
$$x_2 = f(Op(y_2)) = f(Op(Op(Op(y_0))))$$
$$x_3 = f(Op(y_3)) = f(Op(Op(Op(Op(y_0)))))$$

$$\vdots$$

$$x_n = f(Op(y_n)) = f(Op(Op(Op(Op(Op\ldots(y_0))))))$$

$$\vdots$$

$$x_\infty = f(Op(y_\infty))$$

Für den Fall nun, daß y_∞ der Eigenwert des Operators Op ist, kann $y_\infty = Op(y_\infty)$ gesetzt werden. Aus der *Variablen y* ist nunmehr die *Konstante* y_∞ geworden. Sie kann als stabiler Teil der Realität zu einem Teil der Operationen gemacht werden, die an x vollzogen werden (Op soll nunmehr für die Operationen an x stehen):

$$x_1 = Op(y_\infty, x_0)$$
$$x_2 = Op(Op(y_\infty, x_0))$$
.
.
.
$$x_\infty = Op(y_\infty, x_\infty)$$

So wird y_∞ als konstanter Parameter in die rekursiven Operationen an x einbezogen. Auf diese Weise kann der Zustand von x, das Erreichen des Eigenwerts x_∞, als von den Operationen an den Operationen an den Operationen an den Operationen an x_∞ bestimmt betrachtet werden (wie in dem im Abschnitt „Autonomie: Operationale Schließung" dargestellten Formalismus). Das heißt allerdings nicht, daß es bei jedem x-Wert möglich ist, den Eigenwert für Op(x) zu erlangen.

Die Möglichkeit der Autonomie von X, d. h. die Fähigkeit, einen stabilen Eigenwert, eine stabile Eigenstruktur, ein stabiles Eigenverhalten zu gewinnen und sich operationell zu schließen, hängt davon ab, daß Y ein Eigenverhalten aufweist, das auch für X ein Eigenverhalten zuläßt.

Nur wenn Y sich gegen X abgegrenzt und autonom zeigt, kann sich X gegenüber Y abgegrenzt und autonom entwickeln. Andernfalls bleiben die Werte von x stets an die Werte von y gebunden. In ihrer Kombination können sie dann durchaus so etwas wie Eigenwerte entwickeln. Nur sind sie dann halt als Individuen nicht autonom.

Diese formalen Erwägungen bestätigen, was die Entwicklungspsychologie und Psychoanalyse über die Prozesse der Selbst-Objekt-Differenzierung sagen. Inwieweit der einzelne sich selbst als abgegrenzte **Überlebenseinheit** definiert oder aber andere in sein Selbst miteinbezieht bzw. sich als Teil eines anderen, fremden Selbst kategorisiert, ist im Einzelfall von seiner Interaktionsgeschichte bestimmt. Es wird in der aktuellen Interaktion manifest, durch sie bestätigt oder in Frage gestellt.

Die Literatur, die sich mit den Folgen „gestörter" (d. h. einer von der gegenwärtigen Norm der westlichen Industriegesellschaft abweichenden, nicht den biologischen Trennlinien folgenden) Selbst-Objekt-Differenzierung beschäftigt, ist riesig[25].

Innerhalb der psychoanalytischen Forschung hat sich damit vor allem die Narzißmustheorie und die Ich-Psychologie beschäftigt. Aus der Perspektive der Familientherapie wurde sie mit Begriffen wie „intersubjektive Fusion", „undifferenzierte Familien-Ich-Masse", „Enmeshment" u. ä. bezeichnet.[26]

Alle Differenzierungsprozesse, seien es nun die von organischen Strukturen oder die affektiver und kognitiver Muster, sind an Grenzbildungen gebunden. Autonomie und Abgrenzung bedeuten dabei die organisatorische Schließung des Verhaltenssystems; ihre Wirkung ist es, durch rekursive Operationen Eigenstrukturen aufzubauen und zu erhalten, und ein Eigenverhalten — d. h. einen homöostatischen Zustand — unabhängig von den Operationen der Umwelt zu ge-

---

[25] Vgl. Simon 1984, S. 108 ff.
[26] Literaturüberblick s. Simon u. Stierlin 1984.

währleisten. Diese Unabhängigkeit ist aber — so zeigt der obige Formalismus — nur eine *Als-ob-Unabhängigkeit*: ihre stillschweigende Voraussetzung ist eine gewisse Konstanz des Verhaltens der Umwelt.

Wo dies nicht der Fall ist, können keine stabilen Selbst-Objekt-Grenzen installiert werden.

Während die organische Grenze des Individuums durch seine Haut allgemein als gegeben angesehen werden kann, ist die durch seine Verhaltensweisen gegebene Selbstbeschreibung und -begrenzung des Individuums oft abweichend von der biologischen Grenzendefinition, aber „passend" zum Interaktionsbereich: wenn das Interaktionssystem (eine Familie z. B.) so etwas wie ein „Wir-Selbst" bildet, gibt es keine individuelle Autonomie. Dies ist einer der Fälle, in denen Stierlin von einer Störung der „bezogenen Individuation" spricht, d. h. Bezogensein und Abgegrenztsein sind nicht in ein Gleichgewicht gebracht.[27]

Bei einer Person, die ihre ursprünglich funktionelle Bindung nicht aufgelöst hat oder eine neue Bindung eingeht, in der sie sich selbst nur als Teil eines größeren Selbst als lebensfähig erlebt, müssen Bedrohungen dieser Beziehung auch körperlich andere Auswirkungen haben als bei einer Person, die sich als unabhängig von diesem konkreten Beziehungsobjekt erlebt.

Vor allem für die Auslösung von Streßphänomenen dürfte es von entscheidender Bedeutung sein, wie jeder einzelne die kleinste Überlebenseinheit definiert. Eine Mutter mit kleinem Kind wird in höchsten Streß geraten, wenn ihr Kind bedroht ist, und umgekehrt muß es für ein kleines Kind, das auf seine Mutter angewiesen ist, höchst bedrohlich sein, wenn die Mutter verschwindet. Es kommt also nicht nur auf die unmittelbare eigene körperliche Bedrohung oder Anforderung an; es hängt vielmehr davon ab, wo jeder die Grenzen des Bereichs zieht, für den er sich verantwortlich fühlt und auf dessen Wohlergehen er sein Handeln oder Nichthandeln bezieht. Es ist der Bereich, den er durch sein Verhalten, sein Fühlen und Denken als sein *Selbst* definiert.

Das Selbstsystem, das mittels der Rekursivität seiner Operationen dann autonom ist, ist nicht das Individuum, sondern das Individuum in Interaktion mit dem Objekt.

---

[27] Stierlin 1959, 1964.

F. Identitätsprinzip und „seltsame Schleifen"

1. Identität: Die Abstraktion von Zeit und Kontext

Seit Aristoteles bildete neben dem *Satz vom ausgeschlossenen Widerspruch* und dem *Satz vom ausgeschlossenen Dritten* der *Satz der Identität* die Grundlage der traditionellen Logik. Seine allgemeine Formulierung lautet: „Zwei Dinge x, y sind identisch, wenn jede beliebige Eigenschaft P, die auf x zutrifft auch auf y zutrifft und umgekehrt".[1] Die Spielregeln des westlichen logisch-diskursiven Denkens ruhen weitgehend auf den durch diese drei Sätze gegebenen Grundlagen. Es sind Aussagen über die *Eigenschaften von Objekten* der Erkenntnis.

Betrachtet man den Identitätssatz sorgfältiger, so zeigt sich, daß seine Aussage lediglich für einen speziellen Augenblick Gültigkeit beanspruchen kann. Geht man von der Irreversibilität der Zeit aus, wie es der menschlichen Erfahrung entspricht, so ist nichts in allen seinen Eigenschaften zwischen zwei Zeitpunkten mit sich selbst identisch: zumindest die zeitliche Lokalisierung hat sich geändert. Seit Heraklit ist es bekannt, daß alles „im Fluß" ist, sich verändert, und nichts in allen seinen Eigenschaften konstant bleibt. Der Faktor Zeit sorgt dafür, daß es stetig zu Wandlungen kommt.

Wenn dennoch von irgendeinem Objekt x behauptet wird, es sei mit irgendeinem (anders benannten) Objekt y identisch, so muß von den durch den Ablauf der *Zeit* bedingten Änderungen *abstrahiert* worden sein. Es ist ja stets ein Beobachter, der eine solche Behauptung aufstellt. Er ist es, der die Unterscheidung bzw. die Identifizierung vornimmt. Er ist es, der bestimmte Merkmale als *invariant* registriert, und ihm erscheinen die beiden Objekte miteinander identisch. Er sieht, erlebt oder macht *keinen* Unterschied zwischen ihnen. Maßstab dafür sind *seine* Unterscheidungskriterien.

Für den Gebrauch im Alltag ist es zweifellos in weiten Bereichen sinnvoll und praktisch, die Unterschiede zwischen den Dingen, wie sie gestern waren und wie sie morgen sein werden, zu vernachlässigen. Ein Haus kann am Mittwoch und am Donnerstag derselben Woche als mit sich identisch betrachtet werden. Allerdings: wenn es am Donnerstag gestrichen wird, umgebaut, abgerissen ..., dann ist die Zuweisung von Identität schon problematischer. Sie zeigt sich in einer gewissen Bandbreite als eine der Voraussetzungen für das Gelingen zwischenmenschlicher Kommunikation, vor allem für die Entwicklung von Sprache. Wenn in der täglichen Interaktion Begriffe in unterschiedlicher und nicht berechenbarer Bedeutung verwendet würden, Personen oder irgendwelche unbelebten Dinge ih-

---
[1] D. Hilbert, zit. nach G. Klaus 1964, S. 315.

ren Namen und mit ihm ihre Eigenschaften wechseln würden, so wäre es nicht möglich, jeweils individuell ein verläßliches Orientierungs- und Bezugssystem zu konstruieren.

Formallogisch besagt der Satz der Identität weder, daß die Dinge sich ändern, noch daß sie sich gleichbleiben;[2] nur — so muß man einwenden — es gibt keinerlei Phänomene, die mit sich identisch bleiben. Nichts bleibt vollständig so, d. h. in *allen* Eigenschaften, wie es war. Dennoch kann man so tun, *als ob* dies der Fall wäre. Man braucht dazu lediglich gewisse Unterschiede als irrelevant und vernachlässigbar zu betrachten.

Eine der Möglichkeiten, die Komplexität der Welt zu reduzieren, besteht darin, Identität und Unterschied voneinander zu unterscheiden (eine Unterscheidung 2. Ordnung vorzunehmen).

Die Feststellung von *Identität* ist ja nichts anderes als die *Negation eines Unterschieds*; die Feststellung eines Unterschieds dagegen ist die Negation der Identität. Die logische Operation, durch welche Identität konstruiert wird, ist gewissermaßen die Kehrseite der Unterscheidung. Beides ist miteinander verbunden. Durch das Ziehen einer Grenze (z. B. durch einen Kreis auf einem ebenen Blatt Papier) wird ein Raum von einem anderen getrennt. Der Raum oder Inhalt, der innerhalb dieser Grenze liegt, ist von dem, der außerhalb der Grenze liegt, unterschieden; und der Raum oder Inhalt, der innerhalb dieser Grenze liegt, ist eben mit dem Raum oder Inhalt, der innerhalb der Grenze liegt, identisch. Dieses $a = a$ ist natürlich tautologisch und erscheint auf den ersten Blick banal (ist es auch). Wichtig wird diese Tautologie erst dort, wo sie nicht sofort erkennbar ist, weil die beiden durch die Unterscheidung getrennten Räume oder Inhalte verschieden benannt sind. Man muß dann die Kriterien der Unterscheidung klar definieren, um überprüfen zu können, ob sich hinter den unterschiedlichen Namen dieselben Inhalte verbergen. Der Satz erfährt dann eine Umformung: Der Raum oder Inhalt, der innerhalb der Grenze liegt, ist mit dem Raum oder Inhalt, der *nicht* außerhalb der Grenze liegt, identisch. Die Frage, ob $x = y$, läßt sich dann beantworten, wenn festgestellt wird, daß y *nicht nicht-x* ist. Hier zeigt sich die enge Verwandschaft zwischen dem Identitätssatz und den Sätzen vom ausgeschlossenen Dritten und vom ausgeschlossenen Widerspruch. Letztlich liefern sie rekursiv ihre gegenseitige Bestätigung; würde einer der drei außer Kraft gesetzt und in Frage gestellt, so wären es alle drei.

Kehren wir zu dem Prozeß der Erkenntnis zurück, zu den Operationen, die dabei vollzogen werden. Im Handlungszusammenhang erweist sich Identität (oder Invarianz), wenn bestimmte Phänomene, Objekte, Interaktionspartner stets *nach demselben sensomotorischen Schema* behandelt, d. h. denselben Operationen unterzogen, werden können und stets zu demselben Ergebnis führen. Sie sind eingebaut in die rekursive Funktion der Gewinnung eines Eigenwertes. Wenn sich dabei für denjenigen, der dieses Schema (diesen Operator) anwendet, immer wieder dasselbe Resultat ergibt, so kann davon gesprochen werden, daß er die Kontexte seines Verhaltens, die Merkmale seiner Interaktionspartner etc. zu den verschiedenen Zeitpunkten und in den verschiedenen Situationen miteinander identifiziert (d. h. er beschreibt sie als identisch). Eventuelle Unterschiede, die ein

---

[2] Vgl. G. Klaus 1964, S. 316.

außenstehender Beobachter registrieren könnte, machen für denjenigen, der diese Identifizierungen vornimmt, keinen Unterschied.

Dies ist die Voraussetzung für die rekursive Schließung des individuellen Operationssystems und die Entwicklung eines individuellen Eigenverhaltens, eines Eigenwerts, einer Eigenstruktur. Eine stabile Realität kann errechnet werden: das Individuum hat eine Interaktionsstrategie entwickelt, die dafür sorgt, daß sich die Gegenstände, die Objekte, in der Interaktion mit ihm immer wieder auf eine vorhersehbare Weise verhalten.

Ergebnis dieses Prozesses ist die „Verdinglichung" der Objekte, durch welche die Phänomene der Interaktion als Eigenschaften des Gegenstands betrachtet werden. Anders ausgedrückt: der Beobachter wendet in der Interaktion mit einem bestimmten Gegenstand irgendwelche invarianten Verhaltensschemata an und macht spezifische, von seinem eigenen Verhalten abhängige, immer wieder reproduzierbare Erfahrungen mit dem Objekt; er schreibt den Verhaltensweisen des Objekts eine zeit- und kontextunabhängige Identität zu und, verbunden damit (die Definition von Identität impliziert das), gewisse zeit- und kontextunabhängige Eigenschaften.

Doch was immer irgendein Beobachter über ein Objekt sagen mag, seine eigenen Strukturen gehen in diese Aussage ein. Heinz v. Foerster illustriert dies mit einer kurzen Bemerkung von Karl Kraus: Fragen sie einen Menschen, ob ein bestimmtes Bild obszön ist! Sagt er ihnen „ja", so wissen sie viel über diesen Menschen, nichts jedoch über das Bild.[3] Für v. Foerster sind Objekte „tokens" — greifbare Symbole — für das Eigenverhalten. „Ontologisch können Eigenwerte und Objekte — und entsprechend ontogenetisch: stabiles Verhalten und die Manifestation des „Begreifens" eines Objekts durch ein Subjekt — nicht unterschieden werden. In beiden Fällen sind „Objekte" ausschließlich in die Erfahrung der eigenen sensumotorischen Koordinationen eines Subjekts eingeschlossen, d. h. „Objekte" sind durchwegs subjektiv!".[4]

Hier zeigt sich ein radikaler Gegensatz zu den Prämissen der traditionellen Logik, wie sie sich im Satz vom ausgeschlossenen Widerspruch, im Satz vom ausgeschlossenen Dritten und im Identitätssatz darstellen. Eine der impliziten Vorannahmen all dieser drei Sätze ist es nämlich, daß alle Aussagen über ein Objekt unabhängig von den Bedingungen des Beobachters Gültigkeit beanspruchen können. Das Beispiel der Identität kann dies verdeutlichen: Identität erscheint auf den ersten Blick als eine *Eigenschaft von Eigenschaften* eines Objekts. Doch welche Eigenschaften mit welchen identifiziert werden, entscheidet der Beobachter durch die Art und Weise, wie er Unterscheidungen vornimmt (oder besser: nicht vornimmt). Identität ist also stets eine Eigenschaft der *Beschreibung*, nie eine Eigenschaft des beobachteten Objekts. Es ist Teil der Landkarte, nicht der Landschaft. Wer beide Phänomenbereiche — Landkarte und Landschaft — miteinander verwechselt, den Unterschied zwischen ihnen nicht sieht, der läuft große Gefahr, eines Tages eine Speisekarte aufzuessen.

---

[3] v. Foerster, persönliche Mitteilung.
[4] v. Foerster 1977, S. 212.

Etwas als identisch mit sich selbst zu handhaben oder zu betrachten, ist Voraussetzung für jede Form der Konstruktion einer stabilen Realität. Es ermöglicht, im Rahmen des alltäglichen Handelns und der Alltagserkenntnis stillschweigend von der Prämisse auszugehen, daß alles so bleibt, wie es ist, es sei denn, irgendwer oder -was (eine Ursache) sorgt dafür, daß sich etwas ändert. Es ist die Realisierung einer bestimmten System-Umwelt-Beziehung. Das System beschreibt durch sein Verhalten seinen Interaktionsbereich und beschreibt ihn solange als gleichbleibend, bis sich erweist, daß Unterschiede gemacht werden müssen.

Die Dialektik von Identifizierungen einerseits und Unterscheidungen andererseits stellt ein heuristisches Verfahren dar, das die Grundlage der Entwicklung aller kognitiver Strukturen bildet — in der biologischen Evolution, der Ontogenese, dem Lernen und der Wissenschaft. Beides ist ein Kennzeichen von Lebensprozessen.

Um ein Objekt x als identisch mit einem einige Zeit später beobachteten Objekt x' zu betrachten, bedarf es kognitiver Prozesse (d. h. je nach der Ebene der Betrachtung: biologischer Organisations- und Reproduktionsprozesse wie auch geistiger Operationen und Verhaltensstrategien), welche der Irreversibilität zuwiderlaufen, Entropie beseitigen und eine gewisse Reversibilität gewährleisten. Es sind negentropische Prozesse: Prozesse der Informationsschöpfung, der Strukturbildung und -erhaltung; der nach dem Entropiesatz wahrscheinliche Wärmetod findet nicht statt, Selbstorganisationsprozesse laufen ihm zuwider.

„Erfahrungen", die irgendwann im Laufe der Geschichte eines lebenden Systems in einem bestimmten Kontext gemacht worden sind, werden so de facto auf einen anderen Kontext, eine andere Zeit *übertragen*. Der Begriff der „Übertragung" ist in diesem Zusammenhang bewußt gewählt, da all die Aspekte, die im psychoanalytischen Konzept der Übertragung dargestellt sind, sich als *Identifizierung unterschiedlicher Kontexte* verstehen und erklären lassen. Aber auch das Phänomen des „Wiederholungszwangs" ist durch die Identifizierung unterschiedlicher Kontexte ausreichend beschrieben.

Das gilt nicht nur für den Umgang mit irgendwelchen Objekten, sondern auch für den Bereich der Selbstbeobachtung. In der Entwicklungs- und Sozialpsychologie ist Fragen der Epigenese der persönlichen Identität großer Raum gegeben worden. Wie kommen Menschen dazu, das kleine Kind, das sie einmal waren, mit dem Erwachsenen, der sie heute sind, zu identifizieren? Rein äußerlich verbindet ihr Erscheinungsbild kaum noch eine Ähnlichkeit, und auch ihr Denken, Fühlen und Handeln hat sich radikal gewandelt; was ist es also?

Doch all dies ist lediglich der Sonderfall der Anwendung eines offenbar funktionellen heuristischen Verfahrens, einer allgemein anwendbaren kognitven Strategie, d. h. einer (Über)lebensstrategie.

Die Funktionalität dieses Verfahrens hat seine Grenze dort, wo durch die Annahme von Identität eine System-Umwelt-Beziehung realisiert wird, die das Überleben nicht nur *nicht* gewährleistet, sondern bedroht.

Dies geschieht immer dort und immer dann, wenn die Tatsache aus dem Blick verloren geht, daß Identität (d. h. Invarianz) und Veränderung Merkmale der Beschreibung sind und nicht Merkmale des beschriebenen Gegenstands. Mit den Worten v. Foersters: „Die logischen Eigenschaften von ‚Invarianz' und ‚Veränderung' sind die Eigenschaften von Repräsentationen. Wird dies mißachtet, entstehen Paradoxa".[5]

2. Seltsame Schleifen: Das Paradox lebender Systeme

Kognitive Prozesse — ganz allgemein Lebensprozesse — sind dadurch gekennzeichnet, daß sie in einer sich ständig verändernden Welt durch ihre Aktivität einen (nach dem Urteil eines Beobachters) geordneten Phänomenbereich schaffen und aufrechterhalten.

Wenn wir von der Autopoiese eines lebenden Systems sprechen, so ist damit gesagt, daß ein System sich — zumindest im Hinblick auf gewisse Relationen zwischen seinen Elementen — identisch erhält. Diese Stabilität und Konstanz, diese über die Zeit bestehende Invarianz, ist aber nicht etwas Statisches, sondern Ergebnis eines ständig andauernden Prozesses. Endet die Dynamik dieses Prozesses, so endet das Leben. Die vermeintliche Statik ist also das Produkt einer spezifischen Dynamik. Verwendet man zur Beschreibung von Lebensprozessen Begriffe wie Statik und Dynamik, Beständigkeit und Wandel, Invarianz und Varianz, Identität und Unterschied, so wird der prinzipiell paradoxe Gehalt des Lebens offenbar: Dynamik ist die Voraussetzung für Statik, Wandel die Bedingung der Beständigkeit etc.

Zur Paradoxie werden diese Prozesse allerdings erst, wenn ein Beobachter die von ihm errechnete stabile Realität in einem Zeichensystem, insbesondere einem sprachlichen darstellt.

Mit der Fähigkeit, rekursiv ein stabiles Eigenverhalten, eine Grenze zu einer Umwelt herzustellen, ist die Fähigkeit verbunden, irgendwelche Objekte als konstant zu handhaben. Die Form der Beziehung zwischen Selbst und Umwelt kann als Unterscheidung systemintern repräsentiert werden. Dies ist nun nicht so zu verstehen, daß im System irgendein Abbild oder Zeichen, das mit der dargestellten Beziehung eine Ähnlichkeit hat, aufbewahrt wird. Im Grunde kann jeder systeminterne Prozeß als Zeichen, als Repräsentation verwendet werden. Voraussetzung dafür ist, daß eine feste Relation zwischen Zeichen (z.B neurophysiologischen oder humoralen Prozessen = Beschreibungen 0. Ordnung) und Bedeutungen (System-Umwelt-Relationen, d. h. Verhalten in Kontexten = Beschreibungen 1. Ordnung) hergestellt wird.

Wird dieses System interner Repräsentanzen gewissermaßen in einem zweiten Übersetzungsschritt in eine sprachliche Darstellungsform gebracht (Beschreibungen 2. Ordnung), so gewinnen die Strukturen der Sprache, ihre Syntax und Semantik, den Charakter einer Umwelt, an deren Bedingungen Anpassung geleistet werden muß.

Die Sprache ist ein Zeichensystem, in dem dynamische Abläufe durch statische Zeichen (Worte, Sätze, Texte) repräsentiert werden. Wer die Sprache zur Repräsentation seines Weltbildes verwendet, muß sich den Spielregeln der Sprache unterwerfen. Doch diese Regeln sind nicht den Spielregeln, nach denen Lebensprozesse ablaufen, isomorph. Dadurch kann es dazu kommen, daß Eigen-

---
[5] v. Foerster 1972, S. 83.

schaften der Sprache (und mit ihr des sprachgebundenen Denkens) mit Eigenschaften des Lebens verwechselt werden.

Zwischen den Charakteristika der Sprache und den Charakteristika lebender Systeme besteht aber ein prinzipieller Unterschied: Die Strukturen der Sprache bleiben *passiv* solange stabil, bis sie geändert werden; die Strukturen lebender Systeme dagegen bleiben nur stabil, wenn sie *aktiv* aufrechterhalten werden.

Das heißt aber, daß in der Sprache ein bestimmtes Weltbild impliziert ist: Sie geht stets von einem gegebenen „Ist"-Zustand der Welt aus und abstrahiert dadurch von der Tatsache, daß die Welt ein dynamisches, sich ständig wandelndes System ist. Konstanz und Invarianz werden als Normalzustand genommen. Die „Gegenstände" der Erkenntnis werden sprachlich als etwas „Seiendes", aus „Dingen" bestehendes beschrieben. Die Tatsache, daß die Sprache sich aus abgegrenzten Einheiten (Worten) zusammensetzt, suggeriert, daß die Welt sich ebenfalls aus solchen Entitäten zusammensetzt. In dieser Verdinglichung wird zwischen lebenden und unbelebten Entitäten kein prinzipieller Unterschied gemacht. Beide „sind", sie „existieren". Der Wandel der Welt ist der zwischen zwei **„Ist"-Zuständen**. Daß diese Zustände — zumindest im Bereich der lebenden Wesen — nicht passiv so bleiben, wie sie *„sind"*, es sei denn, sie werden *aktiv* aufrechterhalten, wird dabei aus dem Auge verloren.

Durch die Sätze der Sprache werden Objekten Eigenschaften zu- oder abgesprochen, d. h. es wird eine Unterscheidung zwischen diesen Eigenschaften, dem Erscheinungsbild eines Gegenstandes und seinem „Wesen", dem „Ding an sich" hergestellt. Dies steht im Widerspruch zu den Folgerungen, die sich aus der Systemtheorie, vor allem der Anwendung der Theorie rekursiver Funktionen ergibt: zwischen einem System und seinen Eigenschaften ist nicht zu trennen. Das Hilfszeitwort „haben", wie es in „eine Eigenschaft haben" verwendet wird, ist offenbar nach dem Modell menschlicher Besitzverhältnisse gebildet. Kein „Subjekt" oder „Objekt" — zumindest kein lebendes (und nur die interessieren uns hier) — „ist" irgendwie oder „hat" irgendwelche Eigenschaften. Die Alternative zwischen irgendwelchen, den Lebensprozessen noch am ehesten angemessenen Hilfszeitworten lautet nicht „Haben oder Sein", sondern „Sein" oder „Tun". Lebende Systeme *„sind"* das, was sie tun, sie *„sind"* die Prozesse, die ihre Kohärenz und Identität erhalten. Ohne „Form" kein „Inhalt", ohne „Inhalt" keine „Form", beide sind eine Einheit. Und diese Ganzheit aus Form und Inhalt sind die „Objekte" stets *für einen Beobachter*, der in der Interaktion mit ihnen nicht nur sein Selbst als abgegrenzte und konstante Einheit definiert, sondern auch die Objekte.

Dieser Beobachter strukturiert seine Erfahrung und konstruiert eine aus Formen und Inhalten bestehende Wirklichkeit; er vollzieht Unterscheidungen nach den Leitlinien, die ihm die Sprache vorgibt. Dabei wird (zumindest innerhalb der indoeuropäischen Sprachen) Form und Inhalt getrennt und Statik an die Stelle von Dynamik gesetzt. Es wird suggeriert, daß die Welt ein Konglomerat von Objekten mit irgendwelchen Eigenschaften ist.[6]

---

[6] Vgl. Simon 1982 a, b, 1984.

Am deutlichsten werden diese Strukturen in der traditionellen Logik. In ihr stellen sich die Spielregeln unseres westlich-rationalen, d. h. sprachgebundenen Denkens losgelöst von allen inhaltliche Fragen in Reinform dar.

Die drei schon mehrfach zitierten Sätze, welche die Grundlage dieser Logik bilden (der Satz vom unerlaubten Widerspruch, vom unerlaubten Dritten, von der Identität), lösen die Welt in eine Folge von Augenblicken auf. Zeit gibt es nicht, nur Ist-Zustände. Seit Aristoteles gilt die Spielregel für korrektes logisches Denken, daß allein aufgrund der Form von Sätzen — unabhängig von ihrem Bedeutungsgehalt — die Wahrheitswerte ihrer Aussagen zu beurteilen sind.

Das klappt auch, solange der Inhalt ausgeblendet bleibt. Problematisch wird es, wenn Form und Inhalt nicht eindeutig zu trennen sind. Wenn — wie im Epimenides-Paradox — auf der Ebene des Inhalts eines Satzes auf die Form Bezug genommen wird.

Es sei noch einmal an das Beispiel des folgenden Satzes erinnert:
Dieser Satz ist falsch!
Form und Inhalt sind nicht zu trennen. Die Form (der Satz), die den Kontext des Inhaltes (der Bedeutung des Satzes) angibt, ist in den Inhalt eingeführt. Der Inhalt des Satzes bezieht sich auf die Form, die Form ist Teil des Inhaltes. Die normalerweise in der Sprache stillschweigend übliche Trennung der logischen Ebenen, zwischen Teil und Ganzem, zwischen einer Aussage und einer Aussage über eine Aussage, zwischen Objektsprache und Metasprache ist verwischt. Die Stufenleiter der logischen Hierarchie ist durcheinander geraten, da sich die oberste Stufe plötzlich zuunterst wiederfindet: eine seltsame Schleife ist erzeugt worden — eine Paradoxie.

Um dieses die Regeln der Sprache und der Logik aus den Angeln hebende Phänomen in seiner konfusionierenden Wirkung zu unterbinden, wurden von Logikern die sogenannten rekursiven Funktionen als unerlaubt verboten; eine Spielregel, die dafür sorgen sollte, daß die Welt (bzw. ihre sprachliche Repräsentation) in ihrer logischen Kohärenz nicht in Frage gestellt werden könnte. Die logische Typenlehre von Whitehead und Russell[7] ist ein solcher Versuch.

Diese Rekursivität aber, diese Selbstbezüglichkeit, die nach den Regeln der traditionellen Logik verboten ist, ist nun aber — wie in den vorigen Kapiteln ausführlich dargestellt wurde — das Merkmal der Prozesse des Lebens, das Charakteristikum der Autopoiese.

Die schlichte — in ihren Konsequenzen aber weitreichende — Folgerung ist, daß die Organisation der traditionellen Logik nicht mit der Organisation von Lebensprozessen übereinstimmt. Oder kürzer und prägnanter: Wer sein Verhalten konsequent nach den Regeln der traditionellen Logik richtet, gerät in einen Widerspruch zu den Bedingungen des Lebens; er produziert zwangsläufig Paradoxien.

Ohne diese seltsamen Schleifen wäre kein Leben, keine Evolution, kein Lernen möglich. Während die traditionelle Logik lediglich Tautologien zuläßt (ein sich gegenseitig bestätigendes und stabilisierendes System von Aussagen; selbstbejahende Gleichungen) lassen sich Lebensprozesse nur angemessen abbilden, wenn man Tautologien *und* Paradoxien (sich gegenseitig negierende Aussa-

---
[7] Whitehead u. Russell 1910–1913.

gen; selbstverneinende Gleichungen) zuläßt. Das einfachste Beispiel dafür ist die Organisation des Regelkreises.

Wenn ein bestimmter Meßwert vom Sollwert abweicht, so wird er angepaßt. Die korrekte Beschreibung muß dementsprechend lauten: „Wenn nichtangepaßt, dann angepaßt". Dies ist die Logik, nach der ein Regelkreis seine Folgerungen vollzieht. Und wenn man nicht nur die einfache Regelung von Verhalten betrachtet, sondern die Regelung von Regelung oder gar die Regelung von Regelung von Regelung etc., wie sie in lebenden Organismen vorkommt, so zeigt sich sehr schnell, daß auch aus Angepaßtsein Nichtangepaßtsein folgern kann, wenn dies bedeutet, daß nur eine geringe Lernfähigkeit und damit Adaptabilität besteht.

Unser sprachgebundenes Denken kann offenbar Zeit nur als Aufeinanderfolge von Ist-Zuständen erfassen. Veränderung und Bewegung wird genauso (re)konstruiert, wie in einem Film durch die Abfolge statischer Bilder der Eindruck eines zeitlichen Handlungsablaufs erweckt wird. Zur Herstellung der einzelnen „Bilder" ist die traditionelle Logik durchaus geeignet. Will man hingegen die Zeit miteinbeziehen, so reicht sie nicht aus. Sie muß dann im Sinne der „Gesetze der Form" nach Spencer-Brown und/oder der v. Wrightschen Handlungslogik erweitert werden. Natürlich sind auch diese beiden Systeme an die Verwendung einer Sprache gebunden. Und auch sie unterliegen dementsprechend den Beschränkungen, die durch die Sprache gegeben sind. Ihr Vorteil ist allerdings, daß ihre Vorannahmen und damit ihre Spielregeln etwas weniger einengend sind: sie erlauben ein in sich logisch-kohärentes Bild der Welt, das nicht statisch zu sein braucht — in dem es einen imaginären Raum jenseits von wahr und falsch gibt.

Bezieht man die Dimension Zeit in die Logik ein und erlaubt man neben den Wahrheitswerten „wahr" und „falsch" noch den dritten Wert „imaginär", so hebt sich der Widerspruch zwischen Leben und Logik auf.

Für den Menschen bedeutet dies, daß die Logik seines Handelns nicht nur von dem, was er im Moment als „real existierend" annimmt, bestimmt wird, sondern auch von seinen Phantasien, Imaginationen, Halluzinationen und Utopien. Und umgekehrt: die Logik des menschlichen Verhaltens kann durch Utopien, Halluzinationen, Imaginationen und Phantasien kohärent erhalten werden. Sie bieten eine Möglichkeit, mit den Paradoxien des Lebens fertig zu werden. Wer dieses Phänomen verstehen und erklären will, darf sich nicht mit der Unterscheidung zwischen „wahr" und „falsch" begnügen.

Die wissenschaftstheoretisch bedeutsame und sicherlich für manchen schmerzliche Konsequenz davon ist aber, daß alle Illusionen, vom Beobachter unabhängige, „wahre" Erkenntnisse über die Welt als Ganzes gewinnen zu können, fallengelassen werden müssen. Die Trennung der „logischen Typen" war wie alle Verbote selbstbezüglicher Aussagen ein Versuch, die Trennung zwischen dem beobachtenden Subjekt und dem beobachteten Objekt sicherzustellen, so daß die Bedingungen des Beobachters nicht in die Aussage über das Objekt eingehen. Doch es gibt — so banal es klingen mag — keine Beobachtungen und keine Beschreibungen ohne einen Beobachter.

Die Objektivität von Aussagen über die Welt reduziert sich dann auf die Möglichkeit, daß mehrere Beobachter bestimmten Injunktionen (präskriptiven

Regeln) in der Interaktion mit ihrer Umwelt folgen, dabei zu ähnlichen Erfahrungen gelangen und sich darüber einigen, wie die Wirklichkeit „wirklich" ist.

3. Die Funktionalität und Dysfunktionalität kognitiver Strukturen

Fragt man, was die Konsequenz all dieser mehr oder weniger abstrakten Theorien für den therapeutischen Alltag ist, welche Schlüsse man im Blick auf die Funktionalität oder Dysfunktionalität der Strukturen kognitiver Systeme (d. h. lebender Systeme im allgemeinen) ziehen kann, so erweist sich, daß über die Merkmale der Funktionalität nur wenig gesagt werden kann. Kognitive Strukturen — lebende Systeme — unterliegen den Gesetzen der Evolution; und die wiederum besagen lediglich, daß überlebt, wer überlebt. Funktionell sind dementsprechend *alle* kognitive Strukturen, die überleben, die irgendwie zu ihrer Umwelt passen, wie ein Dietrich zu einem Schloß. Funktionalität ist also im Prinzip immer nur ex post zu beurteilen, niemals deterministisch vorherzusagen.

Nun interessieren im Rahmen einer „klinischen Epistemologie" ja nicht unbedingt die funktionellen Strukturen, sondern die dysfunktionellen. Nicht Gesundheit ist der ursprüngliche Gegenstandsbereich der Heilkunst, sondern Krankheit. Die Frage kann also anders gestellt werden: Wie muß ein kognitives System strukturiert und organisiert sein, um *nicht* zu überleben, und unter welchen Bedingungen erhöht sich die Wahrscheinlichkeit des vorzeitigen Sterbens? Dysfunktionalität und Funktionalität ließen sich dann als Formen der kognitiven Organisation definieren, durch welche sich die Wahrscheinlichkeit des Nichtüberlebens oder Überlebens einer (durch einen Beobachter) bestimmten Überlebenseinheit erhöht.

Die Frage, die sich unmittelbar ergibt, lautet denn auch: Was soll eigentlich als Überlebenseinheit definiert werden? Ist es, wie manche Soziobiologen es sehen, ein „egoistisches Gen" oder ein menschliches Individuum, eine Familie, eine Gesellschaft oder — bei Genetikern sehr beliebt — ein Genpool oder sonst irgendetwas Ähnliches? Und — nicht zu lösen von dieser ersten — stellt sich die zweite Frage: Was soll eigentlich als Überleben definiert sein? Das Weiterexistieren irgendwelcher konkreter materieller Entitäten oder der Fortbestand bestimmter abstrakter Muster, Formen, Beziehungen oder Ideen etc.?

Nehmen wir das Konzept der Autopoiese, so ist Leben die Aufrechterhaltung einer bestimmten Menge von Relationen: die konkreten, materiellen Bausteine der Organismen sind einem ständigen Wandel unterworfen, konstant bleibt ihre Organisation (so sieht es zumindest der Beobachter Maturana). Ein für das Leben charakteristisches Muster der Beziehungen bleibt konstant, während die materiellen Strukturen sich innerhalb von Ontogenese und Evolution wandeln.

Bleiben wir bei diesem Modell und stellen wir erneut die Frage, unter welchen Bedingungen sich die Chancen des Überlebens verringern bzw. erhöhen.

Überleben im Sinne der Autopoiese heißt, in der Interaktion mit einer Umwelt eine System-Umwelt-Differenz aufrechterhalten zu können, eine Grenze zwischen Selbst und Nichtselbst, die Kohärenz der eigenen Organisation. Das jedoch ist nicht allein eine Funktion der Verhaltensweisen des lebenden Systems, sondern der System-Umwelt-Beziehung.

Ganz allgemein kann gesagt werden, daß die Wahrscheinlichkeit des Nichtüberlebens um so größer ist, je enger der Interaktionsbereich ist, je weniger Möglichkeiten der System-Umwelt-Beziehung es gibt, die mit dem (Über)leben des Systems vereinbar sind.

In einer relativ statischen Umwelt überlebt ein System, wenn es seine bis dahin angepaßten Strukturen bewahrt. Ändert sich die Umwelt, so reicht die Bewahrung der Strukturen oft zum Überleben nicht mehr aus. Die Kohärenz des Systems kann nur erhalten werden, wenn sich die Strukturen ändern. „Will" das System überleben, so muß es auf Unterschiede in der Umwelt mit Unterschieden in der eigenen Struktur reagieren: es muß Informationen bilden. Es muß Unterschiede, die es nach seinen eigenen, systemintern definierten Kriterien als relevant erachtet, „erkennen" und sich akkommodieren. Die Formulierung „das System muß" ist natürlich mißverständlich, denn es handelt sich hier nicht um eine präskriptive Regel, sondern um eine deskriptive. Systeme ändern nur einfach ihre Struktur oder halt nicht.

Doch die System-Umwelt-Beziehung ist ja nicht einseitig gerichtet, sondern wechselseitig: Verändert sich das System, so kann auch die Anpassung der Umwelt dafür sorgen, daß das System überlebt. Die Umwelt wird dann dem System assimiliert; Unterschiede, die in der Umwelt bestanden haben, machen in solch einem Fall für das System eben keine Unterschiede mehr. Diese Prozesse der Akkommodation und Assimilation (im Piagetschen Sinne[8]) können also ganz allgemein als die Mechanismen der Evolution lebender Systeme, der Äquilibration kognitiver Strukturen, der Erhaltung von Eigenwerten betrachtet werden.

Es geht stets darum, daß Unterschiede der Umwelt zu Unterschieden innerhalb des lebenden Systems in Beziehung gesetzt werden und umgekehrt.

Abstraktion ist eine der Möglichkeiten, im Unterschiedenen das Identische zu sehen, Invarianz aus der Varianz herauszufiltern. Sie stellt deshalb einen kognitiven Mechanismus dar, der die Anpassungsfähigkeit erheblich erhöht. Unterschiede werden dadurch zu Nichtunterschieden gemacht. Einmal erfolgreich erprobte Verhaltensstrukturen können erneut verwendet werden. Ein Verhaltensrepertoire kann auf verschiedene Kontexte übertragen werden, wodurch der Interaktionsbereich des Systems sich erheblich erweitert. Diese „Übertragungsfähigkeit" kann aber auch destruktiv sein, wenn Identifizierungen von Kontexten vorgenommen werden, wo dies nicht „passend" ist. Es werden dann keine Unterschiede gemacht, wo es nützlicher wäre, welche zu machen.

Eine zweite Möglichkeit, in „unterschiedlichen Welten" zu leben, ergibt sich, wenn die Kriterien der eigenen Identität, der eigenen Kohärenz, d. h. der Eigenwert, auf einem abstrakten Niveau liegen: wenn das Selbst, das erhalten werden soll, nur wenig durch ganz bestimmte, konkrete Strukturmerkmale definiert ist.

Einige psychologische Beispiele sollen dies illustrieren: Wer seine persönliche Identität daran knüpft, einen schönen Körper zu haben, jung zu sein etc., wird sich umbringen müssen, wenn er sich (als Selbstbeobachter) nicht eines Tages

---

[8] Vgl. Piaget 1967.

als ein anderer erleben will. Das gleiche gilt für den Bereich der zwischenmenschlichen Beziehungen: je stärker die Bindung an konkrete Menschen, desto größer die Krise bei ihrem Verlust. Wer in der Lage ist, sich einen stabilen Selbst-Wert (im psychologischen Sinne als Eigenwert des sich rekursiv stabilisierenden Selbstsystems) in unterschiedlichen interaktionellen Kontexten zu erhalten, hat sicherlich bessere psychische Überlebenschancen als derjenige, der lediglich in einem ganz bestimmten sozialen Kontext, in einer festgelegten sozialen Rolle, einer speziellen Form von Beziehung o. ä. dazu in der Lage ist.

Dasselbe Prinzip gilt für den biologischen Phänomenbereich: wer zum Beispiel in der Lage ist, unabhängig von den Temperaturen seiner Umgebung seine Körpertemperatur in einem konstanten Bereich zu halten, hat einen weiteren Interaktionsbereich als der, dessen Körpertemperatur von der Außentemperatur bestimmt wird. Die Zeitlichkeit eines jeden Lebenszyklus und all die damit verbundenen Veränderungen bringen es mit sich, daß sich individuelle Strukturen verändern müssen.

Wo sich die subjektiven Beschreibungen der Welt im Laufe eines Lebens nicht ändern, hat sich entweder die Umwelt nicht geändert, oder aber das betreffende Individuum hat es geschafft, diese Veränderung für sich nicht zur Information werden zu lassen.

Möglichkeiten dazu bietet die Negation solcher Unterschiede, sei es die aktive oder die passive. Als Beispiele aus der Psychologie seien die von der Psychoanalyse ausführlich phänomenologisch beschriebenen „Abwehrmechanismen" genannt. Als aktiv negierend können Phänomene wie Reaktionsbildungen, Verkehrung ins Gegenteil, Verdrängung, Verschiebung etc. logisch klassifiziert werden; Verleugnung und Vergessen sind dagegen eher der Klasse der passiven Negationen zuzurechnen. All diese Mechanismen sind per se nicht „pathologisch" oder „dysfunktionell", das muß deutlich betont werden. Sie sind stets auch Anpassungsmechanismen und Überlebensstrategien. Ob sie im *konkreten Einzelfall*, zu einem *konkreten Zeitpunkt* und in einem *konkreten interaktionellen Kontext* eine derartige Wirkung zeitigen, hängt von der auf diese Weise aktuell verhaltensmäßig realisierten System-Umwelt-Beziehung ab. Dasselbe gilt im Prinzip für Handlungsstrategien, durch die versucht wird, irgendwelche Gefahren, welche die Kohärenz der jeweiligen Überlebenseinheit bedrohen, aktiv oder passiv zu negieren. Und es gilt auch für die verschiedenen biologischen Muster, wie beispielsweise die Streßreaktionen. Was zu einem Zeitpunkt sinnvoll sein oder sinnvoll gewesen sein kann, kann im nächsten Moment unsinnig sein. Die Funktionalität oder Dysfunktionalität keiner einzigen Überlebensstrategie kann losgelöst vom Kontext und Zeitpunkt allgemeingültig beurteilt werden, auch wenn unser traditionell-logisches Denken uns das suggeriert.

Alles Handeln eines Lebewesens hat einen paradoxen Gehalt. Doch diese Paradoxie ist nicht ein Merkmal des Lebens, sie ist ein Merkmal unseres Bildes von der Wirklichkeit, das auf der Annahme „ewiger Wahrheiten" beruht. Offenbar ist dies eine Wirkung des bereits zitierten „Gesetzes der epistemischen Homöostase", nach dem unser Nervensystem die Tendenz hat, eine stabile Realität zu errechnen.[9] Der Widerspruch zwischen Beharrung und Veränderung,

---
[9] v. Foerster 1974.

den der Mensch als Selbstbeobachter in seinen Ambivalenzen erfährt, läßt sich nur dadurch aufheben, daß Beharrung als ein Aspekt der Veränderung und Veränderung als Voraussetzung der Beharrung erkannt und im Handeln realisiert wird.

Was immer geschieht, es kann widersprüchliche und teilweise kontradiktorische Bedeutungen haben. Welche es sind, bestimmt ausschließlich der Beobachter durch die Art der Unterscheidungen und Bewertungen, die er vollzieht. Dies zeigt sich sogar bei einem vermeintlich so eindeutigen Begriff wie Überleben. Seine Bedeutung hängt davon ab, was der Beobachter als Überlebenseinheit definiert: wählt er zum Beispiel eine Idee, so mag es sich *für sie* (und damit womöglich auch für ihn) als funktionell erweisen, rücksichtslos Menschenleben zu verheizen, Feinde zu schlachten oder Märtyrer zu opfern. Wählt der Beobachter dagegen sich, das biologische Individuum, als Überlebenseinheit, so wird er ohne große Mühe seine Ideen wechseln, wenn es nur seinem Überleben dient.

Überleben, Homöostase, Eigenwert, Eigenstruktur oder welche anderen Begriffe man für die Stabilität lebender Systeme wählt: ihre Bedeutung ist niemals nur formal zu erfassen. Wo im Rahmen einer „klinischen Epistemologie" nach den Bedingungen der Dysfunktionalität systemischer Strukturen gefragt wird, und wo immer aus den Antworten auf diese Frage (Be)handlungsstrategien abgeleitet werden sollen, müssen diese Begriffe inhaltlich — *auf den Einzelfall bezogen* — definiert werden.

Leitlinien dafür zu entwickeln soll Aufgabe des nächsten Teils der Untersuchung sein.

II. Theorie — Spezieller Teil

A. Der Therapeut als Beobachter

1. Eine systemische Definition von Krankheit

„Diagnose" bedeutet — wörtlich aus dem Griechischen übersetzt — „Auseinandererkennen". In Diagnosen zeigt sich, welche Unterschiede Ärzte und andere Therapeuten für die Ausübung ihrer heilenden Profession als wichtig und relevant erachten. Das Erkenntnisinteresse einer jeden Heilkunde ist zweckgerichtet: es geht darum, (Be)handlungsanleitungen zu gewinnen. Im Gegensatz zu irgendwelchen biologischen oder anderen Grundlagenforschungen reicht es denn auch nicht aus, irgendwelche Krankheitsprozesse in deskriptiven Regeln zu beschreiben. Ziel ist es vielmehr, präskriptive Regeln für das Kurieren der Kranken, für eine therapeutisch wirksame Interaktion zu gewinnen. „Was tun?" ist die Frage, die es zu beantworten gilt.

Um seiner Aufgabe, „Heilung" zu bringen (oder zumindest zu fördern), gerecht zu werden, muß der Therapeut wie jeder andere Beobachter zunächst festlegen, was er — traditionell formuliert — als „Gegenstand" seiner Erkenntnis betrachten will.

Verwenden wir den Begriff Krankheit, so suggerieren uns die in unserer Sprache implizierten Strukturen, daß wir über eine klar abgegrenzte Entität sprechen. Formulierungen wie „Herr X hat die Krankheit Y" trennen zwischen der Krankheit und dem, der sie „hat" und erwecken den Eindruck, Krankheit sei etwas Dingliches, das man „besitzen" kann. Weniger mißverständlich ist es, zu sagen: „Herr X ist krank". Das Hilfszeitwort „sein" bezeichnet im Deutschen ebenso wie die Nachsilbe „-heit" im allgemeinen einen *Zustand*. Doch auch die Charakterisierung von Krankheit als Zustand ist nicht unproblematisch, da nur zu leicht übersehen wird, daß im Bereich lebender Systeme auch Zustände nichts Statisches sind, sondern *Prozesse*, die lediglich in den Augen eines Beobachters als unverändert über einen gewissen Zeitraum erscheinen.

Da es vom Beobachter abhängt, welchen Phänomenenbereich er betrachten will, stellt sich für den Therapeuten zunächst die Frage: Welche Zustände (Prozesse) sollen als „krank" von „nichtkranken" unterschieden werden? Wo sollen die Grenzen des „kranken" — d. h. zu therapierenden — Systems gegenüber seiner Umwelt, seinem Kontext gezogen werden?

Es sind stets Beobachter, die diese Grenzen ziehen und dadurch Systeme definieren (sei es nun ein sich selbst beobachtender Patient oder ein Arzt, der eine Diagnose stellt).

Der Krankheitsbegriff ist in einem medizinischen Kontext entstanden, in dem es vorwiegend um körperliche Funktionen und Dysfunktionen ging. Er kann daher nicht ohne weiteres auf andere, nichtbiologische Phänomenbereiche übertragen werden. Will man das Phänomen „Krankheit" auf einer allgemeinen, systemtheoretischen Ebene interpretieren, so kann man es als eine spezielle Form der „Störung" eines lebenden Systems verstehen: die System-Umwelt-Anpassung ist in der Weise gestört (nicht passend), daß kurzfristig oder langfristig eine Bedrohung der Kohärenz des Systems und damit des (Über)lebens *in seinem aktuellen Interaktionsbereich* gegeben ist.

Durch die Bezeichnung „gestörtes System" wird davon abstrahiert, daß Störung stets ein relativer Begriff ist. Es handelt sich um gestörte Beziehungen: die Verhaltensweisen und Prozesse, die in einer spezifischen Umwelt „gesund" sind, können in einer anderen „krank" sein. In unserer Umgangssprache schreiben wir häufig die Auswirkungen von Beziehungen einem der daran Beteiligten als Eigenschaft zu. So beschreibt eigentlich auch die Aussage „der Apfel ist rot" eine Menge von Beziehungen (zwischen dem Beobachter und dem Apfel, zwischen dem „roten" und dem „nichtroten" Apfel etc.). Es hat sich aber nun einmal im Laufe der Evolution unserer Sprache so entwickelt, daß die Komplexität einer Menge solcher Beziehungen und Wechselwirkungen geordnet, mit einem gemeinsamen Etikett versehen und einer Entität (die natürlich auch von einem Beobachter konstruiert ist) als Eigenschaft zugeschrieben wird.

Im Rahmen der Tradition unseres westlichen Denkens haben wir uns daran gewöhnt, Krankheit als Eigenschaft oder Zustand eines Individuums bzw. seines Körpers zu betrachten, d. h. von der Beziehung zur Umwelt zu abstrahieren. Wenn wir Krankheit aber als Störung der System-Umwelt-Anpassung definieren, als Bedrohung des (Über)lebens des Systems, so müssen wir diese Beziehung ein wenig genauer anschauen.

Im Zustand der Krankheit ist ein lebendes System durchaus als angepaßt zu betrachten: alles, was lebt, ist angepaßt. Da Anpassung lediglich eine solche Alles-oder-nichts-Definition besitzt, kann eigentlich nicht zwischen „besser" und „schlechter angepaßt" unterschieden werden. Jedes System lebt stets nur in einer (seiner) aktuellen Umwelt. Und es lebt entweder oder es lebt nicht. So einfach ist im konkreten Fall die Frage nach der System-Umwelt-Anpassung zu beantworten.

Dennoch lassen sich aus einer abstrakten Perspektive lebende Systeme nach der Fähigkeit, d. h. der *Möglichkeit*, sich in unterschiedlichen *möglichen* Umwelten anzupassen (durch eigene Veränderungen oder Veränderungen der Umwelt) unterscheiden. Es gibt Systeme und es gibt Umwelten, deren Strukturen flexibler als andere sind. Bezieht man „Anpassungsfähigkeit" allein auf das System, so ist die Wahrscheinlichkeit des (Über)lebens um so größer, je höher die Anpassungsfähigkeit eines Systems ist. Sie zeigt sich darin, daß ein solches System seine internen Strukturen und seine Verhaltensmuster verändern kann. Auf diese Weise kann es nicht allein in *einem* konkreten Interaktionsbereich überleben, sondern in einer Vielzahl unterschiedlicher Interaktionsbereiche (wenn auch sicher nicht in allen denkbaren). Krankheit läßt sich — bezieht man diese Überlegungen ein — am ehesten als eine Einschränkung der Anpassungsfähigkeit charakterisieren. Die Möglichkeiten — die Freiheitsgrade — des Agierens und Reagierens sind in einer gegebenen Umwelt eingeschränkt. Würde der interaktionelle Kontext des kranken Systems konstant und unverändert bleiben, so wäre durch eine Krankheit die Chance des Überlebens verringert. Dementsprechend kann oftmals lediglich eine von außen kommende Veränderung der Umwelt für das Überleben des Systems sorgen.

Unter einem kognitiven Blickwinkel läßt sich sagen, daß jedes lebende System durch die Prozesse seines Funktionierens, sein Verhalten und sein sprachgebundenes Weltbild eine Beschreibung (0., 1. und 2. Ordnung) seines Interaktionsbereichs liefert. Dies gilt auch für den Zustand der Krankheit. Dabei ist die Krankheit als ein Produkt des lebenden Systems zu betrachten; sie ist durch die Struktur des Systems in Interaktion mit einer spezifischen Umwelt bestimmt.

Es ist also nicht irgendein Krankheitserreger, der *kausal* für die Krankheitsphänomene ist, sondern der Körper versucht auf die ihm — d. h. seiner Struktur und seinen Funktionsprinzipien — gemäße Weise eine Störung in der Interaktion zu beseitigen.

Im Prinzip unterscheiden sich Krankheitsprozesse nicht von anderen Entwicklungs- und Lernprozessen lebender Systeme. Sie stellen Krisen dar, in deren Verlauf versucht wird, auf neue Umwelten mit bestehenden Mitteln zu reagieren. Es gibt zwei qualitativ unterschiedliche Methoden der erfolgreichen Überwindung solcher Krisen: die Assimilation und die Akkommodation, die Anpassung der Umwelt an die systeminternen Strukturen oder aber die Anpassung der systeminternen Strukturen an die Umwelt.

In jedem Fall ist solch eine Krise mit der Entgleisung der Homöostase des Systems verbunden, mit dem Verlust des bis dato aktiv durch das System selbst (seine Operationen) aufrechterhaltenen Eigenwerts, der Eigenstruktur, des Eigenverhaltens. Nur solange die Umwelt konstant ist, kann das System seine Operationen rekursiv schließen, sich abgrenzen und autonom funktionieren. Verändert sich diese Umwelt, so müssen die Operationen neuer Objekte in die Operationen des Systems integriert werden; es muß ein neuer Eigenwert ausgehandelt werden. Entweder das Ergebnis der aufeinander bezogenen Operationen von System und Umwelt ist ein neuer (eventuell auch der alte) Eigenwert oder aber nicht. Im ersten Fall überlebt das System, im zweiten nicht. Der Prozeß bis diese neue Homöostase erlangt ist oder aber das System sich aufgelöst hat, ist das, was allgemein als Krankheit bezeichnet wird. Solange aber das System noch lebt, solange agiert es entsprechend seiner Struktur und solange ist es angepaßt.

Man kann Krankheitsprozesse also im Sinne der Streßdefinition von Selye allgemein als Anpassungsreaktionen verstehen: der Körper versucht mit seinen eigenen, ihm verfügbaren Mitteln, ein Problem der System-Umwelt-Anpassung zu lösen. Er ist so organisiert, daß er nicht allein im Sinne der Autopoiese seine eigenen Bestandteile produziert, sondern er agiert auch so, daß die System-Umwelt-Differenz, d. h. seine Kohärenz und und Grenze, aufrechterhalten wird.

2. Die Logik von Gesundheit und Krankheit

Nehmen wir den Körper als Beispiel und Modell eines „gestörten" lebenden Systems, so können wir die Spielregeln von Gesundheit und Krankheit aus der Perspektive des Beobachters erfassen. Wir können eine Logik der Transformationen von „gesund" zu „krank", von „krank" zu „gesund" formal beschreiben.

Mit der Bezeichnung krank wird gekennzeichnet, daß der Körper als *Ganzes* in einem veränderten Zustand ist. Es zeigt sich im einzelnen in der Änderung bestimmter Parameter, im Auftreten von Symptomen.

Gesundheit und Krankheit können durch Propositionen beschrieben werden, die durch Sätze bzw. Symbole dargestellt werden können.

Der Satz „*X ist gesund*" (d. h. er befindet sich in einem Zustand, der nach dem Urteil des Beobachters, der diesen Satz formuliert, den Namen gesund verdient), soll durch *p* ausgedrückt sein.

Der Satz „*X ist krank*" soll durch *q*, und als dritte Möglichkeit der Satz „*X ist tot*" (d. h. die das System in seiner Kohärenz erhaltenden Lebensprozesse haben aufgehört) durch *r* dargestellt sein.

Der Übergang von einem Zustand zum anderen soll durch ein Kreuz (im Sinne Spencer-Browns) symbolisiert werden: $\rceil$.

Das Problem einer solchen Notation ist, daß es „krank" und „gesund" als distinkte Zustandsklassen beschreibt. Da man die Eigenschaften eines lebenden Systems niemals als statisch betrachten kann — auch wenn unsere Umgangssprache das suggeriert —, muß man die Frage stellen, ob diese unterschiedliche Klassifikation ein reines Beobachterphänomen, ein Artefakt ist, oder etwas intersubjektiv als Merkmal des zu beschreibenden Systems Verifizierbares erfaßt. Ist also der Zustand „Krankheit" des Körpers qualitativ von dem der Gesundheit zu unterscheiden?

Die Untersuchungen der Streßforschung sprechen dafür. Sie sind ursprünglich ja begonnen worden, um die Frage zu klären, was denn eigentlich das Charakteristikum des „einfach krank Seins" sei. Es zeigt sich, daß dieses „Kranksein" eine Veränderung der qualitativen und quantitativen *Muster* körperlicher Prozesse darstellt. Symptome sind niemals losgelöst von der operationell geschlossenen Gesamtstruktur des Systems als isolierte Parameterveränderungen erklärbar. Sie sind stets miteinander vernetzt, es handelt sich um interdependente Veränderungen der körperlichen Ordnung als Ganzes. Sie sorgen dafür, daß das System zu zwei unterschiedlichen Formen der Interaktion befähigt wird: die Wirkung einer „kränkenden Interaktion" kann aktiv oder passiv negiert werden.

Auch wenn auf der körperlichen Ebene Phasenübergänge stets fließend sind, so kann man doch davon ausgehen, daß der begrifflichen Unterscheidung zwischen dem Zustand „gesund" und „krank" auf der rein körperlichen Ebene so etwas wie eine Stufenfunktion des Systems Organismus entspricht, durch das ein Prozeßmuster auf ein anderes umgeschaltet wird.

Anders formuliert: durch die Zustände „gesund" und „krank" klassifiziert der Organismus seine Umwelt als „nichtbedrohlich" und „bedrohlich" für die eigene Kohärenz. Diese Zustände sind das Ergebnis dynamischer Prozesse, die offenbar in Krankheit und Gesundheit verschieden organisiert sind.

Es ist eine bestimmte Form der Aktivität des Körpers erforderlich, um sich selbst gesund zu erhalten. Dementsprechend stellt sich Gesundheit oder (synonym dazu) Gesundsein, Gesundbleiben als ein ständiger Phasenübergang von „gesund" (p) zu „gesund" (p) dar. Formal kann eine solche (deskriptive) Transformationsregel folgendermaßen dargestellt werden:

$$p = \overline{p} | p.$$

Das Kreuz symbolisiert in diesem Falle die den Körper gesunderhaltenden Interaktionen des Körpers mit seiner Umwelt.

In einer ganz ähnlichen Form kann auch der Zustand bzw. Prozeß des Krankseins (Krankbleibens) symbolisiert werden:

$$q = \overline{q} \mid q.$$

Auch hier zeigt das Kreuz, daß die vermeintlich statische Eigenschaft „krank" (q) das Ergebnis eines dynamischen Transformationsprozesses ist. Es steht für „kränkende Interaktionen", d. h. für Interaktionen, die dafür sorgen, daß q erhalten bleibt.

Solange Gesundheit oder Krankheit jeweils als Zustand erhalten bleiben, kann man davon ausgehen, daß eine unendliche Zahl derartiger Phasenübergänge stattfindet. Allerdings stellt sich die Frage nach der Beziehung von gesunderhaltenden und kränkenden Interaktionen. Reicht die Abwesenheit kränkender Interaktionen aus, um gesund zu bleiben? Und: Was geschieht bei Abwesenheit der gesunderhaltenden Interaktionen?

Betrachten wir die Logik verschiedener möglicher — idealtypischer — Krankheitsverläufe. Als Ausgangspunkt soll das Gesundsein (p) gewählt werden. Als Beispiel sei eine „verletzende" Interaktion gewählt (der Organismus interagiert zunächst mit einer auf der Straße liegenden Bananenschale, dann mit dem Bordstein usw.), deren Ergebnis ein gebrochenes Bein ist:

$$\overline{p} \mid q = q.$$

Der Organismus mit intaktem Bein (p) wird durch die verletzende Interaktion (Kreuz) in einen Organismus mit kaputtem Bein (q) transformiert.

Sind die Knochen nicht gegeneinander verschoben, wird das Bein geschont (d. h. unterbleiben weitere verletzende oder kränkende Interaktionen), so wird irgendwann einmal aus dem gebrochenden Bein wieder ein geheiltes und intaktes. Die ganze Sequenz von Verletzung und Heilung hat dann folgende formale Gestalt:

$$\overline{p \mid q} \mid p = p.$$

Das erste Kreuz steht in diesem Falle für die verletzende Interaktion, das zweite für die heilende. Das Beispiel des Beinbruchs macht deutlich, daß der Charakter der Interaktionen in ihrer Qualität und Wirkung nicht losgelöst von dem Zeitpunkt zu beurteilen ist, in dem sie erfolgen. Was vor dem Beinbruch eine durchaus normale und gesunde Interaktion war, kann nach dem Beinbruch eine die Belastungsfähigkeit übersteigende und daher kränkende Interaktion sein (es ist eben ein Unterschied, ob man mit gebrochenem oder nichtgebrochenem Bein von einem Tisch springt).

Betrachten wir eine andere mögliche Sequenz, in der es nicht zur Rückkehr zu dem vor der Verletzung bestehenden Zustand kommt, sondern zur Ausbildung einer neuen Homöostaseform, der chronischen Krankheit. Die Chronifizierung läßt sich folgendermaßen darstellen:

$$\overline{p \mid q} \mid q = q.$$

Im Gegensatz zu dem Beispiel mit dem Beinbruch, haben wir es hier lediglich mit einer formalen Beschreibung zu tun, die uns nicht sagt, in welcher Weise die verwendeten Kreuze zu interpretieren sind. Es zeigt sich, daß sie vieldeutig bzw. in unterschiedlicher Weise verstanden werden können. Das erste Kreuz kann wiederum für verletzende oder kränkende Interaktionen stehen. Es kann aber auch als Abwesenheit gesunderhaltender Interaktionen interpretiert werden. Dasselbe gilt für das zweite Kreuz: es kann — je nach Interpretation — ebenfalls als Zeichen für kränkende Interaktionen oder aber für die Unterlassung von heilenden Interaktionen stehen. Die Wirkung der Interaktionen ist das Fortdauern der Krankheit (q).

Letztlich bedarf es keiner Entscheidung, ob das Kreuz nun im einen oder anderen Sinne gelesen werden muß. Es reicht festzustellen, daß immer dann, wenn das Ergebnis dieser Interaktionen „Gesundheit" (p) ist, die gesunderhaltenden oder heilenden Interaktionen gegenüber den kränkenden im Übergewicht waren. Und umgekehrt reicht es zu sagen, daß immer dann, wenn das Ergebnis der Interaktionen „Krankheit" ist, die kränkenden Interaktionen in ihrer Wirkung stärker waren als die gesunderhaltenden oder heilenden.

Als dritte mögliche, idealtypische Verlaufsform sei der Tod des Systems dargestellt:

$$\overline{p\,|\,q\,|}\,r = r.$$

Das zweite Kreuz ist hier entweder im Sinne des Unterbleibens negentropischer, lebenserhaltender Prozesse zu interpretieren (jemand hört zum Beispiel einfach auf zu leben), oder aber als Überhandnehmen der entropischen, die Kohärenz des System bedrohenden und schließlich auflösenden Prozesse (jemand interagiert mit einer Bombe). In beiden Fällen ist die Reversibilität der in dem System auftretenden entropischen Abläufe beendet, die Struktur des Systems löst sich auf, seine Organisation ebenfalls.

Zerteilen wir die Bedeutung des Begriffs der Interaktion im Sinne einer Prozeß- oder Handlungslogik in die Verhaltensweisen der Interaktionsteilnehmer, so stellt sich die Frage: Welche Prozesse oder Handlungen, welche Akte oder Unterlassungen, muß ein Lebewesen vollziehen, um gesund zu bleiben bzw. zu werden? Welche haben katastrophale Wirkungen? Auf welche Akte seiner Interaktionspartner ist es angewiesen, welchen muß es ausweichen, und welche Unterlassungen dieser Interaktionspartner sind für sein (Über)leben nützlich, welche fatal? Diese Auflösung von deskriptiven Regeln der Interaktion in Regeln einer Prozeß- oder Handlungslogik entspricht der Ableitung von präskriptiven Regeln aus deskriptiven. Es ist ein Schritt, der für jede Heilkunde unabdingbar ist. Nur so ist es ihr möglich, ihre eigenen Interventionen so zu gestalten, daß sie ihrem Ziel, der (Wieder)herstellung und Aufrechterhaltung von Gesundheit, dienen.

„Kränkende", „heilende" und „tödliche" Interaktionen können in unterschiedlichem Maße im Sinne der aktiven und passiven Negation interpretiert werden. Die passive Negation ist dabei im allgemeinen als neutral in ihrer Wirkung anzusehen: sie verändert den Ausgangszustand nicht, macht weder aus Gesundheit Krankheit, noch aus Krankheit Gesundheit. Dennoch ist auf diese Kategorie in einer (Be)handlungslogik nicht zu verzichten, da durch sie die Unterlassung bestimmter Interaktionen (z. B. „kränkender") beschrieben werden kann.

Gesundheit kann nun als das Ergebnis der aktiven Negation des Krankseins verstanden werden, Krankheit als das der aktiven Negation des Gesundseins. Der

Tod kann sowohl als das Resultat der aktiven Negation der Gesundheit wie der Krankheit gesehen werden, er kann aber auch als das Resultat der passiven Negation des Todes verstanden werden. Denn zum Leben gehört eine Aktivität, die aktive Negation des Todes, sei sie nun in Form von Gesundheit oder Krankheit. Lebende Systeme sterben eben auch dann, wenn sie ihre das Leben charakterisierende autopoietische Aktivität einstellen.

Krankheit und Gesundheit sind — solange ein System lebt — per definitionem angepaßte Lebensformen. In dieser Frage gibt es lediglich eine Ja-nein-Alternative. Wenn man das individuelle Leid zum Maßstab macht, so kann man allerdings die eine dieser Überlebensformen als „besser" bewerten als andere.

Sieht man die Strukturen und Prozesse eines lebenden Systems als Phänomene der Selbstorganisation in einem gegebenen Kontext, so bieten sich für den Therapeuten zwei grundlegend unterschiedliche Zugangsweisen zur Therapie. Er kann sich entweder zum „Verbündeten" der aktiv irgendeine Störung negierenden Tendenzen und Mechanismen des Systems machen, oder aber zu dem der passiv negierenden. Ein Gleichgewichtszustand, der durch die Aktivität des Körpers allein nicht zu restituieren ist, kann durch die therapeutische Interaktion — durch eine Grenzverletzung — so verändert werden, daß Selbstheilung (wenn alles gutgeht) möglich wird. Die Maßnahmen des Arztes werden gewissermaßen in eine der beiden, den „gestörten" Zustand (aktiv oder passiv) negierenden Waagschalen geworfen.

Das Beispiel des Chirurgen, der einen Knochen nagelt, oder die Verabreichung von Antibiotika mögen als Beispiel solch aktiver Negationen dienen, die Gabe von Kortison im Falle einer Allergie als Beispiel einer passiven Negation.

Insgesamt darf man wohl sagen, daß effektives therapeutisches Handeln demselben prinzipiellen Schema folgt, das die beiden Formen von Streßreaktionen zeigen: Entweder wird eine störende System-Umwelt-Interaktion aktiv bekämpft (verdinglicht: ein Krankheitserreger, ein Stressor, etwas Kränkendes wird abgewehrt), oder aber es wird passiv negiert und dadurch in seiner Wirkung entschärft.

Im ersten Fall wird versucht, die Integrität des Systems aufrechtzuerhalten, die Grenze zu schließen. Im zweiten Fall wird hingegen die Grenzziehung verändert, der Erreger, das „kränkende Agens" integriert. Dies ist aber das nunmehr schon mehrfach zitierte Schema, nach dem Evolutionsprozesse ablaufen — das Wechselspiel von Assimilation und Akkommodation. Therapeutische Interventionen, so läßt sich allgemein sagen, greifen in Evolutionsprozesse ein. Erfolgreich sind sie, wenn sie dabei die (Über)lebensbedingungen des Systems verbessern. Die Strukturen, die dabei verändert werden, sind kognitive Strukturen (im weitesten Sinne).

Der Rahmen therapeutischer Möglichkeiten ist allerdings begrenzt. Die im Laufe der biologischen Evolution entstandene Organisation des Körpers ist nun einmal wie sie ist und steht nicht zur Disposition. Sie stellt den biologischen Kontext dar, in dessen Rahmen im Einzelfall die konkreten körperlichen Strukturen in einer gewissen Bandbreite so geändert werden können, daß eine relativ dysfunktionelle Struktur durch eine funktionellere ersetzt wird. Über die dabei anzulegenden Maßstäbe für Funktionalität und Dysfunktionalität entscheidet — da es ums (Über)leben geht — der Lebenskontext.

3. Die Definition des „gestörten" Systems

Sieht der Therapeut Krankheit als Eigenschaft eines isolierten Systems, so abstrahiert er vom Kontext, d. h. der Umwelt des Systems. Dies kann er tun, solange er sein pragmatisches Ziel damit erreicht. Im Laufe der Medizingeschichte hat sich dieses Modell ja tatsächlich in vielen Fällen als sinnvoll und praktikabel erwiesen (d. h. „erfolgreich", gemessen am Ziel der Therapie). Der Therapeut zieht dem kranken System gegenüber eine Grenze und sieht sich damit in der Position des außenstehenden Beobachters. Der Einfluß, der durch seine Beobachtungen auf das Funktionieren oder Nichtfunktionieren des Systems ausgeübt wird, ist minimal und kann offenbar vernachlässigt werden. Die Eigenschaften des Systems lassen sich so in „objektiven" deskriptiven Regeln beschreiben. In der Therapie wird nach diesem Modell dann von außen in dieses System therapeutisch interveniert.

Bleiben wir bei dem Beispiel des Chirurgen, der einen Knochenbruch zu behandeln hat. Er betrachtet den menschlichen Organismus als zu behandelndes System (womöglich reicht es sogar, wenn er den Knochen als zu behandelndes System ansieht).

Die Physiologie als Grundlagenwissenschaft liefert ihm allgemeingültige deskriptive Regeln über die intrasystemischen Bedingungen von Knochenheilungsprozessen. Aus ihnen leitet er die Prinzipien ab, nach denen er entscheidet, ob er einen Bruch reponiert und eingipst oder ihn doch lieber operiert und nagelt. Wie immer er sich entscheidet: der Therapeut handelt nach einem impliziten Ursache-Wirkungs-Schema, wobei er sein Handeln so wählt, daß es zur „Ursache" für Heilung wird.

Der Chirurg muß also zwei unterschiedliche Phänomenbereiche beschreiben: einmal steht er als Beobachter außerhalb des „gestörten" Systems, das andere Mal ist er Element des „therapeutischen" Systems, das aus dem Patienten, dem „gestörten" System, und ihm, dem Therapeuten, gebildet wird.

In diesem therapeutischen System besteht eine komplementäre Beziehung, d. h. eine Beziehung, in der die Unterschiedlichkeit derjenigen, die diese Beziehung eingehen, der konstituierende Faktor ist. Die Rollen von Arzt und Patient sind inhaltlich durch diesen Unterschied bestimmt, und beide Teilnehmer an solch einer Beziehung sind sich einig über diesen Unterschied. Impliziert ist in der Rollendefinition, daß der Patient — wie der Name sagt — der „Leidende" ist. Ohne Hilfe von außen ist er nicht (oder nicht zuverlässig) in der Lage, „die Störung" zu beseitigen; oder besser: er kann seinen Gleichgewichtszustand, die Homöostase, irgendeine Form des Eigenwerts, sein Wohlbefinden und seine Gesundheit nicht wiederherstellen. Die Funktion des Arztes besteht gerade darin, anders zu sein, *aus einer Außenperspektive zu beobachten und zu handeln*.

Auch der Patient ist ein Beobachter; allerdings ist der Phänomenbereich, der seiner Beobachtung zugänglich ist, anders begrenzt als der des außenstehenden Beobachters. Er schaut teilweise aus einer Innenperspektive, seine Wahrnehmung erstreckt sich nicht nur auf den außerhalb der Haut liegenden Bereich. Der Unterschied zwischen den beiden aus der Innen- und Außenperspektive beobachtbaren Bereichen und die Koordination dieser Perspektiven führt dazu, den Körper als das gestörte System zu betrachten.

Krankheiten gehen im allgemeinen mit Befunden einher, die — das ist ein Teil der sozialen Definition des Begriffs — im Phänomenbereich „Körper" lokalisiert werden. Die Tatsache, daß ich etwas fühle oder wahrnehme, was mein neben mir stehender Nachbar nicht fühlt oder wahrnimmt, bestimmt den Unterschied zwischen Selbst- und Fremdbeobachtung. Schmerzen sind zum Beispiel ein höchst privates Erleben, auch wenn ein außenstehender Beobachter sie per Identifikation und Einfühlung nachempfinden kann oder aus äußeren Signalen Rückschlüsse auf ihr Bestehen oder Nichtbestehen zieht. Das Kranksein wird so als „Eigenschaft" des Körpers definiert — das ist die Prämisse der westlich-naturwissenschaftlichen Medizin, und darüber besteht meist zwischen dem Selbst- und Fremdbeobachter ein Konsens. Pathologische Befunde werden dementsprechend innerhalb der Grenzen des biologischen Individuums gesucht und als Veränderung physiologischer Parameter gefunden (z. B.: der Urin schmeckt nach Zucker, die Körpertemperatur ist erhöht, Blutwerte sind verändert etc.).

Krankheit als einen Zustand oder Prozeß zu betrachten, der innerhalb der Grenzen des biologischen Organismus abläuft, hat aber auch noch einen anderen guten Grund: Offensichtlich erfolgen die meisten körperlichen Prozesse — mit Ausnahme der Willkürmotorik — autonom, d. h. sie sind der bewußten Beeinflussung in der Regel nicht oder nur sehr begrenzt unterworfen. Dies ist ein Aspekt der biologischen organisatorischen Schließung, d. h. der relativen Abgrenzung zwischen physiologischen Prozessen — seien sie nun gestört oder nicht — und dem Bewußtsein.

„Krankheit" heißt, daß die *selbstverständliche* Ordnung des Organismus gestört ist. Funktioniert der Organismus, so fragt man nicht: *warum?* Funktioniert er aber nicht, so fragt man: *warum nicht?* Diese Frage nach dem „Warum", nach der „Ursache", ist aber stets auch die Frage nach den Möglichkeiten der Problemlösung, des therapeutischen Handelns.

Hier wird erneut der Unterschied zwischen Innen- und Außenperspektive der Beobachtung wichtig. Derjenige, der einen gebrochenen Knochen hat, ist nur in sehr beschränktem Maße in der Lage, sich selbst zu helfen. Sein Interaktionsbereich liegt in der Regel außerhalb seines Körpers. Um es an einem Extrembeispiel zu verdeutlichen: Niemand kann sich selbst ein Herz transplantieren; es wäre jedoch durchaus möglich, sich gegenseitig (wenn auch nicht gleichzeitig) mit solch einer Operation zu beglücken. Die Möglichkeiten selbstbezüglichen (Be)-handelns sind beschränkt. Der Arzt wird dazu gebraucht, die intrasystemischen Bedingungen so zu verändern, daß die normalen selbstreferenten biologischen Mechanismen wirksam werden können. Er ist in seiner Funktion so etwas wie eine (vorübergehende) Erweiterung des selbstreferenten Systems Organismus. Ohne ihn könnte kein Eigenwert, keine Homöostase des biologischen Systems wiedergewonnen werden. Hier liegt der Sinn der Komplementarität der Arzt-Patienten-Beziehung.

Bleiben wir bei dem gebrochenen Knochen: sieht der Chirurg die Bruchstücke weit verschoben und in einer Stellung, die es erfahrungsgemäß (bzw. den deskriptiven Regeln der Knochenheilung gemäß) nicht zuläßt, daß es zu einer ausreichenden Callusbildung kommt, so wird er operieren und die Bedingungen innerhalb des Organismus so verändern, daß eine Heilung *möglich* wird. *Heilung ist stets Selbstheilung*, und Krankheit ist stets der Versuch der Selbstheilung.

Der Arzt kann lediglich auf eine Art in das selbstorganisierte Bedingungsgefüge des Organismus eingreifen, daß die sowieso schon vorhandenen Fähigkeiten zur Selbstreparatur auch genutzt werden können.

Es ist sicherlich kein Zufall, daß die meisten bislang verwendeten Beispiele aus dem Bereich der Chirurgie stammen, da sich bei ihnen das gestörte System recht einfach pragmatisch sinnvoll begrenzen läßt. Aus dieser Form der Unterscheidung lassen sich für den Therapeuten recht klare Handlungsstrategien ableiten; sie haben sich über Jahrhunderte in der Anwendung im großen und ganzen als erfolgreich erwiesen.

Der therapeutische Erfolg bestimmt, wo diese Grenze gezogen wird. Es gibt und gab Kulturen, wo sie nicht nur nicht mit der des Körpers gleichgesetzt wurde, sondern von vornherein ein viel weiter gespannter Rahmen gewählt wurde. So wurden und werden Krankheiten als Strafen betrachtet, die durch irgendwelche Götter für ein sündiges Leben verfügt werden. Diagnostisch müssen dann natürlich die Taten eines Patienten betrachtet werden, und die Beziehung zu seinem Gott ist dann das „gestörte System". Der Heiler muß dementsprechend versuchen, auf dieser Ebene kausal zu intervenieren, indem er Sühneopfer, Reinigungsrituale oder Ähnliches vollzieht, das der Absolution von individueller Schuld dient.

Bevorzugt man ein System ohne Gott, so hindert das nicht daran, einen ganz großen Bezugsrahmen zu wählen. Man kann beispielsweise astrologische und kosmologische Einflüsse berücksichtigen usw. Über Sinn oder Unsinn solcher Bezugsrahmen soll hier lediglich soviel gesagt werden, daß sich ihr Wert allein in der praktisch-therapeutischen Anwendung erweisen kann. Das führt allerdings fast zwangsläufig zu der rekursiven Schleife, daß diejenigen, die von der Wirkung eines solchen Konzeptes nicht überzeugt sind, es auch nicht anwenden und es dementsprechend auch nicht beurteilen können.

Kehren wir zu den Grenzziehungen der westlichen Medizin zurück. Ganz anders als im Bereich der bislang als Beispiel gewählten Knochenbrüche stellt sich die Situation des Therapeuten im Bereich der sogenannten psychischen „Erkrankungen" dar. Hier zeigen sich die Symptome und „Störungen" nicht innerhalb des Phänomenbereichs Körper lokalisiert, sondern in der *Interaktion*. Denn das wesentliche Merkmal der sogenannten „psychischen Störungen" liegt darin, daß sie sich als Störungen im Bereich der „direkten Interaktion" manifestieren.[1]

Die Abstraktion vom konkreten Lebenskontext, der für den Bereich des rein körperlichen Funktionierens aufgrund seiner vielen, scheinbar universell und kontextunabhängig wirksamen Strukturen *verständlich* ist (wenn auch sicher nicht immer angemessen, da weder das Herz situationsunabhängig schlägt, noch der Stoffwechsel kontextblind wie ein Automat abläuft etc.), ist hier nur möglich, wenn das Verhalten eines Individuums lediglich als Ausdruck und Abfallprodukt biologischer Prozesse betrachtet wird.

Dies widerspricht aber den prinzipiellen Bedingungen menschlichen Verhaltens und Kommunizierens. Semantische Prozesse erhalten ihren Sinn und ihre Bedeutung niemals aus sich selbst, sondern stets in Abhängigkeit vom

---
[1] Goffman 1967, S. 155.

Kontext, in Abhängigkeit von irgendwelchen Kommunikationspartnern. Dieser Bezugsrahmen (Sprache, Kultur, Interaktionsbereich) ist der Phänomenbereich, in dem sich die „Störung" zeigt.

Es sind in erster Linie semiotische Parameter, die von der Norm der Selbstverständlichkeit abweichen. Denken, Fühlen und Verhalten sind — gemessen an den Maßstäben des betreffenden *sozialen* Kontextes — nicht adäquat. Es sind Beschreibungen 1. *und* 2. Ordnung, die ein Individuum von seiner Welt gibt, die formal oder inhaltlich nicht mit den Beschreibungen übereinstimmen, die in dem sozialen und kulturellem Rahmen „normalerweise" von der Welt gegeben werden.

Nun haben alle Beschreibungen 1. und 2. Ordnung ein Korrelat auf der biologischen Ebene: die Beschreibung 0. Ordnung. Und es ist dementsprechend legitim, nach einer Störung auf dieser Ebene zu suchen, wenn sich eine Störung auf einer der anderen Ebenen zeigt. Dennoch sollte die Tatsache niemals aus dem Blick geraten, daß biologisches Funktionieren die Voraussetzung für normales Verhalten und Kommunizieren ist, es aber *nicht erklärt*. Die Tatsache, daß bei einem Sprinter während eines 100-m-Laufs die Pulsfrequenz ansteigt, erklärt nicht seine Teilnahme an den Olympischen Spielen. Dem Schluß, daß eine Störung der biologischen Voraussetzungen zu einer Störung von Verhaltensweisen führen kann, ist nicht zu widersprechen. Die Umkehrung dieses Schlusses jedoch, daß aus gestörtem Verhalten eine Störung der biologischen Bedingungen gefolgert werden kann, ist eine logische Absurdität. Es wäre etwa ebenso sinnvoll, aus dem Satz, daß alle Chinesen Menschen sind, zu schließen, daß alle Menschen Chinesen sind.

Genausowenig wie ein Begriffsystem, welches das Verhalten von einzelnen Molekülen erfaßt, geeignet ist, die Eigenschaften der Flüssigkeit Wasser (naß, flüssig, durchsichtig, kalt oder warm etc.) zu erklären, ist „normales" oder „unnormales" Verhalten durch biochemische oder neurophysiologische Begriffe oder Vorgänge zu erklären.

Analysiert man psychiatrische und psychosomatische Symptome, so muß zunächst versucht werden, sie auf den aktuellen und historischen Kontext, in dem sie manifest werden, zu beziehen. Sie auf organische Faktoren zurückzuführen, ist erst nötig, wenn eine Erklärung oder ein Verstehen innerhalb des Systems, das Kommunikationsphänomene normalerweise erklärt, nicht mehr möglich ist.

Die Nichteinfühlbarkeit als das von Jaspers[2] gewählte Kriterium der Unterscheidung zwischen biologisch-organisch erklärbaren und psychologisch verstehbaren Geistes- und Seelenzuständen muß dementsprechend erweitert werden: Verstehbarkeit hängt weitgehend davon ab, ob es dem Beobachter gelingt, die Spielregeln zu rekonstruieren, nach denen ein Individuum lebt (die deskriptiven Regeln, mit denen es seine Lebenswelt beschreibt, und die präskriptiven Regeln, die sein Handeln leiten). Er muß sich dabei jedoch stets bewußt sein, daß es keine objektiv richtigen oder universell gültigen Spielregeln gibt, sondern lediglich (mehr oder weniger) in einen konkreten Kontext „passende". Erst wenn sie sich als nicht passend und nicht im Rahmen der evolutionären Gesetzmäßigkeiten, welche die Mechanismen der System-Umwelt-Anpassung beschreiben,

---

[2] Jaspers 1913.

verstehen und erklären lassen, kann der Versuch zu verstehen aufgegeben und auf eine biologische Erklärung zurückgegriffen werden. Doch dann müssen die auf der interaktionellen Ebene registrierbaren Phänomene biologisch in sich schlüssig und kohärent erklärbar sein.

Die Versuchung ist groß, das organmedizinische Krankheitskonzept auf den Bereich von Psychiatrie und Psychosomatik zu übertragen. Geschieht dies, so ist die Folge, daß alle Verhaltensweisen eines Patienten lediglich auf ihn als Individuum bezogen werden und ihm als Eigenschaften zugeschrieben werden.

Dies machen, wenn auch mit Unterschieden, die meisten psychologischen Theorien. Als Beispiel sei hier die Psychoanalyse erwähnt. In der Metapsychologie werden verschiedene präskriptive Regelsysteme (Über-Ich, Ich und Es) dargestellt, deren Interaktion bestimmt, wie das Individuum dabei entstehende Konflikte löst und sich verhält.

Das grundlegende Problem einer solchen Konzeption ist, daß die innerhalb des Systems „Individuum" ablaufenden Prozesse von außen nicht direkt beobachtbar sind. Was registrierbar ist, sind lediglich Eingabe-Ausgabe-Relationen. Da der Mensch nicht wie eine triviale Maschine funktioniert, ist die interne Struktur des Systems analytisch nicht bestimmbar, d. h. sie ist deskriptiv nicht vollständig beschreibbar. Diese Nichttrivialität des Menschen, die durch seine Fähigkeit zur Änderung seiner inneren Zustände hervorgerufen wird, sorgt dafür, daß jede simple Reiz-Reaktions-Psychologie, wie sie beispielsweise die Verhaltenstherapie in ihrer vorkognitiven Phase zugrunde legte, zum Scheitern verurteilt ist. Schon günstiger sind da die Chancen der sogenannten „verstehenden Psychologie", die als Zugang zu den internen psychischen Abläufen die Einfühlung und das Verstehen nutzt.

Auch die Psychoanalyse muß hier in die Reihe der verstehenden Methoden eingereiht werden. Allerdings hat sie den Anspruch, nicht nur zu verstehen, sondern darüber hinaus mit Hilfe einer aus Selbst- und Fremdbeobachtung abgeleiteten Theorie zu erklären. Der Therapeut interagiert mit dem Patienten und beobachtet ihn von außen. Er kommuniziert mit dem Patienten über dessen Selbstbeobachtung und setzt — stets sich selbst als Subjekt der Beobachtung definierend — dessen Äußerungen und Verhaltensweisen zu den allgemeingültig postulierten Funktionsregeln der Psyche in Beziehung. Die Differenz zwischen dem, was der Therapeut seiner Theorie entsprechend an Psychodynamik beobachtet, und dem, was der Patient selbst an sich beobachtet, wird als „unbewußt" bezeichnet.

Das „Unbewußte" wird dabei gewissermaßen als ein Analogon zu den physiologischen Vorgängen innerhalb des Körpers gesetzt, deren Funktionsregeln der fachkundige Arzt in seinem Diagnostizieren und seinen therapeutischen Interventionen zugrunde legt. Auch sie sind dem sich selbst beobachtenden Patienten nicht bewußt. Dies ist ja gerade der Grund, warum er einen außenstehenden Arzt, der nicht den gleichen Limitierungen selbstreferenter Erkenntnis und Handlung unterworfen ist, aufsucht.

Der Unterschied zwischen Innen- und Außenperspektive der Beobachtung hat im Bereich organischer Erkrankungen zur konsensuellen Definition des Körpers als zu therapierender Einheit geführt hat: es gibt eine Grenze des direkt Beobachtbaren, die identisch mit der Grenze des Körpers ist. Schmerzen,

Krankheitsgefühl etc. sind nur aus der Innenperspektive wahrnehmbar. Der Arzt als außenstehender Beobachter ist der Experte für die Funktionsregeln des Systems Organismus, der beide Ebenen der Beobachtung aufeinander bezieht und so zu einer Diagnose kommt.

Doch wo die Symptome nicht innerhalb des Phänomenbereichs Individuum lokalisiert werden können, sondern sich auf der Verhaltensebene manifestieren, kann diese Form der Subjekt-Objekt-Spaltung zur Lösung nur sehr beschränkt angewendet werden. Dies gilt vor allem für das therapeutische System der Dyade. Entweder der Therapeut beschreibt durch seine Deutungen oder sonstige Interventionen die intrapsychische Dynamik des Patienten; in diesem Falle macht er Aussagen über eine Phänomenbereich, der seiner Beobachtung gar nicht direkt zugänglich ist. Was er darüber weiß, ist durch das Verhalten des Patienten, seine Handlungen, Akte und Unterlassungen (wobei hier gesprochene oder nicht gesprochene Worte und Sätze, erzählte oder verschwiegene Träume, Phantasien etc. ebenfalls als Handlungen zu verstehen sind) vermittelt. Wenn der Therapeut aber Aussagen über das Verhalten des Patienten macht, so macht er stets gleichzeitig auch Aussagen über sein eigenes Verhalten. Denn beide sind die Bestandteile eines spezifischen Interaktionsbereichs, in dem das Verhalten des einen niemals losgelöst von dem Verhalten des anderen einen Sinn macht, d. h. erklär- oder verstehbar ist. Wenn also der Therapeut das Verhalten seines Patienten deutet (Beschreibung 2. Ordnung) oder durch sonst ein Verhalten (Husten, Schweigen etc.) beschreibt (1. Ordnung), so beschreibt er damit die Beschreibung (1. wie 2. Ordnung), die der Patient vom Verhalten des Therapeuten gibt. In der Dyade ist der Therapeut deshalb nie außenstehender Beobachter, sondern stets (Mit)produzent dessen, was er beobachtet.

Erschwert wird seine Aufgabe noch dadurch, daß er den Erfolg seiner therapeutischen Interventionen an etwas messen muß, das er nicht direkt beobachten kann: an der Psychodynamik und internen Struktur seines Patienten.

Dennoch kann dieser durch viele Fallgruben der Selbstbezüglichkeit und Paradoxie führende Weg der Therapie zur Konstruktion einer — für beide annehmbaren und die individuellen Sichtweisen transzendierenden — konsensuellen Realität und „störungsfreien" Interaktion zwischen Patient und Therapeut führen. Die erste Möglichkeit ist die, daß der Patient sich dem Weltbild des Therapeuten, seiner Theorie, unterwirft und „sein" Problem in der Sprache des Therapeuten zu beschreiben lernt. Mit der damit verbundenen Änderung seines eigenen Weltbildes verschwinden im Optimalfalle auch die Symptome — sie werden überflüssig. Die zweite Möglichkeit der Konstruktion einer konsensuellen Realität in der therapeutischen Dyade besteht darin, daß der Therapeut das Weltbild des Patienten übernimmt. In dem Falle stellt sich allerdings die Frage, wozu der Patient den Therapeuten braucht: im besten Falle als so etwas wie einen stets Bestätigung gebenden Ehepartner. Aber es ist sicher nicht auszuschließen, daß gerade solche Erfahrungen für den Patienten emotional korrigierend sind und ihm zu „Wachstum" verhelfen.

Es gibt aber noch eine dritte Möglichkeit des Konsenses, in der keiner der Beteiligten das Weltbild des anderen nur einfach übernimmt. Ihre Voraussetzung ist, daß beide — Therapeut und Patient — eine gemeinsame Beobachtungsposition finden: die Perspektive des außenstehenden Beobachters. Sie müssen beide in der Lage sein, sich gewissermaßen zu spalten und so zu tun, als ob sie außerhalb ihrer selbst und außerhalb der Dyade stünden und auf die Beziehung und ihre Interaktion blicken. Indem sie ihre Interaktion und ihre Beziehung zum gemeinsamen Gegenstand der Erkenntnis machen, können beide ihre jeweiligen subjektiven Innenperspektiven in gegenseitiger Identifikation verstehen und sich durch die Einnahme der Außenperspektive auf eine konsensuelle Realität einigen.

Dies ist aber der Idealfall, der nur erreicht werden kann, wenn keiner der Beteiligten eine simple Subjekt-Objekt-Spaltung nach dem Schema „ich bin das Subjekt/du bist das Objekt der Erkenntnis (oder umgekehrt)" vornimmt, durch das die Verhaltensweisen eines jeden ihm als Eigenschaft zugeschrieben würden. In der psychoanalytischen Therapietheorie wird die Herstellung einer solchen Art von Beziehung als Arbeitsbündnis[3] bezeichnet. Ob sie gelingt, hängt aber sicher nicht allein von der Fähigkeit (Eigenschaft) des Patienten ab, eine derartige Spaltung in Innen- und Außenperspektive vorzunehmen, sondern auch davon, ob es dem Therapeuten gelingt, beide Perspektiven einzunehmen, zu koordinieren und durch seine Verhaltensweisen adäquat zu beschreiben.

Daß diese Voraussetzung nicht erwartet — und dementsprechend nicht zur Grundlage einer allgemein anwendbaren Therapiemethode gemacht — werden kann, zeigen neuere Untersuchungen zur sozialen Kognition. In den im Anschluß an die Arbeiten Piagets von Selman[4] durchgeführten Studien zur sozialen Perspektivenübernahme erwies sich, daß die Einahme der Außenperspektive und die Fähigkeit, auf die Beziehung, an der man selbst beteiligt ist, reflexiv zurückzublicken, der letzte Schritt einer sehr komplizierten Entwicklung ist. Sie beginnt damit, daß das Kind sich egozentrisch als Mittelpunkt der Welt sieht; in einem zweiten Schritt gelingt es dem nunmehr schon älteren Kind und Jugendlichen, sich in die Position seines Gegenübers zu versetzen und seinen Standpunkt zu verstehen. Und erst als letzter — keineswegs immer erreichter — Schritt gewinnt eine Person die Möglichkeit, geistig aus der Beziehung zum anderen herauszutreten und die Form der Beziehung und die Regeln der Interaktion zu beschreiben.

Es dürfte deutlich sein, daß es weitreichende Konsequenzen für das individuelle Erleben und Verhalten hat, von welcher Perspektive aus ein Individuum sich und seinen Interaktionsbereich beschreibt. Wer von außen schaut, ist dabei sicherlich am besten in der Lage, die Ziele und Interessen aller Beteiligten zu verstehen und die Regeln der Interaktion zu erklären. Er ist in dem Sinne emanzipiert, daß er zur Erreichung seiner intern definierten Ziele in Rechnung stellen kann, welchen Anteil er selbst daran hat, daß seine (interaktionelle) Welt so funktioniert, wie sie funktioniert.

Die durchschnittliche dyadische Therapie wird eher nach einem der beiden erstgenannten Muster ablaufen oder auch zu einem Kampf um die richtige Sichtweise der Realität führen.

Selbst wenn im Laufe der Therapie eine konsensuelle Realität in der Beziehung zwischen Patient und Therapeut hergestellt wird, bedeutet dies nicht — und dies ist der Haupteinwand gegen ein derartiges dyadische Therapiekonzept — daß die Symptomatik in dem Interaktionsbereich, in dem sie aufgetreten und erzeugt

---

[3] Greenson 1967.
[4] Selman 1980.

worden ist, verschwindet. Denn die therapeutische Dyade ist ja nicht der (Über)-lebensbereich des Individuums — zumindest nicht vor Beginn der Therapie. Selbst wenn das Individuum wirklich die Aktionsmuster (Symptome), die es in seinem ursprünglichen Lebensbereich verwendet hat, auf die Dyade überträgt und im Verlaufe der Therapie aufgibt, so bedürfte es gewissermaßen einer (Rück)übertragung auf den Lebensbereich, um auch dort zur Veränderung der Verhaltensmuster zu führen. Ob das sinnvoll ist oder nicht, ob es möglich ist oder nicht, hängt aber nicht allein von dem Patienten ab, sondern auch von seinen Interaktionspartnern in seiner Lebenswelt.

Es sollte nicht aus dem Auge verloren werden, wie — trotz der Einsicht in Übertragungs- und Gegenübertragungsprozesse — eine solche individuumzentrierte Sichtweise entstehen kann: Zum einen spielt da die Anwendung des medizinischen Paradigmas und Krankheitskonzepts auf einen fremden Phänomenbereich eine wichtige Rolle (auch dies ist eine Form der Übertragung, der Identifizierung von Kontexten, durch die Unterschiede zu Nichtunterschieden gemacht werden). Zum zweiten liegt es nahe, daß der Therapeut (wie jeder andere Beobachter auch) sich selbst stillschweigend zum festen und invarianten Punkt in einer varianten Welt erklärt. Geht er von einer derartigen Prämisse aus (und das tut fast jeder, der die Rolle des Beobachters nicht reflektiert), so erlebt er, daß die Patienten sich sehr verschieden verhalten, obwohl er sich selbst in seiner Arbeit weitgehend unverändert und konstant zeigt. Er geht davon aus, daß seine eigene Identität sich nicht von Patient zu Patient verändert. Damit konstruiert er nicht nur ein stabiles Bild von sich selbst, sondern — verbunden damit — auch unterschiedliche Bilder von Patienten. Es ist derselbe — durchaus ja weitgehend funktionelle — Mechanismus, der es uns erlaubt, eine stabile und differenzierte Objektwelt um uns herum zu konstruieren.

So sinnvoll und empirisch begründet es also sein mag, zwischen verschiedenen Patienten, ihren Störungen etc. zu unterscheiden, so wenig sinnvoll ist die meist unhinterfragt damit verbundene Begrenzung des Beobachtungskontextes auf das biologische Individuum. Denn das Verstehen und Erklären des Verhaltens eines Menschen ist ja ganz generell nur möglich, wenn man den Interaktionsbereich kennt, in dem es gezeigt wird.

Das Verhalten eines lebenden Systems ist seine Beschreibung (1. Ordnung) seines Interaktionsbereichs, d. h. der Welt, in der er lebt. Ob diese Beschreibung „passend" ist, kann nur beurteilt werden, wenn nicht allein der, der diese Beschreibung gibt, betrachtet wird, sondern auch die Welt, die er beschreibt.

Da der Therapeut nicht davon ausgehen kann, daß *sein* Interaktionsbereich und *seine* Lebenswelt und — verbunden damit — *seine* Wirklichkeitskonstruktion für alle Menschen verbindlich und gleich ist, muß er sich zunächst darüber klar werden, welchen Phänomenbereich er sinnvollerweise als Lebenswelt des Patienten betrachten kann. Auch hier muß er sein Beobachtungsfeld eingrenzen und sich als außenstehenden Beobachter definieren.

Doch diesmal ist es nicht die Haut, die das zu beobachtende System begrenzt, und es sind keine organischen Strukturen, die miteinander „gestört" interagieren, sondern menschliche Individuen. Das aber gibt ihm die Chance, sich nicht allein als außenstehender Beobachter mit der Formulierung deskriptiver Regeln begnügen zu müssen; er kann sich darüber hinaus in die Position des

Patienten bzw. seiner Interaktionspartner einfühlen und das Geschehen so verstehen, *als ob* er aus der Innenperspektive blicken würde.

Doch bevor und damit dies geschehen kann, muß stets die Frage beantwortet werden: In welchem sozialen Kontext treten „Störungen" des Denkens, Fühlens und Verhaltens (der Beschreibungen 1. und 2. Ordnung) auf? Und: In welchem sozialen Kontext machen derartige Verhaltensweisen Sinn als kognitive Prozesse und Strukturen, d. h. als (Über)lebensstrategien?

4. Die Familie als (Über)lebenseinheit und -kontext

Will man erklären und/oder verstehen, wie ein konkreter Mensch (z. B. ein Patient) sich verhält, wie Symptome entstehen oder aufrechterhalten werden, so muß man die allgemeinen Gesetzmäßigkeiten der Evolution und Ontogenese lebender Systeme auf diesen individuellen Menschen, seine Geschichte und seine aktuelle Lebenswelt beziehen. Seine Entwicklung kann nur im Rahmen der Koevolution von System und Umwelt rekonstruiert und sein aktuelles Verhalten nur im Kontext der interaktionellen Beziehungen interpretiert werden.

Dabei muß unter Interaktion eigentlich der Umgang mit belebten wie auch mit unbelebten Objekten verstanden werden. Dennoch soll im folgenden von der Interaktion mit toter Materie und unbelebten Gegenständen abgesehen werden. Ihr Resultat läßt sich durch die sogenannten Naturgesetze beschreiben. Der Begriff Naturgesetz steht dabei für einen Bereich menschlicher Erfahrungen, über den innerhalb eines sozialen Systems relativ leicht ein interpersoneller Konsens erzielt werden kann. Zunächst war/ist — historisch betrachtet — in der individuellen wie auch kulturellen Entwicklung die biologisch-sinnliche Ausstattung des Menschen Grundlage dieses Konsenses, später werden/wurden es dann die Spielregeln des logischen Schließens. Es ist der Bereich einer relativ „harten" Realität. So ist die Wirkung der Interaktion eines Menschen mit einer heißen Herdplatte zum Beispiel recht einfach zu „objektivieren" (die physischen Bedingungen des Menschen bilden die Basis der interpersonellen Verifikation). Zu akzeptieren, daß die Erde rund ist und sich um die Sonne dreht, bedarf hingegen der Einfügung in die Regeln logischen Denkens (außerdem müssen natürlich noch eine Reihe von Vorannahmen akzeptiert werden, um zu solch einem der unmittelbaren sinnlichen Wahrnehmung widersprechenden Schluß zu kommen).

Der Begriff Interaktion soll also im weiteren Verlauf der Erörterung für den zwischenmenschlichen Bereich reserviert bleiben. Dieser Bereich der Realität ist erheblich „weicher", die intersubjektive, konsensuelle Validierung von Wirklichkeit ist schwerer. So läßt sich beispielsweise über die Frage, ob Herr XY ein guter oder schlechter Politiker ist, und die Wirkungen seiner Art, Politik zu betreiben, segenbringend oder fatal für die Bürger eines Staates sind, weit schwerer als über die Wirkung der heißen Herdplatte ein Konsens erzielen. Hier beschreiben und bewerten Beobachter sich gegenseitig als Beschreibende und Bewertende.

Der Interaktionsbereich, in dem es für den Menschen zu überleben gilt, ist dementsprechend für jedermann/-frau irgendeine Form eines sozialen Systems. In der umittelbaren, direkten Interaktion mit anderen Menschen wird überlebt (oder auch nicht).

Jeder Mensch muß — als kognitives System — das Problem der Selbstbezüglichkeit seiner Erkenntnis bewältigen. Er muß die Spielregeln eines Interaktionssystems erfassen, dessen Element er ist und dessen Regeln er selbst (mit)herstellt und aufrechterhält. Er ist dabei sowohl *Subjekt* als auch *Objekt* des Geschehens. Er ist Element eines übergeordneten Interaktionssystems, in dem die Bedingungen seines Lebens von anderen bestimmt werden. Auf der anderen Seite aber bestimmt er ebenso die Bedingungen der anderen Interaktionsteilnehmer: er ist dabei weder allmächtig, noch ohnmächtig.

Die gegenseitige Bestimmung der Lebensbedingungen derer, die miteinander in Interaktion stehen, darf dabei nicht als eine geradlinig gerichtete Kausalbeziehung verstanden werden. Es handelt sich vielmehr um eine rekursive Funktion, in der die Verhaltensweisen eines jeden Interaktionsteilnehmers auf alle anderen einwirken; dadurch wirken sie wiederum auf ihn selbst ein, wodurch sie wieder auf die anderen einwirken ... usw. — es ist ein unendlicher Prozeß von Operationen an Operationen, in dem die gemeinsamen Lebensbedingungen in einer gemeinsamen Geschichte ausge*handelt* werden. Sein Ergebnis ist sowohl die Homöostase (d. h. der Eigenwert, das Eigenverhalten, die Eigenstruktur) eines jeden Individuums (eines jeden Teils) als auch des Interaktionssystems (des Ganzen). Mit den Worten Ashbys: „Wir können also jeden Teil als Inhaber eines Vetorechtes über die Gleichgewichtszustände des Ganzen ansehen. *Kein Zustand (des Ganzen) kann Gleichgewichtszustand sein, wenn nicht dieser für alle zugehörigen Teile annehmbar ist, von dem jeder unter den vom anderen hervorgebrachten Bedingungen handelt*".[5]

Für den Therapeuten, der das Symptomverhalten eines Individuums erklären will, bieten sich also (mindestens) zwei Möglichkeiten an, zwischen System und Umwelt zu unterscheiden und damit den Gegenstand seiner Beobachtung zu definieren. Er kann zum einen das Individuum als System betrachten und zu seiner interaktionellen Umwelt in Beziehung setzen. Oder aber er kann ein Interaktionssystem betrachten und zu seiner übergeordneten sozialen Umwelt in Beziehung setzen. Beides ist aus einer systemtheoretischen Perspektive her zulässig und möglich. In beiden Fällen kann der Therapeut sich selbst zum außenstehenden Beobachter machen und versuchen, die interne Organisation, Struktur und Dynamik des Systems zu untersuchen. Er kann dann analysieren, wie das jeweilige System seine Autonomie, seine Kohärenz und Identität realisiert und bewahrt.

Voraussetzung für dieses Vorgehen — diese Subjekt-Objekt-Spaltung — ist, daß die Beobachtung das, was beobachtet werden soll, nicht oder nicht wesentlich verändert. Dies ist eine Voraussetzung, die bei der Untersuchung von Interaktionsprozessen nicht ohne weiteres als gewährleistet angesehen werden kann, da die Methode der Beobachtung dem Gegenstand der Beobachtung entspricht. Es geht jeweils um die Beschreibung von Interaktionsbereichen, um die Beschreibung von Beschreibungen von Interaktionsbereichen etc., wobei die Interaktion selbst die Form der Beschreibung ist. Das Individuum oder ein zu untersuchendes Interaktionssystem sind Element des Interaktionsbereichs des Therapeuten; er versucht sie bzw. ihre für ihn relevanten Charakteristika durch seine

---
[5] Ashby 1956, S. 128.

Diagnose zu beschreiben (2. Ordnung), und er beschreibt sie (1. Ordnung) durch sein Verhalten, d. h. seine therapeutischen Maßnahmen. Doch ähnliches gilt auch umgekehrt: der Therapeut ist auch Bestandteil des Interaktionsbereichs des untersuchten Systems; es beschreibt durch sein Verhalten auch ihn und sein Verhalten. So kann es — wie bereits oben erwähnt — dazu kommen, daß der Therapeut, wenn er sich als außenstehenden Beobachter definiert, übersieht, daß die Phänomene, die er beobachtet, durch ihn selbst induziert sind und er lediglich beschreibt, wie das System ihn beschreibt. Dieses Problem ist spätestens seit Freuds Konzept von Übertragung und Gegenübertragung bekannt.[6]

Es ist ein Aspekt der Selbstbezüglichkeit von Erkenntnis, aus dem Paradoxa resultieren können. Es tritt immer dort in den Vordergrund, wo es um die Erkenntnis interaktioneller Phänomene geht. Dies ist es, was diesen Bereich der Realität so „weich" werden läßt bzw. eine „Erhärtung" des Bildes der Wirklichkeit durch sogenannte „harte Daten" so schwer macht. Sogar innerhalb der Physik — der „härtesten" aller „harten Wissenschaften" — ist diese Begrenztheit der Möglichkeiten, vom Beobachter unabhängige Aussagen über einen Untersuchungsgegenstand zu machen, zur Kenntnis genommen und von Heisenberg im Bereich der Mikrophysik als „Unschärferelation"[7] bezeichnet worden.

Es ist ein Problem, dem auf professioneller Ebene alltäglich wohl niemand mehr ausgesetzt ist, als der Psychiater und Psychotherapeut. Dennoch ist es ein ubiquitäres Phänomen: jeder Mensch ist ihm ausgeliefert, wenn er *seine eigene Wirklichkeit* in der Interaktion mit seinen Mitmenschen konstruiert und aufrechterhält.

Dieser Umstand, daß Therapeut und Patient prinzipiell in einer analogen Situation sind, bietet nun aber die Möglichkeit, therapeutisch sinnvolle von nichtsinnvollen Begrenzungen des zu diagnostizierenden Phänomenbereichs zu unterscheiden. Beide haben als Beobachter denselben Erkenntnisgegenstand: die Beziehung zwischen einem Indvdiduum und seinem Interaktionsbereich. Für jeden einzelnen Menschen geht es bei der Konstruktion seiner subjektiv bedeutungsvollen Wirklichkeit darum, Verhaltensstrategien zu entwickeln, die ihm das (Über)leben in seinem sozialen Kontext ermöglichen. Ist die Beziehung zwischen ihm und seiner Umwelt — die gegenseitige Anpassung, die Koevolution — gestört, so wird ein Therapeut hinzugezogen, dessen Aufgabe es ist, Bedingungen für eine bessere Adaptation und damit bessere (Über)lebenschancen zu schaffen. Dieses Ziel verbindet Patienten und Therapeuten. Es ist die konsensuelle Basis ihrer Beziehung.

Für den Therapeuten, der seinen Patienten als kognitives System betrachtet, heißt das, daß er die *für den Patienten relevante* Umwelt in seine Beobachtung und seine diagnostischen Überlegungen einbeziehen muß.

An dieser Stelle gewinnt die Familie ihre epistemologische und therapeutische Bedeutung: Im Gegensatz zu vielen anderen Säugetieren ist der Mensch bei seiner Geburt *nur* (über)lebensfähig, wenn andere Lebewesen eine Reihe wichtiger Aktivitäten für ihn übernehmen und z. B. für seine Ernährung sorgen. Wenn man einmal von wenigen Ausnahmen (wie Romulus und Remus oder anderen

---

[6] Vgl. Freud 1912.
[7] Vgl. Heisenberg 1978.

„Wolfsmenschen") absieht, sind dies andere Menschen, meistens die Eltern. Der Mensch ist aufgrund seiner *biologischen* Bedingungen ein soziales Wesen. *Familie (oder ein äquivalentes Sozialsystem) ist ein Aspekt der menschlichen Natur.*

Sie ist der Ort, in dem das Kind seine Wirklichkeit konstruiert. Wenn es Unterscheidungen vollzieht, Entropie beseitigt, Information schöpft, sich selbst und seine internen Strukturen differenziert, so sind seine sich entwickelnden Erkenntnis- und Verhaltensstrukturen zunächst auf die Familie als seinen Überlebens- (d. h. Interaktions-) Bereich bezogen.

In ihr konkretisiert sich für das Kind das Problem der Selbstbezüglichkeit seiner kognitiven Prozesse. Auf der einen Seite gestaltet es durch sein Verhalten die Wirklichkeit der Familie; auf der anderen Seite muß es ein Bild dieser Interaktionsrealität konstruieren.

Derartige Erkenntnis kann als eine Menge von Spielregeln betrachtet werden. Aus Beobachtungen werden deskriptive und präskriptive Regeln abgeleitet. Aus beidem — dem mehr oder weniger stabilen Bild dessen, was „ist", und den (internen) Zielvorgaben über das, was „sein soll" — kann es Handlungsanweisungen ableiten, die irgendeine Form des (Über)lebens ermöglichen.

Wie für jeden anderen Beobachter, der seine Erkenntnisse dazu braucht, eine *in seinem Interaktionsbereich* erfolgreiche (d. h. das Überleben sichernde) Verhaltensstrategie zu entwickeln, erweist es sich für das Kind als heuristisch sinnnvoll, zwischen „Ursachen" und „Wirkungen" zu unterscheiden und sie miteinander zu verknüpfen. Irgendwelchen Ereignissen oder Zuständen, Akten oder Unterlassungen wird so die Ursache für irgendwelche Wirkungen zugeschrieben.

Die offenbar biologisch vorgegebenen kognitiven Muster — die Matrix, welche die subjektiven Unterscheidungen zu Beginn der individuellen Entwicklung leitet — sind im affektiven Agieren und Reagieren gegeben. Sie liefern ein grobes Raster, Wahrnehmungen gemäß der semantischen Dimensionen „aktiv"/„passiv", „stark"/„schwach", sowie „gut"/„böse" zu kategorisieren und zueinander in Beziehung zu setzen.

Das Kind konstruiert so die Regeln eines Spiels, dessen „Gewinn" das Überleben in seiner unverwechselbaren, konkreten Lebenswelt — seiner Familie — ist.

Wenn das Kind (als Beobachter) zwischen dem eigenen Selbst und der Umwelt unterscheidet, können „Wirkungen" und „Ursachen" entweder dem eigenen Selbst oder den Objekten zugeschrieben werden. Der Abhängigkeit des eigenen Selbst vom Objekt (von den Objekten) steht die Abhängigkeit der Objekte vom Selbst gegenüber. Je nachdem, welcher Aspekt dieser wechselseitigen Abhängigkeits*beziehung* betrachtet wird, beschreibt der Mensch — ganz egozentrisch — sich selbst bzw. seine Umwelt als „allmächtig" oder „ohnmächtig", als Subjekt oder Objekt der Geschichte. Die Ambivalenz zwischen diesen beiden Polen bestimmt zunächst weitgehend die Entwicklung der Wirklichkeitskonstruktionen eines jeden Menschen.

Doch die Unterscheidung zwischen Selbst und Objekt ist zum Überleben in der Familie zunächst nicht vonnöten; einzig wesentlich für das Kind ist, daß Interaktionen stattfinden, die dafür sorgen, daß seine intern definierten Stabilitätskriterien erfüllt werden (d. h. Bedürfnisse wie Hunger und Durst befriedigt werden).

Aus der Perspektive des außenstehenden Beobachters, der zwischen den einzelnen Individuen — dem Kind und den Eltern, Geschwistern etc. — unterscheidet, stellt sich die Beziehung zwischen ihnen als Bindung (im Sinne der Verhaltensforschung) dar. Das Kind ist allein nicht überlebensfähig: die *Überlebenseinheit*, als deren Bestandteil sein Existieren gewährleistet ist, ist die Familie (zumindest die Mutter-Kind-Dyade). Dafür, daß diese Einheit erhalten bleibt, sorgt der affektive Charakter der Beziehungen.

Im Verlauf der individuellen Entwicklung wird die Wichtigkeit der Familie als Überlebenseinheit des Kindes relativiert, es individuiert sich und gewinnt ein gewisses Maß an Selbständigkeit; an die Stelle der Eltern treten meist andere Personen, die weniger lebenswichtig sind. Dennoch kann gesagt werden, daß jede Wirklichkeitskonstruktion ihre Wurzeln in den Erfahrungen hat, die in der Familie gemacht werden. Sie werden auf andere soziale Kontexte übertragen und erweisen sich dabei als mehr oder weniger erfolgreich.

Während für das kleine Kind die Familie im allgemeinen als (Über)-lebenseinheit und -kontext angesehen werden kann, ist dies beim Erwachsenen nicht so klar bestimmt. Das Verhalten eines erwachsenen Patienten läßt sich nur *erklären*, wenn *verstanden* wird, welches *aus seiner Sicht* der Interaktionsbereich ist, in dem es für ihn zu (über)leben gilt. Es ist der Bereich, in dem er nach seiner eigenen Beschreibung (1. und 2. Ordnung) zur Aufrechterhaltung seines Eigen-Werts handelt, d. h. Akte vollzieht oder unterläßt, bzw. die Akte oder Unterlassungen anderer erleidet.

Will man als Therapeut die Frage beantworten, welches unter diagnostischen Gesichtspunkten der für das Verstehen des Symptomverhaltens eines Patienten relevante soziale Kontext ist, so kommt man nicht umhin, die subjektiven Unterscheidungs- und Bewertungskriterien des einzelnen Patienten zugrunde zu legen. Es sind seine Motive, Bedürfnisse, Wünsche, seine affektiven Muster, welche die Bedeutungsgebungen, die er vornimmt, regeln; es sind Selbst- und Objektrepräsentanzen sowie Muster ihrer In-Beziehung-Setzung in der Interaktion, die er in seiner familiären Sozialisation entwickelt hat und auf andere Kontexte überträgt.

Der Therapeut muß also zunächst zu verstehen suchen, welche interpersonellen Beziehungen für den Patienten subjektiv relevant sind. In einem zweiten Schritt kann er dann erklären, wie in der Interaktion innerhalb dieses Kontextes ein bestimmtes Symptomverhalten entsteht und *aufrechterhalten* wird, um schließlich Strategien zu entwickeln, wie die Bedingungen für seine Veränderung geschaffen werden können.

Das relevante Interaktionssystem für den Patienten braucht also keineswegs die Herkunftsfamilie zu sein. Es kann eine Zweierbeziehung, eine Institution, ein Arbeitsfeld etc. sein. Sein Verhalten ist nie losgelöst von seinem aktuellen Interaktionsbereichs zu erklären oder zu verstehen. Dies ist der Bereich, in dem ein Individuum seine Welt, ihre Struktur, Kohärenz und Identität durch sein Verhalten beschreibt und in Abhängigkeit von den Interaktionspartnern verändert oder bestätigt.

Der Herkunftsfamilie gebührt dennoch ein besonderes Interesse: sie ist schließlich der unausweichliche Rahmen, in dem erste kognitive Muster konstruiert, d. h. (Über)lebensstrategien erprobt werden. Dies ist auch der Grund dafür, daß die Familie die besondere Aufmerksamkeit von Therapeuten gefunden hat.

Überall dort, wo die Familie für einen Symptomträger der relevante Interaktionsbereich ist, muß sie auch als kleinste diagnostische und therapierbare Einheit betrachtet werden. Daß dies sehr häufig der Fall ist, mag seinen Ursprung in der hohen affektiven und emotionalen Bewertung haben, die familiären Beziehungen und Bindungen subjektiv zugewiesen wird. Es mag aber auch in der zentralen Rolle begründet sein, welche die Familie für die Entwicklung der Wirklichkeitskonstruktionen eines jeden menschlichen Individuums spielt.

B. Familiäre Spielregeln

1. Die geradlinig-kausale und die systemische Sicht der Familie. Ein kurzer historischer Abriß

Die Familienforschung von Familientherapeuten unterscheidet sich von der Familienforschung der Familiensoziologen. Ihr liegt ein anderes Erkenntnisinteresse zugrunde, sie verwendet andere Methoden, und ihre Resultate haben andere Konsequenzen. Der Hintergrund dafür dürfte sein, daß sie pragmatische — d. h. therapeutische — Ziele verfolgt.

Die Aufmerksamkeit von Psychiatern und/oder Psychotherapeuten ist und war stets auf diejenigen Aspekte des familiären Lebens, der familiären Interaktion, Organisation und Entwicklung gerichtet, welche der therapeutischen Erfahrung nach für die Entstehung, Aufrechterhaltung und Beseitigung von Symptomen als relevant erachtet werden können bzw. konnten. Auch für Psychiater und Psychotherapeuten gilt — wie für alle Beobachter —, daß ihr auf der Handlungsebene (der Behandlungsebene) liegendes Interesse die Unterscheidungen und Kategorienbildungen leitet, durch die sie ihre Beobachtungen strukturieren.

Da an dieser Stelle nicht der Raum ist, um alle im Verlaufe der Geschichte der Familientherapie entwickelten Hypothesen und Theorien zu referieren oder gar kritisch zu würdigen,[1] soll die Darstellung familiendiagnostischer Beobachtungskriterien auf das im Rahmen des hier entwickelten, epistemologisch-systemischen Theorierahmens Wichtige beschränkt bleiben.

Im Gegensatz zu den Familiensoziologen, die ihre Daten lange Zeit fast ausschließlich aus der Befragung irgendwelcher Personen über ihre Familien gewonnen haben,[2] betrachten Familientherapeuten die *direkte Interaktion* der Familienmitglieder untereinander.

Schaut man in der Geschichte ein wenig zurück, so zeigt sich, daß die Familie zunächst für Therapeuten überhaupt kein Forschungsgegenstand war; die Beschäftigung mit ihr war vielmehr ein unvermeidliches „Übel". Die dyadisch arbeitenden und sich an einem individuumzentrierten Krankheitsbild orientierenden Therapeuten empfanden, daß die Familien „störten" und den Erfolg der Therapie beeinträchtigten. Doch da Patienten nun einmal Familien hatten, ließ es sich — trotz aller Bemühungen — nicht ganz vermeiden, mit ihnen konfrontiert zu

---

[1] Der näher an einem Überblick interessierte Leser sei auf *Die Sprache der Familientherapie* von Simon u. Stierlin (1984) bzw. in erweiterter und aktualisierter Form *The Language of Family Therapy* von Simon et al. (1985) verwiesen.
[2] Vgl. Friedrich 1977.

werden (wenn die Angehörigen z. B. einen stationär aufgenommenen Patienten besuchten). Das Bestreben war es — ganz dieser Sicht entsprechend — die Angehörigen aus der Therapie herauszuhalten (z. B. durch ein psychoanalytisches Setting).

Da dies nicht — oder rückblickend betrachtet: nicht „ausreichend" — gelang, ließ es sich nicht vermeiden, die Angehörigen der Patienten — Menschen aus Fleisch und Blut — kennenzulernen. Dort, wo der Therapeut vorher nur eine durch die Äußerungen des Patienten vermittelte Vorstellung dieser Menschen entwickelt hatte, konnte und mußte er sich nunmehr ein eigenes Bild machen.

Eine der wesentlichen dabei gemachten Erfahrungen war, daß (nach Einschätzung der Therapeuten) die Verhaltensweisen der Angehörigen keineswegs immer „normal" waren. Sie entsprachen zumindest nicht den Normalitätsvorstellungen der mit dem klinischen Blick schauenden und besonders an Pathologie interessierten Diagnostiker. Oftmals erschienen die Angehörigen sogar „gestörter" als die Patienten. Diese Beurteilung war sicher zum großen Teil auf die Identifikation der Therapeuten mit „ihren" Patienten zurückzuführen. Sie hatte die Wirkung, daß einige der Therapeuten ihre Erfahrungen in der Interaktion mit ihren Patienten (bei Psychoanalytikern hieß dies: die dabei erlebten Gegenübertragungsgefühle) nicht allein auf die gestörten intrapsychischen und ganz individuellen Konfliktverarbeitungsmechanismen der Patienten, sondern auf die real in der Kindheit und teilweise noch immer gemachten Erfahrungen mit den eigenen Eltern zurückführten.[3]

Neben der intrapsychischen Dynamik gewannen nunmehr reale Interaktionsmuster in den Herkunftsfamilien die Aufmerksamkeit von Therapeuten. Diese Tendenz wurde dadurch verstärkt, daß vor allem bei der längerfristigen stationären, psychoanalytisch orientierten Behandlung von Patienten, die eine schizophrene Symptomatik zeigten, der Eindruck entstand, daß sehr oft dann, wenn der behandelnde Therapeut sich über Fortschritte in der Therapie freute, die Patienten von ihren Angehörigen aus der Behandlung genommen wurden.

Dies alles führte zu einer Menge negativer Affekte den Familien der Patienten gegenüber. Eine solche Einstellung fördert natürlich nicht gerade den klaren Blick, sie fördert Parteinahme und eine parteiliche Forschung. Ihr Resultat waren Konzepte wie das der „schizophrenogenen Mutter"[4], die den Eltern — genauer gesagt: der Mutter — die Schuld an der Erkrankung der Kinder zuschrieben.

Eine derartige Theorieentwicklung zeigt sich in seiner Logik, wenn man die Bedingungen der Beobachtung bzw. des Beobachters berücksichtigt. Es waren Psychoanalytiker, die derartige Vorstellungen entwickelten. Ihr Beobachtungssetting war dyadisch, ihre Theorie auch. Ihr Blick war deshalb zwangsläufig auf Zweierinteraktionen gerichtet, wie sie in Hinter-Couch-Situationen gegeben sind. Was immer auch in ihr Wahrnehmungsfeld trat, wurde von ihnen in einen dyadischen Rahmen eingeordnet und auf ihn bezogen. Daß es qualitative Unterschiede zwischen Zweier- und Dreier-, Vierer- oder sonstigen Mehrpersonenin-

---

[3] Vgl. Lidz et al. 1958; Lidz 1973; Searles 1959; Laing 1965.
[4] Vgl. Fromm-Reichmann 1940, 1948; Tietze 1949, Mark 1953, Alanen 1958, Cheek 1969, Beavers et al. 1970.

teraktionen geben könnte, war keine in diesem Theorierahmen vorgesehene Möglichkeit. Wenn der Analytiker davon ausgeht, daß der Patient mit ihm in der Übertragung „etwas macht", was er in seiner Familie erfahren hat, dann kann das natürlich nur etwas sein, das aus einer Dyade auf eine andere übertragen wird. Der Therapeut lernt es, sich in der Gegenübertragung als entweder Vater oder Mutter etc. verkannt zu erkennen. Da nicht nur die Übertragungs- und Gegenübertragungsgefühle der Analytiker eher mütterlich waren, sondern in den Familien der Patienten auch bei direkter Beobachtung die Mütter eine wichtigere Rolle als die Väter zu spielen schienen, war es klar, daß die Mütter als die entscheidenden Bezugspersonen und damit auch „Ursachen" für die Entwicklung der Pathologie bestrachtet wurden.

Denn um Ursachen ging es natürlich. Die der Psychoanalyse zugrunde liegenden Vorstellungen von Ätiologie sind — nicht anders als die der biologisch orientierten Psychiatrie — geradlinig-kausal: wo es eine Wirkung gibt, muß sich eine Ursache finden lassen. Solange nur die intrapsychische Konfliktdynamik betrachtet wurde, mußte diese Ursache (und damit die Schuld an der Krankheit) innerhalb des Individuums gesucht werden (wiederum wie in der biologisch orientierten Psychiatrie). Die Ausweitung des Beobachtungsfeldes auf reale Interaktionen bzw. die Familie führte nunmehr lediglich zu einer umgekehrten Zuweisung der Ursache (und damit der Schuld). Statt innerhalb des Individuums lag sie nun außerhalb. Das geradlinige Ursache-Wirkungs-Schema blieb dabei aber unverändert.

Die „therapeutische" Konsequenz eines solchen Konzeptes war, daß die Therapeuten versuchten, die Patienten vor ihren Familien zu „retten". Ihren Höhepunkt fand diese Tendenz in der Antipsychiatrie; sie prägte aber über lange Zeit auch die Sozialpsychiatrie, die versuchte, vor allem jugendliche psychotische Patienten durch die Unterbringung in Übergangswohnheimen und ähnlichem aus ihren „bösen" Familien zu lösen. Gegenwärtig hat es den Anschein, als habe sich die Sozialpsychiatrie darauf besonnen, die Ursachen wieder andersherum zu verteilen. Die Familien (Angehörige wie Patienten) werden dadurch von Schuld freigesprochen, daß nunmehr das organmedizinische Krankheitskonzept übernommen wird, die Ursachen auf einer biologischen Ebene gesucht und wieder in den individuellen Patienten zurückverlagert werden.[5] Auch in dieser Entwicklung zeigt sich als konstanter Faktor der Bedingungen des Beobachters die Anwendung eines geradlinig-kausalen Erklärungsschemas.

Die Entwicklung einer qualitativ vollkommen anderen Sichtweise wurde durch die Arbeit der Gruppe um Gregory Bateson mit der Publikation der sogenannten „Double-bind-Hypothese" initiiert.[6]

Ihr Forschungsauftrag galt Fragen der Kommunikation. Gregory Bateson, der Leiter des Projektes, hatte zuvor lange Zeit als Anthropologe Feldforschungen in Neuguinea und Bali unternommen. Sein Beobachtungsstandpunkt war dabei zwangsläufig auf interpersonelle Prozesse und Interaktionsregeln gerichtet. In dem Projekt wurden zunächst Fragen untersucht, die keine große Beziehung

---

[5] Vgl. Dörner et al. 1982; Angermeier u. Finzen 1984.
[6] Bateson et al. 1956.

zu psychiatrischen Problemen haben bzw. zu haben scheinen: Wie unterscheiden irgendwelche Tiere, ob ein Artgenosse mit ihnen kämpfen oder spielen will? Wie „kommuniziert" ein Bauchredner mit seiner Puppe? Was zeichnet Barmixer als Gesprächspartner aus? Eher ein Zufall brachte die Gruppe darauf, sich mit als schizophren diagnostizierten Patienten und ihren Familien zu befassen. Da die Gruppe ihre Arbeitsräume in einem Hospital der amerikanischen Kriegsveteranenbetreuung hatte, in dem es auch eine psychiatrische Abteilung gab, war es einfach unvermeidlich, daß man immer wieder Patienten begegnete, die sich skurril verhielten. So kam man auf die Idee, das „Schizophrenie" genannte Phänomen unter Kommunikations- und Interaktionsgesichtspunkten zu untersuchen. Erst zu diesem Zeitpunkt zog man auch einen Psychiater (Psychoanalytiker) hinzu.

Das Ergebnis ihrer Untersuchungen war eine Hypothese darüber, wie im Kontext des Verhaltens der übrigen Familienmitglieder das Verhalten des Patienten als sinnhaft und in sich schlüssig zu erklären und zu verstehen sein könnte. Der Patient befindet sich demnach in einer Situation, in der es für ihn subjektiv lebenswichtig ist, die Botschaften seiner Angehörigen zu entschlüsseln. Da ihm jedoch auf unterschiedlichen logischen Ebenen zwei sich gegenseitig negierende Aussagen gegeben werden, kann er nicht entscheiden, welchen Sinn die Mitteilungen, Handlungsaufforderungen etc. haben. Da er weder das Feld räumen kann, noch über das, was in der familiären Kommunikation geschieht, metakommuniziert werden darf, ist er in einer ausweglosen Situation gefangen: Welcher der beiden, sich gegenseitig ausschließenden Mitteilungen er auch immer folgt, welche er auch immer als wahr und verbindlich betrachtet, er wird dafür bestraft. Er findet sich in einer „Zwickmühle", einer „Beziehungsfalle", einer „Doppelbindung" gefangen. Die verschiedenen Formen der schizophrenen Symptomatik können als ein Versuch gewertet werden, dieses Dilemma zu bewältigen, indem gleichzeitig reagiert und nicht reagiert wird.

Auch wenn in der ersten Formulierung der Doppelbindungshypothese noch eine Menge impliziter Zuschreibungen von Ursachen und Wirkungen zu Personen (Tätern und Opfern) vorgenommen wurden, legte diese Arbeit den Grundstein für eine neue Sicht psychischer Krankheiten. Der wesentliche Unterschied zwischen der Art, wie die Bateson-Gruppe bzw. die in ihrer Nachfolge entstandene systemische Familienforschung und die oben erwähnten, eher psychoanalytisch ausgerichteten Forscher die Familie betrachteten, lag in der Anwendung eines Systemmodells.

Die Kybernetik hatte in den letzten Jahren erhebliche Fortschritte gemacht, was in den verschiedensten Wissenschaftsgebieten zu einem veränderten Verständnis von Regelungs- und Informationsverarbeitungsprozessen führte. Ihre Konsequenz war eine radikale Absage an ein geradlinig-kausales Modell. Statt dessen wurden zirkuläre Rückkopplungsprozesse beobachtet.

Für die systemische Familienforschung hatte dies weitgehende Konsequenzen. Sie mußte Kategorien entwickeln, die Eigenschaften von Beziehungen, abstrakte Muster, dynamische Prozesse und Interdependenzen innerhalb von Systemen bzw. in der System-Umwelt-Beziehung erfassen.

Da eine solche systemische Sicht kein Ursache-Wirkungs-Konzept hat, kommt und kam es geradezu zwangsläufig zu einer Reihe von Mißverständnissen. Wenn zum Beispiel eine bestimmte Form der Interaktion zwischen Eltern und ihren Kindern beschrieben wird, in deren Verlauf ein Patient Symptome produziert, so interpretieren das Zuhörer, die ein geradliniges Ursache-Wirkungs-Verständnis voraussetzen, häufig so, als ob (siehe oben) die Eltern die Ursache für die Symptomatik des Patienten wären. Da jedoch die Eigenschaften und Merkmale einer Beziehung niemals auf die Eigenschaften und Merkmale eines der Beteiligten zurückgeführt werden können, ist dies natürlich eine fatale Schlußfolgerung. Mit gleichem Recht müßte man nämlich sagen, daß der Patient für die Verhaltensweisen seiner Eltern verantwortlich ist. Da diese Verhaltensweisen aber für seine verantwortlich sind, kommt man nicht umhin zu sagen, daß der Patient selbst verantwortlich ist. Aber natürlich ist er nicht allein verantwortlich, da dasselbe auch für die Eltern gilt ...

Es muß also in jeder Form der Familiendiagnostik zunächst darum gehen, die Wirkungen und Ergebnisse rekursiver Funktionen zu erfassen, an denen mehrere Personen (die Familienmitglieder) beteiligt sind. Es ist eine Sicht, die nur durch die Einnahme der Außenperspektive für den Beobachter zu erlangen ist.

Bei der Betrachtung dynamischer, lebender Systeme ist ein wesentlicher Unterschied zu mechanischen Systemen zu berücksichtigen (vgl. die Ausführungen im allgemeinen Theorieteil): *In mechanischen Systemen bleibt alles so wie es ist, es sei denn, irgendeine auf das System einwirkende Kraft sorgt dafür, daß es sich verändert; in lebenden Systemen hingegen ändert sich alles, es sei denn, irgendwer oder etwas sorgt dafür, daß alles so bleibt wie es ist.* Es bedarf der ständigen Produktion von Negentropie und Entropie, der ständigen Aufrechterhaltung und Auflösung von Strukturen. Nur so kann die System-Umwelt-Anpassung im Rahmen einer Koevolution gewährleistet werden.

Dies gilt es in den zur Beschreibung und Charakterisierung von Familiensystemen verwendeten Kategorien zu erfassen. Schwer ist ein solches Vorhaben, weil unsere Alltagslogik und -sprache suggeriert, daß Objekte entweder irgendwelche Eigenschaften haben oder aber nicht haben (sie folgt einer zweiwertigen Logik). Wenn ein Beobachter ein lebendes System beschreibt, so sollte er sich darüber klar sein, daß die verdinglichende, vom Faktor Zeit abstrahierende *zweiwertige Logik der Zuschreibung von Eigenschaften* den Funktionsregeln solcher Systeme nicht gerecht wird (nicht zu ihnen „paßt"). Die Eigenschaften, die ein Beobachter registriert (es sind Unterscheidungen, die *er* vornimmt), sind nicht eine Frage des „Habens" oder „Nichthabens", sondern stets das Ergebnis eines mehr oder weniger labilen Gleichgewichtsprozesses, bei dem ambivalente, einander in ihrer Wirkung entgegengesetzte Tendenzen balanciert werden.

Dieses formale Prinzip gilt für alle Beurteilungskriterien, welche immer auch im Einzelfall gewählt werden. Dies zu berücksichtigen ist wichtig, wenn im folgenden diejenigen Kriterien und Spielregeln dargestellt werden, die innerhalb der systemorientierten, familientherapeutischen Forschung als entscheidende Faktoren für die Entwicklung individueller Realitätskonstruktionen — seien sie nun „normal" oder „pathologisch" — angesehen werden.

Die Familie und ihre Interaktionsregeln als ein Spiel zu betrachten, hat den nun schon mehrfach angeführten Vorteil, sowohl deskriptive als auch präskriptive Regeln zur Beschreibung verwenden zu können.

2. Kommunikation:
Die Konstruktion einer konsensuellen Realität in der Familie

Das neugeborene Kind steht wie jedes andere lebende, d. h. kognitive, System vor der Aufgabe, Unterscheidungen treffen und Informationen schöpfen zu müssen, wenn es in der Umwelt, in die es hineingeboren wurde, überleben will. Es muß die Komplexität seiner Wahrnehmungen ordnen, zwischen lustvollen und unlustvollen Empfindungen, erfolgreichen und nicht-erfolgreichen Verhaltensweisen differenzieren usw.

Um es gleich vorwegzunehmen: die Begriffe müssen und wollen sind natürlich nicht zutreffend, wenn es darum geht, die Entwicklung des kindlichen Weltbildes, seiner Verhaltensmuster und Interaktionsstrategien zu charakterisieren. Sie suggerieren Intentionalität und die Befolgung präskriptiver Regeln, was beim Neugeborenen nicht im eigentlichen Sinne der Begriffe vorausgesetzt oder angenommen werden kann. Der außenstehende Beobachter (der Familienforscher oder Entwicklungspsychologe ebenso wie die Mutter oder der Vater des Kindes) kann lediglich feststellen, daß sich das Kind so verhält, *als ob* es „wollte" oder „müßte", *als ob* es als Individuum Bedürfnisse und Motive hätte und sich an Regeln hielte — seien sie innerlich bestimmt oder von außen auferlegt.

Dasselbe gilt aber im Prinzip auch für das sich in der Familie entwickelnde, sich selbst beobachtende Kind. Seine Situation ist der des Mannes vergleichbar, der sich plötzlich als Mitspieler in einem Spiel findet, dessen Regeln er noch nicht kennt. „Will" es Einfluß auf das nehmen, was ihm in seinem Interaktions- (d. h. Lebens)bereich widerfährt, so kann es gewissermaßen von der „Arbeitshypothese" ausgehen, daß es einen freien Willen hat und sich präskriptiven Regeln entsprechend verhalten muß. Auf diese Weise kann es eine Realtität errechnen, deren Funktionsprinzipien sich aus deskriptiven und präskriptiven Regeln ergeben.

Betrachtet man die Entwicklung des Kindes aus der Außenperspektive, so bedarf man nicht solch philosophisch weitreichender Konzepte („freier Willen"), um die Strukturierungs- und Differenzierungsprozesse des Kindes adäquat (d. h. „passend") durch deskriptive Regeln zu beschreiben:

In der Entwicklung der Interaktion zwischen dem Kind und seiner Umwelt findet ein Selektionsprozeß statt, in dessen Verlauf aus der großen Zahl möglicher Interaktionsmuster einige überleben, andere nicht. Die Versuchung ist groß, an dieser Stelle zu sagen: „Einige der Muster werden ausgewählt"; diese Formulierung könnte jedoch nur zu leicht suggerieren, daß hier eine einzelne handelnde Person eine bewußte, „freie" Wahl trifft. Wenn schon von Wahl gesprochen wird, so müßte die Formulierung lauten: „System und Umwelt, d. h. die Interaktionspartner, haben sich auf ein Muster geeinigt". Es soll hier ausdrücklich noch einmal betont werden, daß wir immer dann, wenn wir von einem „handelnden Subjekt" sprechen, lediglich so tun, als ob es Herr „seiner" Handlungen wäre. Wir schreiben damit eine Auswirkung einer Beziehung (das Element eines Interaktionsmusters) der Wirkung der Eigenschaft eines der Beteiligten (seiner Fähigkeit, sich zu entscheiden) zu. Die Schwierigkeit bei der Wahl der Begriffe liegt darin, daß der einzelne weder losgelöst von den Bedingungen seines Kontextes handeln kann, noch durch diese Bedingungen kausal determiniert ist. Es handelt sich um eine

Wechselbeziehung, in der alle Beteiligten sowohl als handelnde Subjekte als auch als erduldende Objekte zugleich beschrieben werden können.

Wie immer wir es darstellen — *erklärend* als Ergebnis eines Interaktions- und Evolutionsprozesses, oder *verstehend* als Ergebnis einer von einem Subjekt vollzogenen Wahl —, der gemeinsame Nenner ist, daß aus einer großen Menge von Möglichkeiten eine kleinere Menge ausgegrenzt wird, wo und wann immer ein Lebewesen Erfahrungen macht. Es werden Zustände verändert, und dadurch werden die Wahrscheinlichkeiten kommender oder zu erwartender Zustände verändert. Es wird in diesem Selektionsprozeß Information gebildet. Dies ist die strukturbildende, -erhaltende oder -zerstörende Wirkung aller kognitiven Prozesse.

Die Komplexität der Welt wird reduziert, wenn Unterscheidungen getroffen werden. Räume werden durch Grenzziehungen geteilt und Bedeutungen den verschieden Seiten der Unterscheidung zugewiesen. Was immer innerhalb einer solchen Grenze gelegen ist, negiert das, was außerhalb lokalisiert ist. Dies sind die wesentlichen (in Teil I. ausführlich dargestellen) Mechanismen, durch die sich kognitive Systeme strukturieren und differenzieren.

Wenn kognitive Systeme miteinander interagieren und sich gegenseitig zur Aufrechterhaltung ihrer eigenen Homöostase, zur Erhaltung eines Eigenwerts, zur Realisierung ihrer Autopoiese benutzen, so bestimmen sie gegenseitig ihre Lebensbedingungen; sie einigen sich auf der Verhaltensebene auf eine konsensuelle Realität. Sie sind — wie Maturana[7] es formuliert — „strukturell gekoppelt": die Strukturen beider Systeme bilden eine koontogenetische Einheit, deren Entwicklungslauf nicht determiniert und vorhersehbar ist (da Ontogenese und Evolution denselben selektiven, von Zufall und Notwendigkeit bestimmten Prinzipien folgen, läßt sich unter Beibehaltung der bislang verwendeten Terminologie auch sagen: sie bilden eine koevolutionäre Einheit).

In dieser strukturellen Koppelung realisiert sich ein Konsens. Mit den Worten Maturanas: „Wenn zwei oder mehr Organismen in rekursiver Weise als strukturell plastische Systeme interagieren und jeder Organismus so zum Medium der Verwirklichung der Autopoiese des anderen wird, ergibt sich wechselseitige ontogenetische Strukturenkoppelung... In der Tat sind die verschiedenen Verhaltensweisen, die auftreten, sowohl beliebig als auch kontextbedingt. Die Verhaltensweisen sind beliebig, da sie jede Form annehmen können, solange sie als Auslöser in den Interaktionen operieren; sie sind kontextbedingt, da ihre Mitwirkung an den ineinandergreifenden Interaktionen innerhalb des Bereichs nur hinsichtlich der den Bereich bildenden Interaktionen definiert ist. Ich werde daher den Bereich ineinandergreifender Verhaltensweisen, der sich aus der ontogenetischen reziproken Koppelung der Strukturen plastischer Organismen ergibt, einen konsensuellen Bereich nennen".[8]

Die familiären Interaktionsmuster können als solch ein konsensueller Bereich angesehen werden. Er entsteht durch die Koordination der Verhaltensweisen der Familienmitglieder.

---
[7] Maturana 1975, S. 150 ff.
[8] Maturana 1976, S. 255/256.

Nach dieser Vorrede können wir nun getrost weiter bei der Formulierung bleiben, daß das neugeborene Kind sensomotorische Koordinationen vollziehen *muß*, wenn es überleben *will*; daß es eine Auswahl aus den verschiedenen möglichen Wahrnehmungen und Verhaltensweisen, die es vollziehen könnte, treffen *muß*. Es kann sich einfach nicht *nicht* verhalten.

Der Leser wird stets daran denken, daß das Kind in seiner Realitätskonstruktion als autonom *und* kontextabhängig betrachtet werden muß (ohne daß sich daraus ein Widerspruch zwischen Verstehen und Erklären des kindlichen Verhaltens ergäbe).

Für den Therapeuten ist durch das Wissen um die formalen Prinzipien der Entwicklung kognitiver Prozesse und Strukturen noch nicht viel gewonnen. Ihm stellt sich die Frage, welche konkreten Grenzziehungen es sind, die der einzelne (ein Kind, ein Patient) in einer konkreten Umwelt (seiner Familie) vornimmt, und von welchen Faktoren diese („seine") Selektion abhängt.

Er steht vor einem analogen Problem wie das Kind: er hat zu entscheiden, welche der unendlich vielen Daten er bei der Beobachtung einer (nur eben nicht „seiner") Familie auswählen und für relevant erachten soll. So wie das Kind sich die Frage stellen muß, welche Aspekte der familiären Interaktion (des eigenen und fremden Verhaltens) für das eigene (Über)leben wichtig sind, muß er fragen, welche Aspekte für die Entstehung, Aufrechterhaltung und *Veränderung* von Symptomen relevant sind.

Diesen Fragen galt zumindest in den Anfangszeiten der familientherapeutischen Forschung das erklärte Interesse. Mit der fortschreitenden Entwicklung einer Systemsicht, wie sie hier dargestellt ist, zeigte sich, daß die Frage nach der Entstehung von Symptomen nicht von der Frage nach der Entstehung, Aufrechterhaltung und Veränderung von subjektiven und intersubjektiven Realitäten zu unterscheiden ist. Die zu untersuchende Frage lautet also: Welche Faktoren der familiären Interaktion sind aus epistemologischer Sicht relevant? Wie einigen Menschen sich auf eine bestimmte Form von Realität? Wie kommunizieren sie miteinander? Was ist überhaupt Kommunikation?

Die Vorstellungen von Kommunikation, wie sie in der Technik (und damit in der Informationstheorie) verwendet werden, lassen sich zur Beantwortung dieser Fragen nur in begrenztem Maße verwenden. In dem Modell von Sender und Empfänger, die durch irgendein verbindendes Element Informationen übermitteln, wird vorausgesetzt, daß beide über strukturell identische Bau- und Funktionselemente verfügen. So können Veränderungen im Sender zu homomorphen Veränderungen im Empfänger führen, und Informationen „übertragen" werden. Im Bereich lebender Systeme — nichttrivialer Maschinen — ist dieses Eingabe-Ausgabe-Modell jedoch nicht anwendbar, da eben *nicht* vorausgesetzt werden kann, daß „Sender" und „Empfänger" über die gleichen internen Strukturen verfügen. Was der „Empfänger" aus einer „Eingabe" macht, ist zwar strukturdeterminiert, jedoch analytisch für den Beobachter im Prinzip unbestimmbar. Kommunikation ist also nur dort und dann möglich, wo bzw. wenn es zu einer wechselseitigen Einschränkung der Operationsmöglichkeiten kommt.

„Da es in den operationalen Bereichen, die wir hier erörtern, keine instruktiven Interaktionen gibt, müssen Sender und Empfänger operational kongruent sein, damit das Phänomen der Kommunikation entstehen kann. Mit anderen

Worten: der Bereich möglicher Zustände des Senders und der Bereich möglicher Zustände des Empfängers müssen kongruent sein, so daß jeder Zustand des Senders einen eindeutigen Zustand des Empfängers auslöst. Wird ein Kommunikationssystem vom Beobachter gebaut, dann wird derartige Homomorphie durch die Konstruktion selbst hergestellt; wird ein vorgegebenes System von einem Beobachter als Kommunikationssystem beschrieben, setzt dieser entsprechende Homomorphie in seiner Beschreibung voraus. In der Tat kann jede Interaktion in trivialer Weise als Kommunikation beschrieben werden".[9]

Das Kind, das in seine Familie hineingeboren wird, steht vor der Aufgabe, mit seinen Angehörigen interagieren zu müssen. Es beschreibt sie durch sein Verhalten, es beschreibt sich als durch das Verhalten der anderen Familienmitglieder beschrieben, es beschreibt die anderen als durch sein Verhalten beschrieben usw.

Erst wenn die Interaktionspartner sich gegenseitig als homomorph beschreiben, wird Kommunikation möglich.

Die entwicklungspsychologische Forschung beschreibt ausführlich, wie Eltern und Kind sich miteinander identifizieren, wie die Kinder ihre Eltern nachahmen und umgekehrt schon in den frühesten Interaktionen auch die Eltern ihre Kinder imitieren.[10] Es ist ein rekursiver Prozeß der wechselseitigen Anpassung, die Konstruktion eines konsensuellen Bereichs. Beide (Kind wie Erwachsener) verhalten sich so, als ob sie stillschweigend voraussetzen, daß alle Menschen im Prinzip genauso wie sie selbst funktionieren. *Lange bevor man beginnt, die Welt zu erklären, versucht man sie zu verstehen.*

Dies ist die Basis jeglicher zwischenmenschlicher Kommunikation. Es ist die Basis der Entwicklung sozialer Regeln, seien sie nun präskriptiv im Sinne von Normen oder deskriptiv im Sinne allgemein akzeptierter Werte und Weltbilder; und es ist die Basis der Sprachentwicklung, in deren Syntax, Semantik und Pragmatik sich beispielhaft all diese unterschiedlichen Ebenen der konsensuellen Wirklichkeitskonstruktion vereint finden.

Die Konstruktion einer solchen Realität ist das Ergebnis eines (pragmatischen) Aushandlungsprozesses, in dem sozial — durch direkte Interaktion — subjektive Bedeutungssysteme in ihren syntaktischen und semantischen Regeln validiert (als „passend" bestätigt) werden.

Für den außenstehenden Beobachter stellt sich die Stabilität subjektiver wie intersubjektiver Realitäten, ihrer Wahrheiten und Werte, so dar, daß die Flexibilität oder Rigidität beider wechselseitig bestimmt ist.

3. Die Fokussierung der Aufmerksamkeit

In seiner Untersuchung der Gesetzmäßigkeiten menschlicher Hypothesenbildung zeigt Claparède[11], daß Menschen sich der von ihnen benutzten Beziehungen erst dann bewußt werden, wenn sie nicht mehr zu dem gewünschten Ziel führen:

---

[9] Maturana 1976, S. 262/263.
[10] Vgl. Piaget 1945; Spitz 1954, 1957, 1965, 1976; Robertson 1964; Mahler 1968; Mahler et al. 1975; Simon 1984.
[11] Claparède 1932.

Man wird sich nur nach Maßgabe der Nichtanpassung bewußt. Dieses „Gesetz der Bewußtwerdung" trifft auch weitgehend auf die wissenschaftliche Theorieentwicklung zu.[12]

So stand denn auch am Anfang empirischer familientherapeutischer Forschung die Untersuchung des Zusammenhangs zwischen familiären Kommunikationsstrukturen und den „Denkstörungen" schizophrener Patienten. Erst in einem zweiten Schritt ergaben sich aus den dabei gewonnenen Erkenntnissen Rückschlüsse auf die kommunikativen Bedingungen einer „nichtgestörten", „normalen" Denkstruktur. Bei ihrem Versuch, bestimmte aus der klinischen Beobachtung abgeleitete Hypothesen systematisch zu überprüfen, entwickelten Wynne u. Singer[13] ein spezielles Forschungssetting. Sie legten schizophrenen Patienten wie auch deren Eltern in getrennten Sitzungen projektive Tests vor (TAT, Rorschach) und untersuchten die Kommunikation zwischen Proband und Tester. Sie gingen davon aus, daß die Prozesse bei der Wahrnehmung und Beschreibung der standardisierten Testkarten (der sehr vieldeutigen und unstrukturierten Tintenkleckse des Rorschach-Testes oder auch der unterschiedlich interpretierbaren Bilder des TAT) eine Analogie zu der Aufgabe darstellt, vor der Eltern stehen, wenn sie ihren Kindern ein konsistentes und adäquates Bild der Realität vermitteln wollen.

Zunächst klassifizierten sie die dabei erhobenen Befunde gestörter Kommunikation als „amorph", „fragmentiert" oder auch „eingeschränkt". Es ergaben sich ganz spezifische Beziehungen zwischen dem Kommunikationsstil der Eltern und der Kinder. Die Verbatimprotokolle der Tests der einzelnen Familienmitglieder konnten einander blind als zusammengehörig zugeordnet werden. Dies galt nicht nur für schizophrene Patienten und ihre Eltern, sondern in gleichem Maße für die als Borderlinefall, neurotisch oder auch normal dignostizierten Testpersonen und ihre Eltern.

Im Hinblick auf die Familien schizophrener Patienten kamen sie zu dem Schluß, daß die Störung des Kommunikationsprozesses bei der Einigung auf einen *gemeinsamen Fokus der Aufmerksamkeit* beginnt. Wenn in der Kommunikation kein Konsens darüber besteht, worüber kommuniziert wird, so ist naturgemäß keine Basis für die Bildung einer konsensuellen Realität gegeben. Im Sinne der oben gegebenen Definition von Kommunikation ist nicht einmal die Voraussetzung für Kommunikation gegeben. Es kann sich kein hinreichend eindeutiges, von allen gemeinsam benutztes Bezugssystem entwickeln, aus dem ablesbar wäre, welches Verhalten welche Bedeutung hat. Dies führt zwangsläufig zu einer Reihe weiterer „Kommunikationsabweichungen": Mitteilungen sind uneindeutig oder inkonsistent; es bleibt unklar, worauf sie sich beziehen; sie werden entwertet oder disqualifizieren sich selbst. Aufgrund des Studiums und der Einschätzung der Kommunikationsabweichungen in Familien ließ sich in prädiktiven Studien in einem signifikanten Maße vorhersagen, bei welchen Kindern später Erkrankungen des schizophrenen Formenkreises auftreten würden.[14]

---

[12] Vgl. Kuhn 1962; Fleck 1935.
[13] Wynne und Singer 1963 a, b; Singer und Wynne 1965 a, b.
[14] Goldstein 1983; Goldstein et al. 1978.

Die Folgerungen, die sich aus den Untersuchungen der Kommunikationsabweichungen in Familien mit und ohne irgendwelche Symptomproduktionen für die Bedingungen einer „normalen" Entwicklung ergeben,[15] lassen sich folgendermaßen zusammenfassen:

Die kognitive Entwicklung (die Strukturierung von Affektivität und Denken) eines Kindes muß als ein Selektionsprozeß verstanden werden, dessen Anpassungskriterien durch die Verhaltensweisen der Interaktionspartner festgelegt werden. Sie orientieren das Individuum darüber, worauf es den Fokus seiner Aufmerksamkeit richten muß. Es erhält so einen Maßstab, nach dem es Unterscheidungen vornehmen kann (und muß). In einem kreativen Prozeß des Versuchs und Irrtums, des Suchens und Fassens, probiert es verschiedene sensomotorische Koordinationen aus, bis es eine „passende" gefunden hat.

Maturana wählt für diesen Prozeß des Aushandelns den sehr anschaulichen Begriff der „Kon-Versation". Es handelt sich seines Erachtens „um ein Sich-miteinander-wenden-und-Drehen, und zwar auf solche Weise, daß alle Beteiligten nichttriviale Strukturveränderungen solange erfahren, bis Verhaltenshomomorphie erreicht ist und Kommunikation stattfinden kann".[16]

Wo es nicht gelingt, die Aufmerksamkeit zu fokussieren, wird zwangsläufig die Möglichkeit zum Konsens begrenzt. Jeder Interaktionsteilnehmer verbleibt — ohne den anderen zu verstehen oder von ihm verstanden zu werden — in der Welt seiner subjektiven Realitäten eingesperrt. Eine Einigung über das, was die Verhaltensweisen des einen oder des anderen in der Beziehung zueinander bedeuten, welchen Sinn sie haben, ist nicht möglich. Jede Verschiebung des Aufmerksamkeitsfokus ist mit Streß verbunden.[17] Wo er häufig und unkalkulierbar gewechselt wird, muß von einem erhöhten Maß des individuellen Streß ausgegangen und mit entsprechenden Folgen gerechnet werden.

Nun soll hier keineswegs der Eindruck hervorgerufen werden, „gesunde" Interaktion sei durch eine klare und eindeutige Aufmerksamkeitsfokussierung gekennzeichnet. Denn überall dort, wo intersubjektiv eindeutig definiert ist, was was zu bedeuten hat, ist die Kreativität des Aushandlungsprozesses, der Kon-Versation zu einem Ende gekommen. Die Interaktionsteilnehmer funktionieren dann wie triviale Maschinen, von denen eine der Sender, der andere der Empfänger ist. Das Interaktionssystem wird rigide, es erstarrt in seinen Strukturen.

Die Verschiebung des Aufmerksamkeitsfokus, die Unklarheit und Inkonsistenz der Bedeutung individuellen und kollektiven Verhaltens, ist eine der Voraussetzungen dafür, daß lebende Systeme ihre Kreativität behalten und sich verändern, sich weiterentwickeln und an veränderte Umweltbedingungen anpassen können.

Unter klinischen Gesichtspunkten muß eine ganz und gar eindeutige, klar fokussierte Kommunikation (im technischen Sinne) als ebenso pathologieträchtig angesehen werden wie eine ganz und gar uneindeutige und unklar fokussierte Interaktion. Als „gesund" und funktionell, so läßt sich aus system- und evoluti-

---

[15] Eine ausführliche Literaturübersicht findet sich bei Simon et al. 1985, S. 54 - 58.
[16] Maturana 1976, S. 263.
[17] Vgl. oben die „Interruption-Theory", nach der Streß stets bei einer Verschiebung des Aufmerksamkeitsfokus ausgelöst wird.

onstheoretischen Überlegungen wie auch empirischen Studien ableiten, ist weder eine ganz und gar eindeutige, „harte", noch eine ganz und gar uneindeutige, „weiche" konsensuelle Realität. Vielmehr scheint körperliche wie seelische Gesundheit daran gebunden zu sein, daß es in der System-Umwelt-Interaktion immer wieder gelingt, auf der einen Seite eine „weiche", amorphe Flut von Wahrnehmungen zu strukturieren, und damit ein Stück „harter" und interpersonell verbindlicher Realität zu schaffen, und auf der anderen Seite diese „harte" Realität wieder aufzuweichen und so die Möglichkeit zu einer Neukonstruktion, die besser „paßt", zu gewinnen.

4. Kontextmarkierung

Dasselbe bedeutet nicht immer dasselbe. Dies ist eines der scheinbaren Paradoxa der menschlichen Kognition.

Die Bedeutung einer Verhaltensweise hängt weitgehend von dem interaktionellen Kontext ab, in dem sie gezeigt wird. Ein Beispiel mag dies illustrieren: Beobachtet jemand, wie ein Mann seine Frau zu erdrosseln versucht, so wird er wahrscheinlich nach der Polizei rufen oder selbst einschreiten, um den Tod der armen Frau zu verhindern. Macht er dies in einem Theater, in dem auf der Bühne Othello gerade Desdemona zu ermorden versucht, so hat er gute Chancen, selbst von der Polizei abgeführt und einem Psychiater zwecks Untersuchung seiner Zurechnungsfähigkeit vorgestellt zu werden. Phänomenologisch identische Verhaltensweisen können also eine vollkommen unterschiedliche Bedeutung gewinnen, je nachdem, wann und wo sie gezeigt werden. Einmal ist es „Spiel", das andere Mal ist es „Ernst".

Die Einfügung in die konsensuelle Wirklichkeit der Familie oder irgendeines anderen sozialen Systems gelingt nur, wenn in unterschiedlichen Kontexten gemäß unterschiedlicher präskriptiver Regeln gehandelt wird. Es muß Regeln der Beschreibung geben, welche eine Unterscheidung verschiedener Kontexte erlauben. In der gemeinsamen „Konversation" der Familienmitglieder kann dies nur gelernt werden, wenn der Fokus der Aufmerksamkeit darauf gerichtet wird, daß phänomenologisch identischen Verhaltensweisen nichtidentische Bedeutungen zugewiesen werden können, wenn sie in unterschiedlichen Kontexten erfolgen. In der Interaktion müssen Bedeutungen auf einer hierarchisch höheren und abstrakteren logischen Ebene von denen der logisch untergeordneten unterschieden werden. Die gegenseitige Orientierung muß auf der Metaebene der Bedeutung von Bedeutungen erfolgen. Derartige Kommunikation über Kommunikation, durch welche die Kontexte der Kommunikation unterschieden werden, bezeichnet man im allgemeinen als *Kontextmarkierung*.[18]

Personen, die nicht in der Lage sind, in unterschiedlichen sozialen Kontexten unterschiedlichen Regeln entsprechend zu handeln, verhalten sich in der direkten Interaktion sozial inadäquat. Ein großer Teil des Spektrums psychischer Störungen läßt sich als das Ergebnis der Vermischung von Kontexten erklären und verstehen. Auch alle Phänomene, die in der psychoanalytischen Literatur als

---
[18] Bateson 1969.

„Übertragung" bezeichnet werden, sind auf eine Verwechslung und Vermischung von Kontexten zurückzuführen: der Analytiker wird den Regeln der Herkunftsfamilie entsprechend behandelt.[19]

In den Fokus der Aufmerksamkeit der Familientherapeuten sind die mit den Prozessen der Kontextmarkierung verbundenen Probleme durch die Arbeiten Gregory Batesons gerufen worden. Ihn beschäftigte die Frage, wie Tiere, die über keine verbale Metakommunikationsmöglichkeit verfügen, sich gegenseitig darüber verständigen, ob das Aggressionsverhalten, das sie zeigen, „Kampf" oder „Spiel" ist. Es ist für sie (über)lebenswichtig, beide Kontexte voneinander unterscheiden zu können. Kommunikation und Metakommunikation sah Bateson als einem unterschiedlichen logischen Typus im Sinne der logischen Typenlehre zugehörig.

Die Unterscheidung dieser logischen Typen trat auch im Verlaufe der Studie, die zur Double-bind-Hypothese führte, in den Mittelpunkt des Interesses. Es zeigte sich, daß auf verschiedenen logischen Ebenen interpretierbare und sich gegenseitig ausschließende Botschaften ausgetauscht wurden. Die Pathogenität der Double-bind-Situation wurde von Bateson und seinen Mitarbeitern zunächst in der Vermischung der logischen Typen gesehen: Eine Botschaft und eine Botschaft über die Botschaft kommentieren sich so, daß eine paradoxe Handlungsaufforderung entsteht, der nur gehorcht werden kann, wenn ihr nicht gehorcht wird.

Weitere Untersuchungen erwiesen jedoch, daß die Vermischung der logischen Typen ein mehr oder weniger alltägliches Phänomen ist. In unserer Alltagssprache verwenden wir ständig Worte und Begriffe, deren Abstraktionsstufe nicht eindeutig definiert ist. Ihnen kann nur dann sinnvoll eine bestimmte Bedeutung bzw. ein bestimmter Abstraktionsgrad zugewiesen werden, wenn man den Kontext ihres Gebrauchs berücksichtigt (d. h. den Satz oder den Text, in dem sie Verwendung finden). Bedeutungsgebung und logische Typisierung sind also auch in der sprachlichen Kommunikation abhängig von einer Unterscheidung der jeweiligen Kontexte.

Bateson beschreibt die Vermischung von Kontextmarkierungen als einen Mechanismus, der nicht allein die Kommunikation in den Familien von als schizophren diagnostizierten Patienten kennzeichnet, sondern ganz allgemein eine Voraussetzung für Kreativität ist. Ist eine Person über längere Zeit Situationen ausgesetzt, in denen die Kontextmarkierung unklar oder verwirrend, womöglich gar in sich kontradiktorisch ist, so gibt es verschiedene Möglichkeiten zu überleben. Eine solche Person kann Clown, Poet oder Schizophrener werden oder auch eine Kombination aus allem (um nur einige Möglichkeiten zu nennen); und es ist nicht vorherzusagen, welche dieser Möglichkeiten eintreten wird. Die Wirkung von Kontextvermischungen ist also nicht unbedingt „pathologisch", sie liegt auch anderen, klinisch weit weniger ins Auge springenden, Phänomenen zugrunde wie dem Humor, dem Witz, der Kreativität.[20]

---

[19] Da Kontextmarkierung Resultat der Interaktion ist, muß klar gesehen werden, daß es sich hier zum guten Teil um ein durch die Methode induziertes iatrogenes Phänomen handelt.
[20] Bateson 1969, S. 354 ff.

In der Selbstorganisation kognitiver Systeme (sei es der individuellen Struktur des Denkens, Fühlens und Handelns oder der Interaktionsstruktur der Familie) können Kontextmarkierungen als „Ordner" angesehen werden. Sie sind *Ergebnis der Interaktion* und *bestimmen ihre Regeln*; sie werden von allen Interaktionspartnern gemeinsam geschaffen und „*versklaven*" alle Beteiligten.[21]

Bezieht man in diesem Sinne die Erkenntnisse der Selbstorganisationsforschung (z. B. der Synergetik) und der Chaostheorie in die Charakterisierung der kognitiven Entwicklung ein, so bedarf die Double-bind-Hypothese einiger Modifikationen: Die schizophrene Symptomatik eines Patienten kann als Resultat der Wirkung zweier Ordner erklärt werden. Wo immer zwei Ordner gleichzeitig wirksam werden, können chaotische Prozesse und Dynamiken entstehen. Die Verhaltensweisen eines Menschen, der versucht, zwei Kontextmarkierung zu integrieren, können chaotisch, vollkommen unvorhersehbar und scheinbar ausschließlich vom Zufall abhängig werden. Dies kann überall dort passieren, wo zwei Ordner und verbunden mit ihnen zwei Regelsysteme gleichzeitig zur Geltung kommen. Wer versucht, zwei konkurrierenden und sich gegenseitig ausschließenden Kontexten gerecht zu werden, wird in seinem Verhalten für den Beobachter unberechenbar. In einem solchen Fall bricht jede Kommunikation ab, da sie ein Mindestmaß an Trivialität (Errechenbarkeit) voraussetzt. Hinzugefügt werden muß hier aber auf jeden Fall: auch wenn die Wirkung von Kontextvermischungen zunächst stets *Konfusion* sein mag, der individuellen Bewältigung stehen viele Wege offen — die Produktion psychotischer Symptome ist nur einer davon.

Zusammenfassend läßt sich auch hier feststellen, daß die „Härte" der konsensuellen Realität und die Allgemeinverbindlichkeit präskriptiver Regeln davon abhängt, wie „hart" und eindeutig in der Interaktion die Kontexte markiert werden. Die Unklarheit von Kontextmarkierungen führt dazu, daß „harte" Realitäten „aufweichen". Die Frage, ob die Wirkung solcher Aufweichung oder Erhärtung der konsensuellen Wirklichkeit „pathologisch" oder „funktionell" ist, kann nur im Einzelfall beantwortet werden.

5. Grenzenbildung

Einen Unterschied machen heißt: eine Grenze ziehen — eine Grenze ziehen heißt: einen Unterschied machen. Die Formulierungen „Unterschiede machen" und „Grenzen bilden" sind synonym.

Betrachtet ein Beobachter eine Familie bzw. ein Individuum in seiner Familie, so vollzieht auch er Grenzenbildungen: er definiert, welche Unterscheidungen er als relevant erachtet. Dies gilt für das einzelne Familienmitglied, z. B. das Kind als Selbstbeobachter seiner Entwicklung, wie auch für den von außen schauenden Therapeuten.

Bei dem Erwachsenen bestimmen weitgehend die Strukturen seiner Sprache, welche Unterscheidungen er vornimmt. Es ist für ihn selbstverständlich zwischen „ich" und „du" zu unterscheiden, zwischen „Subjekt" und „Objekt". Da

---

[21] Vgl. Haken 1981.

Psychotherapeuten und Familientherapeuten obendrein meist in der Tradition einer individuumzentrierten verstehenden Psychologie und/oder einer individuumzentrierten erklärenden Medizin standen und stehen, richtete und richtet sich ihr Interesse nahezu zwangsläufig auf die Frage, ob und wie jedes einzelne Familienmitglied diese interindividuellen Grenzen, d. h. Selbst-Objekt-Grenzen, — bewußt oder unbewußt — definiert.[22]

Wiederum war es die Schizophrenieforschung, die den Impuls dafür gab, die Mechanismen der Individuation, der „psychischen Geburt des Menschen" zu untersuchen. Die meisten psychotischen Symptome lassen sich als Folge des Zusammenbruchs der Ich-Grenzen, der Auflösung der Ich-Organisation verstehen. Dies kann durch eine „frühe Störung", eine „gestörte" Trennung der sogenannten „Selbst-" und „Objektimagines", von denen man annimmt, daß durch sie subjektiv die Erfahrungen mit den Eltern der frühen Kindheit repräsentiert sind, erklärt werden. Wo eine Person nicht zwischen sich und anderen unterscheiden kann, da muß es zu besonderen Formen von Konflikten bzw. Konfliktbewältigung kommen. Zwischen dem, was innerhalb und außerhalb der eigenen Körpergrenzen abläuft, kann nicht mehr unterschieden werden, die Grenzen des Selbst stimmen nicht mit den biologischen Grenzen des Organismus überein.

Der Beitrag der Familienforschung zu diesen Fragen bestand in der Feststellung, daß derartige Grenzenbildungen ein Aspekt der Interaktion sind. Es scheint inzwischen so etwas wie ein Bestandteil der konsensuellen familientherapeutischen Realität geworden zu sein, daß die Produktion einer großen Zahl individueller Symptome im Zusammenhang mit derartigen, von unserer westlichen sprachlichen Norm abweichenden interpersonellen Grenzbildung gesehen werden kann. In den unterschiedlichen Modellen werden allerdings verschiedene Namen zur Bezeichnung dieser von allen beobachteten und aus therapeutischer Sicht als relevant gewichteten Phänomene verwendet. So spricht Bowen von einer *undifferenzierten Familien-Ich-Masse*[23], Boszormenyi-Nagy von *intersubjektiver Fusion*[24], Minuchin von *Verstrickung*[25] und Stierlin von einer *Störung der bezogenen Individuation*.[26]

Die verwendete Terminologie weist darauf hin, daß die Bildung und Aufrechterhaltung jeweils individueller Grenzen als eine Eigenschaft oder Wirkung der Beziehung der Interaktionspartner zueinander gesehen wird, nicht jedoch — hier liegt der Unterschied zu den individuumzentrierten Ansätzen — als eine Eigenschaft oder Fähigkeit der Individuen.

Die Frage nach den Methoden der interindividuellen Grenzbildung erweist nicht nur in der alltäglichen therapeutischen Praxis ihren Sinn, sie ist auch aus theoretischen Erwägungen im Rahmen epistemologisch-systemischer Fragestellungen von zentralem Interesse. Es geht dabei darum festzustellen, wie das

---

[22] Vgl. Arieti 1967; Bowen 1960, 1971/72; Fogarty 1976; Grunberger 1976; Guntrip 1968; Kagan u. Moss 1962; Kegan 1979; Kernberg 1976; Mahler 1968; Mahler et al. 1975; Kohut 1971; Spitz 1969; Winnicott 1951, 1965.
[23] Anonymous 1972; Bowen 1959, 1960, 1966.
[24] Boszormenyi-Nagy 1962, 1965.
[25] Minuchin et al. 1967, 1978; Minuchin 1974.
[26] Stierlin 1959, 1983.

biologische System Mensch sich in der Interaktion mit seiner Umwelt durch seine Handlungsstrategien als autonome Überlebenseinheit definiert. Was der direkten Beobachtung einzig zugänglich ist, sind die Verhaltensweisen einzelner Familienmitglieder und ihre Interaktionen untereinander. Der Therapeut als außenstehender Beobachter kann wiederkehrende Muster der Interaktion in deskriptiven Regeln beschreiben. Auf diese Weise kann er die rekursive Organisation, die für die Stabilität des Interaktionssystems sorgt, in ihrer Logik erfassen.

Um Aussagen über die Selbst-Objekt-Differenzierung, die ein Individuum in seiner subjektiven Wirklichkeitskonstruktion vornimmt, machen zu können, ist man naturgemäß auf verstehende Methoden angewiesen. Ein außenstehender Beobachter kann niemals in einen anderen Menschen hineinschauen und seine „Selbst-" und „Objektimagines" (wenn es denn so etwas gibt) direkt betrachten. Der interpretative Spielraum über die Mechanismen der Psychodynamik bleibt also sehr groß. Will man die affektive und kognitive Organisation des Individuums (im engeren psychologischen Sinne) erfassen, so kommt man nicht umhin, sich mit dem Individuum zu identifizieren und sich in die Position des Mitspielers, des teilnehmenden Beobachters, zu begeben und zu fragen: Welche Funktion gewinnen die Verhaltensweisen des einzelnen Familienmitglieds im Blick auf seine Abgrenzung gegenüber anderen? Betonen sie die Unterschiede (Abgrenzung) zwischen den Interaktionsteilnehmern oder die Übereinstimmung (Aufhebung der Grenze). Wie weist die betreffende Person ihren eigenen Handlungen im Kontext der familiären Spielregeln eine abgrenzende oder verschmelzende Bedeutung zu? Und wie sind diese Verhaltensweisen eingebettet in interaktionelle Abläufe? Sind sie — aus der Sicht des Akteurs — die Antwort auf Verhaltensweisen, welche die Abgrenzung verstärken oder in Frage stellen? Welche Verhaltensweisen gelten innerhalb des gemeinsamen familiären Weltbilds als „trennend" oder „verbindend"? Welche überindividuellen familiären Regeln der Bedeutungsgebung bewirken die Zuschreibung derartiger Handlungen, Motive und Ziele zur einen oder anderen Person?

Ein derartiges methodisches Vorgehen kombiniert Erklären und Verstehen. Doch die Kriterien des Verstehens und der Einfühlung brauchen überhaupt nichts mit den Gefühlen der untersuchten Personen zu tun zu haben. Die Beschreibungen (2. Ordnung), die irgendwelche Patienten als Selbstbeobachter von sich, ihrer Psychodynamik, ihren Motiven, Wünschen etc. geben, können von den Konzepten der Therapeuten abweichen. Welches die „richtige" Beschreibung ist und wie alles „in Wirklichkeit" abläuft, läßt sich nicht feststellen.

Die Betrachtung von Unterscheidungen und Identifizierungen, Grenzenbildungen und -auflösungen, Entwicklung, Stabilität und Veränderung von Strukturen hat allerdings den riesigen Vorteil, daß Erklären und Verstehen sich an demselben Theoriemodell orientieren und dieselben Kategorisierungen und Klassifikationen verwenden. Die Analyse bleibt auf der Metaebene der Formen und ist nicht auf bestimmte Inhalte festgelegt. Auf diese Weise wird die Einordnung individueller Strukturen und familiärer Interaktionsmuster in den Kontext einer allgemeinen Theorie der Entwicklung kognitiver Systeme ermöglicht.

Jede innerhalb der Familie gezeigte Interaktion kann so unter mehreren Gesichtspunkten analysiert werden: Werden dadurch — aus der Außenperspektive betrachtet — Unterschiede gemacht oder aufgehoben? Für wen machen diese

Unterschiede — aus der Innenperspektive betrachtet — einen Unterschied? Zwischen welchen Personen werden dadurch Grenzen gezogen oder aufgelöst? Wie ist der Unterschied zwischen Intention und Wirkung der jeweiligen individuellen Verhaltensweisen, wenn man die verschiedenen Innen- und Außenperspektiven gegenüberstellt?

Die familientherapeutische Erfahrung weist neben der interpersonellen Grenzenbildung vor allem der Grenze zwischen den Generationen und der Außengrenze der Familie einen besonderen Stellenwert zu. Aber auch die Bildung von Koalitionen und Allianzen innerhalb der Familie scheinen aus klinischer Sicht bedeutungsvoll.[27]

Eine Bildung und Abgrenzung von Subsystemen kann überall dort angenommen werden, wo sich Unterschiede der Interaktionsregeln beschreiben lassen. Ein Beispiel: Die Eltern können als Subsystem angesehen werden, wenn sich ihre Interaktion durch Regeln darstellen läßt, die von den Regeln der Eltern-Kind-Interaktion abweichen. Es dürfte deutlich sein, daß es auch hier wieder auf die Maßstäbe des Beobachters ankommt. Derartige Interaktionen werden weder jemals vollständig identischen, noch jemals vollkommen unterschiedlichen Regeln folgen. Und der Beobachter entscheidet letztlich auch, was für ihn einen Unterschied macht und was nicht.

Als „perverse Dreiecke" beschreibt Haley[28] Koalitionen zwischen einem Elternteil und einem Kind. Die ödipale Situation, die das spezielle Interesse der Psychoanalyse gefunden hat, sieht er dabei lediglich als einen Sonderfall an. Minuchin stellt vor allem in Familien mit einem an einer schweren psychosomatischen Erkrankung leidenden Mitglied derartige Dreiecksbildungen, bei denen die Generationengrenze verletzt ist, fest. Er beschreibt aber auch Familienformen, bei denen seines Erachtens die Probleme der familiären Interaktion dadurch bedingt sind, daß Grenzen zu starr und undurchlässig sind.[29]

Eine besondere Form der Abgrenzung der Familie gegenüber ihrer sozialen Umwelt beschreibt Wynne mit seinen Mitarbeitern bei Familien mit einem als schizophren diagnostizierten Mitglied. Sie erscheinen von einem „Gummizaun" umgeben, durch den lediglich Informationen durchgehen, die das familiäre Weltbild bestätigen. Alles andere prallt ab, ohne irgendeinen verändernden Einfluß auf die Struktur der Familie gewinnen zu können.[30]

Will man die klinische Relevanz der Grenzbildung lebender Systeme erklären und Kriterien der Funktionalität oder Dysfunktionalität finden, so empfiehlt es sich, zunächst auf die Definition von „Autonomie" (vgl. allgemeinen Theorieteil) zurückzugreifen.

Jede Strukturbildungen eines lebenden Systems kann auf Prozesse der Unterscheidung zurückgeführt werden, durch die irgendwelche *Entitäten* konstruiert und zueinander in Beziehung gesetzt werden. Autonomie entsteht, wenn eine operationelle Schließung dafür sorgt, daß eine bestimmte Innen-außen-Unterscheidung (Grenze) aktiv aufrechterhalten wird.

---

[27] Vgl. den Literaturüberblick bei Simon u. Stierlin 1984, S. 124/125; S. 138 ff.; S. 176 ff.
[28] Haley 1967.
[29] Minuchin et al. 1978.
[30] Wynne et al. 1958.

Ein sich selbst und seine Lebenswelt beobachtendes Individuum wird langfristig nur dann seine Kohärenz bewahren können, wenn es sein Handeln so steuert, daß sein Interaktionsbereich, d. h. seine Lebenswelt, so strukturiert wird oder bleibt, daß (Über)leben überhaupt möglich wird oder bleibt. „Die Überlebenseinheit — sei es in der Ethik oder in der Evolution — ist nicht der Organismus oder die Gattung, sondern das umfassendste System oder die größte ‚Macht', innerhalb deren das Geschöpf lebt. Zerstört das Lebewesen seine Umgebung, so zerstört es sich selbst".[31]

Der widersprüchliche Charakter der Grenzbildung lebender Systeme liegt darin, daß sie nur dann längerfristig aufrechterhalten werden kann, wenn sie nicht vollständig ist. Zur Erklärung: Wenn operationale Schließung Grenzbildung bedeutet, dann ist die Grenzbildung um so vollständiger, je weniger die rekursiven Operations- und Interaktionsmuster, welche die Eigenstruktur aufrechterhalten, durch irgendwelche Umweltveränderungen in ihrer Gestalt beeinträchtigt und „gestört" werden. Ist die Grenze weniger geschlossen, so heißt dies, daß sich diese Muster in Abhängigkeit von Umweltveränderungen auch verändern und sich anpassen können. Die Eigenstruktur eines Systems, dessen Grenzen nicht vollständig geschlossen sind, verändert sich in der Interaktion, der *Konversation* mit der Umwelt. Das bedeutet, ein solches System entwickelt sich, lernt und paßt sich an. Es überlebt, auch wenn sich seine Umwelt verändert. Es erhält seine Identität durch Veränderung seiner inneren Struktur und seiner Verhaltensweisen.

Ein vollständig abgegrenztes, lebendes System hingegen, das sich in seinen Strukturen nicht durch Umweltveränderungen „stören" läßt und seine Identität dadurch bewahrt, daß es seine Strukturen und Verhaltensweisen so erhält, wie sie schon immer waren, ist darauf angewiesen, daß sich seine Umwelt nicht verändert. Von außen betrachtet zeigt sich die Situation eines solchen geschlossenen Systems als paradox: Durch seine vollkommene Unabhängigkeit von der Umwelt ist es vollkommen abhängig von ihr (d. h. von ihrer Nichtveränderung).

Es ist nicht in der Lage, sich zu entwickeln. Es funktioniert nach dem Alles-oder-nichts-Prinzip: Entweder seine Struktur bleibt erhalten oder sie löst sich auf. Es kann seine Erkenntnisse über die Welt (seine Strukturen und Verhaltensmuster) nicht in Frage stellen und ist unfähig, neue Informationen zu bilden. Es ist in einer Art „Gummizaun" eingeschlossen, durch die nur dringt, was zu dem bestehenden Weltbild paßt und es bestätigt oder es zerstört.

Ein nicht vollständig abgegrenztes System kann hingegen erheblich differenziertere Umweltbeschreibungen liefern. Durch unterschiedliche Verhaltensmuster kann es zwischen unterschiedlichen Umwelten (Kontexten) unterscheiden und seine systemintern definierten Ziele durch differenzierte Strategien erreichen. Es kann eine Vielzahl verschiedener Formen der System-Umwelt-Beziehung realisieren, was die Wahrscheinlichkeit seines (Über)lebens erhöht.

Auch hier ein Paradox: Sich abhängig machen schafft Unabhängigkeit. Offenheit hilft langfristig, die eigene Autonomie aufrechtzuerhalten. Zum (Über)leben wird langfristig beides benötigt: Eine Offenheit, durch welche die Gren-

---

[31] Bateson 1971, S. 429.

zenbildung nicht gefährdet wird, und eine Geschlossenheit, die durchlässig bleibt und nicht erstarrt.

Zwischen den Extremen, der vollkommenen Geschlossenheit, die jegliche „Störung" *abwehrt* (damit ist auch der psychoanalytische Sinn des Begriffs umfaßt), und der vollkommenen Offenheit, die zur Auflösung der Kohärenz des Systems führt (d. h. die rekursiven, die Organisation des Systems aufrechterhaltenden Prozesse brechen zusammen), ist eine breites Spektrum spezifischer Formen der Grenzenbildung möglich.

6. Kohäsion und Konfliktlösungsmuster

Eng verknüpft mit den Modalitäten familiärer Grenzenbildung ist die Regelung von emotionaler Nähe und Distanz innerhalb einer Familie. Sie wird durch die Kohäsion der Familienmitglieder untereinander reflektiert und ist abhängig vom Grad der gegenseitigen Abgrenzung.

Verschiedene Autoren beschreiben die Familie als ein System, in dem „zentripetale" und „zentrifugale" Kräfte miteinander im Widerstreit liegen und balanciert werden müssen.[32]

Olson et al. definieren Kohäsion als „die emotionale Bindung, welche die Familienmitglieder zueinander haben ...".[33] Sie unterscheiden quantitativ vier Stärken derartiger Bindung: „losgelöst" („disengaged") nennen sie eine sehr geringe, „getrennt" („separated") eine niedrige bis mittlere, „verbunden" („connected") eine mittlere bis hohe und „verstrickt" („enmeshed") eine sehr hohe Kohäsion. Implizit ist in diesen Dimensionen eine Aussage über die Grenzenbildung, was sich auch darin zeigt, daß die Autoren die von Minuchin[34] zur Charakterisierung gestörter Grenzenbildung verwendeten Begriffe „enmeshment" (Verstrikkung) und „disengagement" (Loslösung) verwenden.

Moos und Moos[35] definieren Kohäsion als „das Ausmaß, in welchem Familienmitglieder sich der Familie gegenüber verpflichtet fühlen und einander helfen und unterstützen". Hier wird betrachtet, inwieweit die einzelnen Familienmitglieder überindividuelle Ziele bzw. Ziele der anderen zu ihren eigenen Zielen machen und dadurch ihre Autonomie begrenzen.

Als „Bindung" hat Stierlin[36] einen familiären Beziehungsmodus beschrieben, bei dem die Familienmitglieder stillschweigend davon auszugehen scheinen, daß nur innerhalb der Familie die wahre Befriedigung aller emotionalen Bedürfnisse und Sicherheit gefunden werden kann. Diese Grundannahme bestimmt das gesamte Familienleben, alle Interaktionsmuster und Problemlösestrategien. Den „bindenden" bzw. „gebundenen" Systemen stellt er die „ausstoßenden" gegenüber. In ihnen gewinnen die zentrifugalen Kräfte ein Übergewicht, der emotionale Zusammenhalt ist sehr gering.[37] Solche Familien entsprechen weitgehend

---

[32] Vgl. Stierlin et al. 1973; Beavers 1977; Beavers u. Voeller 1983; Olson et al. 1979, 1983.
[33] Olson et al. 1983, S. 70.
[34] Minuchin et al. 1978.
[35] Moos u. Moos 1976, S. 360.
[36] Stierlin 1974, 1978.
[37] Stierlin et al., 1973.

den von Minuchin bzw. Olson beschriebenen „losgelösten", bei denen die Gefahr der Auflösung sehr hoch ist. Sie sind in der familientherapeutischen Literatur relativ wenig beschrieben, da die interaktionellen Probleme, die sich mit aus solchen Familien stammenden Menschen entwickeln, meist weder von ihnen selbst noch von anderen in irgendeinen Bezug zur Familie gebracht werden (ganz im Sinne der familiären Beziehungslosigkeit).

Wenn in einer Familie die Weltsicht geteilt wird, daß der einzelne nur innerhalb dieses einen konkreten Beziehungsfeldes — der Familie — seine Bedürfnisse befriedigen und sein Leben (oder den Wert seines Lebens) erhalten kann, so ist dies eine Form der gegenseitigen strukturellen Koppelung, die alle von allen abhängig macht. Keiner der Beteiligten kann — zumindest aus seiner subjektiven Sicht — die Familie verlassen. Als individuelles System ist er nur in dieser einen Umwelt (über)lebensfähig. Seine Operationen müssen also derart sein, daß durch sie die Familie als konkrete Überlebenseinheit gesichert bleibt; in seinen Handlungen müssen die den Erhalt der Familie als Ganzes gewährleistenden Ziele den individuellen übergeordnet werden. Dies kann beispielsweise dadurch geschehen, daß die Innensteuerung des Verhaltens zugunsten der Außensteuerung aufgegeben bzw. gar nicht erst entwickelt wird.[38] Der individuelle Eigenwert, die individuelle Eigenstruktur wird zur direkt abhängigen Variablen des Eigenwerts, der Eigenstruktur der Familie. Ein Mensch, der sich in seiner subjektiven Weltsicht getrennt von dem/den Beziehungspartner(n) als nicht lebensfähig erlebt und die Aufrechterhaltung der Kohärenz der Familie als über allem stehendes Handlungsziel hat, lebt mit einer Art „Wir-Selbst", er differenziert nicht zwischen „Selbst" und „Objekt".[39]

Nun brauchte dies ja zu keinerlei Konflikten oder Problemen führen; schließlich überlebt jedes Individuum nur dann, wenn es den Interaktionsbereich, in dem ihm Leben möglich ist, nicht zerstört. Der Unterschied liegt hier in der Menge der Optionen, die jeder einzelne hat. Die Voraussetzung, die eine Person in die Lage versetzt, ihre eigene Struktur und Kohärenz (Identität) in verschiedenen Umwelten zu sichern, ist ein Repertoire unterschiedlicher Verhaltens- (d. h. Überlebens)strategien für unterschiedliche Kontexte.

Eine solche Person kann verschiedene Umwelten, d. h. andere Beziehungssysteme als die Familie, als Anstoß für sein Eigenverhalten[40] verwenden. Auf diese Weise verfügt sie über die Möglichkeit, sich selbst als identisch, gleich und unverändert — trotz des Wechsels der Kontexte — zu konstruieren. Wer nicht in der Lage ist, zwischen verschiedenen Kontexten zu differenzieren, wird in jedem neuen interaktionellen Rahmen in eine Krise, eine Katastrophe gestürzt. Mit den bislang bewährten, selbstverständlichen Verhaltensmustern gelingt es nicht, die Bedrohung der Homöostase (des Eigenwerts, der Eigenstruktur, der Identität) abzuwehren. Anderseits kann die Fähigkeit, zwischen verschiedenen Kontexten zu unterscheiden, erst gelernt werden, wenn die Erfahrung gemacht wird, daß es so etwas wie verschiedene Kontexte gibt und nicht in jeder Situation die gleichen Regeln befolgt werden können.

---

[38] Vgl. Riesman et al. 1950.
[39] Vgl. Simon 1984, S. 180 ff.
[40] Vgl. von Foerster 1977, 207 ff.

Die Stärke der emotionalen Bindung an ganz bestimmte, konkrete Personen oder Beziehungen (z. B. die Familie) hat also einen höchst ambivalenten Charakter. Positiv ist, daß sie einen bekannten Lebensraum sichert und dadurch individuelle Krisen verhindert; doch genau das ist auch negativ, da so dem einzelnen die Chance des Lernens und der individuellen Entwicklung, die ohne Krisen nicht stattfindet, vorenthalten wird.

Aber es gibt noch andere Aspekte der Ambivalenz. Emotionale Bindung kann auch als ein Maß der Nichtaustauschbarkeit des Individuums angesehen werden. Das Paradox der Bindung ist, daß die Aufgabe von Individualität (individueller Ziele, individueller Strukturen) ein hohes Maß an Individualität (Nichtaustauschbarkeit) gewährt.

Die Kehrseite, die mangelnde Bindung, und die durch sie gekennzeichneten Interaktionsmuster sind nicht minder ambivalent. Ein hohes Maß an individueller Abgrenzung schafft einerseits die Voraussetzung dafür, in unterschiedlichen Kontexten überleben zu können, andererseits ist damit aber auch die eigene Austauschbarkeit und Heimatlosigkeit verbunden.

Es muß heutzutage also wohl ein jeder Mensch, der nicht mit seiner Familie auf einer einsamen Insel lebt, diese Ambivalenz in einem dialektischen Prozeß durchleben und bewältigen, um eine individuelle Lebensform zu entwickeln, in der sowohl Bindung als auch Abgrenzung möglich ist.

Da dies stets das Resultat eines zwischenmenschlichen Einigungsprozesses ist, steht das Gelingen oder Mißlingen der Balancierung von Nähe und Distanz, von Abgrenzung und Öffnung nicht in der Macht irgendeines einzelnen.

Als Indikator dafür, wie in unterschiedlichen Familien diese Ambivalenz bewältigt wird, können ihre Konflikt- und Problemlösestrategien angesehen werden. Wo immer mehrere — biologisch ja getrennte — Wesen zusammenleben, kann und muß es zu Konflikten kommen. Das heißt aber nicht unbedingt, daß diese Konflikte auch offenbar werden müssen.

Mit dem Begriff „Pseudogemeinschaft" charakterisieren Wynne und Mitarbeiter[41] eine Beziehungsform, in der freundliches Verhalten und eine betont harmonische Interaktion ihres Erachtens die jeweils subjektive Funktion haben, feindselige Gefühle dem anderen gegenüber auszugleichen und zu neutralisieren. Bei der „Pseudofeindschaft" dient umgekehrt die Betonung von Konflikten dazu, ein zu großes Gefühl der Nähe, das mit der Angst vor Selbstaufgabe und Autonomieverlust verbunden ist, zu bewältigen. Auf der Verhaltensebene wird also jeweils versucht, das zu verhindern, was befürchtet wird. Wo die emotionale Nähe als „zu groß" und für das eigene Gefühl der Autonomie „gefährlich" angesehen wird, dient aggressives und feindseliges Verhalten dazu, einen wieder erträglichen Zustand herzustellen. Und umgekehrt dient ein konfliktvermeidendes, harmonisierendes Verhalten dazu, einen befürchteten Beziehungsabbruch zu vermeiden; dabei scheint jeder subjektiv von der Vorannahme auszugehen, daß ein offen ausgetragener Konflikt gleichbedeutend mit Trennung oder gar Tod wäre.

Als funktionell erscheint den Autoren eine Beziehung der „Gegenseitigkeit", in der die jeweils unverwechselbare individuelle Identität anerkannt und bestätigt

---

[41] Wynne et al. 1958.

wird; in ihr können die Fähigkeiten und Besonderheiten eines jeden zur Wirkung kommen. Und es ist möglich, die dabei zwangsläufig auftretenden Konflikte auszutragen, ohne daß dabei der eine oder andere das Gefühl entwickelt sich aufzugeben.[42]

Von besonderem Interesse scheinen in diesem Zusammenhang die empirischen Untersuchungen von Reiss.[43] Unter experimentellen Bedingungen ließ er Familien Probleme lösen. Dabei fand er drei gegeneinander abgrenzbare Muster der Interaktion. Er spricht von „konsenssussensitiven" Familien, wenn die gegenseitige Übereinstimmung und Konfliktvermeidung höher bewertet wird als eine sachlich optimale Problemlösung. Hier kann man von einer nur geringen gegenseitigen Abgrenzung der Familienmitglieder ausgehen; die Familie als Ganzes kapselt sich aber stark gegenüber der Außenwelt ab. Sucht jedes Familienmitglied seine Unabhängigkeit auf Kosten der Kooperation mit den anderen (und der damit verbundenen optimalen Lösung), so spricht Reiss von „Distanzsensitivität". Auch hier geht der Versuch, eine bestimmte Beziehungs- und Abgrenzungsform zu erreichen, auf Kosten der optimalen Lösung. Arbeiteten die einzelnen Familienmitglieder allein an dem Problem, so fanden sie bessere Lösungen als zusammen. Als funktionellste Form der Kooperation wird von Reiss die sogenannte „Milieusensitivität" betrachtet, bei der die Familie in der Lage ist, Hypothesen über unterschiedliche Lösungswege zu erstellen, und auch relativ offen gegenüber Einflüssen und Anregungen ist, die aus der Umwelt kommen. Eine Entscheidung wird dann erst unter Abwägung aller verfügbaren Informationen getroffen.

Eine gemeinsame Erfahrung der verschiedenen Untersucher scheint es zu sein, daß in Familien mit einer hohen Bindung eher die Gefahr besteht, daß ein Mitglied psychotische oder psychosomatische Störungen entwickelt, während in Familien mit einer niedrigen Bindung eher delinquentes Verhalten zu finden ist.

Dennoch ist eine Zuordnung und Klassifizierung hoher oder niedriger familiärer Kohäsion als „funktionell" oder „dysfunktionell" nicht einfach möglich. Erstens gibt es bei der Einschätzung riesige Unterschiede zwischen den Beurteilungen aus der Innen- und Außenperspektive. So kann zum Beispiel eine Person ein distanzierendes und konfliktverstärkendes Verhalten zeigen, während sein Partner harmonisiert und sich ständig anzunähern versucht. Die Wirkung einer solchen Interaktion kann — von außen beurteilt — eine gute Balancierung von Nähe und Distanz sein. Dennoch mag es sein, daß beide, wenn sie ihre Beziehung in Worten beschreiben sollen, sich unzufrieden äußern und über den Partner beklagen, der entweder zuviel Nähe oder zuviel Distanz sucht.

Zum zweiten spricht gegen eine jede normative Aussage, daß im Rahmen des familiären Lebenszyklus höchst unterschiedliche Formen der Kohäsion als funktionell anzusehen sind. In einer Familie mit Säuglingen und Kleinkindern ist ein hohes Maß an Bindung eine der Voraussetzungen dafür, daß die Kinder überleben. Sind die Kinder hingegen erwachsen, so dürfte ein unverändert hohes Maß an Bindung zu Konflikten mit den Erwartungen des sozialen Umfeldes führen.

---
[42] Vgl. auch Stierlin 1971.
[43] Reiss 1967 a,b, 1971 a,b,c, 1981.

7. Beziehungsmuster und Beziehungsdefinition

Wo ein kognitives System eine Unterscheidung macht, da stellt es auch eine Beziehung zwischen dem Raum, dem Zustand, dem Inhalt auf beiden Seiten der Grenzlinie her. Eine Unterscheidung machen, eine Grenze ziehen und eine Beziehung herstellen sind lediglich verschiedene Aspekte derselben Operation, die sich gegenseitig implizieren.

Wird durch eine Unterscheidung eine Menge von Elementen geteilt, so sind alle Elemente, die auf der einen Seite der Grenze lokalisiert sind, als „gleich" („identisch", „äquivalent") in bezug auf das Merkmal der Unterscheidung klassifiziert. All' die Elemente, die auf der anderen Seite der Unterscheidung liegen, sind hingegen als „ungleich" („nichtidentisch", „nichtäquivalent") klassifiziert. Die Beziehung zweier Elemente, die unterschiedlichen Seiten der Unterscheidung zugeordnet sind, ist *komplementär*: sie ergänzen sich, d. h. sie bilden zusammen eine Ganzheit (eine Form). Die Beziehung zweier Elemente, die der gleichen Klasse zugeschrieben werden, ist *symmetrisch*. Sie bilden zusammen in bezug auf das Merkmal der Unterscheidung keine Ganzheit, sondern sind äquivalent, d. h. gegeneinander austauschbar.

Diese beiden prinzipiell unterschiedlichen Beziehungsarten bilden die Grundlage der logischen Organisation einer jeden Strukturbildung, welch materieller Beschaffenheit auch immer. Zumindest gilt das für all die Phänomenbereiche, die von einem menschlichen Beobachter beschrieben werden. Wahrscheinlich sind es die Strukturen unseres Nervensystems, die uns diese Art logischer Spielregeln nahelegen.[44]

Daß auch soziale Systeme sich diesen Beziehungsformen entsprechend entwickeln und differenzieren, hat Bateson mit dem Begriff der „Schismogenese" beschrieben. Er faßt seine Analyse der Entwicklung sozialer Strukturen bei den Iatmul, einem Stamm in Neuguinea, folgendermaßen zusammen: „Die Möglichkeiten der Differenzierung von Gruppen sind keineswegs unermeßlich, sondern zerfallen deutlich in zwei Kategorien, nämlich (a) Fälle, in denen die Beziehung vor allem *symmetrisch* ist, z. B. in der Differenzierung von Hälften, Clans, Dörfern und von Nationen Europas; und (b) Fälle, in denen die Beziehung *komplementär* ist, z. B. in der Differenzierung sozialer Schichten, Klassen, Kasten, Altersstufen und, in einigen Fällen, in der kulturellen Differenzierung zwischen den Geschlechtern. Diese beiden Typen der Differenzierung enthalten dynamische Elemente, dergestalt, daß die Differenzierung oder Spaltung zwischen den Gruppen zunehmend entweder bis zum Zusammenbruch oder bis zu einem neuen Gleichgewicht fortschreitet, wenn gewisse einschränkende Faktoren fortfallen".[45]

Es lassen sich nunmehr mehrere verschiedene Muster der Differenzierung unterscheiden. Zum einen kann man eine „symmetrische Differenzierung" beobachten, bei der „die Individuen zweier Gruppen A und B dieselben Wünsche und dieselben Verhaltensmuster haben, jedoch in der Ausrichtung dieser Muster differenziert sind. Daher zeigen Mitglieder der Gruppe A Verhaltensmuster A, B, C in ihrem Umgang miteinander, nehmen aber in ihrem Umgang mit Mitgliedern

---
[44] Vgl. Lévi-Strauss 1980, S. 187; siehe auch die „Theorie der Nervennetze" von McCulloch u. Pitts 1943.
[45] Bateson 1935, S. 107.

der Gruppe B die Muster X, Y, Z an. Ähnlich nimmt die Gruppe B die Muster A, B, C untereinander an, zeigt aber gegenüber A die Muster X, Y, Z. Es wird also ein Standpunkt aufgebaut, bei dem das Verhalten X, Y, Z die Standarderwiderung auf X, Y, Z ist".[46] Man kann sagen, daß hier von den Gruppenmitgliedern in unterschiedlichen Kontexten unterschiedliche Verhaltensmuster gezeigt werden. Es gibt unterschiedliche Interaktionsregeln für den Umgang mit (z. B.) Fremden und Bekannten, Familienmitgliedern und Nichtfamilienmitgliedern, emotional nahestehenden und nicht nahestehenden Personen usw. Auch hier wird durch die Unterscheidung auf der Verhaltensebene eine Grenzenbildung vollzogen.

Der „symmetrischen" steht die „komplementäre Differenzierung" gegenüber. Hier handelt es sich um die Fälle, „in denen das Verhalten und die Wünsche der Mitglieder beider Gruppen grundlegend verschieden sind. Die Mitglieder der Gruppe A behandeln einander also mit den Mustern L, M, N und zeigen die Muster O, P, Q im Umgang mit Gruppe B. Als Erwiderung auf O, P, Q zeigen die Mitglieder von Gruppe B die Muster U, V, W, aber untereinander nehmen sie die Muster R, S, T an. Es kommt also dazu, daß O, P, Q die Erwiderung auf U, V, W ist und umgekehrt. Diese Differenzierung kann sich progressiv entwickeln. Wenn beispielsweise die Serie O, P, Q Muster einschließt, die kulturell als zustimmend angesehen werden, während U, V, W kulturelle Unterwürfigkeit beinhalten, dann ist wahrscheinlich, daß Unterwürfigkeit weitere Zustimmung fördert, die ihrerseits zu weiterer Unterwürfigkeit führen wird".[47]

Die beiden von Bateson genannten Regeln der Differenzierung sind deskriptive Regeln, die von einem außenstehenden Beobachter formuliert wurden. In der Famlientherapie und -forschung ist diese Unterscheidung sozialer Beziehungen auf großen Widerhall gestoßen,[48] da sie ein Modell liefert, das den Zusammenbruch und die Dysfunktionalität interaktioneller Strukturen zu erklären erlaubt.

Im Rahmen des hier verfolgten Ansatzes ist über die Formulierung deskriptiver Gesetze hinaus von besonderem Interesse, welchen Spielregeln die Beteiligten an einem solchen Differenzierungsprozeß folgen, d. h. wie sie selbst diese Beziehungen beschreiben (in deskriptiven Regeln) und welcher subjektiven Handlungslogik (welchen präskriptiven Regeln) sie folgen.

Beide Formen von Systemen — die symmetrisch und die komplementär differenzierten — können zusammenbrechen. Die Struktur eines symmetrisch differenzierten Systems kann auseinanderbrechen (das System seine Kohärenz verlieren), wenn in Gruppe A und B jeweils der anderen Gruppe gegenüber ein Verhalten gezeigt wird, das vom jeweils anderen das Einfügen in ein komplementäres Muster fordert, von diesem aber nicht akzeptiert wird. Als Beispiel kann das Wettrüsten angesehen werden: Wenn die Nationen A und B (z. B. USA und UdSSR; Indien und Pakistan) auf die — wirkliche oder vermeintliche — Bedrohung durch den anderen jeweils damit reagieren, daß sie versuchen, sich durch die eigene Aufrüstung so „zu stärken", daß sie keine Angst mehr vor der Überle-

---
[46] a.a.O., S. 107/108.
[47] a.a.O., S. 108.
[48] Vgl. Watzlawick et al. 1967, 1974.

genheit der anderen Nation zu haben brauchen, so führt dies zu einem Rückkopplungs- und Verstärkungseffekt. Schließlich sieht jeder in dem anderen die Bedrohung und meint, „nachrüsten" zu müssen, und jeder sieht in der „Nachrüstung" des anderen eine „Vorrüstung" usw.

Doch dieses Muster gilt auch für andere soziale Konflikte, auch für die Differenzierungsprozesse innerhalb der Familie. Derartige „symmetrische Eskalationen"[49] können beispielsweise dort beobachtet werden, wo zwei oder mehr Personen sich nicht darüber einigen können, welche Art von Beziehung zwischen ihnen herrschen soll. Die interpersonelle Definition ihrer Beziehung ist nicht klar bzw. umkämpft. Wenn z. B. zwei Menschen miteinander auskommen müssen (weil sie miteinander arbeiten, in einem Boot sitzen, verheiratet sind etc.), die beide die Vorstellung haben, eine für sie gute Beziehung sei daran zu erkennen, daß sie allein die wichtigen Entscheidungen treffen, so wird es zwangsläufig zum Konflikt kommen (natürlich nur, wenn sie beide dasselbe für wichtig halten).

Schon allein aus logischen Gründen muß man aber verschiedene Formen und Verläufe symmetrischer Eskalationen unterscheiden. Sie hängen davon ab, welche Kategorien die beteiligten Interaktionspartner selbst zur Beschreibung des eigenen wie fremden Verhaltens wählen. Da unser Hauptinteresse familiären, d. h. emotional wichtigen Beziehungen gilt, sollen hier die drei Bedeutungsdimensionen betrachtet werden, die nach Osgood im affektiven Erleben und Ausdruck impliziert sind: die Unterscheidung zwischen „gut" und „böse", zwischen „stark" und „schwach", sowie zwischen „aktiv" und „passiv". Man kann wohl davon ausgehen kann, daß diese drei Dimensionen ganz gut beschreiben, welche Wirkungen affektive Prozesse auf die individuelle Handlungslogik haben.

Sieht einer der Partner, die beide ihre wechselseitigen Wahrnehmungen nach einem komplementären Muster ordnen, den anderen als „stark", so heißt das, daß er selber „schwach" ist. Er muß also versuchen „stärker" als der andere zu werden, so daß dieser „schwach" ist. Sieht er den anderen als „aktiv" (und sich selbst als „passiv"), so muß er danach trachten, „aktiver" zu werden, so daß der andere relativ „passiv" bleibt oder wird. Ist der andere „gut", so muß er selbst noch „besser" werden ... etc.

Natürlich kann das ganze Spiel auch mit umgekehrten Vorzeichen gespielt werden. Zeigt sich der andere „schwach" oder „passiv", so muß man selber sich noch „schwächer" oder „passiver" zeigen, und auch seine vermeintliche „Bosheit" muß dann logischerweise noch überboten werden.

Die deskriptive Regel, durch die beide in gleicher Weise ihre Welt subjektiv beschreiben, lautet: „Beziehungen sind stets komplementär; einer ist der Sieger, einer der Verlierer". Daraus leitet sich für jeden, will er nicht der Verlierer sein, fast zwangsläufig die präskriptive Regel ab: „Ich habe in Beziehungen stets so zu handeln, daß ich gewinne und in die dominante Position gelange". Dem außenstehenden Beobachter stellt sich die (deskriptive) Regel einer solchen Form der Interaktion als symmetrisch dar. Ein Paradox: *Symmetrie entsteht immer dann, wenn beide Partner versuchen, Komplementarität herzustellen* und dieselbe Position anstreben.

---

[49] Watzlawick et al. 1967.

Welche Dimensionen inhaltlich zum Maßstab des „Gewinnens" oder „Verlierens" gemacht werden, ist individuell höchst verschieden. Es dürfte davon abhängen, welches Selbst- und Fremdbild sich jeder in der Interaktion zu bestätigen sucht.

Im Gegensatz zur symmetrischen Eskalation, bei der die Gleichheit betont wird, kann in komplementär differenzierten Systemen ein Verstärkungsmechanismus wirksam werden, der die Unterschiede immer weiter betont.

Auch hier legen beide Interaktionsteilnehmer eine komplementäre Sicht menschlicher Beziehungen zugrunde, allerdings leiten sie unterschiedliche präskriptive Regeln ab.

Die Spielregeln, die sich daraus ergeben, lassen sich wiederum mit Hilfe der Bedeutungsdimensionen nach Osgood illustrieren. Erlebt der eine seinen Partner „stark", so muß er selbst der „Schwache" sein. Das „aktive" Verhalten des anderen wird als Angebot erfahren, sich selbst „passiv" zu verhalten; wo der andere „gut" ist, bleibt nur noch die Rolle, „schlecht" zu sein. Und umgekehrt natürlich: auf „Passivität" wird mit „Aktivität" geantwortet, auf „Schwäche" mit „Stärke", auf „Schlechtigkeit" mit „Güte"... der Kombinationsmöglichkeiten sind sehr viele. Eine *komplementäre Eskalation* entwickelt sich, wenn auf *„mehr desselben"* mit *„mehr des anderen"* geantwortet wird.

In beiden Fällen dürfte es aber nur dann zu einem solchen eskalierenden Verstärkungsprozeß kommen, wenn die Beteiligten sich über die Definition ihrer Beziehung nicht einig sind. Wo beide versuchen, die Form der Beziehung zu bestimmen, kann es nicht zur Entwicklung eine Homöostase (Eigenstruktur des Interaktionssystems) kommen: auf jedes Verhaltensangebot erfolgt eine Antwort, die vom Partner so interpretiert wird, daß er in seinem Verhalten nicht akzeptiert ist.

Insofern haben beide Formen der Eskalation eine gemeinsame, symmetrische Basis: den Versuch der Interaktionsteilnehmer, einseitig die Form der Beziehung zu bestimmen und zu kontrollieren.

Der Konsens auf der Metaebene, der beide Interaktionsteilnehmer eint, ist die (aus systemischer Sicht irrige) Annahme, daß es innerhalb einer Beziehung einem der Beteiligten möglich wäre, die Art der Beziehung zu bestimmen. Diese Prämisse führt geradewegs in die Fallen der Rekursivität, da innerhalb einer Beziehung ja keiner allein bestimmen kann , welche Art der Beziehung besteht. Der „Gewinner" ist nur dann der Gewinner, wenn der „Verlierer" damit einverstanden ist. Dann aber hat der vermeintliche Verlierer den vermeintlichen Gewinner eben „gewinnen lassen", so daß sich die Frage stellt, wer denn *„wirklich"* Gewinner und Verlierer ist. Will man dies verhindern, so bleibt als einzige Möglichkeit, das Spiel nie zu beenden und sich *de facto* auf eine symmetrische Beziehung zu einigen.

Diese Art von „Spielen ohne Ende"[50] kann man vor allem beim Studium von Familien mit einem als schizophren diagnostizierten Mitglied sehen. Selvini Palazzoli und Mitarbeiter fassen die Regeln des „schizophrenen Spiels" folgendermaßen zusammen: „Unsere Arbeit mit schizophrenen Paaren hat uns auf den für unsere Arbeit grundlegenden Gedanken gebracht, daß die falsche Erkenntnis-

---
[50] Watzlawick et al. 1967.

voraussetzung dieses Paares, jenseits der gezeigten Verhaltensweisen, die symmetrische Hybris ist: die versteckte Erwartung eines jeden, er könne eines Tages doch noch die einseitige Kontrolle der Definition der Beziehung in die Hand bekommen, eine Erwartung, die selbstverständlich enttäuscht werden muß, da sie auf einer falschen Epistemologie fußt — der linearen, linguistischen Konditionierung"[51] ... „Es ist ein, wie wir gezeigt haben, völlig paradoxes und absolut einmaliges Spiel. Ein bizarres Spiel, etwa wie eine Pokerpartie, in der jeder einzelne Spieler, obwohl er um jeden Preis gewinnen möchte, sich darauf beschränken würde, die Aktionen seiner Gegner zu bespitzeln, dabei jedoch dem ebenso allgemein akzeptierten wie unausgesprochenen Verbot unterworfen bliebe, eines Tages die Karten auf den Tisch zu legen. Ein absurdes Spiel, bei dem die Spieler sich vornehmen zu gewinnen, während die oberste Regel des Spiels das Verbot ist, zu gewinnen bzw. zu verlieren. Es ist jedoch erlaubt und wird sogar suggeriert (und zwar einem nach dem anderen, damit keiner entmutigt wird), zu *glauben*, man habe gesiegt, obwohl man das nur insgeheim glauben kann, ohne die Möglichkeit, es zu beweisen".[52]

Einigt man sich auf keine Beziehungsdefinition, so gibt es auch keinen Sieger oder Verlierer; solange es keinen Sieger oder Verlierer gibt, kann das Spiel nicht beendet werden.

Interpretiert man diese Form der Interaktion im Sinne der gegenseitigen Abgrenzung, so zeigt sich aus der Außenperspektive deutlich, daß die Mitspieler sich durch ihr Handeln nicht gegeneinander abgrenzen. Keiner verläßt das Spielfeld, jeder reagiert auf die Reaktionen des anderen, jeder braucht den anderen als Mitspieler. Auch Feindseligkeit ist stets nur Pseudofeindseligkeit, weil sie immer dann, wenn durch einen Konflikt ein Auseinanderbrechen der Familie (d. h. eine eindeutige Beziehungsdefinition und faktische Abgrenzung) droht, wieder Konfliktvermeidung praktiziert wird. Da sich jeder auf den anderen angewiesen fühlt, räumt keiner das Feld. Wer sich autonom fühlen will und seine internen Ziele zum Maßstab der Interaktion machen will, muß versuchen, den anderen zu unterwerfen. Hier zeigt sich eine Spielregel, nach der die Beteiligten ihr Verhalten und ihre Erkenntnis richten, die dem Schema des Nullsummen-Spiels entspricht: immer ist einer der Gewinner, einer der Verlierer.[53]

Solange die Hoffnung auf den Sieg besteht, muß auch die Angst vor der Niederlage wirksam sein. Sie kann — unter anderem — dadurch bewältigt werden, daß immer dann unklar und uneindeutig (im Sinne der von Wynne und Singer beschriebenen Kommunikationsabweichungen) kommuniziert wird, wenn eine Niederlage befürchtet wird oder irgendeiner sich daran macht, das Spielfeld zu verlassen. Durch derartige Konfusion erzeugende und „verrückt machende" Verhaltensweisen wird eine angebotene Beziehungsdefinition *aktiv negiert*. So wird der Aufmerksamkeitsfokus gerade dann verschoben, wenn deutlich Stellung bezogen werden könnte (müßte); es werden Kontextmarkierungen vermischt, so daß nicht klar wird, welche Regeln und — damit verbunden — welche Beziehungsformen gerade gültig sind etc.

---

[51] Selvini Palazzoli et al. 1975, S. 36/37.
[52] a.a.O., S. 41.
[53] Vgl. Simon 1983, 1984.

Dieser die Beziehungsdefinition aktiv negierende Charakter der Interaktionsstrategien in Familien mit einem schizophrenen Mitglied muß besonders betont werden. Es gibt nämlich noch mindestens eine andere Form, Beziehungen nicht zu definieren: die *passive Negation*, die Unterlassung alles dessen, was eine Beziehung definieren könnte.

Den gemeinsamen Hintergrund beider Strategien bildet die Tatsache, daß es in keiner Beziehung zwischen Lebewesen einem der Beteiligten möglich ist, einseitig die Kontrolle und Macht über die Gestaltung der Beziehung zu gewinnen. Aber es ist auch keiner der Macht des anderen unterworfen; jeder einzelne verfügt über eine Art Vetorecht, er kann entscheiden, wie eine Beziehung *nicht* sein soll; und kann er sie vielleicht auch nicht aktiv verändern, so kann er doch sein Einverständnis verweigern.

Die Macht des einzelnen reduziert sich auf die Möglichkeit zur Negation eines Beziehungsangebots: seine aktive oder passive Negation.

Bis hierher haben wir der Einfachheit halber Zweierbeziehungen betrachtet, während Familien meist aus mehreren Personen bestehen. Doch auch auf die Beziehungen zwischen Gruppen kann die Unterscheidung zwischen Symmetrie und Komplementarität angewendet werden (wie ursprünglich von Bateson ja getan). So können die Beziehungen innerhalb einer Gruppe (eines Subsystems) komplementär sein, zu einer anderen Gruppe (einem anderen Subsystem) hingegen symmetrisch.

Dies gilt auch innerhalb der Familie. Die Triade Mutter, Vater und Kind kann sich beispielsweise so organisieren, daß ein Kind in den Konflikt zwischen den Eltern, ihre starke Symmetrie, gerade dann einbezogen wird, wenn einer der beiden das Gefühl hat, alleine zu verlieren. „Gemeinsam sind wir stark", so lautet dann die Devise der Koalitionspartner. Zwischen ihnen besteht eine komplementäre, zu dem außenstehenden Dritten eine symmetrische Beziehung. Aber auch andere Organisationsformen sind beobachtbar. So kann die Symmetrie zwischen den Eltern dadurch in Komplementarität verwandelt werden, daß ihr Kind durch sein Erkranken ihre Aufmerksamkeit auf eine gemeinsame, nur kooperativ zu bewältigende Aufgabe fokussiert: die Sorge um das Kind.[54]

Der Möglichkeiten der Selbstorganisation von Familien sind viele. Sie nehmen mit der Zahl der zu koordinierenden Beziehungen zu und übersteigen sicherlich das Maß der Berechenbarkeit. Doch welche Organisationsform auch immer entsteht, es gilt die Prämisse, daß das Ganze (das System) nur dann in einem Gleichgewichtszustand ist, wenn jedes Teil (Element, Subsystem) in einem Gleichgewichtszustand ist; wenn also keiner von seiner Möglichkeit, ein Veto einzulegen, Gebrauch macht. Welche Beziehungsmuster auch immer entstehen, sie müssen äquilibriert sein; wenn sie (über)leben, so beweist dies, daß sie für alle Beteiligten irgendwie „passen".

Über „Gesundheit" und Funktionalität solcher Beziehungsformen ist damit natürlich noch nichts gesagt, die Frage nach der Optimierung von Beziehungen nicht beantwortet.

Auch hier läßt sich auf eine Beobachtung von Bateson zurückgreifen, die durch die Untersuchungen symptomfreier und als „gesund" und funktionell

---

[54] Minuchin (1974) prägte dafür den Begriff der Konfliktumleitung.

erachteter Familien bestätigt wird.⁵⁵ Er beschreibt einen dritten Typ der Differenzierung sozialer Systeme, den er durch den Begriff der „Reziprozität" kennzeichnet: „Bei diesem Typ werden die Verhaltensmuster X und Y von Mitgliedern jeder Gruppe in ihrem Umgang mit der anderen Gruppe angenommen, aber anstelle des symmetrischen Systems, bei dem X die Erwiderung auf X und Y die Erwiderung auf Y ist, finden wir hier, daß Y durch X erwidert wird. Daher ist das Verhalten in jedem einzelnen Fall asymmetrisch, die Symmetrie wird aber über eine große Anzahl von Fällen zurückgewonnen, da Gruppe A manchmal X zeigt, worauf Gruppe B mit Y erwidert, und manchmal zeigt Gruppe A Y, worauf Gruppe B mit X erwidert. Fälle, in denen Gruppe A manchmal Sago an Gruppe B verkauft und diese manchmal dieselbe Ware an A verkauft, können als reziprok betrachtet werden; wenn aber Gruppe A gewöhnlich Sago an B verkauft, während diese gewöhnlich Fisch an A verkauft, müssen wir wohl das Muster als komplementär ansehen. Das reziproke Muster, so kann man feststellen, wird innerhalb seiner selbst kompensiert und ausgeglichen und tendiert daher nicht zur Schismogenese".⁵⁶

Diese Form der Gegenseitigkeit zeichnet sich also dadurch aus, daß in der konkreten Situation von allen Beteiligten eine komplementäre Beziehung akzeptiert wird. Es besteht zum einen ein Konsens über die Komplementarität der aktuellen Beziehung, zum anderen aber auch (auf einer logisch übergeordneten Ebene) über die langfristig immer wieder herzustellende Symmetrie (im Sinne der Egalität). Es ist ein Gegengeschäft, in dem beide einen Gewinn haben, sie spielen ein Nichtnullsummenspiel: ein Spiel, bei dem beide gewinnen. Eine solche Sicht des Sowohl-als-auch scheint zu den Gesetzmäßigkeiten der Interaktion lebender Systeme besser zu „passen" als die des Entweder-oder des Nullsummendenkens.

8. Familienmythen und Mehrgenerationenspiele

Eine Geschichte ist die Konkretisierung eines Spiels. Ein Spiel ist definiert durch deskriptive und präskriptive Regeln. Eine Geschichte ist die Beschreibung der Ausführung eines solchen Spiels. Beides sind Muster in der Zeit, die aus einer Menge synchroner und diachroner — gleichzeitig und nacheinander stattfindender — Ereignisse und Interaktionen gebildet werden.

Der Unterschied zwischen beiden besteht darin, daß durch die Regeln eines Spiels die Handlungsmöglichkeit — der Spielraum — der Beteiligten beschrieben (d. h. abgesteckt) wird, während in der Geschichte beschrieben wird, welche der Möglichkeiten von den Protagonisten realisiert werden (wurden). In der konkreten Geschichte sind stets die allgemeinen Spielregeln impliziert.

So wie eine natürliche Sprache durch ein Kind nicht durch das Erlernen der Grammatik (d. h. der abstrakten Regeln) erworben wird, so werden auch die Spielregeln der Interaktion nicht als Übernahme expliziter Regeln erworben, sondern aus Geschichten — erlebten und erzählten — abstrahiert. Menschen

---

⁵⁵ Literaturübersicht s. Simon und Stierlin 1984, S. 132 - 136.
⁵⁶ Bateson 1935, S. 109.

denken in Geschichten. Sie bilden den Kontext, der die Bedeutung einzelner Ereignisse, Handlungen und Erlebnisse bestimmt.

Diesen Aspekt menschlichen Denkens hat vor allem Wittgenstein[57] betont. Was er „Sprachspiel" nennt, wird von Schapp als „Geschichte" bezeichnet.[58] Neben diesen beiden Philosophen hat vor allem Bateson auf die Rolle von Geschichten als Kontexte menschlicher Bedeutungsgebung hingewiesen:

„Eine Geschichte ist ein kleiner Knoten oder Komplex der Art von Verbundenheit, die wir als *Relevanz* bezeichnen. In den 60er Jahren kämpften die Studenten für ‚Relevanz', und ich möchte annehmen, daß irgendein A für irgendein B relevant ist, wenn beide, A und B, Teile oder Komponenten derselben ‚Geschichte' sind.

Und erneut begegnen wir der Verbundenheit auf mehr als nur einer Ebene: Erstens die Verbindung zwischen A und B vermöge ihrer Teilhabe an derselben Geschichte.

Und dann die Verbundenheit der Menschen, die sich daraus ergibt, daß sie alle mit Hilfe von Geschichten denken. ... (Genau so denken die Menschen.)".[59]

Diese allgemeinen theoretischen Überlegungen bieten einen Erklärungsrahmen für die Wichtigkeit von Geschichten und Mythen innerhalb der familiären Interaktion, welche von Klinikern schon früh beschrieben wurde.

„Familienmythen" nannte Ferreira[60] derartige Geschichten, die seiner Beobachtung nach eine wesentliche Rolle bei der Aufrechterhaltung der familiären Homöostase spielten. Seiner Ansicht nach spielen sie innerhalb der Famlienbeziehungen die gleiche Rolle wie die Abwehrmechanismen auf individueller Ebene.

Durch solche Mythen beschreiben die Familien sich selbst — ihre Gegenwart und Vergangenheit —, sie liefern aber auch einen Entwurf der Zukunft. Sie sind geordnete dramaturgische Ganzheiten, haben einen Anfang und ein Ende. Sie folgen einer Spielregel, an welche die Mitspieler sich gebunden fühlen. Der Familienmythos ist so etwas wie eine selbsterfüllende Prophezeiung, da er die Beziehungs- und Handlungsmöglichkeiten der Mitspieler festlegt.

In ihm konkretisieren sich die Wertvorstellungen, die Beziehungs- und Handlungsmuster der Familie bzw. der verschiedenen Herkunftsfamilien. Was innerhalb der Familie als „gut" und „böse", als „stark" und „schwach", „aktiv" und „passiv" angesehen wird, erschließt sich dem außenstehenden Beobachter durch die Erzählungen der Familie über ihre eigene Vergangenheit, über die Zuschreibung von Täter-, Opfer- und Retterrollen.[61]

Dabei zeigt sich häufig eine Diskrepanz zwischen der mythisch (positiv oder negativ) verklärten und idealisierten Selbstdarstellung der Familie und der Beschreibung durch den neutralen Beobachter. Dies dürfte mit der zentralen Funktion solcher Mythen zusammenhängen: durch sie wird versucht, auf der einen Seite eine Erklärung für die Geschehnisse innerhalb der Familie (z. B. eine

---
[57] Wittgenstein 1953.
[58] Vgl. Schapp 1953, 1959; Lübbe 1972.
[59] Bateson 1979, S. 23.
[60] Ferreira 1963.
[61] Vgl. Stierlin 1973.

Erkrankung) zu finden, auf der anderen Seite jedoch individuell von Schuld freizusprechen und eine positive Zukunftsperspektive zu eröffnen.

Ihre besondere Wichtigkeit für die Familiendiagnostik gewinnen Mythen, weil sich in ihnen häufig Muster offenbaren, welche die Grenzen der Kleinfamilie überschreiten und eine Mehrgenerationenperspektive eröffnen.

Wann immer zwei Menschen sich daran machen, eine neue Familie zu begründen, treffen zwei Geschichten aufeinander. Es ist ein wenig so, als müßte (wollte) man zwei Romane, deren Handlungen über die ersten hundert Seiten unabhängig voneinander verlaufen sind, nunmehr zu einem einzigen Roman integrieren.

Da jeder stets in seiner Geschichte (seinen Geschichten) lebt, denkt und fühlt, ordnet er die Verhaltensweisen seines Partners auch in diese Geschichte(n) ein. Der Begriff Geschichte ist hier nicht nur im Sinne von Lebensgeschichte zu verstehen, sondern im Sinne der Deutungsschemata, die als Kontexte einen Interpretationsrahmen konkreter Erfahrungen liefern (Märchen zum Beispiel, die das Warten auf den Märchenprinzen als plausible Lebensstrategie suggerieren). Jeder wird also für den anderen zum Träger einer Rolle in einer Art Schauspiel, dessen Skript er nicht kennt. Und er ist nicht der einzige Akteur in diesem Spiel. Es gibt da noch andere Personen, zu denen der Partner in einer mehr oder weniger engen Beziehung steht, die Ansprüche an ihn stellen können und denen gegenüber er womöglich in Loyalitätsbindungen steckt.

Meist sind dies die Eltern bzw. die Mitglieder der beiden Herkunftsfamilien. Zumindest eine dritte Generation tritt auf die Bühne.

Daß die Dynamik, die Funktionalität und Dysfunktionalität der Interaktionsmuster der aus Eltern und Kindern bestehenden Kleinfamilie häufig nur dann zu verstehen ist, wenn man in den Eltern die Kinder sieht, die sie einmal waren, ist vor allem von Bowen[62] und Boszormenyi-Nagy[63] betont worden. Sie sehen die aktuellen Muster als Elemente eines übergeordneten, mehrere Generationen überschreitenden Kontextes, in dem die Handlungen der einen Generation Wirkungen im Leben der folgenden Generationen zeitigen.

Vor allem die Frage der Selbst-Objekt-Differenzierung beschäftigte Bowen; er konnte zeigen, daß über mehrere Generationen hinweg ähnliche Mechanismen zur Wirkung kommen. Er beschrieb insbesondere Phänomene der projektiven Identifikation, die ein Anzeichen für nicht klar getrennte Selbst- und Objektbilder sind. Die Angst vor der Verschmelzung einerseits und die Angst vor dem Objektverlust auf der anderen Seite bestimmen seines Erachtens die Dynamik der Interaktion zwischen den Generationen. Das Auftreten von Symptomen ist für ihn Ausdruck mangelnder Differenzierung und mangelnder Grenzbildung.

Dieser Grenzbildung kann nun aber die Wahl des Partners dienen. Hier liegt die Wurzel für Mehrgenerationenspiele. Ein gebundenes Kind, das sich alleine nicht in der Lage fühlt, sich gegenüber den Eltern abzugrenzen, sucht sich zum Beispiel einen Lebensgefährten, der ebenso starke Loyalitätsforderungen wie die Eltern stellt. Zwischen diesen beiden — im Extremfall feindlichen — mit

---

[62] Bowen 1976, 1978.
[63] Boszormenyi-Nagy u. Spark 1973.

starker Anziehungskraft ausgestatteten Polen stehend kann nunmehr Nähe und Distanz reguliert werden. Die Illoyalität, Abgrenzung und Distanzierung dem einen gegenüber kann stets durch die Loyalität, Verbundenheit und Nähe dem anderen gegenüber balanciert werden. Allerdings können aus einem solchen Arrangement auch starke und unüberwindliche Konflikte resultieren.

Auch hier läßt sich der Gesichtspunkt der Grenzenbildung als Leitlinie der Beobachtung anwenden. Es muß dabei nur stets gefragt werden, welche Bedeutung die gegenwärtige Form der Kleinfamilie für Beziehungen innerhalb der Herkunftsfamilien hat. Alle Eltern sind nun einmal auch Kinder ihrer Eltern. Sie können sich mit ihnen in ihrer Elternrolle mehr oder weniger identifizieren oder unterscheiden, stets hat das, was sie in ihrer Rolle als Eltern tun, auch eine Bedeutung in ihrer Rolle als Kinder.

9. Beziehungsethik und Selbstwert

Die Herkunftsfamilie ist der Ort, an dem jeder einzelne die Wertvorstellungen erwirbt, denen er sich subjektiv verpflichtet fühlt. Es sind Wertvorstellungen, die nicht nur seine handlungsbestimmenden Entscheidungen leiten, sondern auch sein Selbstwertgefühl steuern und die von ihm realisierte Ethik und Moral in zwischenmenschlichen Beziehungen gestalten.

Aus einer kybernetisch-systemischen Perspektive kommt Bewertungsprozessen innerhalb der Entwicklung kognitiver (d. h. lebender) Strukturen eine zentrale Bedeutung zu. Sie liefern den Maßstab der Unterscheidungen, die vollzogen werden.

Vor allem die Unterscheidung zwischen „gut" und „böse" ist für die Aushandlung interaktioneller Spielregeln von besonderer Relevanz. Den — stark von Buber[64] beeinflußten — Arbeiten Boszormenyi-Nagys kommt das Verdienst zu, diese besondere Perspektive menschlicher Existenz und familiären Lebens herausgestellt zu haben. Dabei ist es kein Zufall, daß er zum großen Teil Begriffe aus dem Repertoire der Justiz und Ökonomie verwendet. Er macht deutlich, daß diese im gesellschaftlichen Leben scheinbar getrennten Bereiche innerhalb der Familie zusammenfließen und die psychische Realität eines jeden einzelnen bestimmen. Er sieht in der Verantwortung für den anderen ein existentiell zentrales Thema menschlichen Lebens. Wo immer Menschen zusammenleben, erwerben sie sich (positive wie auch negative) Verdienste um einander, die dem Konto des einen bzw. des anderen gutgeschrieben werden. Der Anspruch auf Gerechtigkeit ist der Anspruch auf den Ausgleich der jeweiligen Verdienstkonten. Nur im Kontext noch offener Ansprüche, die — teilweise über mehrere Generationen hin — eingeklagt werden, ist seines Erachtens das Verhalten des einzelnen wie auch die Interaktion in der Familie zu verstehen.[65] Erst die Anerkennung dessen, was jeder für den anderen leistet und geleistet hat, ermöglicht eine Weiterentwicklung der familiären Beziehungen. Dem anderen die Achtung und Anerkennung zu verweigern, ihn gar zu entwerten, erweist sich nur zu oft als

---
[64] Buber 1923.
[65] Boszormenyi-Nagy und Spark 1973.

Reaktion auf das Gefühl, mehr für ihn geleistet zu haben, als er zurückgegeben hat. Es ist Symptom einer gestörten Gegenseitigkeit.

Verbunden mit dieser wechselseitigen Anerkennung ist die Frage, wie jeder einzelne seinen Selbstwert bestimmt. Vor allem Satir [66] hat gezeigt, daß der Wert, den eine Person sich selbst zubilligt, in hohem Maße von dem Wert abhängt, den ihm die ihm nahestehenden Familienmitglieder tatsächlich zubilligen. Das Selbstwertgefühl reguliert sich somit durch die Mechanismen gegenseitiger Auf- und Abwertung.

Seinen Selbstwert aufrechterhalten zu können, ist ein Aspekt der individuellen Autonomie. *Der Selbstwert einer Person ist ein Eigenwert.*

Doch die Aufrechterhaltung dieses Selbstwerts ist wie alle anderen Aspekte der Autonomie nicht losgelöst von der Kommunikation mit der Umwelt. Sie ist gebunden an den interpersonellen Konsens über den Wert der Person bzw. seiner Handlungen. Dabei spielen die moralischen Werte, die Kriterien der Unterscheidung zwischen „gut" und „böse" eine zentrale Rolle.

Aus der abstrakten Perspektive einer systemtheoretischen Soziologie läßt sich die Funktion moralischer Werte folgendermaßen beschreiben: „Die Gesamtheit der faktisch praktizierten *Bedingungen* wechselseitiger Achtung oder Mißachtung macht **die** *Moral* einer Gesellschaft aus. Die Moral besteht somit nicht aus den Achtungen oder Achtungserweisen als solchen; sie läßt sich also auch nicht nach der Art eines Bruttosozialprodukts durch Vermehrung der Achtung vermehren. Sie bezieht sich aber auf Achtung (und nur auf Achtung), sie entsteht mit impliziter oder expliziter Kommunikation über Achtung, und zwar dadurch, daß solche Kommunikation möglich ist, wenn Ego und Alter einander den Achtungserwerb freistellen und dafür geltende Bedingungen signalisieren, und dies wiederum: implizit oder explizit, subtil oder drastisch, situativ-konkret und einmalig oder abstrakt — normieren, und mit oder ohne Bezug auf Meinungen anderer ... Moral ist also ein Codierungsprozeß mit der spezifischen Funktion, über Achtungsbedingungen Achtungskommunikation und damit ein laufendes Abgleichen der Ego/Alter-Synthesen zu steuern".[67] Dies gilt, so muß hinzugefügt werden, nicht nur für die Moral einer Gesellschaft, sondern auch für die Moral einer Familie.

Problematisch für den einzelnen wird es, wenn die Bedingungen der Achtung (und damit auch die seiner Selbstachtung und seines Selbstwertes) in den verschiedenen Interaktionsfeldern, in denen er lebt, voneinander abweichen oder gar kontradiktorisch sind. Wenn er also durch eine konkrete Handlung gleichzeitig die Bedingungen für Achtung im einen sozialen Kontext (z. B. der Familie) und die Bedingungen für Mißachtung im anderen sozialen Kontext (z. B. der Arbeitswelt, der Peergruppe, einer neuen Partnerschaft) erfüllt. Hier muß es zwangsläufig zu Konflikten kommen, die mit Selbstwertkrisen verbunden sind.

Der Grad der individuellen Autonomie ist um so größer, je mehr sozial unterschiedlich definierte Achtungsbedingungen einem eigenen, abstrakten Wertmaßstab untergeordnet und durch ihn integriert werden können.

---

[66] Satir 1972.
[67] Luhmann 1978, S. 51.

Auch dies kann als ein Aspekt der Grenzenbildung interpretiert werden. Je abhängiger der einzelne von der Bestätigung durch konkrete, nichtaustauschbare Bezugspersonen zur Aufrechterhaltung seines Selbstwerts ist, desto geringer ist seine Fähigkeit, als individuelle Überlebenseinheit zu funktionieren.

Die in einer Familie praktizierten gegenseitigen Auf- oder Abwertungen können vor diesem Hintergrund auch in ihrer abgrenzenden Funktion gesehen werden. Gegenseitige Abwertung kann im Sinne der Pseudofeindschaft auch der Versuch sein, das subjektive Gefühl der Überwertigkeit des anderen zu kompensieren. Und umgekehrt: gegenseitige Aufwertung kann im Sinne der Pseudoharmonie der Versuch sein, Wertkonflikte und Unterschiede zu kaschieren und Trennungen zu überwinden.

10. Affektiver Stil. Ausdruck von Emotionen

Durch den Ausdruck von Emotionen signalisiert eine Person nicht nur, wie sie im Moment sich selbst und die anderen (ihren Interaktionsbereich) beschreibt, sie gibt darüber hinaus auch noch Handlungsaufforderungen an die anwesenden anderen Personen und macht ihnen Beziehungsangebote.

Die Äußerung aggressiver Gefühle kann dabei eher unter dem Gesichtspunkt einer distanzierenden, Grenzen betonenden Funktion, die Äußerung positiver Emotionen dagegen eher als ein Angebot von Nähe und Auflösung von Grenzen verstanden werden. Diese kommunikative Bedeutung von Gefühlsäußerungen muß man berücksichtigen, will man die Bedeutung des speziellen affektiven Stils, den Familien entwickeln, beurteilen.

Zwei Familientypen haben im Hinblick auf die Art und Weise, wie Emotionen geäußert werden, das besondere Interesse der Familienforschung gefunden. Zum einen ist da wiederum die Gruppe der Familien mit einem als schizophren diagnostizierten Mitglied. Brown und Mitarbeiter[68] stellten fest, daß die Rehospitalisierung klinisch behandelter Patienten mit einer schizophrenen Symptomatik unterschiedlich hoch war, je nachdem wie stark und intensiv der Kontakt und die emotionale Bindung in dem Milieu des nachstationären Aufenthaltes war. Das Spezifikum der Interaktion in der Gruppe mit erhöhter Rückfallquote war, daß in hohem Maße positive oder negative Emotionen geäußert wurden (es lag ein hoher Index der „expressed emotions" (EE) vor).

In einer ganzen Reihe von Folgeuntersuchungen zeigte sich, daß vor allem das Maß der dem Patienten gegenüber geäußerten kritischen Bemerkungen und Abwertungen auf der einen Seite, des emotionalen Überengagements auf der anderen Seite ausschlaggebend war.[69]

Berücksichtigt man die Funktion emotionaler Äußerungen für die interpersonelle Aushandlung einer konsensuellen Realität innerhalb der Interaktion, so zeigen sich in diesen beiden Polen des affektiven Kommunikationsstils wiederum die bereits mit den Begriffen Pseudogemeinschaft und Pseudofeindschaft beschriebenen Muster.

---
[68] Brown et al. 1958.
[69] Literaturübersicht bei Olbrich 1983 und bei Simon et al. 1985, S. 122 - 126.

Im Blick auf Patienten, die an psychosomatischen Störungen leiden, wird vor allem von psychoanalytisch orientierten Therapeuten immer wieder die Unfähigkeit solcher Patienten, ihre Emotionen zu verbalisieren und in einer adäquaten Weise auszudrücken, betont. Dieses Phänomen hat zu verschiedenen Konzeptbildungen Anregung gegeben, von denen hier das der *Alexithymie*[70] und der „*pensée opératoire*"[71] erwähnt sein sollen.

Auch Familientherapeuten beschreiben die Harmonisierung und Unterdrückung vor allem negativer Affekte als ein Charakteristikum derartiger Familien.[72] Klammert man einmal die Frage aus, ob es sich hier wirklich um eine Unfähigkeit handelt, und begnügt man sich mit der Feststellung, daß in solchen Familien bestimmte Affekte nicht geäußert werden, so läßt sich auch dies unter kommunikativ-funktionellen Gesichtspunkten analysieren. Wird die Äußerung von Gefühlen unterlassen, so wird damit auch eine mögliche Wirkung auf der Beziehungsebene vermieden. Wer also zum Beispiel keine negativen Gefühle einem Familienmitglied gegenüber äußert, vermeidet einen Konflikt und vermeidet dadurch auch die Gefahr einer Distanzierung und Abgrenzung. Wer umgekehrt keine positiven Gefühle äußert, vermeidet Annäherung und die Bedrohung der eigenen Grenzen.

Das Ausmaß der geäußerten Gefühle und der affektive Stil der Familie kann also stets — wie nahezu alle bislang dargestellten Aspekte der Familiendiagnostik — unter dem Blickwinkel der Definition von Grenzen und der Aufrechterhaltung der Kohärenz von Interaktionssystemen betrachtet und interpretiert werden.

11. Beharrung und Veränderung

Versucht man die bislang skizzenhaft dargestellten Erkenntnisse familientherapeutischer Forschung über die für das Entstehen oder Verschwinden von Symptomen relevanten Faktoren familiärer Organisation und Interaktion zusammenzufassen, so zeigt sich, daß es unmöglich ist, bestimmte Charakteristika ganz allgemein als pathogen oder funktionell zu kategorisieren. Stets erweist es sich, daß unter dem Gesichtspunkt der Erhaltung der Kohärenz lebender Systeme (biologischer Individuen) nahezu alle beschreibbaren Verhaltens- und Beziehungsmerkmale ambivalente Wirkungen haben können. Was sich heute als funktionell erweist, zeigt sich morgen als dysfunktionell. Dies gilt für die Aspekte der interpersonellen Grenzbildung ebenso wie für Wertmaßstäbe, für die Modalitäten der Balancierung zentripetaler und zentrifugaler Kräfte, die spezifischen Formen des Ausdrucks von Emotionen ebenso wie für die Klarheit oder Unklarheit der Kommunikation.

Nur durch ständige Veränderung kann die Kohärenz und Identität des Menschen als physisches und psychisches System erhalten bleiben. Dasselbe gilt aber auch für die Familie. Sie muß sich und ihre Strukturen verändern können, wenn es nicht zum Abbruch der Beziehungen und zu ihrer Auflösung kommen

---

[70] Nemiah u. Sifneos 1970, Sifneos 1973.
[71] Marty et al. 1963; de M'Uzan 1974.
[72] Minuchin et al. 1978; Wirsching und Stierlin 1982.

soll. Sie muß aber ebenso ein gewisses Maß der Beständigkeit und Verläßlichkeit zeigen, da sonst keine konsensuelle Realität gebildet werden kann.

Die Funktionalität der Organisation familiärer Interaktion hängt also davon ab, daß diese Ambivalenz ertragen und bewältigt wird und Veränderung und Beharrung so balanciert werden, daß für alle Beteiligten Vertrauen in die Verläßlichkeit der Regeln — der deskriptiven wie der präskriptiven — ermöglicht wird. Andererseits müssen aber diese innerfamiliären Regeln in Abhängigkeit von Veränderungen, die durch die individuelle Entwicklung der einzelnen Familienmitglieder entstehen, oder aber durch Veränderungen der Lebensbedingungen der Familie als Ganzes, d. h. des sozialen Umfeldes der Familie, wandelbar sein. Die Struktur der Familie muß sich entwickeln können.

Doch weder Wandlungsfähigkeit noch Beharrungsvermögen sind *an sich* pathologisch oder funktionell. Ob sie das sind, hängt wiederum von den aktuellen Kontextbedingungen ab. Eine Familie mit einer statischen Struktur, mit klar definierten Regeln und Rollen, die in einem sozialen Umfeld lebt, das ebenso statisch ist, bedarf nicht unbedingt einer Veränderungsfähigkeit, die über die mit dem Lebenszyklus verbundenen Wandlungsnotwendigkeiten hinausgeht. Aber auch der Mangel an klaren Strukturen und eindeutigen Regeln kann durchaus funktionell sein, da er neue Möglichkeiten der Beziehungen eröffnet.

Letztlich geht es um das Gelingen oder Mißlingen der Koevolution[73], einer gegenseitigen Anpassung der Familienmitglieder aneinander, die allen Beteiligten ein (Über)leben ermöglicht. Dies kann aber nur gelingen, wenn ein Prozeß stattfindet, in dem die konsensuelle Realität der Beziehung immer wieder überprüft und krisenhaft in Frage gestellt, bestätigt oder neu definiert wird.

Nur im Einzelfall kann jeweils die Frage beantwortet werden, wie die Organisationsformen individuellen Verhaltens in spezifische familiäre Interaktionsformen eingebettet sind, so daß schließlich und endlich auf der physiologischen Ebene Strukturen entstehen und Prozesse ablaufen, die als „krank" bezeichnet werden können.

---

[73] Vgl. auch Willi 1985.

III. Klinischer Teil — Methodik

A. Ziel und Methodik

1. „Muster, die verbinden". Konkretisierung des Untersuchungsziels

Physiologische Abläufe, individuelles Denken und Fühlen wie auch Interaktionen in der Familie weisen organisatorische Muster auf. Im Phänomenbereich körperlicher Prozesse setzen sie sich aus physischen Ereignissen und Zuständen zusammen; im Bereich der individuellen Weltsicht, der Dynamik des Denkens und Fühlens, ordnen sich Zeichen und deren Bedeutungen in symbolischen Prozessen; und im Bereich der Interaktion sind es Handlungen, d. h. Akte und Unterlassungen, die als logisch miteinander verbunden angesehen werden können.

Das Ziel der vorliegenden Studie ist es, Transformationsregeln zu formulieren, durch welche die Verknüpfungen der Muster in diesen drei Phänomenbereichen beschrieben werden können. Es geht darum, „Muster" zu finden, „die verbinden".[1] Sie sind es, die den geistigen Prozeß charakterisieren. Es ist der Versuch, die Ganzheit der Organisation dieser drei Phänomenbereiche zu rekonstruieren.

Die zugrundeliegende These ist, daß *spezifische interaktionelle Muster* funktionell mit der Entwicklung psychosomatischer oder psychotischer Symptome in einen Zusammenhang gebracht werden können. Die Formulierung solch deskriptiver Regeln soll es zunächst ermöglichen, die genannten Krankheitsphänomene zu verstehen und zu erklären. In einem zweiten Schritt sollen daraus einige präskriptive Regeln für die Behandlung abgeleitet werden.

Um diesem weit gesteckten Ziel näher zu kommen, sind Patienten, welche Symptome der genannten Art entwickelt haben, zusammen mit ihren Familien untersucht worden. Betrachtet wurde dabei die Relation der Symptombildung zu interaktionellen und individuellen epistemischen Strukturen.

Methodisch stößt ein solches Vorhaben auf große Schwierigkeiten. Sie ergeben sich zum großen Teil aus den bereits im Theorieteil dargestellten erkenntnistheoretischen Problemen. Mit jeder Begriffsbildung und Datenerhebung ist die Gefahr verdinglichender Konzeptbildungen verbunden, die den Besonderheiten lebender Systeme, der Prozesse des Lebens im allgemeinen, nicht gerecht werden können.

Zum ersten abstrahiert jede Statik suggerierende Begriffsbildung in gewissem Maße immer gerade von dem an Lebensprozessen Wesentlichen: der Dyna-

---
[1] Vgl. Bateson 1979.

mik. Zum zweiten besteht stets die Gefahr, durch die Wahl der Terminologie die logischen Ebenen unterschiedlicher Phänomenbereiche durcheinander zu bringen und zu vermischen. Dies geschieht z. B. immer dann, wenn Begriffe, die für die Beschreibung von Phänomenen auf individueller Ebene geschaffen worden sind, unkritisch auf Phänomene der interaktionellen Ebene übertragen werden. Ein Beispiel für diese Gefahr zeigt sich in der Familienforschung, wenn — sowieso schon problematische — Bezeichnungen aus der individuellen Diagnostik zur Klassifizierung von Familientypen verwendet wurden. An die Stelle des verdinglichenden Konzeptes des „schizophrenen Patienten" (er hat die Eigenschaft, „schizophren" zu sein) oder des „Psychosomatikers" tritt die „schizophrene Familie", die „psychosomatische Familie". Hier ist eine Terminologie, die für einen Phänomenbereich womöglich einen heuristischen Wert besessen haben mag, auf einen anderen Phänomenbereich übertragen worden, für den sie nicht angemessen ist. Es ist das Gegenstück zu dem Beispiel, in dem man versucht, die Merkmale der Wassermoleküle mit Begriffen zu beschreiben, die für das Wasser angessen sind: das Molekül ist dann „naß", „flüssig" etc.

Ganz allgemein ist mit jeder Klassifizierung das Risiko verbunden, die Wahrnehmung einzugrenzen. Wird eine Familie z. B. als „psychosomatisch" eingeordnet, so wird stillschweigend impliziert, daß dies eine mehr oder weniger statische und ausschließliche Eigenschaft ist. Familien, die ja aus lebenden Wesen gebildet werden, verändern sich jedoch; und die klinische Erfahrung zeigt, daß in einer Familie in einer bestimmten Phase ihrer Entwicklung psychosomatische Symptome produziert werden können, in einer nächsten gar keine, in einer dritten psychotische. Und in einer vierten findet man womöglich alle drei Möglichkeiten: ein Familienmitglied zeigt sich psychotisch, eines psychosomatisch erkrankt und eines symptomfrei.

Die oben als Ergebnisse der Familienforschung dargestellten Merkmale von Familien mit spezifischen Störungen müssen also zumindest in ihren verdinglichenden Implikationen und ihrer Spezifität in Frage gestellt werden. Wenn spezifische familiäre Interaktions-, Kommunikations- und epistemische Muster beschrieben werden, so darf dies unter keinen Umständen als etwas unveränderlich Statisches verstanden werden. *Ihre Statik erhalten diese Muster lediglich durch die rekursive Organisation der Prozesse, die sie sind.*

Wenn im Rahmen dieser Arbeit dennoch versucht wird zu klassifizieren, so deshalb, weil jede sprachlich-wissenschaftliche Kommunikation an derartige Kategorienbildungen gebunden ist. Es muß aber im voraus zur Vorsicht bei ihrer Verwendung gemahnt und betont werden, daß es sich dabei um das Ergebnis von Abstraktionsprozessen handelt, in deren Verlauf ein *Beobachter* seiner Theorie und seiner klinischen Erfahrung entsprechend versucht hat, Idealtypen zu bilden.

Die Bildung derartiger Idealtypen soll nach Max Weber, der die Methode der Konstruktion solcher Typen (nicht zu verwechseln mit den logischen Typen) in die soziologische Forschung einführte, ein Dreifaches leisten: „1. der Tatsache Rechnung tragen, daß in der Realität die Erscheinungen in einer Skala gleitender Übergänge miteinander verbunden sind, also mehr oder minder charakteristische Ausprägungen der im Typus kombinierten Eigenschaften darstellen; 2. nicht die Summe sämtlicher gattungsmäßig möglicher Merkmale, sondern nur diejenigen in sich aufnehmen, die unter den Gesichtspunkten einer bestimmten Frageintention für eine bestimmte Erscheinung in spezifischer Weise charakterisiert sind; 3. vor allem solche ausgewählten Eigenschaftsmerkmale in sich vereinigen, die genetisch oder in Korrelation zu Eigenschaften anderer Typen von besonderer Bedeutung sind, die also zum Ausgangspunkt der Kausalanalyse oder der Erforschung ihrer Interdependenz gemacht werden können."[2]

Auch wenn es hier nicht um Kausalanalyse geht, so erscheint dieses Verfahren doch am ehesten geeignet, der Komplexität und Interdependenz der untersuchten Phänomene gerecht zu werden.

2. „Dichte Beschreibung"

Man kann keine Daten erheben, keine Beobachtungen machen, keine Beschreibungen liefern, ohne zu interpretieren. Dies ergibt sich aus den grundlegenden Prozessen der Bildung kognitiver Strukturen, der Bildung von Grenzen, dem aktiven Vollzug von Unterscheidungen. In ihnen ist stets eine Bewertung impliziert.

Es gibt jedoch Unterschiede der Relevanz der Interpretationen. Der Ethnologe Clifford Geertz fordert deshalb für seinen Forschungsbereich eine besondere Form der Darstellung und Analyse, die er „dichte Beschreibung" nennt. Er hat den Begriff von dem Oxforder Philosophen Gilbert Ryle übernommen, der damit betonen will, daß das, was wir für unsere Daten halten, bereits unsere Auslegung davon ist. „Schon auf der Ebene der Fakten, dem unerschütterlichen Felsen des ganzen Unternehmens (wenn es den überhaupt gibt), erklären wir, schlimmer noch: erklären wir Erklärungen".[3]

Die Arbeit des Familienforschers ist der des Ethnographen vergleichbar. Womit der Ethnograph es zu tun hat, „ist eine Vielfalt komplexer, oft übereinander gelagerter oder ineinander verwobener Vorstellungsstrukturen, die fremdartig und zugleich ungeordnet und verborgen sind und die er zunächst einmal fassen muß".[4] Die dichte Beschreibung besteht in der Herausarbeitung dieser Bedeutungsstrukturen. Dazu muß aus der Außenperspektive eine Interpretation vorgenommen werden, welche die Interpretationen der Akteure aus der Innenperspektive mit umfaßt. Die Trennung von Datensammlung und Interpretation ist nicht möglich. „Dicht beschreiben" heißt, Interaktionen als etwas interpretieren, das selbst schon interpretiert ist.

Dasselbe gilt für die in der vorliegenden Arbeit angewendete Methode. Nur beschäftigt sie sich nicht mit der Kultur irgendwelcher Südseeinsulaner, sondern mit der „Kultur" von Familien, in denen es zu Erkrankungen kommt. Kultur muß dabei semiotisch definiert werden: „Als ineinandergreifende Systeme auslegbarer Zeichen (wie ich unter Nichtbeachtung landläufiger Verwendungen Symbole bezeichnen würde) ist Kultur keine Instanz, der gesellschaftliche Ereignisse, Verhaltensweisen, Institutionen oder Prozesse kausal zugeordnet werden könn-

---
[2] Winckelmann 1969, S. 438.
[3] Geertz 1983, S. 14.
[4] a.a.O., S. 15.

ten. Sie ist ein Kontext, ein Rahmen, in dem sie verständlich — nämlich dicht — beschreibbar sind".[5]

Daraus ergibt sich, daß im Prinzip jeder Einzelfall, das heißt jede einzelne Familie, als eigenständige Kultur, d. h. als eigenständiger und unverwechselbarer Kontext, als originelles, aus sich selbst heraus erklärbares System untersucht werden muß. Ethnographie und Familienforschung in diesem Sinne ist immer Einzelfallstudie. Die Triftigkeit der so gewonnenen Erklärungen haben wir dabei „nicht nach der Anzahl uninterpretierter Daten und radikal verdünnter Beschreibungen zu beurteilen, sondern danach, inwieweit ihre wissenschaftliche Imagination uns mit Leben von Fremden in Berührung zu bringen vermag. Es lohnt nicht, wie Thoreau sagt, um die ganze Welt zu reisen, bloß um die Katzen auf Sansibar zu zählen".[6]

Die Leitlinien der Datenauswahl und Interpretation, durch die hier versucht werden soll, „mit Leben von Fremden in Berührung" zu kommen, ergeben sich aus den in Teil I dargestellten theoretischen Konzepten über Lebensprozesse im allgemeinen und den in Teil II dargestellten Erfahrungen der familientherapeutischen Forschung.

Ausgangsbasis sind also Einzelfallstudien, in deren Verlauf versucht wird, die familiäre „Kultur" dicht zu beschreiben. Dabei geht es darum, die innere Logik der jeweiligen individuellen und kollektiven Bedeutungssysteme zu erfassen.

Um verschiedene Familien mit ihren Interaktionsstrukturen vergleichen zu können, wird in einem zweiten Schritt versucht, die aus klinischer Sicht wesentlichen Charakteristika einer jeden Familie zu beurteilen und zu kategorisieren. Es wird eine „Beziehungsdiagnose" erstellt.

In einem dritten Schritt wird dann versucht, auf der Metaebene einen Vergleich zwischen den organisatorischen Mustern dieser unterschiedlichen familiären „Kulturen", Kontexte und Systeme vorzunehmen, um Gemeinsamkeiten und Unterschiede idealtypisch herauszuarbeiten.

Auf diese Weise kann versucht werden, pathogene Muster zu spezifizieren.

3. Beziehungsdiagnose. Die logische Struktur

Was der Beobachter an einer Familie beschreiben kann, sind Handlungen, die verschiedene Personen vollziehen, und Bedeutungen, die innerhalb der Familie diesen Handlungen von ihnen selbst oder anderen gegeben werden.

Das Problem, vor dem jeder steht, der diese Bedeutungen von Handlungen und Verhaltensweisen innerhalb eines Interaktionssystems beschreiben will, besteht darin, daß er ihnen im Gegensatz zur Beschreibung dinglicher Objekte nicht einfach Eigenschaften zu- oder abschreiben kann. Dieses von der in unserer Alltagssprache implizierten zweiwertigen Logik nahegelegte Schema suggeriert, daß ein Gegenstand eine Eigenschaft entweder hat oder aber nicht. Bezogen auf Handlungen hieße dies, daß sie eine bestimmte Wirkung entweder haben oder

---
[5] a.a.O., S. 21.
[6] a.a.O., S. 24.

aber nicht haben, daß ihnen eine bestimmte Bedeutung zukommt oder aber nicht usw.

Wo immer Aussagen über das Verhalten lebender Systeme gemacht werden — sei es durch einen außenstehenden Beobachter oder durch einen Teilnehmer an der Interaktion — erweist sich ein solcher Schematismus aus logischen Gründen als gefährlich.

Betrachtet man nämlich die Handlungsebene, so muß man die Unterscheidung zwischen aktiver und passiver Negation berücksichtigen. Wer einen Weg entlang geht und *nicht* rechts abbiegt (passive Negation des Rechtsabbiegens), muß nicht unbedingt links abbiegen (aktive Negation des Rechtsabbiegens).

In vielen diagnostischen Instrumentarien und Begriffssystemen der Verhaltenswissenschaften wird implizit ein binäres Schema zugrunde gelegt, nach dem entweder der eine oder der gegenteilige (aktiv negierte) Tatbestand vorliegt. Auf diese Weise wird stillschweigend aus dem Absprechen von Beobachtungsmerkmalen das Zuschreiben anderer, in ihrer Bedeutung entgegengesetzter.

Zur Verdeutlichung ein Beispiel:
Wollte man die Wirkung von Handlungen auf die interpersonelle Grenzenbildung im Sinne einer Bipolarität zwischen „öffnenden" und „schließenden" Wirkungen („Verschmelzung" vs. „Abgrenzung") erfassen, so ergäbe sich ein Schema, das in etwa folgenden Aufbau hätte:

Verschmelzung 3 — 2 — 1 — 0 — 1 — 2 — 3 Abgrenzung

Jede Aussage über die Öffnung der Grenzen des Systems ist der impliziten Logik dieses Schemas entsprechend auch eine Aussage über die Schließung. Die passive Negation wäre zwar jeweils durch das Ankreuzen der Null darzustellen, für Ambivalenz im Sinne des „Sowohl-als-auch" (z. B. 3/3) ist — trotz aller quantifizierenden Differenzierung — ebensowenig Platz wie für ein „Unentscheidbar".

Da es hier ja nicht um dingliche Eigenschaften, sondern um die Bedeutung und Bewertung geht, die irgendwelche Beobachter Verhaltensweisen zuschreiben, muß jeweils der Kontext, aus dem sich diese Bedeutung und Bewertung ableitet, berücksichtigt werden. Stehen mehrere solcher Kontexte gleichzeitig zur Verfügung (z. B. weil mehrere Beobachter unterschiedliche Interpretationsrahmen anwenden, oder auch nur ein Beobachter unterschiedliche Perspektiven einnimmt), so ergibt sich zwangsläufig Widersprüchlichkeit.

Das Familienmitglied A mag beipielsweise dem Verhalten des Familienmitglieds B eine abgrenzende und distanzierende Wirkung zuschreiben, das Familienmitglied B hingegen sieht gerade dieses Verhalten als annähernd und die Grenzen dadurch in Frage gestellt. Und der außenstehende Beobachter wird es womöglich gerade in seiner Vieldeutigkeit als Ausdruck einer Ambivalenz deuten.

Die Dynamik eines Interaktionssystems kann nur dann erfaßt werden, wenn die Gesamtheit der aufeinander bezogenen Handlungen erfaßt wird. Das System als Ganzes bewahrt seine Kohärenz, seine Eigenstruktur nur dann, wenn es in der Lage ist, Störungen in der Interaktion mit seiner Umwelt auszugleichen. Das Charakteristikum lebender Systeme ist ja eine Organisationsform, durch die widersprüchliche Tendenzen, Kräfte, Verhaltensweisen gleichzeitig wirksam werden und — im Optimalfall — in einer Balance gehalten werden. Dieses Prinzip des systemischen Antagonismus macht es notwendig, die miteinander verknüpften Wirkungen der Handlungen aller Interaktionsteilnehmer in ihrer Gesamtheit zu sehen. Wenn die distanzierenden Handlungen des einen — um bei unserem Beispiel zu bleiben —, stets gefolgt sind von annähernden Aktivitäten des anderen, so wird das Nähe-Distanz-Gleichgewicht durch die Kombination distanzierender und — nicht losgelöst davon zu verstehender — annähernder Handlungen gewährleistet.

Dabei ergeben sich verschiedene Möglichkeiten, das gleiche Ziel — ein bestimmtes Mittelmaß von Nähe und Distanz — zu erreichen: zwei Partner können das Nähe-Distanz-Gleichgewicht z. B. dadurch regulieren, daß einer alle Aktivitäten übernimmt, die für Nähe sorgen, der andere alle, die für Distanz sorgen (so wie es Willi[7] in seinem Kollusionsmodell dargestellt hat); oder aber beide können sich abwechseln in der Übernahme der jeweiligen Funktion (was den Vorstellungen Wynnes von Gegenseitigkeit entspräche); oder aber beide können sich höchst ambivalent und uneindeutig verhalten (was wahrscheinlich mit einem hohen Maß an Kommunikationsabweichungen verbunden wäre). Die Gemeinsamkeit dieser drei Beispiele ist, daß die Beziehung der Beteiligten nur zu erfassen ist, wenn man die Handlungen aufeinander bezieht. Eine Systemsicht der Familie erfordert, alle Verhaltensweisen aller Mitglieder in ihrer Funktion für die Familie als Ganzes zu sehen. Sie müssen stets in den Rahmen von *Gleichgewichts-, Anpassungs- und Entwicklungsprozessen* gestellt werden. „Funktion" darf dabei allerdings nicht mit „Intention" verwechselt werden: eine Handlung kann eine bestimmte Wirkung für die Familie als Ganzes haben, auch wenn der, der sie vollzieht, ganz andere, womöglich entgegengesetzte Intentionen damit verbindet.

Will man bestimmte Parameter der Familiendynamik (z. B. die Regelung der interpersonellen Grenzbildung) beurteilen, so muß man alle beobachtbaren Handlungen im Kontext der antagonistischen Organisation des Systems sehen. Man muß stets von einem Wechselspiel der Kräfte ausgehen, bei dem gegenläufige Tendenzen sich äquilibrieren. So wie ein Seiltänzer nur deswegen nicht vom Seil fällt, weil er Unterschiede auspendelt und nach rechts und nach links gerichtete Bewegungen aufeinander abstimmt, erhält eine Familie ihre Kohärenz, weil z. B. öffnende und schließende Akte und Unterlassungen (die von verschiedenen Personen ausgeführt werden können) aufeinander abgestimmt sind.

Die erste Frage, die jeweils zu beantworten ist, lautet: Befinden sich die Wirkungen der Verhaltensweisen, die durch den jeweiligen Parameter erfaßt werden sollen, in einem Gleichgewicht oder nicht? Nur wenn sie *nicht* im Gleichgewicht wären, könnte in dem oben dargestellten (und als unbrauchbar verworfenen) bipolaren Schema eine der Zahlen 1 – 3 angekreuzt werden (der Seiltänzer fiele vom Seil).

Wie bei all solchen Fragen, gibt es zwei Möglichkeiten (das binäre Schema ist also doch — wenn auch auf einer logisch übergeordneten Ebene — zu retten): entweder es liegt ein Gleichgewicht vor oder nicht.

---

[7] Willi 1975, 1978.

Liegt kein Gleichgewicht vor, so muß man sich fragen, ob der Seiltänzer letzten Endes nach rechts oder nach links vom Seil gefallen ist, d. h. ob (in unserem Beispiel) die Grenzen öffnenden oder schließenden Wirkungen in der Beziehung dominieren.

Liegt ein Gleichgewicht vor, so gibt es mehrere Möglichkeiten. Der Seiltänzer kann starr — aber im Gleichgewicht — auf dem Seil stehen. Er unterläßt jede Bewegung nach rechts oder links. Eine zweite Form des Gleichgewichts ergibt sich, wenn starke Pendelbewegungen nach beiden Seiten sich in ihrer Wirkung gegenseitig neutralisieren. Hier kompensieren sich entgegengesetzt gerichtete Akte.

Diese beiden ersten Formen des Gleichgewichts erweisen sich als sehr labil, wie jeder nachfühlen kann, der schon einmal mit seinem Fahrrad einen Stehversuch gemacht hat oder aber mit dem Vorderrad in eine Straßenbahnschiene geraten oder auch querfeldein gefahren ist. Der Bereich, in dem ein Gleichgewicht gegeben ist, beschränkt sich beim Stehversuch auf eine ganz geringe Spannweite. Jedes Abweichen davon führt zum Sturz. Nicht minder gefährlich sind plötzliche Ausschläge; sie können nur unter Aufbietung großer Kraft balanciert werden. Am ökonomischsten ist für den Seiltänzer, den Radfahrer und ganz allgemein für dynamische Systeme die Form des Gleichgewichtserhaltes, bei dem ein gewisses Pendeln und Fluktuieren um den Gleichgewichtspunkt vollzogen wird. Allzugroße Abweichungen werden unterlassen, aber ein gewisses Maß an Abweichung wird aktiv initiiert.

Übertragen auf familiendynamische und handlungslogische Fragestellungen heißt dies, daß man (mindestens) drei Formen des Gleichgewichts unterscheiden sollte: eine, in der Akte durch Akte in ihrer Wirkung ausgeglichen werden (z. B. öffnende durch schließende); eine, in der Unterlassungen durch Unterlassungen kompensiert werden; und eine, in der Akte und Unterlassungen miteinander kombiniert sind (es werden beispielsweise im Laufe der Zeit mal mehr die öffnenden Akte unterlassen, mal die schließenden, dann aber auch wieder — wenn ein Ungleichgewicht droht — realisiert). In diesem letzten Fall sind die Optionen des Verhaltensrepertoires am größten.

Aus den theoretischen Überlegungen von Teil I ergibt sich, daß diese dritte Form der Herstellung eines dynamischen Gleichgewichts als die funktionellste Form postuliert werden muß. Sie bietet die optimalen, d. h. die meisten, Entwicklungs- und Adaptationsmöglichkeiten. Dies gilt sowohl für das Individuum als auch für die Familie als System.

Ein Individuum, das in der Lage ist — situationsabhängig — zwischen Akten und Unterlassungen zu wählen, hat das größte mögliche Maß an Handlungsoptionen. Dasselbe gilt für die Interaktionsmuster, durch die eine Familie ihr Gleichgewicht zu bewahren sucht.

Aus all diesen Erwägungen ergibt sich das folgende Beurteilungsschema für die familiäre „Beziehungsdiagnose". Es stellt dar, wie der außenstehende Beobachter die Wirkung der *bevorzugten* Handlungsmuster aller Familienmitglieder einschätzt (wiederum am Beispiel von Öffnung und Schließung von Grenzen).
In diesem Schema steht:
- **2:** für die Bevorzugung von *Akten*, denen eine der Dimension entsprechende Bedeutung zugeschrieben wird. Im Sinne der dichten Beschreibung lassen

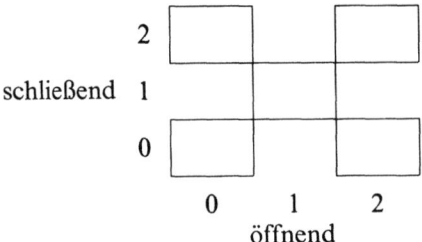

sich dabei die Interpretationen aus der Innen- und Außenperspektive nicht klar unterscheiden. Impliziert ist darin die *aktive Negation* der bedeutungsmäßig entgegengesetzten Dimension.
Beispiel: „2" in der Dimension „öffnend" bedeutet aktive Öffnung, d. h. es werden überwiegend Akte vollzogen, denen eine der Schließung entgegengesetzte Wirkung zugeschrieben wird.

— **0:** für die Bevorzugung von *Unterlassungen*. Akte, denen eine der Dimension entsprechende Bedeutung zugeschrieben werden könnte, werden nicht vollzogen. Es handelt sich hier um die *passive Negation* dieser Wirkung.
Beispiel: „0" in der Dimension „öffnend" bedeutet „keine aktive Öffnung der Grenzen des Systems" (was jedoch nicht automatisch heißt, daß eine aktive Schließung vorgenommen wird). Im Hinblick auf die betreffende Dimension zeigt sich im beobachteten System keine Aktivität. Würden gleichzeitig Akte mit einer schließenden Wirkung vollzogen werden, so entstünde kein Konflikt zwischen öffnenden und schließenden Aktivitäten, die schließende Wirkung wäre im Übergewicht.

— **1:** für ein Gleichgewicht zwischen *Akten* und *Unterlassungen*. Hier wird beschrieben, daß keine der beiden zueinander in Beziehung gesetzten Dimensionen gegensätzlicher Bedeutung aktiv oder passiv negiert ist. Das heißt, daß die Beziehung der beiden so ist, daß alle Optionen offen bleiben. Auf der Ebene der Handlungslogik handelt es sich hier um die Negation der Negation bzw. die Negation der beiden möglichen Formen der Negation.

In diesem Schema kann keine Dimension losgelöst von der sie im Ursprung stets definierenden kontradiktorischen Dimension beurteilt werden. Dadurch wird zum einen den Strukturmerkmalen unserer sprachlichen Formen (dem Zwang, Unterscheidungen zu vollziehen) Rechnung getragen. Auf der anderen Seite wird aber die Beziehung der beiden Seiten der Unterscheidung wiederhergestellt. In dem Schema wird implizit die Frage nach dieser Beziehung von Handlungen bzw. ihren Bedeutungen gestellt. Zu ihrer Beantwortung müssen vom Beobachter mehrere Urteile über das zu beobachtende System gefällt werden und aus quantitativen Unterscheidungen qualitative abgeleitet werden.

Zum ersten ist zu entscheiden, *ob die beiden Subvariablen in einer Gleichgewichtsbeziehung zueinander stehen (0/0, 1/1, 2/2) oder nicht (0/2, 2/0).*

Liegt ein Gleichgewichtszustand vor, so ist zwischen *drei verschiedenen Kategorien des Gleichgewichts* zu differenzieren:

0/0: einem Gleichgewicht der Unterlassungen; hier werden nur wenige oder gar keine Akte beobachtet, die einer der beiden Bedeutungsdimensionen zugeschrieben werden können. Vielmehr werden gerade in dieser Hinsicht bedeutungsvolle Handlungen unterlassen und vermieden.

2/2: einem Gleichgewicht der Akte; hier werden sehr viele Akte beobachtet, die den beiden entgegengesetzten Bedeutungsdimensionen zugeschrieben werden können. Beide Dimensionen negieren sich gegenseitig aktiv; es liegt ein Verhaltensmuster vor, das in seiner Bedeutung durch eine extreme Widersprüchlichkeit geprägt ist; es herrscht ein hochambivalentes Gleichgewicht, keine der beiden Handlungsrichtungen setzt sich durch.

1/1: einem Gleichgewicht zwischen Akten und Unterlassungen; hier können sowohl Akte als auch Unterlassungen den **beiden** Bedeutungsdimensionen zugeschrieben werden. Diese Form der Balance kann aus theoretischen Gründen als optimal funktionell postuliert werden. Keine der beiden Dimensionen ist aktiv oder passiv negiert. Keine der beiden möglichen Handlungsrichtungen setzt sich ausschließlich durch, aber es ist auch keine der beiden ausgeschlossen. Es ist *die Negation der Negationen* (der aktiven wie passiven), *die Integration auf einer logisch übergeordneten Stufe.*

Liegt kein Gleichgewicht vor, so ist die binäre Entscheidung möglich, nach der entweder die eine oder die andere Subvariable handlungsbestimmend ist:

0/2, 2/0: jeweils eine der beiden Dimensionen ist durch das Auftreten der anderen aktiv negiert, Es herrscht ein Ungleichgewicht, es findet eine eindeutig gerichtete Handlung statt.[8]

Durch dieses formale Beschreibungsschema soll versucht werden, dem Prinzip des systemischen Antagonismus bei der Beurteilung familiärer Interaktions- und Kommunikationsmuster gerecht zu werden und den Fallstricken eines statische Eigenschaften voraussetzenden Diagnosesystems zu entgehen.

Welche Bedeutungsdimensionen im einzelnen nach diesem Modell in jeder der untersuchten Familien beurteilt werden, soll im nächsten Abschnitt dargestellt werden.

Ein prinzipielles Problem bei der Anwendung dieses Schemas muß allerdings noch diskutiert werden. Nicht alle Verhaltensweisen, die in einem Interaktionssystem gezeigt werden, können als Handlungen betrachtet werden. Die Definition der Handlung setzt voraus, daß so etwas wie eine Wahlmöglichkeit für den Betreffenden, der ein bestimmtes Verhalten realisiert, gegeben ist. Wie sieht es aber mit dem Verhalten aus, das jemand im Rahmen eines epileptischen Anfalls, nach einem Schlaganfall etc. zeigt? Hier stellt sich die Frage, nach der Unterscheidung zwischen Handlung (der Handelnde ist verantwortlich) und Symptom (der Symptomproduzent ist nicht verantwortlich), d. h. nach der Bedeutung von „Krankheit".

Zur Erstellung der Beziehungsdiagnose wird auf diese Unterscheidung verzichtet. Es werden auch Verhaltensweisen, die auf eine Krankheit zurückgeführt

---

[8] Die Kombinationen 2/1, 1/2, 1/0, 0/1 sind aus theoretischen Erwägungen weggelassen worden. Systeme sind entweder in einem Gleichgewichtszustand oder in einem Ungleichgewichtszustand. Im zweiten Falle ist für sie Handlung erforderlich, die diesen Zustand negiert. Würde man den Wert 1 getrennt für beide Variablen vergeben, so wäre bei 0/1 die Differenzierung zu 0/0 und 0/2 nicht eindeutig definiert. Ebensowenig wäre bei 1/2 die Differenzierung zu 0/2 und 2/2 eindeutig definiert. Wenn 1 für die Negation der Negation (die Negation von 2 oder 0) steht, so kann 1 nur mit 1 kombiniert werden.

werden können, in ihrer Bedeutung für die familiären Beziehungen wie Handlungen bewertet. Die Wirkung einer eventuellen Minussymptomatik wird also wie die von Unterlassungen, einer eventuellen Plussymptomatik wie die von Akten eingeordnet, wenn sie sich auf der Verhaltensebene manifestiert. Allerdings muß dabei jeweils überprüft werden, welche Bedeutung für die Beziehungen innerhalb der Familie die Etikettierung eines Verhaltens als „krank" oder „gesund" hat.

4. Beziehungsdiagnose. Die inhaltlichen Kriterien

Die einzelnen inhaltlichen Kriterien der Beziehungsdiagnose leiten sich aus den in Teil II skizzierten familientherapeutischen und -theoretischen Konzepten ab. Sie sollen so etwas wie ihr Kondensat sein, die Beschränkung auf das Wesentliche. Jedes Paar von antagonistischen Bedeutungsdimensionen beleuchtet dabei lediglich einen einzelnen Aspekt des Prozesses, durch den die Familien (und die sie bildenden Individuen) ihre innere Struktur erschaffen und aufrechterhalten.

Die Auswahl der hier verwendeten zwölf Dimensionen wurde neben theoretischen Erwägungen vor allem von den Erfahrungen der familientherapeutischen Praxis geleitet. Hier eine kurze, stichwortartige Beschreibung der Fragen und Beobachtungskriterien, welche den Aufmerksamkeitsfokus der Untersuchung bestimmten:

1) **Kommunikationsstil**
Was ist in der Sitzung im Rahmen der verbalen und nonverbalen Kommunikation zu beobachten? Wie redet wer wann? Ist der Inhalt beider Kommunikationsebenen kongruent, inkongruent oder gar kontradiktorisch? Wird der Aufmerksamkeitsfokus eingehalten? Gibt es Kommunikationsabweichungen, das Ausstellen „falscher Quittungen", Disqualifikationen, doppelte Botschaften? Wenn ja, bei welchen Themen? Wird der Aufmerksamkeitsfokus rigide eingehalten? Gibt es die Möglichkeit der spielerischen, z. B. humorvollen, Verschiebung des Fokus? Welche Sprachformen werden verwendet? Welche Metaphern werden bevorzugt, eher ein visueller, auditiver oder koinästhetischer Code?

Nach dem im vorigen Kapitel dargestellten Schema werden Verhaltensweisen, die vom Beobachter als *bestätigend* bzw. *disqualifizierend* in ihrer kommunikativen Funktion eingeschätzt werden, unterschieden und zueinander in Beziehung gesetzt.

In dieser Dimension wird letztlich beurteilt, wie „hart" oder „weich" eine bestimmte Sicht der Wirklichkeit in der familiären Kommunikation gehandhabt wird. Gibt es Möglichkeiten, „Wahrheiten" in Frage zu stellen, gibt es Möglichkeiten, „Wahrheiten" (wenn auch vielleicht nur zeitweise) als verbindlich festzuschreiben? Welche Form der konsensuellen Realität wird praktiziert? Wie zeigt sich die „Härte" oder „Weichheit" einer solchen familiären Realität in der Kommunikation?

2) **Beziehungsdefinition**
Werden innerhalb der Familie Beziehungen so ausgehandelt, daß zumindest auf der faktischen Ebene eine Einigkeit herrscht? Wird so kommuniziert – verbal und nichtverbal – daß Verbindlichkeit in Beziehungen entstehen

kann? Gibt es eine gemeinsame „Beziehungsrealität", d. h. eine von den Beteiligten geteilte und für sie verbindliche Sichtweise, welcher Art die Beziehungen zwischen ihnen sind?

Sind solche eindeutigen Beziehungsdefinitionen auch wieder in Frage zu stellen, können sie wieder geändert werden, wenn eine veränderte Situation es erfordert? Können in verschiedenen Kontexten verschiedene Beziehungsdefinitionen zwischen den Beteiligten ausgehandelt werden, oder sind einmal gegebene Definitionen für immer und überall festgelegt? Entsprechen die Beschreibungen, welche die Familienmitglieder von ihren Beziehungen geben, denen, die ein außenstehender Beobachter aufgrund der beobachteten Interaktionen geben würde? Sind familiäre Interaktions- und Interpretationsmuster kongruent?

Das beurteilte antagonistische Bedeutungspaar besteht aus *eindeutig* vs. *uneindeutig*.

3) Interindividuelle Grenzen

Wie grenzen sich die einzelnen Familienmitglieder gegeneinander ab? Wie groß ist die gegenseitige Identifikation, die Einfühlung zwischen ihnen? Wie wird das interindividuelle Nähe-Distanz-Gleichgewicht geregelt? Werden eher Verschmelzungswünsche oder -ängste signalisiert, eher Isolations-Tendenzen und Autonomie agiert oder Verbundenheit, Loyalität und gegenseitige Verpflichtung als Wert angesehen? Wieweit glaubt man, die Gefühle des anderen zu kennen, in ihn hineinschauen zu können? Ist so etwas wie Mystifikation, Gedankenlesen etc. zu beobachten? Wie groß ist die Sicherheit darüber, den eigenen Zielen und Motiven gemäß zu handeln? Sind solche individuellen Ziele erkennbar? Werden andere Familienmitglieder als eigenständige und eigenverantwortliche Personen gesehen und behandelt, oder wird vorwiegend die Verantwortung für sie übernommen? Wird zwischen den eigenen Gefühlen und denen der anderen unterschieden? Läßt man sich von der Stimmung des anderen „anstecken"? Fürchtet man die „Ansteckung" des anderen? Werden die Pronomina „ich" und „wir" auf der Handlungsebene unterschieden?

Das in seiner Funktion für die interindividuelle Grenzenbildung zu beurteilende antagonistische Kriterienpaar lautet *schließend* vs. *öffnend*.

4) Generationengrenzen

Lassen sich aus der Außenperspektive Regeln für die Interaktion innerhalb einer Generation von denen für die Interaktion zwischen den Generationen unterscheiden? Wie stark ist dieser Unterschied, wie schwach? Gibt es die Generationengrenze überschreitende Koalitionen, „perverse Dreiecke"? Wie eindeutig definiert sind Eltern- und Kindrollen? Sind Phänomene der Parentifizierung zu beobachten? Inwiefern gelten die überkommenen Werte der Herkunftsfamilien auch in der Gegenwart? Werden sie inhaltlich als Werte respektiert oder lediglich, weil von den Vätern „ererbt"? Gibt es „Familienmythen", einen Fluch, der auf der Familie liegt, einen Schatten aus der Vergangenheit, eine Erblast, die das Schicksal heute bestimmt, eine positive familiäre Identität? Inwieweit unterscheiden sich die Lebensstrategien der Kinder von denen der Eltern? Wie nah oder fern leben die Generationen? Wieviel Kontakt besteht zwischen ihnen, wie selbständig leben sie?

Auch hier sollen Verhaltensweisen, denen der Beobachter eine *öffnende* Funktion zuschreibt, von den Verhaltensweisen mit einer *schließenden* Funktion unterschieden und zu ihnen in Beziehung gesetzt werden.

5) Außengrenzen der Familie

Haben die einzelnen Famlienmitglieder viel oder wenig Kontakt zu Menschen außerhalb der Familie? Ist dieser Kontakt eher auf institutionalisierte Beziehungen beschränkt, oder gibt es auch informelle, affektiv wichtige Beziehungen? Ist die Familie in der Lage, die Interaktion mit der sozialen Umwelt für den Erhalt oder die Entwicklung ihrer eigenen Strukturen, für ihre Problemlösungen nutzbar zu machen? Das heißt, ist sie in der Lage, aus dieser Interaktion Informationen zu gewinnen, die innerfamiliäre Sichtweisen und Werte in Frage stellen und neue Lösungswege eröffnen? Ist sie — als Gegenstück — in der Lage, ihre eigenen Werte und Sichtweisen in einer Umwelt zu bewahren, die ein anderes, womöglich entgegengesetztes Weltbild vertritt? Wie groß ist die Tendenz, zur Lösung innerfamiliärer Probleme außenstehende Personen hinzuzuziehen? Ist die Familie milieusensitiv oder nicht? Werden von außen kommende Normen auf den innerfamiliären Kontext übertragen? Werden — auf der Inhaltsebene — die Werte des sozialen Kontextes auch innerhalb der Familie verbindlich? Oder aber — auf der Beziehungsebene — wird unabhängig von der inhaltlichen Fragestellung „Angepaßtheit" gesucht?

Zu beurteilendes Gegensatzpaar: *öffnend* vs. *schließend*.

6) Kohäsion

In welcher Relation stehen zentrifugale und zentripetale Kräfte innerhalb des Systems? Sind sie im Gleichgewicht, oder überwiegt die eine der beiden Strebungen? Wenn sie im Gleichgewicht sind, sind dann starke zentrifugale durch starke zentripetale Tendenzen (bzw. umgekehrt) neutralisiert, oder schwache durch schwache? Zeigen sich eher „bindende" oder „ausstoßende" Tendenzen innerhalb der Interaktion? Ist die Familie eher konsensus-sensitiv oder distanz-sensitiv?

Gegensatzpaar: *zentrifugale Tendenz* vs. *zentripetale Tendenz*.

7) Konfliktverhalten

Werden (mögliche) Konflikte eher vermieden oder gesucht? Sowohl/als auch, weder/noch, stark oder schwach? Wie werden Entscheidungen getroffen? Verhält die Familie sich dabei eher konsensus-, oder distanz-sensitiv? Ist so etwas wie Pseudofeindschaft oder Pseudogemeinschaft zu beobachten? Werden die Unterschiede zwischen den Familienmitgliedern, ihren Wünschen und Motiven eher betont oder verwischt? Ist Harmonie oder Konflikt ein positiver Wert für die Familie?

Gegensatzpaar: *heraufspielend* vs. *herunterspielend*.

8) Orientierung an ... Zielen

Wird das Verhalten des einzelnen eher von Zielen bestimmt, die von denen der anderen Familienmitgliedern abweichen, oder werden eher von anderen bestimmte Ziele übernommen? Werden die Ziele der anderen aktiv negiert, passiv negiert oder aktiv realisiert? Wird eher auf das eigene Wohl oder eher auf das des anderen geachtet? Ein wie hoher Wert ist in der Familie „Altruismus", und gilt ein Verhalten, das eigene Interessen in den Vordergrund stellt und sie nicht generell den Interessen anderer unterordnet, als „Egoismus"? In welcher Beziehung werden innerhalb der Familie Autonomie und gegenseitige Verantwortung gesehen — eher im Sinne eines Nullsummenspiels (beides schließt sich gegenseitig aus) oder eines Nichtnullsummenspiels (beides ist miteinander zu vereinbaren)?

Gegensatzpaar: Orientierung an *eigenen* vs. *fremden* Zielen.

9) **Beziehungsformen**

Sind überwiegend komplementäre oder symmetrische Beziehungsmuster zu beobachten? Sind beide Muster einigermaßen in einem gegenseitigen Gleichgewicht? Ist starke oder schwache Komplementarität mit starker oder schwacher Symmetrie kombiniert? Wie werden Ambivalenzen aufgeteilt (progressive und regressive Rolle)? Werden komplementäre Muster im Rahmen symmetrischer Eskalationen oder von Machtkämpfen benutzt?

Gegensatzpaar: *komplementär* vs. *symmetrisch*.

10) **Bewertung als Person**

Wie sind die familiären Möglichkeiten, den eigenen Selbstwert zu definieren? Werten sich die Familienmitglieder gegenseitig — verbal oder nonverbal — auf oder ab? Sowohl/als auch, weder/noch, stark oder schwach? Lobt man sich eher gegenseitig, zeigt man sich Achtung und Wertschätzung, oder kränkt und kritisiert man sich eher? Idealisiert man sich gegenseitig positiv oder negativ?

Gegensatzpaar: *aufwertend* vs. *abwertend*

11) **Ausdruck von Emotionen**

Welche Gefühle werden wie in der Familie ausgedrückt? Scheint man sich eher an Regeln zu halten, nach denen es erlaubt bzw. notwendig ist, seine Gefühle zu zeigen oder nicht? Ist man in der Lage, seine Gefühle geheim zu halten, zu offenbaren? Bezieht sich das auf alle Arten von Gefühlen oder eher auf bestimmte Bereiche (z. B.: der Ausdruck von positiven Gefühlen — Freude, Nähewünschen, Zärtlichkeit, Fürsorglichkeit — ist erlaubt, der von negativen Gefühlen — Kritik, Aggression, Distanzwünschen etc. — ist verboten oder auch umgekehrt).

Gegensatzpaar: *ausdrückend* vs. *unterdrückend*.

12) **Anpassungsmodus**

Sind die Interaktionsregeln und Beziehungsformen der Familie eher statisch oder dynamischem Wandel unterworfen? In welcher Beziehung stehen Veränderung und Konstanz? Sind sie balanciert, so daß einerseits ein gewisses Maß an Verläßlichkeit und Berechenbarkeit innerhalb des Regelsystems entstehen kann, andererseits jedoch diese Regeln und Strukturen auch anpassungsfähig bleiben? Auf der Ebene der Metaregeln, der Regeln über die Regeln, wären die beiden Extreme des Ungleichgewichts zwischen Wandel und Konstanz: „Keine Regel gilt, was gestern war, hat heute keine Gültigkeit"; und im Gegensatz dazu: „Eine Regel, die einmal gilt, gilt immer und ist niemals zu ändern". In welcher Phase des familiären Lebenszyklus steht die Familie, und haben sich ihre Regeln den in dieser Phase zu bewältigenden Aufgaben entsprechend entwickelt?

Gegensatzpaar: *verändernd* vs. *erhaltend*.

5. Diagnose der individuellen Handlungsorientierung

Will man individuelle Symptombildungen (z. B. psychosomatische Erkrankungen, psychotische Dekompensationen etc.) aus ihrem interaktionellen Kontext erklären, so kommt man nicht umhin, die Organisation der beiden Phänomenbereiche „Individuum" und „Interaktionssystem" auseinanderzuhalten und zueinander in Beziehung zu setzen. Man muß die Frage stellen, welche Merkmale die Organisation des Interaktionssystems aufweist und welche die individuelle Handlungssteuerung. Wie verhält sich das Gesamtsystem Familie, und welchen Beitrag leistet der einzelne — z. B. der Symptomträger — dazu? Wie passen beide zueinander?

Der außenstehende Beobachter, der eine Familie und ihre Mitglieder („dicht") beschreiben will, muß also eine doppelte Diagnostik betreiben: er muß beurteilen, welche individuellen Handlungs- und Problemlösestrategien jeder in der Familie bevorzugt, und er muß beurteilen, welche Wirkung dies auf die Organisation der Beziehungen hat; da beide Ebenen sich gegenseitig bedingen, kann auch die umgekehrte Reihenfolge gewählt werden: er muß beurteilen, wie die familiären Beziehungen organisiert sind und welche Wirkung dies auf die individuelle Handlungsorientierung hat.

Ziel dieses Beurteilungsrasters ist es, verschiedene Formen familiärer Organisation miteinander vergleichen zu können, um Hinweise auf die innere Logik krankhafter Prozesse, vor allem die Unterschiede und Gemeinsamkeiten zwischen psychotischer und psychosomatischer Dynamik, gewinnen zu können. Dabei ist es nicht zu vermeiden, daß die Komplexität interaktioneller Prozesse reduziert wird. All die komplizierten Verwicklungen, seltsamen Schleifen und selbsterfüllenden Prophezeiungen, welche die Logik der individuellen Weltsicht eines jeden Familienmitglieds und der familiären Interaktion charakterisieren, müssen auf zwölf Dimensionen mit je fünf Möglichkeiten vereinfacht werden. Dabei geht zwangsläufig vieles, was die Originalität und Einmaligkeit einer jeden Familie ausmacht, verloren. Aber das soll es ja auch: gesucht wird das Nichtoriginelle, das Nichteinzigartige, das Allgemeingültige und für bestimmte Erkrankungsformen Charakteristische.

Es soll also anhand des im vorigen Abschnitt dargestellten Schemas zur Beziehungsdiagnose zunächst die Familie als Ganzes und in einem zweiten Schritt die Handlungsorientierung jedes einzelnen Familienmitglieds eingeschätzt werden.

Unter Handlungsorientierung soll hier die Rolle, die der einzelne bei der Herstellung der familiären Gesamtdynamik spielt, verstanden werden: Wird er vom Beobachter als jemand gesehen, dessen Handlungen eher aus Akten (2) oder Unterlassungen (0) bestehen? Wie balanciert er die in den Dimensionen der Beziehungsdiagnose postulierten Ambivalenzen? Ermöglicht er es sich und allen anderen durch kollusive Rollenaufteilung, ambivalenzfrei zu leben und lediglich eine Seite der Ambivalenz zu agieren? Aus einer psychodynamischen Perspektive hieße dies, daß die jeweils andere Seite der Ambivalenz auf irgendeine Art abgewehrt wird. Ist das nicht der Fall, werden dann beide Seiten der Ambivalenz von ihm agiert oder negiert? Ist die individuelle Strategie, mit Ambivalenzen umzugehen, eher darauf ausgerichtet, beide Seiten zu verleugnen und zu vermeiden oder in Aktionen umzusetzen? Oder aber: Können sie so bewältigt werden, daß die Wahl und Option sowohl für Akte als auch Unterlassungen offen ist (1/1)?

Die Einschätzung der individuellen Handlungsorientierung erfaßt also Aspekte, die üblicherweise in der Persönlichkeitsdiagnostik erfaßt werden. Allerdings muß auch hier wieder vor irgendwelchen Verdinglichungen und Abstraktionen vom Kontext gewarnt werden: die Handlungsorientierung, die hier sehr vereinfacht kategorisiert wird, gilt nur für den interaktionellen Kontext, in dem sie zu beobachten ist. Es mag also durchaus der Fall sein, daß ein Ehemann zu Hause dem Bild des „Pantoffelhelden" entspricht, sich passiv und zögernd zeigt und alle Verantwortung vermeidet, während er in seinem Beruf dem Klischee des „Machers" entspricht.

Soweit Individuen auf diese Weise beurteilt werden, wird jeweils angegeben, welcher der fünf vorgegebenen Kategorien sie ihrer Handlungsorientierung nach *überwiegend* zuzuordnen sind.

Beispiel:

Konfliktverhalten

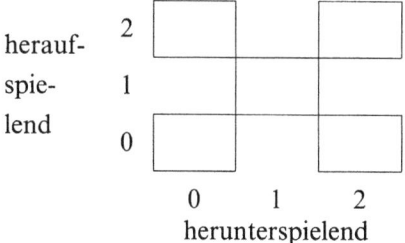

Die Beurteilung einer Person, die sich in der Familie *überwiegend* so verhält, daß dadurch Gegensätze, Streitigkeiten und Konflikte betont werden, wird in dem dargestellten Diagnoseschema durch eine Markierung im Feld oben links gekennzeichnet. Das heißt: eine Ambivalenz zwischen Konfliktbetonung und Harmonisierung ist im Handeln der Person nicht sichtbar; es besteht überwiegend aus *Unterlassungen* in der einen Dimension (0 = es wird nichts oder wenig getan, was Konflikte herunterspielen würde), und *Akten* in der anderen Dimension (2 = der Beitrag zur Interaktion besteht überwiegend darin, die Konflikte aktiv heraufzuspielen).

Da sich im Laufe einer Therapie die Beurteilung derartiger Muster ändert, wird jeweils die Einschätzung beim Erstinterview bzw. beim ersten Kontakt mit einem Familienmitglied zugrunde gelegt.

Eine allgemeine Schwierigkeit ergibt sich für jede Form der familiären Beziehungsdiagnose bei dem Versuch, Merkmale der Gesamtfamilie zu erfassen. Was in einer dyadischen Beziehung gilt, gilt womöglich in einer anderen nicht. Maßstab für die Beurteilung ist deswegen das, was der Außenstehende in der *direkten Beobachtung der Gesamtfamilie* als überwiegend (von der Zeit und von der Bedeutung her) registrieren kann. In diese Beurteilung gehen natürlich seine eigenen Kriterien mit ein.[9]

6. „Zirkuläres Fragen" als „strukturale Textanalyse"

Will man die innere logische Organisation von individuell-epistemischen oder Interaktionssystemen rekonstruieren, so gibt es gegenwärtig wohl kein besseres Verfahren als die „zirkuläres Fragen" genannte Interviewmethode, die von der Therapeutengruppe um Mara Selvini Palazzoli in Mailand entwickelt worden ist.[10]

Sie basiert auf der konsequenten Anwendung der in Teil I dargestellten erkenntnistheoretischen Konzepte. Ihren Namen hat sie daher, daß die ihr zugrundeliegenden Prämissen von der „zirkulären" und rekursiven Organisationsform der Interaktion in Familien ausgehen. Sie versucht, der wechselseitigen Bedingtheit von Verhalten gerecht zu werden und durch eine spezifische Auswahl von Fragen und Befragten den epistemologischen Fallen der Selbstbezüglichkeit zu entgehen.

So ist es z. B. sehr problematisch, jemanden über eine Beziehung zu befragen, deren konstituierender Bestandteil er selbst ist. Was immer ein Ehemann beispielsweise auf die Frage „liebst du deine Frau?" auch antwortet, es ist — wenn seine Frau es hört — schon wieder eine Teil der Beziehung, über welche die Aussage gemacht wird, und hat Folgen und Konsequenzen. Entweder es verändert sie oder es bestätigt sie. Der Befragte kann so gut wie nie auf einer rein deskriptiven Ebene bleiben; stets wird er in seiner Antwort versuchen, auch irgendwelchen präskriptiven Regeln gerecht zu werden. Befragt man hingegen einen (oder mehrere) Beobachter aus der Außenperspektive (z. B. Oma, Opa und die Kinder) über die Beziehung zweier anderer (der Eltern) zueinander, so vermeidet man eine solche Form der Rekursivität. Die Antwort auf die Frage ist *nicht* Teil dessen, was durch sie beschrieben wird.

Das zirkuläre Fragen ist gleichermaßen als Forschungs- und als Therapiemethode zu betrachten. Sein Ziel innerhalb der Familienforschung und -therapie ist es, die Erzeugung von Informationen sowohl beim Interviewer als auch bei den Familienmitgliedern zu induzieren.

Wenn man „Information" als „einen Unterschied, der einen Unterschied macht" betrachtet, so können Informationen nur dadurch erzeugt werden, daß Unterscheidungen vorgenommen, Phänomenbereiche gegeneinander abgegrenzt werden. Diejenigen Zeichen (seien es nun Symbole, Begriffe, Aussagen etc.), die für irgendwelche Ereignisse oder Zustände (z. B. Verhaltensweisen, Handlungen) auf der einen Seite der Unterscheidung stehen, sind mit den Zeichen, die für Ereignisse oder Zustände etc. auf der anderen Seite der Unterscheidung stehen, durch die *Negation* verknüpft. Alle Zeichen, die für etwas auf der gleichen Seite der Unterscheidung Lokalisiertes stehen, sind miteinander — im Hinblick auf das Merkmal der Unterscheidung — identifiziert, d. h. sie sind logisch

---
[9] Ein Muster des zur Beziehungsdiagnose und zur Diagnose der Handlungsorientierung verwendeten Erhebungsbogens ist im Anhang abgedruckt.
[10] Selvini Palazzoli et al. 1980; vgl. auch Penn 1982, Tomm 1984 a, b.

miteinander durch die *Implikation* verknüpft. Je mehr derartiger Unterscheidungen vollzogen werden, desto differenzierter ist das betreffende Zeichen- bzw. Bedeutungssystem. Wie differenziert es auch immer sein mag, die Beziehungen aller Zeichen und Bedeutungen lassen sich auf Negationen und Implikationen zurückführen.

Das wesentliche Prinzip des zirkulären Fragens (so wie es hier in Weiterentwicklung des Mailänder Modells verwendet wird) besteht denn auch darin, daß Elemente von Bedeutungssystemen daraufhin untersucht werden, ob sie (d. h. ihre Bedeutungen) sich gegenseitig negieren oder implizieren. Auf diese Weise lassen sich Systeme von Aussagen über die Welt einerseits, Systeme von Handlungen und Verhaltensweisen, denen solch eine Bedeutung zugewiesen wird, andererseits, in ihrer logischen Struktur rekonstruieren.

Diese innere Logik kann als die Logik der Spielregeln der Interaktion bzw. der Spielregeln individuellen Denkens und Fühlens betrachtet werden.

Ähnliche Verfahren, welche die logischen Strukturen von Texten analysieren, sind im Rahmen der strukturalen Anthropologie[11] entwickelt worden. In den Literaturwissenschaften ist unter dem Namen „strukturale Textanalyse"[12] eine Methode bekannt geworden, die große Übereinstimmungen zu dem hier dargestellten Verfahren aufweist. Allerdings verwendet sie ein traditionelles Modell der Aussagenlogik bei ihrer Analyse literarischer Texte; das zirkuläre Fragen beschränkt sich auf die sehr vereinfachenden (und trotzdem logisch vollständigen) „Gesetze der Form" Spencer-Browns. Dennoch erscheint es angemessen, die Methode der zirkulären Interviewführung als eine Form strukturaler Textanalyse zu charakterisieren.

Im Unterschied zu literarischen Texten handelt es sich bei den im zirkulären Interview gewonnenen Aussagen und Texten um das Ergebnis eines doppelten Selektionsprozesses: sie sind Antworten auf Fragen eines Interviewers, der (gemäß seiner theoretischen Vorstellungen) eine Auswahl aus allen möglichen Fragen getroffen hat, und sie sind Ergebnis der Auswahl, die der Interviewte unter allen möglichen Antworten trifft. In beiden Auswahlvorgängen spiegelt sich, was für jeden der beiden von Bedeutung ist (d. h. „einen Unterschied macht"). Genausowenig wie es möglich ist, eine Beschreibung ohne Interpretation zu liefern, ist es möglich, irgendwelche Fragen zu formulieren, ohne irgendwelche impliziten Vorannahmen und Interpretationen.

Jede Analyse von auf diese Weise gewonnenen Texten und Aussagen, zeigt also auch die logische Organisation der Konzepte des Interviewers, die Struktur seines Weltbildes und seiner Werte.

Dabei wirkt jede Übereinstimmung zwischen Therapeut und Familie (Befragtem) als Bestätigung, jede Nichtübereinstimmung (jeder Unterschied) als In-Frage-Stellung der jeweiligen Wirklichkeitskonstruktionen.

Im Verlaufe eines jeden Interviews ist es unvermeidlich, daß durch die Art der Fragen nicht nur der Interviewer angeregt wird, Informationen zu bilden, sondern auch der oder die Interviewten. Ob dabei mit einem einzelnen oder mit einer ganzen Familie gesprochen wird, stets handelt es sich um eine Intervention,

---
[11] Lévi-Strauss 1958.
[12] Titzmann 1977.

die therapeutische oder antitherapeutische Wirkungen haben kann (ganz unabhängig von der Intention des Interviewers). Dies ist der Grund, warum bei der Formulierung irgendwelcher Fragen stets ihre Implikationen und theoretischen Vorannahmen betrachtet werden müssen.

Vor allem aus therapeutischen Gründen ist es wichtig, sich der in Fragen impliziten Deutungen bewußt zu werden. Es hat z. B. für das Bild, das ein Patient oder seine Angehörigen sich von seiner Handlungsfähigkeit machen, eine ganz entscheidende Bedeutung, ob ein Symptomverhalten (implizit) als von ihm beeinflußbar oder nichtbeeinflußbar vorausgesetzt wird. Und diese Vorannahme hat natürlich Konsequenzen für den weiteren Verlauf der Interaktion.

Die Frageformen des zirkulären Fragens sind deshalb so gewählt, daß sie den theoretischen Erkenntnissen über die rekursive Organisation lebender Systeme in ihren Implikationen gerecht werden. Es lassen sich bestimmte Fragetypen angeben, die sich als besonders relevant zur Klärung der Beziehungsdynamik erwiesen haben. Sie sind mit der impliziten Zielsetzung gewählt, die kognitiven Mechanismen, die zu einer verdinglichten Weltsicht führen, wenigstens ansatzweise zu neutralisieren, um so einerseits den Interviewer davor zu bewahren, selbst in derartige — durch unsere Sprachstruktur nur allzu leicht suggerierte — Sichtweisen zu verfallen, und andererseits (aus noch näher zu erörternden therapeutischen Gründen), um die Weltsicht des Patienten bzw. der Familie in Frage zu stellen.

Das Grundprinzip aller Fragen ist, den „Gesetzen der Form" entsprechend nach Unterschieden und Implikationen zu fragen. Im einzelnen handelt es sich um Klassen von Fragen, deren intendierte Wirkung sich in etwa mit folgenden Schlagworten umreißen läßt:

1) Die Verdeutlichung der Merkmale von Unterscheidungen und Identifizierungen:
Wird irgendein Begriff verwendet, so kann seine Bedeutung am ehesten dadurch geklärt werden, daß nach der Bedeutung seiner Negation gefragt wird. Woran wäre ein Zustand, ein Verhalten etc. zu erkennen, welches durch die Negation dieser Bedeutung gekennzeichnet werden könnte?
Beispiel: „Woran merken sie, daß sie *nicht* depressiv sind? Was machen sie dann *anders*?"

2) Die „Verflüssigung" von Eigenschaften
Individuelle „Eigenschaften" sind aus individuellem Verhalten abstrahierte Zuschreibungen und Verdinglichungen. Es gilt sie durch die Art des Fragens zu „verflüssigen", d. h. sie wieder in Verhaltensdimensionen zurückzuübersetzen.
Beispiel: „Welche *Verhaltensweisen* muß der Vater zeigen, damit die Mutter zu dem Schluß kommt, er sei wieder depressiv?"

3) Die Kontextualisierung
Verhaltensweisen wird *kontextabhängig* eine unterschiedliche Bedeutung zugeschrieben. Die Absolutheit vermeintlicher Eigenschaften kann dadurch in Frage gestellt werden, daß sie — bzw. das Verhalten, das sie repräsentieren — in ihren interaktionellen Kontext gestellt werden. Dazu gehören Fragen zum interaktionellen Effekt des Verhaltens: Was geschieht, wenn ein bestimmtes (als Problem angesehenes) Verhalten gezeigt wird? In welchen Situationen wird es wie stark gezeigt? Wer ist dabei? Wer reagiert wie? Wie ist die zeitliche Sequenz?

Beispiel: „Was machen *andere*, die Mutter, der Sohn, die Tochter etc., wenn der Vater weint? Verhält er sich anders, wenn Mutter und Tochter da sind, als wenn nur die Mutter da ist? Wie verhält er sich, wenn die Mutter nicht da ist?"

4) Verdeutlichung des gegenseitigen Bedingens durch Doppelbeschreibung
Durch die Form der Fragestellung wird eine rekursive (d. h. zirkuläre, gegenseitige) Bedingtheit des individuellen Verhaltens vorausgesetzt bzw. die gegenseitige Bedingtheit im einzelnen konkret erfragt. Jeder der Teilnehmer wird als Handelnder vorausgesetzt, wodurch die Täter- und Opferrollen mitsamt ihrer geradlinig-kausalen Prämissen in Frage gestellt werden.
Beispiel: Frage an den Ehemann: „Gesetzt den Fall, Sie wollten, daß Ihre Frau auch weiterhin keine Lust verspürt, mit Ihnen zu schlafen: Wie müßten *Sie* sich verhalten?" Frage an die Ehefrau: „Gesetzt den Fall, Sie wollten, daß Ihr Mann Sie auch weiterhin sexuell gerade dann bedrängt, wenn Ihnen nicht danach zumute ist, wie müßten *Sie* sich verhalten?"

5) Einführung einer zeitlichen Dimension
Die Relativierung von Statik und Verdinglichung durch die Einführung einer geschichtlichen, zeitlichen Perspektive. Es werden Änderungen in der Vergangenheit ebenso abgefragt wie mögliche Änderungen in der Zukunft.
Beispiel (zur Vergangenheit): „Wann hat die Mutter *begonnen*, ihre Fähigkeiten, sich durchzusetzen, nicht mehr zu nützen?"[13]
Beispiel (zur Zukunft): „Wie lange wird die Tochter *noch* darauf verzichten, ihr eigenes Leben zu leben und bei den Eltern zu Hause wohnen bleiben?"

6) Klärung von Beziehungsmustern
Gegenwärtige Koalitionen und Subsysteme: Wer macht mit wem was ...? Wer macht mit wem was nicht ...? Welche Personen haben übereinstimmende/gegensätzliche Verhaltensziele?
a) Einführung der Außenperspektive durch triadische Fragen:
Eine Person wird jeweils über die Beziehung zweier oder mehrerer anderer befragt.
Beispiel: Frage an die Tochter: „Wie siehst du die Beziehung zwischen deinem Bruder und deiner Mutter? Wie siehst du die Beziehung zwischen den Eltern und dem Bruder?"
b) Hierarchisierung durch Rangfolgen:
Einstufung der Intensität, in der verschiedene Familienmitglieder spezifische Verhaltensweisen zeigen. Vergleich durch Quantifizierung.
Beispiel: „Wer zeigt sich *am meisten/am wenigsten* besorgt über das Verhalten deiner Schwester? Wo würdest du das Maß der Besorgtheit eines jeden Familienmitglieds auf einer Skala von 0 — 10 einordnen, wenn das größtmögliche Maß an Besorgtheit 10 und gar keine Besorgtheit 0 ist?"
c) Differenzierung:
Fragen nach Unterschieden in bezug auf Quantität, Qualität (mehr/weniger; eher so oder eher so?) und Zeit (vorher/nachher). Diese Art der Fragen geht von der Vorannahme aus, daß es solche Differenzen gibt.

---
[13] Auch in dieser Formulierung ist die Möglichkeit, Einfluß zu nehmen und zu handeln impliziert.

Beispiel: „Mit wem spricht deine Mutter *häufiger (herzlicher)* — mit der Oma oder deinem Vater?"
„Wann hat dein Bruder *mehr* gestottert, *vor oder nach* der Trennung deiner Eltern?"
d) *Fragen, die Übereinstimmungen bzw. Nichtübereinstimmungen zwischen den Familienmitgliedern verdeutlichen:*
Wer stimmt mit wem bzw. wessen Sichtweise überein? Wer sieht es gerade entgegengesetzt? Wer ist unentschieden zwischen verschiedenen Positionen?
Beispiel: „Stimmen Sie der Sichtweise Ihres Mannes zu?"
e) *Fragen, welche die interaktionelle Wirkung wichtiger Lebensereignisse und gravierender Veränderungen innerhalb der Familie klären:*
Sie zielen besonders auf Veränderungen der Beziehungen und Interaktion. Sie konstruieren eine Historie der Familie und nutzen sie als Erklärungskontext.
Beispiel: „Was hat sich in der Beziehung deiner Eltern durch den Tod der Großmutter verändert?"

7) Fragen, welche den individuellen und kollektiven Theorien, Hypothesen und Mythen, mit deren Hilfe innerhalb der Familie das Auftreten von Problemen (Symptomen) erklärt wird, gelten
In diesen Erklärungen zeigen sich die Glaubenssysteme der Familie bzw. ihrer einzelnen Mitglieder.
Beispiel: „Wie erklärt sich Ihre Frau, daß Ihr Sohn manchmal Tassen gegen die Wand wirft? ... Sehen Sie es genauso? ... Wann haben Sie begonnen, es sich so zu erklären? ... Wer sieht es noch so wie die Oma, daß er von bösen Geistern besessen ist? ... Sieht es jemand anders?"

8) Klärung individueller und familiärer Werte
Frage zu Unterschieden und Übereinstimmungen der religiösen, politischen, moralischen oder sonstigen essentiellen Werte.
Beispiel: „Wer außer der Mutter ist noch überzeugt, daß vorehelicher Geschlechtsverkehr in der Hölle gesühnt werden muß?"
„Wen von den Eltern hat es am meisten enttäuscht, daß der Sohn aus dem Kloster ausgetreten und Aktivist dieser militanten marxistischen Gruppe geworden ist? Wen hat's eher erleichtert etc.?"

9) Die Eröffnung alternativer Wirklichkeiten durch hypothetische Fragen
Hierbei handelt es sich um die systematische Durchführung von Gedankenexperimenten. Sie können Entstehungsbedingungen familiärer Strukturen in der Vergangenheit ebenso verdeutlichen wie Phantasien (Ängste, Hoffnungen etc.) für die Zukunft. Es lassen sich nicht nur Optionen für die weitere Entwicklung klären, sondern auch durch hypothetisch eingeführte Veränderungen Alternativen eröffnen.
Beispiel: „Stellen Sie sich vor, in dieser Familie wären keine Kinder geboren worden, wären dann die Eltern heute noch zusammen?"
„Gesetzt den Fall, alles würde noch schlechter, wie sähe dann die Familie in fünf Jahren aus?"
„Angenommen, es gäbe keine Therapeuten auf der Welt, was würde die Familie dann machen?"
„Angenommen, die Therapie liefe optimal, wie sähe dann am Ende die Familie aus?"

„Angenommen, der Sohn würde sich entschließen, sich eine Freundin zu suchen und demnächst aus der elterlichen Wohnung auszuziehen, was würde die Tochter dazu sagen?"

10) Die Unterscheidung von Bedeutungen gemäß der semantischen Dimensionen „gut" und „schlecht", „aktiv" und „passiv", „stark" und „schwach"
Es wird hinterfragt, wie innerhalb der Familie einzelne Verhaltensweisen den genannten drei Gegensatzpaaren zugeordnet werden. Verdeutlicht wird dadurch die Definition von Werten und Beziehungen sowie die Zuschreibung von Täter- und Opferrollen.
Beispiel: „Wenn der Bruder bis mittags im Bett liegen bleibt, obwohl die Mutter den ganzen Vormittag versucht, ihn zum Aufstehen zu bewegen, sieht sie ihn dann eher als stark oder schwach an? Wie sieht sie sich selbst? Bleibt der Sohn im Bett liegen, weil er will (aktiv) oder weil irgendetwas ihn dazu zwingt (passiv)? Wann würde die Mutter eher glauben, etwas falsch/richtig zu machen, wenn sie versucht, den Sohn aus dem Bett zu bringen, oder wenn sie ihn liegen läßt?"

11) Die Klärung der Bedeutung von „Krankheit" für die Interaktion
Dieser Fragenkomplex richtet sich auf die innerfamiliäre Bedeutung des Symptomverhaltens. Wird dieses Verhalten als eigenverantwortlich angesehen? Gilt derjenige, der es zeigt, dabei als handelnd? Geht man davon aus, daß er sich entscheidet, sich so zu verhalten? Gilt er eher als aktiv handelnd oder eher als passiv leidend? Wem wird Verantwortung (d. h. Schuld) dafür zu geschrieben?
Beispiel: „Wer in der Familie denkt, wenn Vater eine neue Flasche Schnaps aufmacht, er könnte es auch lassen? Wer fühlt sich verantwortlich dafür?"
„Angenommen der Sohn wollte der Mutter Schuldgefühle machen, würde er das schaffen, wenn er wieder erzählt, daß er Stimmen hört?"
„Gesetzt den Fall, die Tochter würde sich ganz genau so verhalten wie jetzt, aber die Eltern wären sicher, daß sie nicht krank ist, wie würden sie sich dann verhalten?"

Mit Hilfe dieser Art von Fragen erhält man eine Sammlung von Aussagesätzen, welche die Spielregeln der familiären Interaktion bzw. die Regeln, nach denen irgendwelchen Verhaltensweisen eine Bedeutung gegeben wird, beschreiben. Überprüft man, in welcher logischen Beziehung diese Aussagesätze zueinander stehen, so zeigen sich sowohl die Konsistenzen als auch die Inkonsistenzen der Organisation des jeweiligen Systems. Auf der individuellen Ebene ist die Konsistenz oder Inkonsistenz des Denkens und Fühlens das Korrelat dazu, auf der familiären Ebene die Konsistenz oder Inkonsistenz der Interaktionsregeln.

B. Der Kontext der Beobachtung

1. Der institutionelle Rahmen

Die Bedeutung eines Verhaltens ist durch den Kontext bestimmt — das heißt, einerseits durch den theoretischen Rahmen, innerhalb dessen es interpretiert wird, andererseits durch den Rahmen anderer Ereignisse und Verhaltensweisen, innerhalb derer es gezeigt wird.

Was ein Beobachter sieht und beschreibt, hängt dementsprechend nicht nur von seiner Theorie, sondern auch von seinem Beobachtungsstandort, seiner gesellschaftlichen Rollendefinition und dem institutionellen Rahmen der Beobachtung ab. Es macht einen Unterschied, ob sich ein Patient oder eine Familie von einem Nachbarn, einem unbekannten Passanten, einem Pfarrer, Richter, Staatsanwalt, einem Polizisten, Amtsarzt oder Psychiater, einem Forscher oder Therapeuten beobachtet weiß. Je nachdem wie sie — in Anwendung vorgegebener Rollenschemata — ihre Beziehung zu diesem sie beobachtenden Rollenträger definiert, werden sich die einzelnen Familienmitglieder und die Familie insgesamt darstellen.

Die Beziehung zwischen dem Beobachter und denen, die er beobachten möchte, beginnt also nicht erst in dem Moment des ersten Zusammentreffens, sie ist bereits durch Erwartungen und Vorinformationen vorgeformt.

Die Gefahr ist groß, daß der Beobachter wiederum nur die „selbst versteckten Ostereier" findet (was bedeuten soll: er beschreibt Phänomene, die von ihm induziert sind).

Um den Stellenwert irgendwelcher Beobachtungen und Beschreibungen interaktioneller Prozesse einschätzen zu können, muß der institutionelle Rahmen, die Bedeutung der Rolle, die der Beobachter für den Beobachteten spielt (oder spielen könnte), geklärt werden. Der Beobachter ist in der Forschung und Therapie niemals (oder zumindest nur in seltenen Ausnahmefällen) Privatperson, sondern stets Repräsentant der Institution, die er vertritt. Die positiven oder negativen Erwartungen an diese Institution, an die Macht und Einflußmöglichkeit, die mit seiner Rolle verbunden sind, bestimmt die Selbstdarstellung des Patienten wie auch seiner Angehörigen und damit die Beobachtung.

Dies gilt natürlich nicht nur für wissenschaftliche Fragestellungen, sondern auch (und gerade) für die Therapie. Der Überweisungskontext, die Erwartungen und Befürchtungen, die mit dem Kontakt zu einem speziellen Therapeuten bzw. der jeweiligen Institution verbunden sind, prägen zu einem guten Teil den weiteren Verlauf der Interaktion, d. h. der gegenseitigen Beschreibung (1. Ordnung).

2. Forschung durch Therapie

Den institutionellen Rahmen für alle Beobachtungen der vorliegenden Studie bildete die Ambulanz der „Abteilung für Psychoanalytische Grundlagenforschung und Familientherapie, Psychosomatische Klinik, Universität Heidelberg" (so der offizielle Titel). Es ist eine Abteilung, die ursprünglich mit ausgesprochenen Forschungszielen begründet wurde, im Laufe der Zeit jedoch eine starke familientherapeutische Aktivität entfaltet hat; über die Grenzen Heidelbergs hinaus hat sie den Ruf erworben, eine der führenden familientherapeutischen Institutionen zu sein.

Da die Abteilung auch interessierten Laien bekannt ist, erfolgen die Zuweisungen der Familien auf mehreren Wegen: neben Überweisungen durch niedergelassene Allgemein- und Fachärzte sowie durch Kliniken, kommen viele Patienten auf eigene Initiative.

In allen im Rahmen der vorliegenden Studie betrachteten Fällen erfolgte der Kontakt mit einer therapeutischen Zielsetzung aufgrund der Überweisung durch einen Fachkollegen. Die Selektion der untersuchten Familien war also dadurch mitbestimmt, daß ein überweisender Arzt sich etwas von einer Familientherapie versprach. Die so programmierten Vorerwartungen hatten keineswegs durchgängig eine positive therapeutische Wirkung, da einzelne Überweiser mehr oder weniger deutlich eine Vorstellung von Familientherapie als „Suche nach Schuld" vermittelt hatten. Die verschiedenen Familienmitglieder begegneten den Sitzungen dementsprechend mit sehr gemischten Gefühlen und mit sehr unterschiedlichen Erwartungen. Während einer meinte, der oder die Therapeuten seien seine Verbündeten (weil sie das Problem z. B. familiendynamisch und nicht organmedizinisch erklären würden), befürchtete ein anderer gerade deswegen, daß er als die „Ursache" dafür identifiziert und ihm damit die Schuld zugewiesen werden könnte.

Das Türschild „Familientherapie" erwies sich also in seiner Wirkung als zwiespältig: einerseits sorgte es dafür, daß es für die Familien mehr oder weniger selbstverständlich war, daß alle Familienmitglieder gemeinsam zum Therapeuten gehen; andererseits suggerierte es schon aufgrund der Implikationen des Begriffs Therapie, daß mit der Familie irgendetwas nicht in Ordnung sein müßte, daß sie irgendeiner Form der Veränderung bedürfte, und daß womöglich irgendjemand die Verantwortung und Schuld für diesen Zustand als „schwarzen Peter" zugeschoben bekommen könnte.

Derartige Vorannahmen lassen sich am besten klären, wenn die Methode des zirkulären Fragens auch auf die Therapeut-Patienten- bzw. Therapeut-Familien-Beziehung angewendet wird, um so ein klareres Bild von den möglichen Koalitionen, in welche der Therapeut sich begeben könnte, zu erhalten und eventuell gegensteuern zu können.[1]

Da der (oder die) Beobachter sich als Therapeut(en) definierte(n), konnte(n) er (sie) sich nicht damit begnügen, lediglich zu versuchen, Informationen zu gewinnen. Um dem therapeutischen Auftrag gerecht zu werden, mußte Verände-

---
[1] Zur Wichtigkeit der „Neutralität" bzw. „Allparteilichkeit" des Familientherapeuten s. Simon u. Stierlin 1984, S. 19-21 und 256/257.

rung angestrebt werden. So mußte die Bildung von neuen Informationen innerhalb der Familien in einer Weise induziert werden, die es der Familie bzw. den sie bildenden Individuen ermöglichen würde, so miteinander zu interagieren, daß eine Symptombildung nicht nötig ist.

Solch eine Therapie ist eine Form der Konversation (im Sinne Maturanas), ein sich gegenseitiges Hin- und Herwenden, das solange geht, bis die Interaktionspartner sich hinreichend aneinander angepaßt haben.

Die Konversationsstrategie, die hier verfolgt wurde, ist die der „systemischen Therapie". Ihre Grundlagen sind die in Teil I und II erörterten epistemologischen, systemtheoretischen und familiendynamischen Konzepte, ihre methodische Basis ist die des „zirkulären Fragens".

Beruft man sich auf diese Theorien, so löst sich das Problem: der Unterschied zwischen Therapie und Forschung wird aufgehoben. Es gibt keine relevanten Forschungsstrategien im Bereich der Humanwissenschaften, die nicht den Charakter von Interventionen haben. In jeder sozialwissenschaftlichen Vorgehensweise bleibt der das Untersuchungsergebnis im Sinne der „Unschärferelation" beeinträchtigende Einfluß des Beobachters spürbar, „weil die durch ihn bewirkten Veränderungen von der gleichen Größenordnung sind wie die untersuchten Erscheinungen".[2] Jede Frage, jede Beschreibung hat eine therapeutische oder antitherapeutische Wirkung, es sei denn, daß sie so „dünn" (im Gegensatz zu „dicht") ist, daß ihr Informationswert gegen Null tendiert.

Der große Vorteil, einen therapeutischen Rahmen zu Forschungszwecken zu nützen, liegt auf der Hand, wo es um klinische Fragestellungen geht. Aber es gibt noch einen zweiten Vorteil: in der Interaktion, dem gegenseitigen Hin- und Herwenden von Therapeut (Therapeuten) und Familie, werden bestimmte individuelle und familiäre Interaktionsstrategien aus der Innenperspektive des Teilnehmers an der Interaktion erfahr- und beobachtbar (zum einen der ganze Gefühlsbereich, dessen Prozesse in der Psychoanalyse unter den Begriffen „Übertragung" und „Gegenübertragung" abgehandelt werden; zum anderen der Bereich der Therapeut-Patienten-Beziehung, der die Complianceforschung beschäftigt).

3. Das Therapie- und Beobachtungssetting

Alle Interviews fanden in einem der beiden Therapieräume des Instituts statt. Es hat seinen Sitz in einem häßlichen Ein- bis Zweifamilienhaus in einer Villengegend Heidelbergs. Der äußere Eindruck bestätigt sich, wenn man das Gebäude betritt: die Einrichtung ist eher primitiv und billig, auf dem Fußboden liegt Linoleum, die Holztreppe ist ausgetreten. Das Wartezimmer ist klein, auf einem Tisch liegen sehr alte Zeitschriften, an der Wand hängt ein Plakat einer größeren Pharmafirma, auf dem die Entstehung zu hohen Blutdrucks illustriert ist und irgendwelche Warnungen und Ratschläge gegeben werden. Im Flur hängen neben Plakaten von Kongressen, die von der Abteilung organisiert worden sind, Prospekte von Büchern, die der Leiter der Abteilung publiziert hat.

---

[2] Lévi-Strauss 1951, S. 68; vgl. auch Wiener 1948.

Diese kurze Skizze des äußeren Rahmens soll ein wenig das zwiespältige Ambiente illustrieren, in dem sich die Familien während der Interviews befunden haben. Die Signale wissenschaftlichen Renommées sind mit dem zweifelhaften Charme einer heruntergekommenen Arztpraxis kombiniert, wodurch von vornherein sicherlich ein gewisses Maß an Verwirrung und Verunsicherung entstanden sein dürfte.

Hinzuzufügen ist noch, daß die durchschnittliche Wartezeit auf einen Erstinterviewtermin ungefähr zwei bis drei Monate betrug, was stets einen Effekt auf die Vorannahmen und Erwartungen hatte (wenn auch keinen einheitlichen).

Die Interviews fanden in einem Raum statt, der durch eine Einwegscheibe mit dem Nachbarraum verbunden ist. Alle Sitzungen wurden auf Video aufgezeichnet und vom Nebenraum aus beobachtet.

Da der Ambulanzbetrieb einigermaßen ökonomisch organisiert werden mußte, ergaben sich verschiedene Konstellationen der Zusammensetzung des Therapeutenteams. Es führten stets ein oder zwei der hauptamtlichen Therapeuten[3] das Interview, während hinter der Scheibe Kollegen beobachteten, die meist nur für einige Wochen am Institut praktizierten. Es gab aber auch Fälle, in denen einer oder mehrere der hauptamtlichen Therapeuten hinter der Scheibe saßen. Die Entscheidung, ob einer oder mehrere Therapeuten das Interview führen sollten, wurde jeweils vor der Sitzung — ohne daß schon irgendwelche Informationen über die Familie gegeben waren — getroffen. Die Entscheidungsgründe lagen nicht bei irgendwelchen Charakteristika der Familien, sondern in der Organisation und den Arbeitsanforderungen des Instituts (z. B. der Notwendigkeit, gleichzeitig Seminare oder auch mehrere Sitzungen durchzuführen).

Die Dauer der Sitzungen betrug im Durchschnitt zwei bis zweieinhalb Stunden. Nach dieser Zeit wurde eine Pause eingelegt, um den Verlauf des Gesprächs mit den Beobachtern hinter der Scheibe zu reflektieren. Nach der Pause wurde der Familie jeweils ein Kommentar zu dem in der Sitzung Besprochenen und Gesehenen gegeben. In Einzelfällen wurden auch Verhaltensverschreibungen gegeben, d. h. der Familie wurde der Auftrag gegeben, bis zur nächsten Sitzung irgendwelche — alte oder neue — Verhaltensweisen auszuführen. Der Abstand der Sitzungen betrug im allgemeinen vier bis sechs Wochen.

An allen Therapien, die in dieser Untersuchung ausgewertet wurden, habe ich (der Autor) entweder als der verantwortliche Therapeut oder einer der beiden Kotherapeuten, die das Interview führten, teilgenommen. Die Beurteilung der Handlungsorientierung wie auch die Beziehungsdiagnose wurde nachträglich anhand der Videoaufzeichnungen der Erstinterviews vorgenommen. Sie wurde in jedem einzelnen Fall von mir selbst durchgeführt. In diese diagnostischen Zuordnungen und Klassifizierungen sind zwangsläufig die während der Therapie gewonnenen Informationen und die Diskussionen mit den Kollegen eingeflossen. Sie sind in den Interpretationsrahmen eingebaut, mit dessen Hilfe die Familien und ihre Mitglieder „dicht" beschrieben wurden. Aus diesem Grunde wurde auf die Hinzuziehung eines zweiten Beurteilers verzichtet, da es zum einen in dem gegebenen Forschungssetting nicht um die Erhebung reinen und interpretationsfreien Datenmaterials ging, und zum zweiten nicht davon ausgegan-

---

[3] Gunther Schmidt, Fritz B. Simon, Helm Stierlin, Gunthard Weber.

gen werden konnte, daß selbst bei Anwendung der gleichen theoretischen Konzepte ein zweiter Beurteiler, der nicht den Therapieprozeß verfolgt hat, aus einer vergleichbaren Beobachterposition hätte blicken können. Das Erstinterview wurde als Beurteilungszeitpunkt gewählt, um möglichst zuverlässige Aussagen über die kognitive Organisation der Patienten bzw. die interaktionelle Organisation der Familien in der Zeit vor der Therapie machen zu können.

4. Die untersuchte Gruppe von Patienten und Familien

Alle Patienten, deretwegen die Überweisung in die Abteilung erfolgte, waren vordiagnostiziert und -behandelt, teilweise längerfristig und mehrfach stationär.

Insgesamt wurden 60 Familien ausgewählt und drei Gruppen mit jeweils 20 Familien, die sich durch die Vordiagnose des identifizierten Patienten unterschieden, gebildet. Die Familien der ersten Gruppe waren in Behandlung gekommen wegen einer schweren *„psychosomatischen Erkrankung"*, die der zweiten wegen einer *„Schizophrenie"* und die der dritten wegen einer *„manisch-depressiven Psychose"*.

Im Verlaufe der Untersuchung bot es sich aufgrund der erhobenen Befunde jedoch an, diese Klassifizierung ein wenig zu erweitern. Der Grund dafür war, daß es sich in etlichen Familien zeigte, daß es neben einem Mitglied, das eine psychotische Symptomatik produzierte, auch noch ein oder mehrere Mitglieder mit psychosomatischen oder anderen Symptombildungen gab.

Da es um den Vergleich der genannten drei Gruppen ging, wurde eine Untergruppe gesondert betrachtet, in der es Symptomkombinationen zwischen den drei Symptomkomplexen „psychosomatisch", „manisch-depressiv" und „schizophren" gab. Soweit es noch andere Kombinationen gab (z. B. Schizophrenie des Mannes, Alkoholismus der Frau; Kolitis des Sohnes, Alkoholismus des Vaters; Schizophrenie der Tochter, Zwangssymptomatik des Vaters), bei denen nur eine der drei Diagnosen erfüllt oder mehrere Familienmitglieder der gleichen Symptomgruppe zuzurechnen waren, wurde die Familie weiter ihrer ursprünglichen Gruppe zugeordnet. Die Gruppe der „gemischten" Familien bot sich so als eine ideale Vergleichsgruppe zur Überprüfung der Frage an, ob auf individueller Ebene für die Familienmitglieder, die eine spezifische Symptomatik entwickelten, eine analoge Situation wie in den „typischen" Familien gegeben ist oder zumindest gegeben sein kann.

Über diese Sondergruppe hinaus bot sich eine weitere Untergruppierung an. Eine Reihe von Patienten hatte mehrere, voneinander abweichende Vordiagnosen erhalten, die dem Spektrum der schizophrenen und affektiven Erkrankungen zuzurechnen waren. Aufgrund der in den Familien solcher Patienten feststellbaren, von „typischen" Familien abweichenden, Familiendynamik wurden diese Patienten als „schizoaffektiv" diagnostiziert und ihre Familien als gesonderte Gruppe betrachtet.

Als eine Untergruppe der Patienten mit psychosomatischen Störungen erwiesen sich die anorektischen Patientinnen. Nicht ihre Familien wichen von den „typischen" Mustern ab, sondern die Handlungsorientierungen der identifizierten Patientinnen. So ergab sich eine weitere Untergruppe: die der Anorexien.

Der Kontext der Beobachtung 199

In den 60 Familien zeigten sich in unterschiedlichem Maße Symptomkombinationen. Am wenigsten psychosomatische Symptome waren in den Familien zu finden, in denen es zu einer schizophrenen Symptombildung kam (ein Fall), am meisten in den Familien mit manisch-depressiven Erkrankungen (sechs Fälle).

Abbildung 9 soll die gegenseitigen Überschneidungen von Symptomkomplexen verdeutlichen. Die Zahlen in den Kreisen stehen jeweils für die Anzahl der Familien mit einer bestimmten Symptomkombination.

Symptomkombinationen

manisch-depressive Symptomatik — psychosomatische Symptomatik

11 — 6 — 11

4 — 1 — 1 — 8

1

schizoaffektive Symptomatik — 17 — anorektische Symptomatik / schizophrene Symptomatik

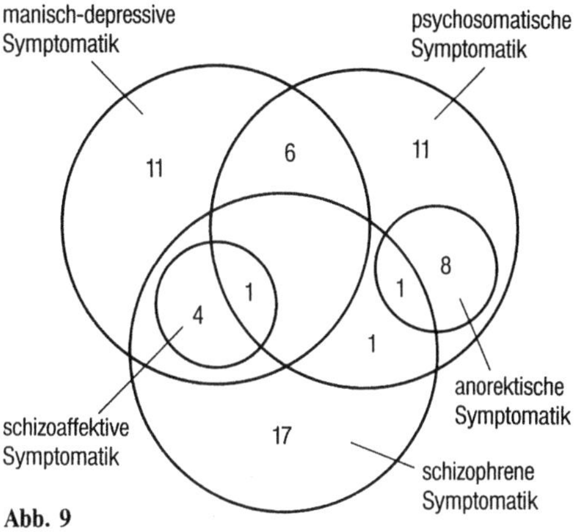

Abb. 9

Welche Kombinationen im einzelnen festzustellen waren, ergibt sich aus Tabelle 1:

Tabelle 1

Symptome	Überweisungsdiagnose		
	„psychoso-matisch"	„schizophren"	„manisch-depressiv"
– psychosomatisch	11	1	6
– anorektisch	8	1	0
– manisch-depressiv	0	0	11
– schizoaffektiv	1	1	3
– schizophren	0	17	0
n	20	20	20

Es kann nicht ausgeschlossen werden, daß es in den einzelnen Familien noch weit mehr Symptome gab als hier aufgeführt, da während der Interviews darüber keine systematischen Daten erhoben wurden. Die Frage nach der Spezifität

Klinischer Teil — Methodik

Tabelle 2

Diagnosen	Symptomträger n
– manisch-depressiv (bipolar) (296.6)	18
– schizoaffektiv (295.7)	5
– schizophren (295.2/.3/.6/.9)	21
– Anorexie (307.10)	10
– psychosomatische Erkrankungen	36
– sonstige psychiatrische/psychotherapeutische Diagnosen	35
– keine Symptomatik bekannt	103
Gesamt	228

Tabelle 3

Diagnose	(DSM-III)	n
– paranoider Typ	(295.3)	12
– katatoner Typ	(295.2)	2
– undifferenzierter Typ	(295.9)	2
– Residualtyp	(295.6)	5
Gesamt		21

Tabelle 4

Diagnose	n
– Asthma	9
– Colitis ulcerosa	2
– Herz-/Angstneurose	5
– rezidivierende Magenulzera	4
– Migräne	6
– Neurodermitis	4
– unspezifische chronische körperliche Beschwerden ohne körperlichen Befund	6
Gesamt	36

oder Unspezifität solcher Kombinationen ergab sich erst im Laufe der Auswertung.

Wenn sie überhaupt auftauchte, so deswegen, weil in einer sehr großen Zahl von Familien unübersehbar mehrere Symptomträger vorhanden waren. Tabelle 2 gibt Aufschluß über die Zahl der untersuchten Personen sowie den Anteil der Symptomträger. Familienmitglieder, von denen bekannt war, daß sie an einer der genannten Symptomenkomplexe litten, wurden in der Tabelle nicht berücksichtigt, wenn sie nicht an den Sitzungen teilgenommen haben.

Kinder unterhalb des Schulalters wurden zwar als Symptomträger bei der Klassifizierung der Familien berücksichtigt, nicht jedoch in die Einzelauswertung einbezogen, da die verwendeten diagnostischen Kriterien die Kommunikationsfähigkeit gemäß den Maßstäben und Codes des außerfamiliären kulturellen Kontextes voraussetzen.

Die diagnostische Zuordnung erfolgten nach den Kriterien des DSM-III bzw. nach den üblichen Kriterien psychosomatischer Diagnostik.

Die Gruppe der „sonstigen" Diagnosen setzt sich uneinheitlich aus verschiedenen mehr oder weniger stark ausgeprägten Symptombildern zusammen (Alkoholismus, Zwangskrankheiten, Arbeits- und Sexualstörungen, Phobien, depressive Störungen etc.). Ein großer Teil derjenigen, die in diese Gruppe eingeordnet wurden, befand sich entweder im Augenblick oder früher einmal in einer psychiatrisch-psychotherapeutischen Einzelbehandlung (23 von 35).

Das Spektrum der schizophrenen Symptomkomplexe ist in Tabelle 3 zusammengefaßt.

Über die Gruppe der Patienten mit einer psychosomatischen Störung im engeren Sinne (also ohne die anorektischen Patientinnen) gibt Tabelle 4 Auskunft.

Mit allen Familien wurden zwischen drei und zwölf Interviewsitzungen durchgeführt. Der Durchschnitt betrug etwa 8 Sitzungen, was einer Gesamtinterviewzeit von ca. 20 Stunden pro Familie entspricht.

IV. Klinischer Teil – Ergebnisse

A. Falldarstellung

1. Familie A. – Familienmitglieder, Symptomatik und Überweisungskontext

Der Indexpatient und seine Familie, die hier ausführlicher dargestellt werden sollen, sind typisch und untypisch zugleich. Typisch ist das Zusammentreffen bestimmter Aspekte der familiären Interaktionsregeln, der Organisation der Beziehungen und der individuellen Symptomatik. Untypisch ist, daß dieser Zusammenhang vom Beobachter relativ leicht herzustellen ist. Daraus ergibt sich nicht nur, daß sich diese Familie besonders dazu eignet, exemplarisch die angewandte Methodik zu illustrieren, sondern auch die Möglichkeit, Besonderheiten der Familiendynamik zu verdeutlichen.

Es gibt aber noch einen zweiten Grund, warum dieser Familie spezielle Aufmerksamkeit geschenkt wird. Sie zeigt, daß es innerhalb des familiären Lebenszyklus zu ganz unterschiedlichen Symptombildungen kommen kann, die konventionellerweise als „psychotisch", „psychosomatisch" und „neurotisch" etikettiert werden (und wurden).

Die Mitglieder der Familie

Die Familie besteht aus den beiden Eltern und zwei Kindern, einem Sohn und einer Tochter. Zur Zeit des Erstinterviews ist der Vater 58 Jahre, die Mutter 48 Jahre, der Sohn 28 Jahre und die Tochter 23 Jahre alt.

Der Vater hat die Mittelschule besucht und ist von Beruf Schreinermeister. Die Mutter hat die Volksschule abgeschlossen und arbeitet als Verkäuferin. Der Sohn ist Arzt, die Tochter studiert Jura.

Die Kinder wohnen seit ihrem Studienbeginn die meiste Zeit des Jahres nicht mehr in der elterlichen Wohnung. Der Sohn bewohnt mit seiner drei Jahre jüngeren Freundin eine Wohnung im Wohnort der Eltern, einer Kleinstadt in der Pfalz. Die Tochter wohnt mit ihrem Freund zusammen einige 100 Kilometer entfernt in einer Universitätsstadt.

Symptomatik

Indexpatient ist der Sohn. Während seines zweiten medizinischen Staatsexamens war er psychotisch dekompensiert und etwa vier Wochen in einer psychiatrischen Klinik hospitalisiert. Im Anschluß daran absolvierte er die ausstehenden

Examina erfolgreich und erhielt seine Approbation als Arzt. Eine nach dieser Episode begonnene psychotherapeutische Einzelbehandlung brach er nach kurzer Zeit ab.

Während eines Urlaubs mit seiner Freundin kommt es zu einer erneuten psychotischen Dekompensation. Sie zeigt sich in Verfolgungs- und Beziehungsideen, die wahnhaft ausgestaltet sind. Diese Symptomatik zieht sich über mehr als ein halbes Jahr hin und führt zu zwei Aufenthalten in psychiatrischen Kliniken. Während des ersten Klinikaufenthaltes wird folgende Diagnose gestellt: „Verdacht auf paranoide Psychose aus dem schizophrenen Formenkreis". Bei der Aufnahme machte der Patient einen „äußerst unsicheren und ängstlichen Eindruck, berichtete von familiären Konflikten, insbesondere fürchte er sich vor seinem Vater und glaube sich von diesem beeinflußt. Diese Angstzustände seien schließlich auch generalisiert, er habe dann eine diffuse Angst, beziehe alle Geschehnisse in seiner Umgebung auf sich" (Zitat Entlassungsbericht).

Die zweite stationäre Behandlung in dieser Zeit geht auf die gemeinschaftliche Sorge der Eltern, der Freundin und des ambulant behandelnden Psychiaters zurück, der Patient könne sich suizidieren. Einweisungsgrund war eine „Residualsymptomatik (...), es fiel eine intentionale Gestörtheit, eine Ziellosigkeit im Denken und im Antrieb und eine labile Stimmungslage auf" (Zitat Arztbrief). Er lag den ganzen Tag im Bett, unternahm nichts und äußerte häufig Selbstmordgedanken.

In der Klinik erfolgte relativ schnell die Verlegung von einer geschlossenen Station auf eine Rehabilitationsstation. Dort erhielt er weiterhin eine medikamentöse Behandlung und nahm an dem üblichen „Stationsprogramm teil, an den Gruppen- und Einzelgesprächen, an der Musik- und Maltherapie, der Beschäftigungstherapie und an den Rollenspielgruppen" (Entlassungsbericht). Die Diagnose, die hier gestellt wurde: „Zweite psychotische Episode einer Psychose aus dem schizophrenen Formenkreis".

Überweisungskontext

Während dieses stationären Aufenthaltes ruft der Indexpatient in unserer Abteilung an und erkundigt sich nach den Möglichkeiten einer Familientherapie. Mit der Sekretärin wird ein Termin für ein Erstinterview vereinbart.

Zu diesem Gespräch erscheint er mit seinen Eltern, die Schwester ist nicht mitgekommen. Die Klärung der Erwartungen der einzelnen Familienmitglieder an die Familientherapie zeigt, daß die Eltern „dem Sohn zum Gefallen" mitgekommen sind. Bereits während des allerersten Klinikaufenthaltes war eine Familientherapie vorgeschlagen worden, jedoch vom Vater abgelehnt worden. Die Eltern haben wenig Vorstellungen, was in solchen Sitzungen stattfinden könnte. Sie zeigen sich sehr defensiv, sind auf Anklagen gefaßt. Die liefert denn auch gleich zu Anfang — wenn auch etwas verhüllt — der Sohn. Er glaube, „daß es familiäre Ursachen" für seine Erkrankung gäbe. Es handele sich um ein „Dreierproblem" zwischen ihm, dem Vater und der Mutter. In dieser Phase des Gesprächs ist deutlich, daß die Eltern — vor allem der Vater — sich vom Sohn beschuldigt fühlen.

Das Interview wird von zwei männlichen Therapeuten durchgeführt, die deutlich die Angebote des Sohnes spüren, sich in eine Koalition mit ihm zu begeben. Gleichzeitig ist auch die Unsicherheit der Mutter zu erleben, die zwischen Hoffnung und Ratlosigkeit zu schwanken scheint. Als Ausdruck der Angst des Vaters kann gedeutet werden, daß er sehr starke Kommunikationsabweichungen zeigt; vor allem die Frage nach dem Problem, das die Familie hierherführe, wird durch ein ständiges Verschieben des Aufmerksamkeitsfokus beantwortet (oder besser: nicht beantwortet). Statt dessen wird der Sohn angegriffen und ihm die Verantwortung an seiner „Erkrankung", dem „Problem" (keiner scheint so recht zu wissen, worum es sich eigentlich handelt) zurückgegeben. Aber auch dieser Angriff wird vom Vater selbst wieder disqualifiziert und in Frage gestellt. Die Mutter steht offenbar zwischen diesen Fronten und legt sich nicht fest, was irgendwelche mögliche Verantwortlichkeiten angeht. Ihr artikuliertes Anliegen ist es, nichts zu versäumen: „Wenn es hilft, dann soll es sein!"

Die Klärung des Überweisungskontextes zeigt, daß alle von einer „Familientherapie" erwarteten, es werde um die Zuweisung von Schuld gehen. Dies ist der Hintergrund dafür, daß der Vater den ersten Vorschlag dazu kategorisch abgelehnt hatte. Allein die Tatsache, daß sowohl eine Einzeltherapie als auch die pharmakologische Behandlung ohne befriedigenden Erfolg geblieben waren, stimmte ihn um.

Während der ersten 20 Minuten des Interviews sind die Fragen der Therapeuten so formuliert, daß dadurch implizit die Notwendigkeit zu einer Familientherapie in Frage gestellt wird. Der Versuch, das nur diffus umrissene Problem zu konkretisieren („so wie jeder einzelne es sieht"), bringt eine gewisse Entspannung. Die Kommunikation wird klarer und ein Konflikt zwischen Vater und Sohn über die Berufswahl des Sohnes tritt in den Mittelpunkt der Aufmerksamkeit.

Der Sohn sieht sich einer doppelten Botschaft ausgesetzt und in ein Dilemma gebracht: Einerseits habe ihm sein Vater stets signalisiert, er solle auf keinen Fall Handwerker werden; das habe ihn veranlaßt, all seine Energien auf Lernen, den schulischen und Studienerfolg zu konzentrieren. Auf der anderen Seite jedoch sei es nun auch nicht recht, daß er Arzt geworden sei, da sein Vater immer sage: „Akademiker sind Scheiße".

2. Das Beziehungsdreieck Vater–Mutter–Sohn aus der Perspektive des Sohnes. Kommentiertes Transskript

Nach der Anfangsphase, in welcher deutlich wird, daß der Sohn sich in seiner Berufswahl als Arzt vom Vater nicht eindeutig akzeptiert fühlt, ändert der Sohn die Aussage, die er zu Beginn des Interviews gemacht hatte: Es handele sich wohl doch nicht um ein „Dreierproblem", sondern um ein „Zweierproblem" zwischen ihm und seinem Vater.

Das folgende Transskript soll dazu benutzt werden, die innere Logik des Beziehungsdreiecks zwischen Vater, Mutter und Sohn aus der subjektiven Perspektive des Sohnes zu analysieren. Es ist lediglich an einer Stelle (...) gekürzt, wo kurzfristig der Fokus gewechselt und im Gespräch eine Nebenlinie verfolgt wurde, die für die hier interessierende Fragestellung nicht relevant ist. Nach den Fragen und Antworten ist jeweils in Klammern ein kurzer Kommentar eingefügt, durch den sie stichwortartig interpretiert sein sollen.

Abkürzungen:
Vater V; Mutter M; Sohn S; Tochter T; zwei Therapeuten T1 (G. Schmidt), T2 (F.B. Simon)

Beginn ca. 45. Minute des Erstinterviews:

T1 (an den Sohn gerichtet): *Jetzt waren es ja Sie, der die Initiative ergriffen hat, hierher zu kommen. Wir können dann ja nachher noch näher auf den schon besprochenen Teil eingehen. Aber mich interessiert jetzt auch noch, was sind denn so Ihre Erwartungen, Ihre Hoffnungen? Wenn es optimal laufen würde in der Familientherapie — falls überhaupt einmal eine zustande käme —, was würde dann als optimales Ergebnis herauskommen Ihrer Ansicht nach?*
(Frage ist ziel- und zukunftsorientiert; dadurch sollen die erwünschten Funktionen der Therapie bzw. der Therapeuten für die Familie, aber auch die konkreten Verhaltensweisen der Familienmitglieder, an denen ein „Therapieerfolg" zu erkennen wäre, geklärt werden.)

S : *Daß wir in Frieden auseinandergehen können.*
(Antwort ist sehr diffus; es bleibt vollkommen unklar, was „in Frieden auseinandergehen" konkret bedeutet.)

T1: *Wen meinen Sie da?*
(Differenzierung zwischen den verschiedenen betroffenen Familienmitgliedern und Beziehungen)

S : *Meinen Vater und mich.*

T1: *Also speziell Ihren Vater und Sie, ... in Frieden auseinandergehen. Und wie würde das aussehen, in Frieden auseinandergehen?*
(Versuch, eine Bedeutung der sehr vagen Formel „in Frieden ..." auf der Ebene konkreter Handlungen zu erhalten)

S : *Daß ich meine Wege gehe, und er seine.*
(1. Versuch der Konkretisierung mißlungen, eine vage Aussage durch eine andere ersetzt)

T1: *Jetzt spielen wir das doch einfach mal durch. Nehmen wir mal an, Sie wollen jetzt Ihre Wege gehen; was hieße das, was würden Sie da tun? Ihre Wege gehen, was würde zu Ihrem Weg gehören, wenn Sie Ihren Weg gehen werden? Was werden Sie da tun?*
(2. Versuch, die Handlungsbedeutung zu erfahren)

S : *Ich würd' wahrscheinlich jetzt in meinem Beruf arbeiten.*
(Der im Gesprächsverlauf unmittelbar vorher behandelte Konflikt wird zur Illustration genutzt, der rote Faden des Gesprächs aufgenommen.)

T1: *Als Arzt arbeiten? Und würden Sie dann zu Hause wohnen, oder würden Sie woanders wohnen?*
(Rückführung und Einbindung des Verhaltens in den familiären Beziehungskontext. Welche Folgen hätte es für die räumliche Nähe und Distanz zu den Eltern?)

S: *Ich glaub' die Bindung ist so stark zu meiner Mutter, daß ich am liebsten zu Hause wohnen würde.*
(Hier wird S. offenbar ein Widerspruch zwischen seinem Ziel, „in Frieden auseinanderzugehen", und seinem Ziel, zu Hause wohnen zu bleiben, deutlich. Er liefert auch gleich eine Erklärung dafür: die enge Beziehung zur Mutter ist der Grund dafür, daß in der Beziehung zum Vater „Auseinandergehen" gleichzusetzen ist mit „Zusammenbleiben".)
(...)
T1: *Also Ihren Weg gehen, für Sie heißt das, zu Hause wohnen, weil Sie die Bindung zu Ihrer Mutter so stark erleben; aber trotzdem als Arzt zu arbeiten.*
(...) Und wie sieht es dann aus fürs Verhältnis zwischen Ihnen und Ihrem Vater? Was wird er dann tun?
(lange Pause)
T1: *In Frieden auseinandergehen, was heißt das für Sie?*
(Der Widerspruch zwischen dem ursprünglich genannten Therapieziel und dem jetzt neu aufgetauchten — bislang nicht bewußten Ziel — wird noch einmal betont, ohne allerdings direkt als Widerspruch benannt zu werden. Weiterhin wird hypothetisch abgefragt, wie die Interaktion in der Familie aussehen könnte, wenn...)
(lange Pause)
S: *In Frieden auseinandergehen, das ist vielleicht nicht der richtige Ausdruck; in Frieden zusammenleben.*
(Revision des bewußten Therapieziels)
T1: *Und wie sieht es dann aus in Ihren Augen, in Frieden zusammenleben?*
(Konkretisierung des neuen Ziels)
S: *Daß er das akzeptiert.*
(„Das", was der Vater akzeptieren soll, ist nicht definiert.)
T1: *Daß er was akzeptiert?*
(Versuch der inhaltlichen Klärung der Bedeutung von „das")
S: *Das weiß ich nicht genau.*
(!)
T1: *Daß Sie als Arzt arbeiten oder daß Sie zu Hause wohnen?*
(binäre Unterscheidung zwischen zwei als konflikthaft deutlich gewordenen Inhalten)
S: *Daß ich als Arzt arbeite.*
T1: *Aja. Und was ist es, daß ihm schwerfallen würde zu akzeptieren? Daß Sie als Arzt arbeiten würden oder daß Sie zu Hause wohnen würden?*
(Hierarchisierung der Konfliktstoffe: welcher ist in der Vater-Sohn-Beziehung relevanter?)
S: *Daß ich als Arzt arbeite.*
T1: *Hätte er es lieber, daß Sie zu Hause wohnen, aus Ihrer Sicht, oder daß Sie woanders wohnen?*
(Perspektivenübernahme gefordert: wie sieht der Sohn die Ziele des Vaters? Angesichts der Widersprüche, die mit dem „Auseinandergehen" bzw. „Zusammenleben" verbunden sind, soll ihre Bedeutung innerhalb der verschiedenen Beziehungen — hier: der Vater-Sohn-Beziehung — geklärt werden.)

S : *Lieber zu Hause.*
T1: *Lieber auch zu Hause. Und Ihre Mutter, was würde sie sagen? Hätte die es lieber, daß Sie zu Hause wohnen oder woanders?*
(Frage nach Übereinstimmung oder Unterscheidung der Wünsche der Eltern. Der Kontext wird auf die Dreipersonenbeziehung erweitert. Obwohl der Sohn die enge Bindung zur Mutter als Grund des Nicht-auseinandergehen-Wollens angegeben hat, wird nicht vorausgesetzt, daß dies auch im Interesse der Mutter liegt.)
S : *Lieber woanders.*
(!)
T1: *Lieber woanders. Wie kommt das? Wie erklären Sie sich das?*
(Lachen; S. ist offensichtlich selbst sehr überrascht und verblüfft.)
S : *Das weiß ich nicht.*
T1: *Ja, wenn Sie jetzt mal ein Maß anlegen würden...*
S (unterbricht): *Ich weiß vielleicht warum: daß sie ein Leben für sich führen will.*
(individuelle Ziele der Mutter, wie S. sie sieht)
T1: *Ja, wenn sie lieber hätte, daß Sie woanders wohnen, und Sie sagten eben, was Sie tun würde, was glauben Sie denn, was Ihre Mutter sich da wünscht? Wie würde das aussehen, das Leben für sich führen? Wenn Ihre Mutter sich das wünscht, was glauben Sie, daß sie da gern machen würde?*
(Konkretisierung auf der Verhaltensebene)
S : *Also ich glaube, daß meine Mutter meinen Vater nie geliebt hat.*
T1: *Ah, ...*
(Pause — diese Erklärung kommt so überraschend, daß es auch dem Therapeuten zunächst die Sprache verschlagen hat.)
S : *Daß mein Vater sie auf die Kinder gedrängt hat, damit sie eine Aufgabe hat und nicht davonläuft.*
(triadische Erklärung: enge Mutter-Kind-Beziehung hat stabilisierende Funktion für die Beziehung der Eltern)
T1: *Aha, Sie sagen, daß Ihre Mutter, aus Ihrer Sicht, Ihren Vater noch nie geliebt hat. Und umgekehrt, wie würden Sie es umgekehrt sehen?*
(Frage nach der Gegenseitigkeit der Beziehung; nach der Verteilung der Rolle dessen, der abgrenzende und zentrifugale, und dessen, der verbindene und zentripetale Funktionen übernimmt)
S : *Schon.*
T1: *Daß Ihr Vater Ihre Mutter geliebt hat. Ja, jetzt nehmen wir mal an, Sie würden dann also, wenn ... das ganze ist nur ein Gedankenspiel ... Sie denken ja, Ihre Mutter hätte es lieber, wenn Sie woanders wohnen. Wenn Sie also woanders wohnen würden, und Ihre Schwester ist auch außer Haus, dann wären Vater und Mutter allein zu Haus, wie würde dann das weitergehen, in Ihrer Phantasie dann? Würde die Mutter dann mehr mit dem Vater unternehmen oder mehr für sich?*
(hypothetische Fragen, um zu klären, welche Phantasien sich mit dem „Auseinandergehen", das vermieden wird, verbinden)
S : *Mehr für sich.*

T1: *Und wie würde das aussehen?*
(Konkretisierung, Verhaltensebene)
S : *Allein ins Theater gehen, Freundin besuchen, ...*
T1: *Ja, jetzt muß ich mal dumm fragen, das kommt mir jetzt grad' so ... Ihre Sichtweise ist ja die: Die Mutter hat den Vater eigentlich noch nie geliebt und der Vater hat sie gewissermaßen auf die Kinder hin orientiert, weil er die Befürchtung hatte, sonst würde sie weglaufen. Wenn jetzt die Kinder weg sind, heißt das dann, daß Sie befürchten würden, daß die Mutter dann weglaufen könnte?*
(Hypothetische Steigerung der bislang gemachten Aussagen in ihr Extrem; Vermeidung des Einstiegs der Therapeuten in ein Vermeidungsspiel; Erlaubnis von „Katastrophenphantasien")
S : *Ja, die Befürchtung habe ich.*
(!)
T1: *Wer in der Familie hat die Befürchtung am meisten? Sie oder die Schwester oder der Vater oder die Mutter?*
(Rangfolge, um die Relevanz derartiger Phantasien für andere und damit verbundene Koalitionen zu klären; die Rangfolge zeigt, inwieweit jeder in die Aufrechterhaltung der Beziehung der Eltern — aus Sicht des Sohnes — involviert ist.)
S : *Ich glaub', das bin ich.*
T1: *Daß Sie es sind. Und wer käme dann in der Befürchtung nach Ihnen?*
J : *Mein Vater, wahrscheinlich.*
(Zumindest darin stehen Vater und Sohn sich nahe.)
T1: *Und dann Ihre Schwester und dann Ihre Mutter, oder erst Ihre Mutter und dann Ihre Schwester?*
S : *Meine Schwester hält sich da raus.*
(signalisiert der Familie gegenüber Abgrenzung)
T1: *Die hält sich da raus, ja?*
T2: *Wann ist die Wahrscheinlichkeit größer, wenn Sie zu Hause wohnen, oder wenn Sie nicht zu Hause wohnen, daß Ihre Mutter Ihren Vater verläßt?*
(Nochmals Klärung der phantasierten Konsequenzen die seine Entscheidungen und Handlungen für die Beziehung der Eltern haben könnten; Wahrscheinlichkeitsaussagen legen dabei nicht so fest.)
S : *Wenn ich nicht zu Hause wohne. So sah es die ganze Zeit aus, aber das Blatt hat sich gewendet, glaub' ich, daß sie sich mittlerweile aneinander gewöhnt haben.*
(Rückzieher, Relativierung der bisherigen Einschätzungen)
T1: *Aha, ja hieße das denn, wenn Sie jetzt gehen würden, würde sie trotzdem nicht gehen, die Mutter?*
S : *Ja.*
T2: *Wenn Sie doch gehen würde, so unwahrscheinlich das Ihrer Meinung nach ist, wo würde sie hingehen?*
(Hypothetische Frage zur Erweiterung des Kontextes: Welche anderen Personen könnten eine Rolle spielen?)
S : *Zu 'nem anderen Mann.*

T2: *Hätte sie da Schwierigkeiten, einen zu finden, oder hat sie schon einen?* (Ist das Phantasie, oder gibt es jemanden?)
S : *Sie hätte keine Schwierigkeiten, einen zu finden. Sie hatte auch schon einen.*
T1: *Vor kurzer oder schon vor längerer Zeit?*
S : *Vor längerer Zeit.*
(Vater sieht Mutter überrascht an.)
T1: *Möchten Sie darüber sprechen, wann das war?*
V : *Wir haben hier Familientherapie. Ich hab' mich damit einverstanden erklärt ..., also sag' mir: Wann hattest Du einen anderen Mann? Da kommt ja einiges raus... Wann war das denn, Mutter?...* (zu den Therapeuten) *Wir sind jetzt über 30 Jahre miteinander verheiratet...*
M : *Ich nehme an, daß S. auf Brasilien anspielt...*
V : *Oh Gott, Brasilien, das ist dunkle Jahre zurück.*
S : *Nicht nur Brasilien.*
V : (zur Mutter gerichtet): *Was, hier hattest Du auch noch einen?!*
M : (kühl): *Das ist seine Sicht.*
(Es entwickelt sich ein sehr schnelles Wortgefecht; die Therapeuten intervenieren erst, als sie die Gefahr sehen, die Kontrolle über den Ablauf der Sitzung zu verlieren.)
T2: *Darum geht es ja jetzt auch erst einmal.*
V : *Ich weiß es ja selbst nicht.*
T2: *Wir können darauf gerne noch zu sprechen kommen. Ich möchte Sie* (an S. gerichtet) *jetzt noch weiterfragen: Wenn Ihre Mutter jetzt zu einem anderen Mann gehen würde — ob der nun da ist oder nicht, oder wo sie ihn auch immer her hat —, was würde der Vater tun?*
(hypothetische Frage, die auf S.' Sicht der Konsequenzen der Trennung zielt; es geht darum, die Bedeutung von „Trennung der Eltern" für den Vater zu spezifizieren.)
S : *Der würde verzweifeln.*
T2: *Hm, dann wäre es also für den Vater wichtig, daß sie das nicht tut?*
S : *Ja, mein' ich auch.*
T2: *Wer würde dem Vater dann helfen? Wo könnte er hin mit seiner Verzweiflung?*
S : *Ich.*
(Unter der zunächst sehr feindlich wirkenden Beziehung zwischen Vater und Sohn zeigt sich eine enge Verbundenheit.)
T2: *Würde er zu Ihnen kommen?*
S : *Ja.*
T1: *Wie würde er das tun? Würde er Ihnen sein Leid klagen, würden Sie eher zu ihm kommen, oder er zu Ihnen?*
S : *Das ist immer so. Wenn sich meine Mutter und mein Vater nicht gut vertragen haben, daß ich dann eingesprungen bin.*
(präskriptive Regel, der S. im Laufe der Familiengeschichte Folge leistete; seine Rolle sieht er als Schlichter.)
T1: *Wie sind Sie eingesprungen?*
S : *Daß ich meinem Vater geholfen hab'.*
(verdeckte Koalition zwischen Sohn und Vater)

T1: *Wie haben Sie das gemacht?*
S : *Ich hab' ihn getröstet, bin zu meiner Mutter gegangen. Und bei meinem zweiten Staatsexamen, als ich den Zusammenbruch hatte, da war wieder eine Trennung aktuell.*
T1: *Zwischen den Eltern.*
S : *Zwischen den Eltern. Und da hat meine Mutter gesagt: „Diesmal wirklich"; und da bin ich wieder eingesprungen und hab' sie überredet, nicht zu gehen.*
T1: *Wie haben Sie das gemacht?*
S : *Indem ich zur Mutter gesagt habe: „Nee, das machst Du nicht. Du kannst den Vater nicht allein lassen."*
T1: *Was ist denn Ihre Befürchtung, was mit dem Vater passieren würde, wenn das tatsächlich einmal geschehen würde?*
S : *Der wäre hilflos wie ein kleines Kind.*
T1: *Was würde er da tun, wie würde das aussehen?*
S : *Er würd' verrückt werden.*
T1: *Verrückt werden, wie würde das aussehen?*
S : *Ich könnt' mir vorstellen, daß er in der Psychiatrie landet.*
T1: *Aha, und wenn er in der Psychiatrie landen würde, mit welchen Symptomen?*
S : *Schizophrenie.*
T1: *Aha, ja da gibt's ja verschiedene Formen dann. Würde er Verfolgungswahn entwickeln, aus Ihrer Sicht jetzt mal. Oder was anderes?*
S : *Auch Verfolgungswahn.*
(Deutliche Identifizierung des Sohnes mit dem Vater)
T1: *Aha ...*
T2: *Wäre er auch suizidgefährdet?*
S : *Das wär' er nicht.*
T1: *Das wär' er nicht. Wie würd's der Mutter ergehen? Wir sind ja immer noch bei dem Gedankenspiel, wenn Sie da mal weggegangen wären. Würd's ihr eher gut gehen? Würd' sie's eher gut packen, oder würd' sie's eher nicht packen?*
S : *Das ist so festgefahren in der Familie, das ist nur ein Gedankenspiel ist.*
T1: *Natürlich, das ist ja klar. Oft sind es ja die Phantasien, daß die Menschen leiden, oder Ängste auslösen. Deswegen fragen wir so Phantasien ab.*
S : *Ich find' das sehr gut, wie Sie das machen. Aber meine Mutter würde es auch nicht verkraften. Das heißt, wenn's uns gut gehen würd' dabei, dann würd' sie das verkraften.*
T1: *Wen meinen Sie mit uns?*
S : *Den Kindern.*
T1: *Den Kindern. Beiden Kindern gleich, oder mehr ...*
S : *Mir.*
T2: *Und wenn's Ihnen schlecht geht, wie würd' sie darauf reagieren?*
S : *Da würd' sie beim Vater bleiben.*
T2: *Und wenn sie trotzdem weggeht, würd' sie da Schuldgefühle bekommen?*
S : *Würd' sie schon haben.*
T1: *Würd' sie eher zurückkommen, oder trotzdem wegbleiben und Schuldgefühle haben?*
S : *Das haben wir schon oft durchexerziert, weil ... meine Eltern leben in Trennung, seitdem ich sie kenn', praktisch. Das ist nichts Neues.*

T1: *Wie meinen Sie, sie leben in Trennung?*
S : *Das Wort „Scheidung", da kann ich mich dran erinnern, da war ich fünf Jahre alt.*
T1: *Daß die Eltern von Scheidung gesprochen haben?*
S : *Ja.*
T1: *Wer hat mehr darüber gesprochen, aus Ihrer Sicht; der Vater oder die Mutter?*
S : *Die Mutter.*
T1: *Die Mutter. Aber sie leben zusammen, die beiden, oder? Die leben zusammen?*
S : *Ja.*
T1: *Also, das ist mehr so eine geistige Trennung, die sie da haben?*
S : *Die haben sich auch schon getrennt so zwischendurch. Da hab' ich sie praktisch wieder zusammengehalten, weil ich da am meisten drunter gelitten hab'.*
T2: *Und wenn Sie nicht gewesen wären, hab' ich Sie da richtig verstanden, dann wären die beiden schon getrennt?*
S : *Ja.*
T2: *Schon lange?*
S : *Schon lange.*
T2: *Wie lange schon?*
S : *Wie lange seid Ihr verheiratet?*
M : *Seit 30 Jahren.*
S : *Seit 25 Jahren.*
   (d. h. seit dem 3. Lebensjahr des Sohnes)

Im weiteren Verlauf des Interviews distanzieren sich die Eltern von dieser Sichtweise ihrer Beziehung, bestätigen aber auch, daß sie nicht aus der Luft gegriffen ist:
(...)
V : *... aber irgendwo über die ganzen Jahre verteilt, hat mein Sohn in seiner Aussage nichts Unrichtiges gesagt. Aber mit einer Überbewertung, die den Zustand, daß wir jetzt schon wieder fünf Jahre allein sind ohne Kinder, und daß wir schon 30 Jahre verheiratet sind ..., das bestätigt irgendwo, daß er das überdimensional bewertet...*

Auch die Mutter bestätigt das vom Sohn geschilderte Muster; sie gibt ihm auch recht, daß sie häufig Trennungsabsichten gehabt habe. Insgesamt jedoch wird die Wichtigkeit für den Erhalt der elterlichen Ehe, die der Sohn sich zuschreibt, von den Eltern nicht in diesem Maße bestätigt.

3. Strukturelle Analyse des Transskripts

Die Aussagen, die der Sohn über das Beziehungsdreieck Vater–Mutter–Sohn gemacht hat, haben den Charakter deskriptiver Regeln, aus denen sich für ihn präskriptive Regeln (Gebote und Verbote) ableiten. Will er z. B. sein Ziel erreichen, mit dem Vater „in Frieden auseinanderzugehen", so muß er offenbar zu Hause wohnen bleiben.

Untersucht man die wechselseitigen Implikationen und Negationen seiner Aussagen, so wird die Kette von Prämissen und Folgerungen klar, die zu diesem Widerspruch führt.

Nun ist in dem hier als Beispiel benutzten Transskript der Widerspruch „In-Frieden-Auseinandergehen" und „Zusammenleben" relativ schnell deutlich (das ist das Untypische an der Sitzung und an der Familie). Wenn derartige Aussagen ohne aufeinander bezogen zu werden nebeneinander stehen, so ist ihre logische Inkonsistenz meist nicht sofort erkennbar.

Zur Interpretation und Analyse der Folgerungen solcher die Affektlogik eines Menschen bestimmenden Aussagensysteme bietet sich die von Spencer-Brown entwickelte Methode an (sie wurde oben an dem Beispiel der Haustiere Lewis Carrolls demonstriert). Für jede distinkte Aussage wird eine eigene Variable (a, b, c ...) gewählt; in einem zweiten Schritt werden die jeweiligen Implikationen, die durch „Wenn-dann-Sätze" gegeben sind, durch ein Kreuz (|) verbunden (Beispiel: „a impliziert b" oder „wenn a, dann b" wird durch a | b repräsentiert). In einem dritten Schritt werden alle Aussagen, die sowohl innerhalb als auch außerhalb von Kreuzen auftauchen, gestrichen. Übrig bleibt die Folgerung aus dem Prämissensystem.

Da es in einem Interview nicht sonderlich sinnvoll ist, sämtliche (teilweise selbstverständlichen) Implikationen und Negationen abzufragen, ergibt sich eine Möglichkeit der Textanalyse dadurch, daß man Definitionen, die sich aus den Spielregeln der Logik und den Bedeutungen der Alltagssprache ergeben (an die ja auch die Familienmitglieder sich halten), miteinbezieht.

Der Übersichtlichkeit halber soll der Text in einzelne Abschnitte zerlegt, und die logischen Verknüpfungen des Bedeutungssystems analysiert werden. Für die ersten distinkten Aussagen des Indexpatienten sollen folgende Variablen gelten:

a für *wir (Vater und Sohn) gehen auseinander*
b für *zwischen uns ist Frieden*
c für *ich (Sohn) gehe meine Wege*
d für *er (Vater) geht seine Wege*
e für *ich arbeite in meinem Beruf*
f für *ich wohne zu Hause*
g für *ich wohne woanders*
h für *meine Bindung zur Mutter ist stark*
i für *wir (Vater und Sohn) leben zusammen*

(Die Sätze, die so formuliert waren, daß sie sich auf die Vergangenheit bezogen, ihnen aber auch heute noch Gültigkeit zugesprochen wird, sind in die Gegenwartsform übersetzt worden. Aussagen, die für die Bedingungen und Organisation der Dreierbeziehung nicht relevant erscheinen, sind weggelassen).

Beginnen wir bei „wir gehen in Frieden auseinander":
Das Therapieziel des Sohnes besteht aus der Verknüpfung zweier — aus der Außenperspektive betrachtet — distinkter Aussagen (a und b). Es ist gewissermaßen ein Paket aus zwei Bedeutungen geschnürt und eine — gemessen an der Umgangssprache entdifferenzierte — Einheit aus a und b konstruiert; aus den

---
[1] Vgl. Titzmann 1977.

gesonderten Bedeutungsbereichen „wir gehen auseinander" und „es ist Frieden zwischen uns" wird so „wir gehen in Frieden auseinander". Da a und b (abweichend von den Grenzziehungen, die man den Regeln der Logik gemäß vornehmen kann) als Einheit gebraucht werden, soll „ab" für diese Einheit stehen. Dasselbe gilt für „ich gehe meine Wege und er geht seine Wege"; auch dies wird als Einheit verwendet (cd).

Die Argumentation verläuft nun folgendermaßen:

$$\overline{ab} \mid \cancel{cd} \mid \cancel{cd} \mid e \rightarrow \overline{ab} \mid e$$

Wenn man die Bedeutungen der Alltagssprache zugrunde legt, so zeigt sich in dieser Sequenz zunächst eine Folge schlüssiger Implikationen: Aus ab ergibt sich cd, aus cd ergibt sich e („ich arbeite in meinem Beruf"); cd kann in dieser Folge als innerhalb und außerhalb des Kreuzes liegend gestrichen werden. Im Klartext hieße dies: „Wenn wir in Frieden auseinandergehen, dann arbeite ich in meinem Beruf".

Die Fortsetzung des Textes führt jedoch zur Folgerung: „Wenn wir auseinandergehen und die Bindung zur Mutter stark ist (ah), dann leben wir zusammen (i)":

$$\overline{ab} \mid \cancel{c}\,\cancel{c} \mid \overline{f\,h} \mid \cancel{f}\cancel{f} \mid i\cancel{b} \rightarrow \overline{ah} \mid i$$

Hier ist offensichtlich ein neues Paket geschnürt worden bzw. eine neue Argumentationslinie zu der alten hinzugetreten. In dieser Folge von Schlüssen ist b („es ist Frieden zwischen uns") neben anderen Variablen herausgefallen.

Zwischen einer der Prämissen (a) und der Implikation (i) ergibt sich ein Widerspruch: Wenn „wir auseinandergehen", dann „leben wir zusammen". Dies ist zumindest nach der Bedeutung, die „Auseinandergehen" im sozialen Umfeld umgangssprachlich besitzt, logisch inkonsistent: Es entsteht eine *seltsame Schleife*, eine *Paradoxie*.

Der Grund, wie es dazu kommt, liegt darin, daß sich in f („ich wohne zu Hause") zwei unterschiedliche Argumentationsstränge treffen: $\overline{e} \mid f$ und $\overline{h} \mid f$. Es ist gewissermaßen wieder ein Paket geschnürt (eh für „ich arbeite in meinem Beruf und die Bindung an meine Mutter ist stark"). Diese beiden gleichzeitig geltenden Prämissen sind miteinander logisch zu vereinbaren und sie geraten nicht in Widerspruch zueinander. *Jede dieser Prämissen markiert einen Bedeutungskontext.* Nunmehr jedoch wird die Argumentationslinie gewechselt und aus der Gültigkeit dieser beiden Prämissen wird f gefolgert. Während bis zu diesem Punkt a („wir gehen auseinander") als Prämisse den Kontext aller nachfolgenden Bedeutungen bildete, tritt nun h („meine Bindung zur Mutter ist stark") als zweiter Kontext ins Spiel. Es werden zwei Kontexte miteinander vermischt, wodurch die Folgerung, die im zweiten Kontext schlüssig ist, im ersten zur Bildung einer seltsamen Schleife führt.

Die folgende Skizze mag diese Argumentationslinie verdeutlichen. Waagrechte Striche stehen dafür, daß zwei Bedeutungsfelder miteinander gekoppelt werden (es ist ein „Paket" geschnürt, sie stehen auf derselben Seite der Unterscheidung), senkrechte Pfeile stehen für Folgerungen, die sich aus Implikationen ergeben, und gepunktete Linien stehen für Negationen (sie stehen auf verschiedenen Seiten der Unterscheidung):

Kontext

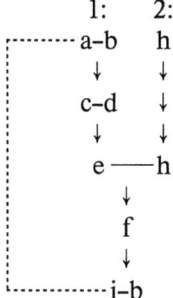

In der Gleichzeitigkeitsassoziation (e — h) werden zwei Kontexte miteinander vermischt, so daß sich die paradoxe Folgerung $\overline{ab}\,|$ ib ergibt. Abstrahiert man von dem „Frieden"(b), der beiden Bedeutungsfeldern gemeinsam ist, so bleibt die Kontradiktion $\overline{a}\,|$ i.

Um den weiteren Text analysieren zu können, sollen die folgenden Variablen eingeführt werden:

j	für *der Vater akzeptiert meine Arbeit in meinem Beruf*
k	für *der Vater hätte es lieber*
l	für *die Mutter hätte es lieber*
m	für *die Mutter will ein Leben für sich führen*
n	für *die Mutter liebt den Vater nicht*
o	für *der Vater drängt die Mutter auf die Kinder*
p	für *die Mutter hat eine Aufgabe*
q	für *die Mutter läuft nicht davon*
r	für *der Vater liebt die Mutter*
s	für *Vater und Mutter sind allein*
t	für *die Mutter läuft weg*

Auch im weiteren Verlauf des Interviews werden Widersprüche deutlich, die sich durch die Mischung unterschiedlicher Argumentationslinien (Kontexte) erklären lassen. Neben das Ausgangsargument ib („wir leben in Frieden zusammen") sind andere Bedeutungsrahmen — durch die Fragen der Therapeuten initiiert — getreten. Sie sind gewissermaßen einen Schritt zurückgegangen und haben (von ihrer Theorie geleitet) f („ich wohne zu Hause") als Kreuzungspunkt innerhalb des Bedeutungsnetzes in den Fokus der Aufmerksamkeit gestellt. Die Nebenlinie, die sich aus den Restbeständen des Berufsthemas (j für „Vater akzeptiert meine Arbeit in meinem Beruf") ergibt, wird vernachlässigt, obwohl dies der Konfliktbereich war, der von der Familie im Laufe des Erstinterviews zunächst als Fokus angeboten wurde.

Es zeigen sich nun — auf der tiefer liegenden Ebene der Implikationen — weitere Kontexte, innerhalb derer f („ich wohne zu Hause") bzw. seine *aktive* Negation g („ich wohne woanders") Bedeutung gewinnen: k („der Vater hätte es lieber") und l („die Mutter hätte es lieber") bzw. r („der Vater liebt die Mutter") und n („die Mutter liebt den Vater nicht").

Es ergibt sich folgendes Negations-Implikations-Muster:

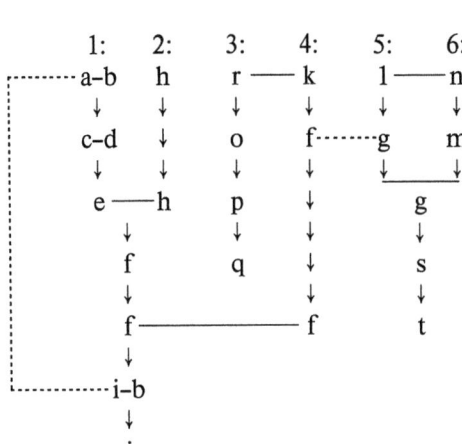

In dieser Grafik wird illustriert, wie die sich aus den Aussagen des Interviews ergebende logische Organisation des verwendeten Bedeutungssystems ist.

Zur weiteren Analyse sollen folgende Variablen benutzt werden:

u	für *ich habe die Befürchtung*
v	für *die Schwester hält sich raus*
w	für *die Eltern haben sich aneinander gewöhnt*
x	für *der Vater würde verzweifeln*
y	für *es wäre für den Vater wichtig*
z	für *ich helfe dem Vater*
a*	für *Mutter und Vater vertragen sich nicht*
b*	für *ich springe ein*
c*	für *ich habe einen Zusammenbruch*
d*	für *eine Trennung der Eltern ist aktuell*
e*	für *ich verhindere, daß die Mutter geht*
f*	für *Vater wird verrückt*
g*	für *den Kindern geht es gut*
h*	für *mir geht es gut*
i*	für *die Mutter verkraftet es*
j*	für *die Mutter verkraftet es nicht*
k*	für *mir geht es schlecht*
l*	für *die Mutter hat Schuldgefühle*
m*	für *ich halte die Eltern zusammen*
n*	für *ich leide am meisten*

(Die Aussagen, daß die Mutter im Falle der Trennung zu einem anderen Mann geht, und daß der Vater im Falle des Verrücktwerdens einen Verfolgungswahn etc. entwickeln würde, sind lediglich als Spezifizierung von Trennung und Verrücktwerden betrachtet und weggelassen worden.)

Das Implikations-Negations-Netz von oben läßt sich nun (etwas vereinfacht) fortschreiben:

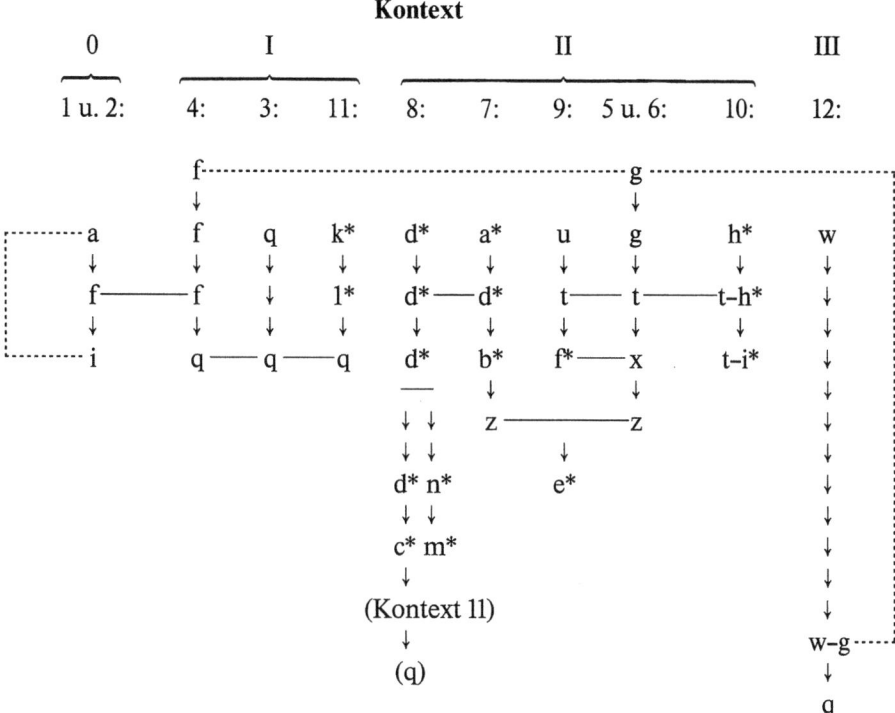

Dieses Modell eines Bedeutungsnetzes zeigt, daß die Alternative zwischen „ich wohne woanders" (g) und „ich wohne zu Hause" (f) sehr verschiedene Konsequenzen hat. Die Kontexte 3,4 und 11 (die Numerierung wurde nach der Reihenfolge des Auftretens im Interview gewählt) sind sehr eng miteinander verknüpft; sie bilden gewissermaßen einen gemeinsamen Metakontext (I), der durch die gemeinsame Folgerung q („die Mutter läuft nicht davon") markiert ist. Ihm steht der aus 5, 6, 7, 8, 9 und 10 gebildete Metakontext (II) gegenüber, der durch die Trennungsdrohung definiert wird. Die Folgerungen dieses zweiten Bereichs sind:

„Ich habe einen Zusammenbruch"(c^*), „ich halte die Eltern zusammen"(m^*), „ich verhindere, daß die Mutter geht" (e^*) und „wenn es mir gut geht, verkraftet die Mutter die Trennung"(ti^*). Diese beiden Bedeutungsfelder sind zum einen durch die gegenseitige Negation von f und g miteinander verknüpft, zum anderen durch die nicht abgefragte, aber wohl voraussetzbare Implikation $\overline{c^*}\,|\,k^*$ („ich habe einen Zusammenbruch" impliziert „mir geht es schlecht").

Sollte der Indexpatient sich verpflichtet fühlen, die Mutter am Fortlaufen zu hindern, so bietet sich logisch nur eine zuverlässige Möglichkeit: „zu Hause wohnen" (Kontext I); wohnt er woanders (Kontext II), so bietet der Zusammenbruch einen Weg, zurückzukehren. Doch es ist eine spezielle Form des Zurückkehrens. Eine, deren Bedeutung nicht klar ist.

Ein „Zusammenbruch", der offen läßt, ob er „ich wohne zu Hause" oder „ich wohne woanders" bedeutet, kann die *Kontradiktion* zwischen „in Frieden auseinandergehen" und „in Frieden zusammenleben", zwischen „zu Hause" und „woanders wohnen" *auflösen*. Die stationäre Behandlung in einer psychiatrischen Klinik ließe diese Alternative *unentscheidbar*.

Sollte der Indexpatient die Aufgabe gewählt haben, *sowohl* den Wunsch der Mutter *als auch* den Wunsch des Vaters zu erfüllen, so käme er in ein Dilemma: Die Erfüllung des einen Auftrags schließt die Erfüllung des anderen aus. Der „Zusammenbruch" ist der imaginären Zahl i vergleichbar, er bietet eine imaginäre Realität, mit der sich in der konsensuellen Realität der Familie „rechnen" läßt. Wer in eine psychiatrische Klinik geschickt wird, wohnt weder eindeutig zu Hause, noch woanders. Während das „Woanders-Wohnen" die *aktive Negation* des „Zu-Hause-Wohnens" ist (und umgekehrt), ist der Psychiatrieaufenthalt die *passive Negation* von beidem. Das heißt aber, daß weder der Wunsch des Vaters, noch der Wunsch der Mutter aktiv negiert wird. Die Ambivalenz zwischen beiden Möglichkeiten bleibt offen und balanciert.

Auffällig ist, daß Kontext 12 (III) einen vollkommen separaten Bedeutungsbereich bildet, der alle Regeln der Vergangenheit in Frage stellt: „Die Eltern haben sich aneinander gewöhnt", d. h. die Bedeutung, welche g („ich wohne woanders") früher hatte, ist heute nicht mehr gültig. Der Sohn ist damit von seinen widersprüchlichen Aufträgen entbunden. Voraussetzung ist dafür jedoch, daß die Gültigkeit dieses Interpretationsrahmens interpersonell bestätigt wird. Werden beide Kontexte (damals/heute) miteinander vermischt, so entsteht wiederum eine seltsame Schleife: „Woanders wohnen ist nicht woanders wohnen" (g = nicht-g). Im Blick auf das „Woanders-Wohnen" entsteht hier dieselbe paradoxe Struktur wie durch die widersprüchlichen Wünsche der Eltern.

All diese Paradoxien und seltsamen Schleifen entstehen dann, wenn Gleichzeitigkeitsassoziationen wie die logischen Verknüpfungen der Konjunktion („und") bzw. der nichtausschließenden Disjunktion („oder") gebraucht werden. Berücksichtigt man, daß der Entwicklungsweg des logischen Denkens dadurch gekennzeichnet ist, daß an die Stelle der Gleichzeitigkeitsbeziehung die logische Verknüpfung gesetzt wird,[2] so kann eine solche subjektive Wirklichkeitskonstruktion als Entdifferenzierung oder auch mangelnde Differenzierung (gemessen an den Spielregeln der Logik und den Grenzziehungen unserer Umgangssprache) gewertet werden.

Dem Beobachter stellen sich mehrere Fragen: Welche aktuelle Funktion hat für den Indexpatienten diese „Regression" (so könnte man das Phänomen mit psychoanalytischen Begriffen beschreiben), durch die er einen Interpretationsrahmen, der offenbar aus früheren Zeiten stammt, auf die Gegenwart „überträgt"? Und welche aktuellen Funktionen und Bedeutungen haben seine damit verbundenen Handlungen für die familiäre Interaktion?

---

[2] Vgl. Simon 1984.

4. Die Bedeutung des Dritten

Die Interaktionsmuster, die in dem Beziehungsdreieck Mutter–Vater–Sohn zu beobachten sind, lassen sich allesamt einer einzigen Spielregel, einem gemeinsamen dramaturgischen Schema unterordnen: Wo immer zwei Personen zueinander in Beziehung treten, reguliert der Dritte die Grenzenbildung. Dieses Phänomen wird von den Familienmitgliedern für die Vergangenheit beschrieben, es wird in dem Transskript deutlich und es ist in der Sitzung zu beobachten.

Dabei übt nicht allein der Sohn die Rolle dieses Dritten aus, sondern auch der Vater und die Mutter (auch die Tochter übernimmt gelegentlich diese Funktion, spielt aber insgesamt eher eine Sonderrolle und fällt etwas aus diesem Schema heraus). Es gibt — so läßt sich allgemein sagen — keine Konflikte, die als *Zweierkonflikte* begrenzt bleiben; sie weiten sich stets zu Drei-Personen-Interaktionen aus.

Wann immer es zu Konflikten zwischen zwei der drei Personen kommt (und es kommt häufig dazu), droht die symmetrische Schismogenese, d. h. das Zerbrechen der Familie. In dieser Situation stellt sich der Dritte zwischen die beiden Streitenden und übernimmt gegensteuernde, die Spaltung verhindernde Funktionen.

Der übliche Ablauf läßt sich schematisch folgendermaßen beschreiben:

a) Es kommt zu einer Auseinandersetzung über irgendeine (austauschbare) Sachfrage zwischen zwei Personen.
b) Der Streit eskaliert symmetrisch (d. h. jeder versucht, die Beziehung zu kontrollieren und eine komplementäre Situation herzustellen, in welcher der andere der Verlierer, er selbst der Sieger wäre). Handlungslogisch betrachtet wird jeder Akt des einen durch einen Akt des anderen beantwortet.
c) Gipfelpunkt der Eskalation ist, daß von einem der Beteiligten mit Beziehungsabbruch gedroht wird. Dabei gibt es zwei unterschiedliche Formen der Trennungsdrohung: Entweder es wird gedroht (1), den anderen aktiv zu verlassen (in der Beziehung Vater–Mutter droht z. B. die Mutter mit Scheidung), oder aber es wird (2) mit Ausgrenzung gedroht (in der Beziehung Vater–Sohn und Mutter–Sohn drohen Vater bzw. Mutter dem Sohn gelegentlich mit dem „Rauswurf").
d) An diesem Punkt endet die Sequenz, in der Akt mit Akt beantwortet wird: der vom Rauswurf bzw. dem Verlassen Bedrohte wird passiv. Er unterläßt weitere eskalierende Schachzüge.
e) Statt dessen wird nunmehr — angesichts dieser Drohung — der jeweils Dritte aktiv und versucht, den Beziehungsabbruch zu verhindern. Er stellt sich auf die Seite des vermeintlich Schwächeren (dem der Beziehungsabbruch angedroht ist). Er ergreift Partei für den passiv „Leidenden" (d. h. den potentiell „Verlassenen" oder „Rausgeworfenen").
f) Tritt der Dritte nicht von sich aus spontan auf den Plan, so entwickelt derjenige, der mit dem Beziehungsabbruch bedroht wird, körperliche Symptome (der Vater Magen-Darm-Koliken, die Mutter Herzanfälle, der Sohn Oberbauchbeschwerden, die wie Gallenbeschwerden erscheinen). Nunmehr fühlt sich der Dritte aufgerufen, aktiv zu werden und dem Schwächeren zu helfen (siehe e).

g) Es entsteht eine Koalition zwischen dem, der vom Beziehungsabbruch bedroht ist, und dem Schlichter; sie bilden eine neue Einheit; der Beziehungsabbruch zum einen würde nunmehr auch den Beziehungsabbruch zum anderen bedeuten (es ist ein „Paket" geschnürt worden). Es gibt in der Familie zwei unterschiedliche Muster, nach denen der Dritte handelt: (1) Er verhält sich demjenigen gegenüber, der mit Trennung droht, aggressiv, oder aber (2) versöhnlich. Der Vater wirkt vor allem als der negative Gefühle äußernde Dritte, die Mutter als die positive Gefühle äußernde Dritte. Der Sohn wechselt zwischen beiden Möglichkeiten.

h) Der angedrohte Beziehungsabbruch verändert durch das Eingreifen des Dritten seine Richtung: der Angreifer ist nunmehr der Angegriffene; demjenigen, der den Beziehungsabbruch androht, droht selbst die Isolation, der Ausschluß aus der Familie. Es ist eine Alles-oder-nichts-Alternative entstanden: Entweder man bricht die Beziehung zu allen Familienmitgliedern ab oder zu keinem.

i) Die Drohung wird stillschweigend zurückgezogen (passiv negiert): Rausschmiß und Verlassen werden unterlassen. Man geht zur Tagesordnung über, ohne daß ein Sieger oder Verlierer festgestellt werden kann. Das Spiel ist neutralisiert, aber nicht beendet.

j) Bei nächster Gelegenheit Fortsetzung, Beginn bei a). Der Einstieg in dieses Spiel kann aber auch an jedem anderen Punkt beginnen, z. B. bei der Drohung, die Beziehung abzubrechen.

Da es nicht stets dieselben Personen sind, die miteinander in Streit geraten, gibt es in diesem Spiel keine festen Koalitionen. Der gesamte Ablauf der Interaktion läßt sich auch so beschreiben, daß jeweils neu um den Dritten gekämpft wird. Wer ihn auf seine Seite zieht, hat jeweils einen „Satz" gewonnen (wenn man einmal die Analogie zum Tennis bemüht), nicht jedoch das „Match". Es entsteht ein Spiel ohne Ende, bei dem jeder von der Hoffnung auszugehen scheint, irgenwann werde es ihm gelingen, die Beziehung zu kontrollieren.

Doch das Zusammenspiel ist erheblich subtiler, als es auf den ersten Blick scheint. Der Dritte wird nicht nur von dem vermeintlich Schwächeren auf seine Seite „gezogen", er wird auch von dem vermeintlich Stärkeren „geschickt". Es handelt sich dabei um eine Kollusion, bei der die Ambivalenz auf zwei Personen aufgeteilt wird. Derjenige, der den Beziehungsabbruch androht, ist ja stets auch selbst durch eine derartige Trennung bedroht. Er braucht seine Angst vor der Trennung aber nicht wahrzunehmen (und vor allem nicht in Handlung umzusetzen), wenn ein anderer dafür sorgt, daß die Befürchtungen nicht wahr werden.

Trotz aller offen ausgetragener Feindschaft gibt es den heimlichen Konsens, daß die Beziehungen nicht abbrechen dürfen. Es darf aber darüber hinaus auch keine klare Beziehungsdefinition geben, keine Festlegung, wer der Stärkere und wer der Schwächere ist.

Der Dritte in diesem Spiel hat auch einen Gewinn dadurch, daß er gerade dann aktiv wird, wenn eine klare Beziehungsdefinition droht. Er kann sich dabei als Retter und Helfer aufwerten, der die Ausgrenzung eines Schwachen verhindert. Der vermeintliche Kampf um ihn gibt ihm eine ungeheure Wichtigkeit; er selbst ist der Dominante in einer komplementären Beziehung. Die Position, die im Zweierkonflikt nicht erreicht werden kann, wird als Schlichter im Dreierkonflikt erreicht.

Das Beispiel des Sohnes als „Retter" der elterlichen Ehe illustriert die Pseudofeindlichkeit regulierende Funktion des Dritten in dieser Familie. Ähnliche Szenen werden vor allem für die Rolle der Mutter in der Vater-Sohn-Beziehung beschrieben. Die Mutter ist es stets, die versucht die aggressiven Gefühle, welche die beiden sich gegenseitig offen zeigen, durch ihr versöhnendes Eingreifen auszugleichen. Auch wenn sie inhaltlich mit dem Vater übereinstimmt, geht sie im allgemeinen nicht auf seine Seite, da er meist recht schnell „Konsequenzen" androht.

Vor allem den Kindern gegenüber ist es zu einer nahezu vollständigen Arbeitsteilung — einer Aufspaltung der Ambivalenz — zwischen den Eltern gekommen. Während der Vater trotz aller positiven Gefühle ihnen gegenüber („ich habe ein Leben lang für meine Kinder gelebt") eher negative Affekte ausdrückt, zeigt die Mutter trotz all der Einschränkungen, die ihr durch die Verantwortung für die Kinder auferlegt waren („ich habe mir mehr vom Leben erwartet, nicht nur Kinder..."), hauptsächlich positive Gefühle. Zwischen den beiden hat sich eine Form der Kooperation entwickelt, in der jeder die eine Hälfte der Ambivalenz den Kindern gegenüber agiert. Jeder ist dabei gewissermaßen der Delegierte des anderen. Zur Folge hat diese Aufspaltung aber, daß jedem der beiden bestimmte Eigenschaften zugeschrieben werden: der Vater ist der Harte, die Mutter ist die Weiche. Die Beziehungen zwischen Eltern und Kindern sind ebenfalls aufgespalten: zum Vater haben die Kinder — oberflächlich betrachtet — eine distanzierte (psychodynamisch gesehen: aggressiv gefärbte), zur Mutter eine nahe und enge (libidinös gefärbte) Beziehung.

Ein Beispiel soll diese Kooperation zwischen den Eltern verdeutlichen. Es folgt im Prinzip dem oben dargestellten Schema, allerdings ist hier die (phantasierte) Trennungsdrohung der Einstieg:

Als S. etwa 17 oder 18 Jahre alt war, kam es wiederholt zu dramatischen nächtlichen Szenen. Wann immer er abends zum Tanzen, zu Rockkonzerten o. ä. ging, mußte er angeben, um wieviel Uhr er wieder zurück sein würde. Der Vater hatte in dieser Zeit sehr viel Verständnis für den Freiheitsdrang seines Sohnes. Er konnte sich mit ihm weitgehend identifizieren und war geneigt, ihm viel Freiraum zu lassen. Es war eine Phase, in der alle Voraussetzungen für eine gute Beziehung zwischen Vater und Sohn gegeben waren. Dennoch ergaben sich Probleme: Solange der Sohn noch nicht zu Hause war, konnte die Mutter nicht schlafen. War er auch nur fünf Minuten überfällig, so wurde sie von panischer Angst überfallen. Sie sah den Sohn „mit durchschnittener Kehle im Straßengraben liegen", tot, für immer fort. Begleitet wurde diese Angst von Herzrasen, der Angst zu sterben. Mehrfach mußte in solchen Situationen der Notarzt gerufen werden.

Aus Sorge um das Leben seiner Frau fuhr der Vater los, um den Sohn zu suchen. Fand er ihn dann in irgendeiner Jugendkneipe, so machte er ihm Vorwürfe und aggressive Szenen. Dieser Ablauf wiederholte sich häufig: Obwohl der Vater zu dem Schluß kam, das Leben seiner Frau sei wohl doch nicht akut gefährdet, machte er sich immer wieder auf die Suche nach dem Sohn. Seine

Motivation, nachts durch Diskotheken zu laufen, war naturgemäß nicht allzu groß angesichts der Tatsache, daß er morgens um fünf Uhr aufzustehen hatte, um zur Arbeit zu kommen. Dennoch war dies die einzige Möglichkeit, seine Frau zu beruhigen. Oft fuhr er nur ein, zwei Mal um den Block und erklärte, der Sohn habe ihm gesagt, er komme in einer halben Stunde. Er tat dies — wie er sagt — um „die Beziehung zwischen Mutter und Sohn nicht zu belasten". Hätte er es nicht getan, so wäre es — glaubt er — zu aggressiven Auseinandersetzungen zwischen Mutter und Sohn gekommen. Dadurch, daß er vorgab, den Sohn getroffen zu haben, verschaffte er ihm noch etwas Freiraum (schließlich hatte er ja volles Verständnis für die Wünsche des Sohnes). Er beruhigte aber auch seine Frau, um deren Wohlbefinden er sich sorgte. Kam der Sohn dann nicht wie erhofft, mußte der Vater wohl oder übel noch einmal hinaus in die Nacht und seinen Sohn wirklich suchen. Fand er ihn dann endlich, war er vor Wut geladen: Wut auf seine Frau, Wut auf sich selbst, Wut auf den Sohn. Der Sohn wurde dann der Adressat aggressiver Ausbrüche.

Ihr Hintergrund war ihm nicht durchsichtig; vor allem wurde ihm nicht klar, daß der Vater ständig bemüht war, ihm einen gewissen Freiraum zu erhalten. Ebensowenig wurde deutlich, daß die Mutter dem Sohn gegenüber aggressive Gefühle hatte. Ihr ging es lediglich schlecht, sie machte sich Sorgen.

Die Arbeitsteilung der Eltern, bei der jeder nur die eine Seite der Ambivalenz in seinen Handlungen zeigte, führte in dieser beispielhaften Sequenz dazu, daß die Motive des Vaters in seinen Handlungen nicht zu erkennen waren. Was er machte, folgte den Motiven seiner Frau. Er übernahm ihre Angstbewältigung: ein Aspekt der Verwischung interindividueller Grenzen. Psychoanalytisch gesehen: Er übernahm einen Teil der Ich-Funktionen seiner Frau.

Für den Sohn jedoch war es klar, daß der Vater ihn verfolgte und mit Wut reagierte, wenn er sich zu weit von zu Hause fortbewegte („ich habe mich eigentlich immer von meinem Vater verfolgt und bedroht gefühlt").

Die Herzanfälle der Mutter, die Reaktionen des Vaters, das Bedrohtfühlen des Sohnes und die Bereitschaft aller, die Rolle des Dritten einzunehmen, sind nur vor dem Hintergrund bestimmter, von allen geteilter Vorannahmen über die Natur menschlicher Beziehungen zu erklären. Es ist eine Sichtweise, die einem *Alles-oder-nichts-Schema* folgt: *Entweder man hat eine ganz enge, verschmelzende Beziehung, oder man hat gar keine Beziehung. Will man in der ganz engen Beziehung seine Autonomie bewahren und sein eigener Herr sein (d. h. unabhängig von anderen), so muß man zu dominieren versuchen oder aber die Beziehung abbrechen. Der Dritte ermöglicht es, diese Alternative aufzulösen. Sein Eingreifen sorgt auf der Handlungsebene für einen dritten Weg, ohne daß einer der Beteiligten gezwungen wäre, die Prämissen des Alles-oder-nichts-Schemas in Frage zu stellen.*

Der Dritte in einem solchen Dreipersonenspiel kann sich jeweils mächtig fühlen und die Illusion bewahren, irgendwann könne er alle Beziehungen einseitig kontrollieren. Doch dies ist nur solange der Fall, wie er sich als aktiv handelnd erlebt. Sobald er sich passiv widersprüchlichen Forderungen ausgesetzt fühlt, bleibt von dieser Mächtigkeit nicht viel. Was die beiden, die um den Dritten rivalisieren, machen, läßt sich mit den Worten der Tochter folgendermaßen beschreiben: „Ich seh' das wirklich manchmal so: Persönlichkeiten auseinanderreißen wollen, wie Kaugummi...".

5. Die Mehrgenerationendynamik der Grenzenbildung

Auch die Mitglieder der Familie erleben die prekäre Wichtigkeit, welche die familiären Formen der Grenzenbildung für ihre Probleme besitzen. Bereits nach wenigen Minuten wird dies vom Vater im Erstinterview problematisiert. Er führt die Erkrankung seines Sohnes darauf zurück, daß er seit seinem 13. oder 14. Lebensjahr eine „Grenze" gefunden habe, „hinter die er sich zurückgezogen" habe und hinter der er „nicht angreifbar" gewesen sei: das Lernen. Mit der Begründung, er müsse lernen, sei er nicht nur von allen anderen Anforderungen in Haus, Garten oder Familie entbunden worden, sondern alle denkbaren Unannehmlichkeiten und Mühen seien ihm vom Halse gehalten worden. Dieser Rückzug in „sein Naturschutzgebiet" sei jetzt der Grund dafür, daß der Sohn der Realität — „so wie sie nun einmal ist" — nicht gewachsen sei, sie „einfach ablehnt".

Die Regel der Abgrenzung des Sohnes, die der Vater hier beschreibt, ist das Ergebnis des stillschweigenden Übereinkommens zwischen Eltern und Sohn, daß Lernen, Fleiß und Arbeit für den beruflichen Erfolg ein berechtigter Grund dafür sind, sich (körperlich und geistig) in einen Raum zurückzuziehen, der Schutz vor den Ansprüchen, Forderungen und Wünschen aller anderen bietet. Wer auf andere Art in der Familie Abgrenzungswünsche signalisierte, mußte damit rechnen, daß ihre Legitimität in Frage gestellt wurde. Lernen jedoch war ein unbestrittener Wert. Es war interaktionell mit einer abgrenzenden Wirkung verknüpft, hatte jedoch für die Eltern nicht den negativen affektiven Beiklang, der mit anders artikulierten Trennungswünschen verbunden war. Doch der dadurch gewonnene Freiraum war nur begrenzt: inhaltlich waren die Ziele des Lernens zwar frei von jedem elterlichen Einfluß, es mußte sich jedoch alles dem übergeordneten Ziel „Lernerfolg" unterordnen. Das „Naturschutzgebiet" war kein Raum, in dem autonom gehandelt werden konnte; oder besser gesagt: es bot eine Form der Selbstbestimmung, die stets zugleich Gehorsam gegenüber den — wirklichen oder vermeintlichen — Leistungsanforderungen der Eltern war.

Sowohl die alltägliche In-Frage-Stellung persönlicher Grenzen als auch das Akzeptieren des „Naturschutzparkes" folgten einem gemeinsamen Muster: dem Alles-oder-nichts-Prinzip. Gab es eine Grenze, so war sie undurchdringlich; die Alternative dazu war absolute Durchlässigkeit.

Eltern und Sohn folgen zum Zeitpunkt des Therapiebeginns nicht nur einem binären Entweder-oder-Denken, sondern auch einem dyadischen Bild menschlicher Beziehungen. Das Individuum ist für sie nicht die kleinste lebensfähige Einheit, sondern die Zweierbeziehung. Es gäbe keine Probleme zwischen den Eltern und den Kindern — so sagen die Eltern —, wenn die Kinder verheiratet wären. Dann wäre vollkommen klar, wer wohin gehört; die Eltern wären aus ihrer Sorgepflicht entlassen. So aber, wo beide Kinder noch nicht verheiratet sind, ist diese Beziehung eben nicht klar definiert, der Übergang von der Eltern-Kind-Beziehung zur Erwachsenen-Erwachsenen-Beziehung nicht vollzogen.

Die Hochzeit der Kinder wäre für die Eltern offensichtlich so etwas wie ein Ritual, durch das eine neue Kontextmarkierung vorgenommen und eine neue Beziehungsdefinition für gültig erklärt werden würde.

Doch beide Kinder weigern sich zu heiraten. Der Sohn will offenbar gerade deswegen seine schon seit vielen Jahren bestehende eheähnliche Beziehung zu seiner Freundin nicht legalisieren, weil er jeglicher Festlegung (in bezug auf die Eltern wie auf die Freundin) zu entgehen sucht (das ist zumindest einer der Schlüsse, die sich dem Beobachter aufdrängen, auch wenn S. selbst dies nicht als Motiv angibt).

Auch seine Schwester akzeptiert die Alternative (Kind oder Ehefrau) nicht; sie erscheint im Verlaufe der Therapie als das Familienmitglied, das am wenigsten nach einem Entweder-oder-Prinzip lebt und Möglichkeiten gefunden hat, sich autonom zu fühlen und dennoch in Beziehung zu treten.

Der Weg zu dieser differenzierteren Sicht war für sie jedoch nicht leicht, sondern voller Schmerz und Krisen. Während ihrer gesamten Kindheit war sie in den alltäglichen Auseinandersetzungen zwischen den Eltern so gut wie nie in der oben beschriebenen Rolle des Dritten. Sie war immer parteilich, immer auf der Seite der Mutter. Drohte eine Trennung, so stand es außer Frage, daß sie mit der Mutter gehen würde. Die beiden waren „ein Herz und eine Seele"; sie bildeten eine Einheit. Auch jetzt noch sehen die beiden sich sehr ähnlich und könnten für eine jener Seifenwerbungen posieren, in denen eine jugendliche Mutter als Schwester ihrer Tochter verkannt wird. Der Grad der Vertrautheit und Identifikation zwischen ihnen ist sehr hoch.

In der Familie spielte T. eher eine brave, passive Rolle. Sie war unauffällig, ihre Anwesenheit für alle eine Selbstverständlichkeit.

Die Lösung aus dieser engen Bindung war für sie nicht einfach, die Trennung verlief traumatisch. Als sie ihr Studium in einer fremden Stadt begann, reagierte sie mit Depressionen. Sie unternahm mehrere ernsthafte Selbstmordversuche. Die Eltern erfuhren nichts davon. Sie wollten es wohl auch nicht. Es wäre zu beunruhigend für sie gewesen. Auf die hypothetische Frage, was denn passiert wäre, wenn es der Tochter gelungen wäre, ihrem Leben ein Ende zu setzen, wird entgegnet, daß dann auch die Mutter sich umgebracht hätte. Lediglich die Tochter wäre in der Lage gewesen, sie über einen solchen Verlust hinwegzutrösten, aber gerade diese wäre dann nicht mehr da gewesen.

Ohne die Hilfe irgendeines professionellen Therapeuten bewältigt T. die Krise und entwickelt sich in der Folge „von der Familie weg". Sie verspürt das Bedürfnis nach einer Intimsphäre, welche auch der Mutter verborgen bleiben soll. Die Mutter ist verletzt und enttäuscht, akzeptiert aber die Entscheidungen ihrer Tochter, „die jetzt draußen steht" (wie der Bruder es formuliert). Unfreiwillige Hilfe leistet dabei wiederum der Vater, der seiner Tochter signalisiert, „Besuche" wolle er nicht; wenn sie mit solchen Vokabeln wie „Intimsphäre" eine Grenze zu den Eltern errichten wolle, so solle sie lieber ganz wegbleiben. In realistischer Einschätzung ihrer begrenzten Macht, die Tochter zu irgendeinem anderen Verhalten zu zwingen, fügt sich die Mutter in den Lauf der Dinge und beschwichtigt immer wieder ihren Mann.

Insgesamt bietet sich dem außenstehenden Beobachter ein Bild der familiären Struktur, in dem sowohl in der Eltern-Sohn- als auch in der Mutter-Tochter-Beziehung die Generationengrenze weit geöffnet ist bzw. war (die Unterscheidung zwischen „ist" und „war" ist nicht immer einfach: in den Beziehungen der Tochter zur Familie erscheint es adäquat, „war" zu sagen; in den Beziehungen des Sohnes zu seinen Eltern bleibt wiederum undefiniert, ob all dies nur früher so „war" oder auch heute noch so „ist").

Dies entspricht auch dem Selbstverständnis der Eltern. Sie bezeichnen sich bzw. ihre eheliche Beziehung als „den Kindern gegenüber absolut transparent" (Vater). Wenn man unter Transparenz Durchschaubarkeit versteht, muß man als außenstehender Beobachter diese Einschätzung wohl in Zweifel ziehen. Dennoch ist damit gut beschrieben, daß beide Kinder parentifiziert waren, den Eltern so etwas wie Eltern. Der Gewinn, den sie daraus ziehen konnten, war ein Gefühl großer Wichtigkeit. Der Preis, den sie dafür zu zahlen hatten, war die Orientierung des eigenen Handelns an den Zielen anderer, eine Übergewissenhaftigkeit, die Manipulierbarkeit durch Schuldgefühle.

Doch auch für die Eltern war diese Form der Beziehung nicht ambivalenzfrei. Es war das Gefühl, den Kindern total ausgeliefert zu sein. Vor allem dem Vater macht dies zu schaffen, was er in einer eindrucksvollen Metapher darstellt: Das sei so, als hätte man einen Safe, einen Geldschrank, in dem die wertvollsten Besitztümer aufgehoben sind, und ein anderer habe den Schlüssel dazu. Seine Kinder seien es, die diesen Schlüssel zu seinem Safe haben, nunmehr aber ihm den Schlüssel zu ihrem Safe verweigern. Das sei es, was ihn so erbost. Denn er habe keine Möglichkeit, den Schlüssel zurückzufordern, die Tür oder das Schloß auszuwechseln. Da er nur einen gemeinsamen Safe mit seiner Frau besitze und zwischen den Bereichen beider weder eine Tür sei noch denkbar wäre („dann wäre diese Beziehung ja nicht mehr"), habe seine Frau die Schlüsselgewalt. Und sie sei es, die die Schlüssel an die Kinder verteile: „Politisch gesprochen ist das so etwas wie Hochverrat; kein schlimmer zwar — noch nicht mit Todesstrafe — aber immerhin ..."

Aus der Sicht der Tochter ist er selbst es, der immer wieder die Mutter dazu bringt, „ihren Schlüssel" an die Kinder weiterzureichen. Wenn er dem Alles-oder-nichts-Prinzip folgend den Kindern mit Beziehungsabbruch droht, so begibt sich nahezu regelhaft die Mutter in die Rolle des Dritten (Ablauf der Interaktion, s. oben). Auf diese Weise erreiche er es, daß die Mutter sich von ihm distanziere, was er dann wieder als Verrat erlebe...

Die Generationengrenze ist hier deswegen so durchlöchert, weil die Kinder immer wieder eine Funktion für die gegenseitige Abgrenzung der Eltern übernehmen. Es ist ein Paradox, daß das Denken (und Fühlen) in dyadischen Einheiten immer wieder den Dritten zur Bewahrung des Gefühls der persönlichen Autonomie erforderlich macht.

Zu erklären ist dieses Spiel, bei dem es stets um alles oder nichts — ja um Leben oder Tod — geht, nur, wenn man die Geschichte der Eltern in ihrer Herkunftsfamilie betrachtet.

Der Vater durchlebte eine schwere Kindheit. Er war ein von seinem eigenen Vater geschlagenes Kind, ständig in Kämpfe mit diesem „knallharten", autoritären Herrscher verwickelt. Seine Mutter — „eine liebe Frau" — ergriff nicht Partei für ihn und fügte sich hilflos der ehelichen Gewalt ihres Mannes. Ohne Unterstützung durch andere war Herr A. sehr früh gezwungen, seine Selbständigkeit zu entwickeln. Er wurde zum Einzelgänger, der sich — mißtrauisch anderen gegenüber — lieber auf seine eigenen Fähigkeiten als auf irgendwelche fremde Hilfe verließ. Was er anfing, das vollendete er auch. Und er fing viel an; sein Unternehmungsgeist und seine Initiative waren (und sind) groß; nichts ist schlimmer für ihn, als fünf Minuten untätig herumsitzen zu müssen.

Kehrseite dieser aktivistischen Unabhängigkeit war jedoch der Mangel an „Geborgenheit und Nestwärme". Eventuelle regressive Bedürfnisse durchlebte er nicht — auch wenn er sie gelegentlich erlebte.

Seine Lösung aus dem Elternhaus erfolgte mit einem Paukenschlag. Als es wieder einmal zu einem Streit zwischen ihm und dem Vater kam, verließ er das Haus und kehrte niemals wieder. Von der Polizei ließ er seine wenigen Besitztümer aus dem Haus der Eltern holen. Mit seinem Vater hatte er danach nie wieder irgendeinen Kontakt; er nahm auch — 20 Jahre später — nicht an dessen Beerdigung teil. Auch zu seiner Mutter trat er nur spärlich in Beziehung, obwohl die Ehe der Eltern einige Jahre nach seinem Auszug geschieden worden war.

Sich nach dem Kriege — ohne irgendeine familiäre Unterstützung — durchzuschlagen und für die eigene Berufsausbildung zu sorgen, erforderte nicht nur ein hohes Maß an Selbständigkeit, es förderte sie auch noch.

Das Gegenbild zu dieser Geschichte eines „ausgestoßenen" Kindes (wenn man einmal trotz aller Bedenken diese plakativ geradlinig-kausale Terminologie übernimmt) entsteht, wenn man die Kindheit von Frau A., der Mutter des Indexpatienten, skizziert.

Sie kommt aus einer sehr „gebundenen" Familie. Da der Vater im Kriege war, mußte die Mutter die beiden Kinder (die Schwester war acht Jahre älter) weitgehend allein großziehen. Ihre Sorge galt verständlicherweise vor allem der jüngeren. Es waren gefährliche Zeiten: einen großen Teil ihrer Kindheit verbrachte Frau A. während der häufigen Luftangriffe auf das Ruhrgebiet voller Angst in Luftschutzkellern.

Nichts war in diesen Zeiten sicher. Überlebensgarantie war das gegenseitige Zusammenhalten der drei Familienmitglieder. An Zuwendung und Sorge fehlte es Frau A. dementsprechend auch in ihrer Kindheit nicht. Was sie in der Beziehung zu Mutter und Schwester lernte, war das gegenseitige Sich-aufeinander-Verlassen, die wechselseitige Übernahme von Verantwortung. Nach dem Kriege ging es genauso weiter: der Vater kehrte nicht zurück, die ältere Schwester ging ihre eigenen Wege. Zurück blieb das eng aneinander gebundene Paar Mutter-/Tochter. Ambivalenzfrei konnte diese Beziehung allerdings nicht sein. Frau A. (damals ein heranwachsendes Mädchen in der Pubertät) fühlte sich durch die Überfürsorglichkeit ihrer Mutter eingeengt, kontrolliert und bevormundet; auf der anderen Seite trug sie — als Partnerersatz — auch noch die Verantwortung für das Wohlergehen der Mutter.

In dieser Phase (Frau A. war damals 15 Jahre alt) zog Herr A. (25 Jahre alt) als Untermieter in die gemeinsame Wohnung von Mutter und Tochter. Es war zwar keine Liebe auf den ersten Blick, dennoch gewannen beide im Laufe der Zeit füreinander eine große Zuneigung.

So wie er sich gab, wie er lebte, vermittelte er den Eindruck vollkommener Selbständigkeit. Eine Beziehung zu ihm versprach ihr nicht allein ein Ausbrechen aus der Bindung zur Mutter, sondern auch eine Bindung, in der ihr ein persönlicher Raum zur Entfaltung ihrer eigenen Interessen bleiben würde. Es war das — unausgesprochene, phantasierte — Versprechen der Befreiung von Parentifizierung, und übergroßer Verantwortung für andere, das Versprechen einer Selbstbestimmung ohne Vereinsamung, einer Beziehung, in der individuelle Autonomie möglich wäre.

Für ihn hingegen war ihre Fähigkeit, emotionale Geborgenheit zu geben und ein „Nest warm" zu halten, von außerordentlicher Attraktivität. Was sie ihm — zumindest in seiner Phantasie — versprach, war die Geborgenheit, die er im Elternhaus vermißt hatte.

Jeder von beiden sah im anderen nur die jeweils gelebte Seite der Ambivalenz zwischen Bindung und Autonomie, zwischen Nähe und Distanz. Doch diese offen praktizierte Seite der eigenen Person stand im Kontrast zu den jeweiligen — entgegengesetzten — Wünschen an die Beziehung. Ein Kontrast, der die Entwicklung der familiären Interaktionsregeln weitgehend bestimmte.

Als Frau A. 18 Jahre und Herr A. 28 Jahre alt waren, heirateten die beiden. Sie gingen unmittelbar nach der Hochzeit nach Übersee, wo Herrn A. eine gut dotierte Stellung auf einer Baustelle angeboten worden war. Es war mehr als nur der Wechsel des geographische Bezugsrahmens: eine Situation war konstelliert, in der beide aufeinander angewiesen waren und die Außengrenze des Paares zwangsläufig geschlossen war. Für Herrn A. war dies keine sehr große Umstellung; er wäre sowieso niemals mit irgendwelchen persönlichen Fragen zu irgendwelchen außerfamiliären Ratgebern gegangen. Für Frau A. bedeutete es dagegen, daß auch die Mutter, zu der sie mit Problemen hätte kommen können, nicht zur Verfügung stand. Doch auch dieser Aspekt beschreibt nur die eine Seite der Ambivalenz, denn beide Eheleute waren sich über diese Auswanderung einig: der Ehemann wollte seine Frau nicht mit der Schwiegermutter teilen, und auch die Ehefrau wollte endlich den Abstand zur Mutter.

Der heimliche — auf den phantasierten Versprechungen beruhende — Ehevertrag der beiden führte sehr schnell und nahezu zwangsläufig zu großen Problemen.

Wenn er die Versprechungen nach Nähe — die sie ja nie explizit gemacht hatte — einforderte, fühlte sie sich um die Versprechungen nach Distanz und Autonomie — die er genausowenig gemacht hatte — geprellt. Und umgekehrt: wenn sie ihre Wünsche nach Selbständigkeit signalisierte, fühlte er sich um die versprochene Geborgenheit betrogen. Der Interaktionszirkel, der sich entwickelte, ist simpel:

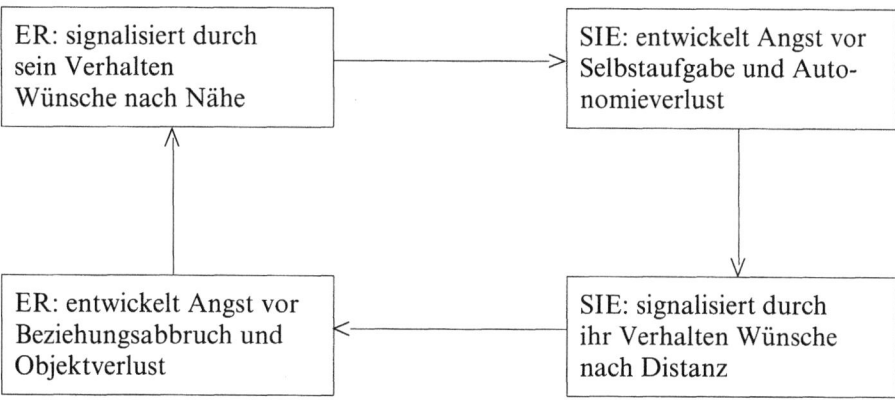

Es ist ein Verstärkerkreis, in dem jeder nach dem „Mehr-desselben-Prinzip" versucht, sein Ziel doch noch irgendwie zu erreichen. Je mehr sie ihre Distanzbedürfnisse deutlich macht, um so größer seine Angst vor dem Verlassenwerden, desto mehr versucht er Nähe zu bekommen, um so größer ihre Angst vor Selbstaufgabe ... usw.

Es ist ein Zirkel, aus dem es kein Entrinnen zu geben scheint, da sich jeder seinen subjektiven Vorerfahrungen gemäß „richtig" und seinen Prämissen über die Natur menschlicher Beziehungen entsprechend „logisch" verhält: Wo zuviel Distanz oder zuviel Nähe droht, muß — geradlinig-kausalem Denken folgend — gegengesteuert werden. Das aber setzt eine geradezu tragische Eskalation in Gang, eine Art „Panikspirale".

Da beide ambivalent gegenüber Nähe und Distanz sind, kann diese Eskalation nicht unendlich gehen, es kann und darf auch keiner „gewinnen", da beide dann jeweils ihre Ambivalenz aufgeben müßten. Eine derartige Partnerbeziehung braucht Regularien, die solche Eskalationen beenden und es dennoch ermöglichen, beiden Seiten der Ambivalenz gerecht zu werden. In dieser Familie war es die Hinzuziehung bzw. das Einspringen des innerfamiliären Dritten.

6. Das Nullsummenspiel um den Selbstwert

„Mein Vater hat mich ja auch geschlagen" — eine Aussage des Indexpatienten, die in den Therapiesitzungen geradezu magische Wirkungen zeitigte: der Vater wurde schmallippig, sein Gesicht lief rot an, er wurde unruhig und erschien unfähig, gelassen auf diese Äußerung zu antworten. Es war, als ob ein Knopf gedrückt würde, der beim Vater sofort zu einer — sehr aggressiv gefärbten — Verteidigungsreaktion führte. Für den Beobachter entstand der Eindruck, für diesen Vorwurf hätte der Vater den Sohn am liebsten verdroschen.

Doch auch der Sohn war nicht frei von Aggressionen, wenn er derartige Äußerungen machte. Er schien sie bzw. die Reaktionen des Vaters geradezu lustvoll auszukosten. Bei genauerer Klärung zeigte sich, daß sich hinter dem „Geschlagenwerden" etwa vier Ohrfeigen im Laufe von 28 Jahren verbargen.

Der Vorwurf, geschlagen worden zu sein, war Teil eines Spiels, das nicht nur in der Therapie ablief, sondern auch seit Jahren schon im familiären Alltag.

Erklär- und verstehbar wird dieses Interaktionsmuster, wenn man die Bedeutung betrachtet, die dem „Geschlagenwerden" in der Vater-Sohn-Beziehung von beiden gegeben wurde.

Ein wichtiger Bestandteil des Lebensentwurfs des Vaters war es, niemals solch ein Vater zu werden, wie es sein eigener Vater war. Von ihm war er geschlagen worden. Ihn machte er dafür verantwortlich, daß er es so schwer im Leben (als Kind und als Jugendlicher) hatte. Und dennoch, er hatte es geschafft, etwas aus seinem Leben zu machen. Das Selbstwertgefühl, das der Vater besaß, gründete sich zum großen Teil gerade darauf, etwas geleistet zu haben, obwohl er es schwer hatte.

Die familiäre Regel für den gegenseitigen Achtungs- und Anerkennungserweis, die sich aus dieser Erfahrung ableitete und in der Familie nicht hinterfragt wurde, lautete: *Nur die Leistung ist etwas wert, die unter schwierigen Bedingungen erreicht wurde.* Es war eine Regel, die für die Vater-Sohn-Interaktion zu einer logischen Falle wurde.

Daß ein Vater seinen Sohn schlägt, steht für die Art der Vater-Sohn-Beziehung, in der es der Sohn schwer hat. Wenn nun der Indexpatient zu seinem Vater sagt „du hast mich geschlagen", so sagt er ihm „du warst wie dein eigener Vater", d. h. „auch ich hatte es schwer, und auch ich habe einen Anspruch auf Anerkennung".

Damit aber fordert der Sohn nicht nur, daß ihm und seinen Leistungen — neben denen des Vaters — ein Wert zugebilligt wird, sondern es entsteht ein Konkurrenzverhältnis, ein Nullsummenspiel: entweder der Vater *oder* der Sohn hat einen legitimen Anspruch darauf, mit sich und seinem bisherigen Leben im reinen zu sein.

Denn die Leistung, aus welcher der Vater bislang am meisten Selbstbestätigung gezogen hat und welche er entscheidend mit seiner persönlichen Identität verknüpft hat, ist: ein besserer Vater als der eigene Vater gewesen zu sein. Seiner eigenen Einschätzung nach hat er sein Leben dafür gelebt, daß die Kinder es einmal besser haben als er. Er und seine Frau brachten riesige – materielle und emotionale — Opfer dafür, daß die Kinder studieren könnten und alle Chancen für ein erfolgreiches und glückliches Leben hätten. Wenn er aber ein „guter" Vater war, dann hatten seine Kinder es leicht in ihrem bisherigen Leben.

Mit der Koppelung seines eigenen Selbstwerts an die Entwicklung der Kinder gibt der Vater seinem Sohn und seiner Tochter die Definitionsmacht, ob er ein erfolgreiches und sinnvolles Leben geführt hat. Er liefert sich damit seinen Kindern aus und macht sich in extremem Maße von ihnen abhängig (da die Verantwortung für die Erziehung der Tochter von beiden Elternteilen mehr bei der Mutter gesehen wird, liefert er sich und seine Selbstachtung damit vor allem seinem Sohn aus).

Doch die Lage für den Sohn ist keineswegs unproblematisch. Es gibt für ihn nur eine unannehmbare Alternative. Entweder er gibt zu, es leicht gehabt zu haben, und wertet den Vater dadurch auf, daß er sich froh, erfolgreich und zufrieden zeigt. Die Kehrseite davon ist, daß diese Leistungen dann gewissermaßen „enteignet" würden. Sie würden dem Verdienstkonto des Vaters zugeschrieben. Oder aber — so die Alternative — er beansprucht für sich selbst die Anerkennung für seine Leistungen; dann müßte die Prämisse für Anerkennung erfüllt sein. Er müßte es schwer gehabt haben, d. h. er müßte einen „miesen" Vater gehabt haben.

Wann immer der Sohn an den Vater die Aufforderung richtet, „Erkenne mich an", sagt er gemäß der familiären Definition darüber, was etwas wert ist: „Gib doch zu, Vater, daß du nicht anzuerkennen bist."

Solange die Regel gilt, daß nur die Leistung etwas wert ist, die unter schweren Bedingungen erbracht wurde, und solange der Vater seinen Selbstwert im wesentlichen daraus bezieht, ein guter Vater zu sein, muß nahezu zwangsläufig ein pseudofeindliches Spiel ohne Ende entstehen. Und so ist es denn auch. Mit den Worten der Mutter: „Seit Jahren schon streitet ihr euch, wer es schwerer in seiner Kindheit hatte".

Aufgrund der gegebenen Prämissen sind nur wenige verschiedene Spielzüge (a oder b) denkbar, die sich aus den wechselseitigen Implikationen ergeben. Sie lassen sich in einem Schema vereinfacht darstellen:

Wenn

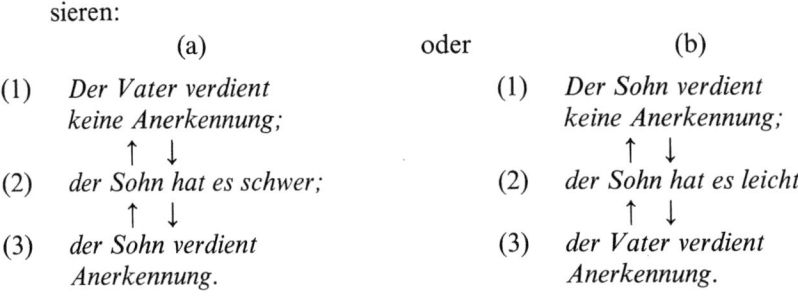

(I.) *der Sohn von seinem Vater Anerkennung will,* (II.) *der Vater von seinem Sohn Anerkennung will,*

so kann er folgende Aussagen machen bzw. durch sein Verhalten signalisieren:

(a) oder (b)

(1) *Der Vater verdient keine Anerkennung;* (1) *Der Sohn verdient keine Anerkennung;*
↑ ↓ ↑ ↓
(2) *der Sohn hat es schwer;* (2) *der Sohn hat es leicht;*
↑ ↓ ↑ ↓
(3) *der Sohn verdient Anerkennung.* (3) *der Vater verdient Anerkennung.*

Unabhängig davon, ob das Spiel bei Aussage (1) oder (3), der Abwertung oder Aufwertung des einen oder anderen beginnt, die logischen Folgerungen (Pfeile) führen stets dazu, daß sich aus der Aufwertung des einen die Abwertung des anderen ergibt (und umgekehrt). Den anderen anerkennen heißt: sich selbst abwerten. Den anderen abwerten heißt: sich selbst aufwerten.

Die Tragik dieser Interaktionsform liegt darin, daß jeder den anderen — ohne daß dies jemals ins Bewußtsein tritt — schon allein dadurch enorm aufwertet, daß er ihm die Definitionsmacht über den eigenen Selbstwert gibt (— daher die Charakterisierung als pseudofeindliches Spiel). Im Hinblick auf ihren Selbstwert sind beide *nicht autonom;* keiner ist in der Lage unabhängig von der Bestätigung durch den anderen ein stabiles Selbstwertgefühl zu erlangen und zu bewahren. Dies bindet beide aneinander; ihre Abgrenzung gegeneinander ist fragil.

Da es der Logik des Spiels gemäß nur einen Gewinner gibt, kann die Auseinandersetzung nur enden, wenn einer der Beteiligten sich in die Niederlage fügt und akzeptiert, weniger als der andere wert zu sein. Dies ist die klassische Voraussetzung für symmetrische Eskalationen, für einen nie endenden Machtkampf.

7. Familie und Arbeit: Die Vermischung zweier Kontexte

Herr A. ist Handwerksmeister, und zwar — wie von allen Seiten betont wird — „ein guter". In seinem Beruf war er dennoch nicht so erfolgreich, wie bei seinen Arbeitsleistungen, die von Vorgesetzten und Untergebenen respektiert wurden und werden („er ist ein Schaffer", Zitat Mutter), zu erwarten gewesen wäre.

Beruf und Arbeit waren für Herrn A. immer Bereiche großer Konflikte. An fast jeder Arbeitsstelle bekam er innerhalb kürzester Zeit Probleme mit seinen Vorgesetzten. Sie zeigten sich in Auseinandersetzungen und Meinungsverschiedenheiten über fachliche Fragen, die sehr häufig in eine Kündigung mündeten. Dabei „schmiß" Herr A. meist selbst „den Job hin", gelegentlich wurde er aber auch „gefeuert". Da die fachliche Kompetenz von Herrn A. außer Zweifel stand, muß der Hintergrund für die häufigen Stellungswechsel auf der Beziehungsebene gesehen werden.

Es gibt für Herrn A. zwei Formen beruflicher Beziehungen. Da er meist der einzige Meister seines Faches auf ausländischen Baustellen war, hatte er nie irgendwelche ihm gleichgestellte Mitarbeiter zur Seite. Es waren also stets Untergebene oder Vorgesetzte, mit denen er zu tun hatte. Er stand in der Mitte einer Hierarchie und bildete gewissermaßen das Verbindungsglied zwischen „denen da oben" und „denen da unten".

Seinen Untergebenen gegenüber war er fordernd, aber — wenn sie sich seinen fachlichen Qualitätsmaßstäben unterwarfen — bis zur Selbstaufgabe loyal. Dabei zeigte er sich fürsorglich, leitend und beschützend.

Mit seinen Chefs — meist irgendwelchen akademisch ausgebildeten Ingenieuren, die wenig praktische Kompetenz besaßen — geriet er zwangsläufig in Streit, da er sie nicht als Autorität respektierte und sie abwertete. Vor allem, wenn er die Interessen seiner Untergebenen gefährdet sah, war er in der Lage, seinen Aggressionen freien Lauf zu lassen; es kam gelegentlich sogar zu Handgreiflichkeiten mit Vorgesetzten.

Ein Beispiel zur Illustration: Als 30 Mitarbeitern auf einer Baustelle drei Wochen vor Weihnachten überraschend gekündigt wurde, stellte Herr A. den dafür Verantwortlichen zur Rede. Als er die Antwort erhielt: „Das mußte ich machen, damit ich ihnen ihr Weihnachtsgeld bezahlen kann", kam es zum Eklat. Herr A. kippte dem Vorgesetzten den Schreibtisch um und drohte ihm Schläge an. Die Folge: die fristlose Kündigung.

Zu verstehen ist dieses Verhaltensmuster von Herrn A. vor dem Hintergrund der „schlechten Erfahrungen", die er in seiner Herkunftsfamilie mit Autoritäten gemacht hatte. Im Laufe seines Arbeitslebens sorgte er dafür, daß diese Erfahrungen immer wieder bestätigt wurden. Es gibt für ihn entweder gute Autoritäten, die sind — so wie er seinen Untergebenen und Kindern gegenüber — fürsorglich, beschützend und sehr kompetent. Oder aber sie sind — so wie sein Vater und seine Vorgesetzten ihm gegenüber — egoistisch, herrisch und inkompetent. Beide Bilder sind idealisiert, sei es positiv oder aber negativ.

Für die Familie A. hatte dieses immer wiederkehrende Muster des Stellungswechsels weitreichende Konsequenzen. Es brachte den Wechsel des Wohnortes, den Verlust des sozialen Netzes in einem fremden Land, eine existentiell bedrohliche finanzielle Unsicherheit. Doch eine Auseinandersetzung mit dem Vater bzw. Ehemann war über seinen Beruf nicht möglich. Wer immer versucht hätte, die Spaltung zwischen dem Guten (Herr A. hier) und dem Bösen (der Chef dort) in Frage zu stellen, hätte gegen eine der Grundprämissen des Weltbildes von Herrn A. verstoßen. Dies verbot sich schon allein deswegen, weil er in diesen Situationen die Stützung durch die Familie brauchte. Er war zwar ein Kämpfer, doch an zwei Fronten gleichzeitig zu kämpfen — innnerhalb und außerhalb der Familie —, das wäre zuviel gewesen; das wollte ihm keiner zumuten.

Eine der stillschweigend im Laufe der Zeit in Familie A. entstandenen präskriptiven Regeln wurde auf jeden Fall, daß Handwerker ein Beruf ist, den der Sohn niemals ergreifen dürfte. „Wenn du ein Werkzeug anfaßt, haue ich dir auf die Finger!" — das war die Botschaft, die der Vater seinem Sohn gab. Und wann immer der Sohn ein Werkzeug anfaßte, bekam er etwas auf die Finger. Allerdings arrangierte es meist der Vater so, daß der Sohn sich selbst auf die Finger schlug. „Die Handwerker sind der Mastdarm der Wirtschaft", so war die Erfahrung des Vaters. Die Identifikation mit dem beruflichen Werdegang des Vaters war dem Sohn also verschlossen. Die Kinder sollten und mußten es einmal besser haben als die Eltern.

Lernen wurde so zu dem über allem anderen stehenden Wert. Doch zu lernen war keineswegs ein Weg, der ohne die Bewältigung von Hürden offen stand. Denn wenn die Handwerker der „Mastdarm" waren, so waren die Akademiker „Scheiße".

Alle negativen Erfahrungen und Idealisierungen Herrn A.s mit seinen Chefs flossen in dieser Formel zusammen („die Schwierigkeiten begannen, wenn ein Dr. vor dem Namen stand").

Der Auftrag des Vaters an den Sohn war also widersprüchlich: „Werde etwas anderes als Handwerker, aber wenn du Akademiker wirst, dann bist du Scheiße."

Durch das Verbot, den Beruf des Vaters zu ergreifen, wertete der Vater sich selbst ab. Auch der Sohn hätte sich abgewertet, wäre er trotzdem Handwerker geworden. Aber auch die Alternative dazu, die durch das Lernen vorgezeichnet schien, bot nur Abwertung — nicht nur für den Sohn, sondern auch für den Vater.

Wird der Sohn Akademiker, so übernimmt er alle negativen Apekte des Akademikerbildes. Innerhalb der Familie wird dadurch die Position des Vaters gefährdet. Sein positiv idealisiertes Selbstbild als Vater, als Autorität, basiert darauf, daß er die überragende Kompetenz als derjenige, der die Realität bewältigt, besitzt. Ein Sohn, der es „weiter" als der Vater innerhalb der gesellschaftlichen Wirklichkeit mit ihren Hierarchien bringt, stellt diesen Anspruch des Vaters in Frage.

All dies brauchte eigentlich kein Problem zu sein, wenn in dieser Familie die unterschiedlichen Kontexte „Arbeit" und „Familie" getrennt würden; wenn der Auf- oder Abstieg im außerfamiliären Interaktionsbereich keinen wesentlichen Einfluß auf die innerfamiliären Beziehungen hätte. Doch dies ist nicht der Fall, beide Kontexte werden miteinander vermischt, d. h. innerfamiliär werden Interaktionsregeln realisiert, die außerfamiliär gelten; und umgekehrt: außerfamiliär werden Interaktionsregeln realisiert, die innerfamiliär gelten.

Bei Herrn A. wird dies deutlich, wenn er nicht zwischen den Regeln beruflicher und privater Beziehungen unterscheidet. Er überträgt die Beziehungs- und Verhaltensmuster seiner Herkunftsfamilie auf den beruflichen Bereich und kämpft die Kämpfe seiner Jugend mit seinen Chefs.

Die Vermischung der Kontexte ist nicht nur der Hintergrund für die Probleme mit den jeweiligen Chefs, sondern auch mit dem Sohn. Denn den Sohn behandelt Herr A. häufig so, als ob er in einer Arbeitsbeziehung zu ihm stünde. Immer wieder wird das Verhalten des Sohnes an dem gemessen, was man von einem Lehrling dem Meister gegenüber erwarten kann.

Der Meister-Vater ist dabei einerseits stützend und beschützend, andererseits aber kontrollierend, Gehorsam fordernd und bewertend.

Solange der Sohn noch relativ jung war und zur Schule ging, war die Vater-Sohn-Beziehung nach diesem Modell der Meister-Lehrling-Beziehung gestaltet. Es war eine patriarchalische Beziehung, in welcher der Vater ein hohes Maß der Kontrolle ausübte. Freiraum für seine persönlichen Interessen gewann der Sohn in erster Linie durch die „Grenze", den „Naturschutzpark", der durch die Unangreifbarkeit des Arguments „Ich muß lernen" geschaffen wurde. Hier bot sich die Möglichkeit, sich gegenüber allen Forderungen abzugrenzen.

Mit Beginn der Pubertät begann der Sohn, immer mehr gegen diese Form der komplementären Vater-Sohn-Beziehung zu kämpfen. Der Vater nahm diesen Kampf auf, da es für ihn nur die Alternative gab, sich selbst als negative Autorität zu sehen. Eine reziproke, auf Gegenseitigkeit basierende, dritte Form von Beziehung ohne oben und unten, eine Beziehung zwischen Erwachsenen, die sich gegeseitig respektieren, wurde von keinem der Beteiligten als Möglichkeit gesehen.

Mit Abschluß des Studiums des Sohns wird die Meister-Lehrling-Beziehung endgültig außer Kraft gesetzt. Mit seinem Status als Akademiker entsteht eine Situation, die nun nur zu leicht im Sinne der negativen Chef-Untergebenen-Beziehung interpretiert werden kann. Die alte Beziehungsdefinition ist nicht mehr funktionsfähig, als mögliche Alternative wird nun eine für Vater und Sohn nicht akzeptable Form gefürchtet. Die Folge ist, daß jede Beziehungsdefinition zwischen den beiden verhindert wird: versucht der Vater, das alte Muster wiederherzustellen, so boykottiert es der Sohn; versucht der Sohn ein neues Muster zu etablieren, so boykottiert es der Vater.

Doch dieses Oben-unten-Schema, in dem es keine Gleichheit und Reziprozität, statt dessen aber viel symmetrischen Kampf gibt, gilt nur für Männerbeziehungen. Es waren immer die Männer, die dem Vater das Leben innerhalb und außerhalb der Familie schwer gemacht haben. Und es waren immer die Frauen, die dann ein wenig das Gegengewicht dazu gebildet haben. Zumindest waren das die Wünsche an die Frauen, auch wenn sie nicht immer in Erfüllung gegangen sind.

Die doppelbindende Folge dieses positiv oder negativ idealisierten Autoritätsbildes für den Sohn war, daß er sich in seiner Berufswahl einer widersprüchlichen Delegation ausgesetzt sah: Bringe es weiter als dein Vater, aber überrage ihn nicht.

Das Studium abzuschließen, aber als Kranker die Realität nicht zu bewältigen und nicht den Status des Akademikers einzunehmen, zeigt sich somit als eine der Möglichkeiten, beiden Aufforderungen gerecht zu werden und den Widerspruch aufzulösen.

8. Familiäre Beziehungsdiagnose und individuelle Handlungsorientierung

Am Beispiel der Familie A. soll nun die Anwendung des oben vorgestellten Schemas zur Beschreibung der individuellen Handlungsorientierung und der familiären Beziehungsmuster dargestellt werden.

1) Kommunikationsstil

Vor allem in der Anfangssequenz des Erstinterviews wurde eine Vielzahl von Kommunikationsabweichungen deutlich. Vater und Sohn spielten dabei die Hauptrollen. Es war so gut wie unmöglich, irgendeine Problemdefinition zu erhalten, der Fokus der Aufmerksamkeit wurde ständig verschoben. Die Therapeuten fühlten sich verwirrt, und es war ihnen oft nur unter riesigen Anstrengungen möglich, sich daran zu erinnern, welche Fragen sie ursprünglich gestellt hatten. Es war eine Par-force-Jagd, die von freien Assoziationen geleitet wurde.

Im weiteren Verlauf des Gesprächs zeigte sich jedoch, daß das Auftreten solcher Kommunikationsmuster offenbar von dem Angstpegel der beteiligten Personen abhängt. Durch die Art ihrer Interviewführung hatten die Therapeuten Einfluß auf das Auftreten oder Verschwinden derartiger Kommunikationsmerkmale. Je weniger die Frage nach persönlicher Schuld im Raume stand, je geringer die Gefahr war, daß die Therapeuten Partei für einen der Beteiligten ergriffen, desto geringer waren die Kommunikationsabweichungen. In der Interaktion mit den Therapeuten dürfte sich dabei etwas widerspiegeln, was auch ohne die Anwesenheit Fremder in der Familie abläuft. Sobald eine Koalitionsbildung zwischen zwei Personen droht, steigt bei dem übrigbleibenden Familienmitglied die Angst, ausgeschlossen zu werden; und damit verknüpft beginnt es auf eine konfusionierende, die Beziehungsdefinition verhindernde Weise zu kommunizieren.

Im Kontrast zu diesen konfusionierenden Verhaltensweisen standen im Interview konkretistische Äußerungen, die ganz eng auf einen Fokus fixiert waren. Dadurch war oft auch der Wechsel des Themas erschwert, was zu kleinlicher Wortklauberei und einem Haften an Details führte.

Diese beiden hier skizzierten Beobachtungsmerkmale führen dazu, den Kommunikationsstil der Familie sowohl in der Dimension „bestätigend" als auch in der Dimension „disqualifizierend" mit 2 zu klassifizieren. Dabei sind es vor allem Vater und Sohn, die beide diesen Stil praktizieren, so daß die Handlungsorientierung beider in dieser Dimension ebenfalls jeweils mit 2-2 eingeschätzt wurde. Mutter und Tochter erscheinen hingegen durchaus in der Lage, in einem funktionellen Maße Bestätigung und Disqualifikation in der Kommunikation zu nutzen (1-1).

Auch wenn in der Interaktion jeder die Bedingungen aller anderen bestimmt — so zeigt sich —, kann der individuelle Einfluß einzelner Familienmitglieder auf das, was ein Beobachter schließlich als Regel der Interaktion beschreibt, sehr verschieden sein. In diesem Falle prägen die konfusionierenden Akte von Vater und Sohn den beobachtbaren Kommunikationsstil der Familie mehr als die Unterlassungen von Mutter und Tochter.

In dem hier verwendeten Beziehungsdiagnoseschema findet diese Einschätzung des familiären Kommunkationsstils wie auch der individuellen Anteile an der Interaktion bzw. der individuellen Handlungsorientierung die folgende Darstellung.

Kommunikationsstil

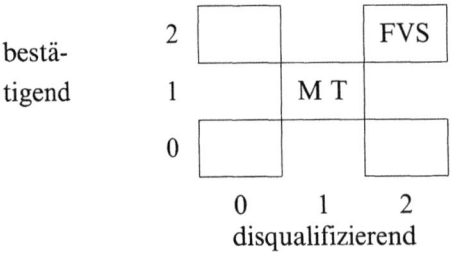

Zeichenerklärung:

F Beurteilung der Interaktionsregeln der *Familie* als Ganzes
M Beurteilung der Handlungsorientierung der *Mutter*
V Beurteilung der Handlungsorientierung des *Vaters*
S Beurteilung der Handlungsorientierung des *Sohnes*
T Beurteilung der Handlungsorientierung der *Tochter*
t Beurteilung der Handlungsorientierung der *Tochter* für die Zeit, als sie noch zu Hause lebte (dies ließ sich nicht immer rekonstruieren).

2) Beziehungsdefinition

Zwei widersprüchliche Arten von Beziehungsdefinitionen sind in Familie A. zu beobachten: Zwischen den Eltern ist die Beziehung vollkommen undefiniert; es ist nicht klar, wer wen mehr braucht, ob überhaupt jemand vom anderen abhängig ist, ob die Beziehung von Dauer ist oder jeden Moment auseinanderbrechen kann usw.

Auch zwischen Vater und Sohn ist es vollkommen offen, ob beide sich liebevoll oder feindselig gegenüber stehen, ob sie sich emotional fern oder nahe sind; es ist unklar, wer der Überlegene und wer der Unterlegene, der Mächtige und der Ohnmächtige ist.

Sobald es zu einer Einigung darüber kommen könnte, treten irgendwelche Kommunikationsabweichungen auf, die wieder Unklarheit schaffen. Alle Aussagen, die eine eindeutige Beziehungsdefinition bewirken könnten, werden sofort wieder disqualifiziert; entweder sie werden im nächsten Satz in Frage gestellt, zurückgenommen, als „doch nicht richtig" bezeichnet und vergessen, oder aber nonverbal so kommentiert, daß der Affektgehalt der Redeweise, der Mimik und Gestik, im Gegensatz zu den gesprochenen Worten steht. Weder die Vater-Sohn- noch die Mann-Frau-Beziehung ist in ihrem Charakter einigermaßen verläßlich.

Auf der anderen Seite jedoch gibt und gab es in der Familie Beziehungsdefinitionen, die wie festgemauert zum familiären Bild der Realität gehören: Mutter und Tochter sind eine selbstverständliche Einheit, die Bindung zwischen Sohn und Mutter ist sehr eng, zwischen Mutter und Kindern besteht eine komplementäre Beziehung etc.

Die familiären Beziehungen sind also einerseits durch sehr klare, „selbstverständliche" Definitionen, deren Eindeutigkeit nicht in Frage zu stellen ist, geprägt (2-0), andererseits durch sehr unklare Beziehungen, in denen keine Einigung besteht und die Definitionsmacht umkämpft ist (0-2). Für die Familie als Ganzes ergibt sich so eine hochgespannte Ambivalenz zwischen einer ganz „harten" und einer ganz „weichen" Realität der Beziehungen (2-2).

Betrachtet man die einzelnen Familienmitglieder, so ist zum Zeitpunkt des Erstinterviews der Sohn derjenige, dessen Verhaltensweisen am meisten zur Uneindeutigkeit der Beziehungsdefinitionen beiträgt (0-2). Das gilt vor allem — aber nicht nur — für sein Symptomverhalten. Vater und Mutter praktizieren beides: sie sorgen für „harte" Definitionen (sie kämpfen geradezu darum) und sie „weichen" sie wieder auf, sobald sie sie bekommen könnten (2-2). So bieten sie beispielsweise dem Sohn öfters an, ihn als „erwachsen" und „eigenverantwortlich" zu betrachten, doch nehmen sie dieses Angebot immer wieder zurück, indem sie ihn als „krank" und „nicht verantwortlich" betrachten.

Die Beurteilung der Tochter beim ersten Kontakt zeigte eine gute Balancierung zwischen Akten und Unterlassungen, die zu Eindeutigkeit und Uneindeutigkeit in den Beziehungen führten (1-1). Allerdings, so zeigt die Geschichte von T., war dies nicht immer so: bis zu der Krise, die mit ihrem Fortgang von zu Hause verbunden war, hat sie selbst alles für die Eindeutigkeit von Beziehungen — vor allem der zur Mutter — getan und alles vermieden, was Uneindeutigkeit hätte zur Folge haben können (2-0).

Beziehungsdefinition

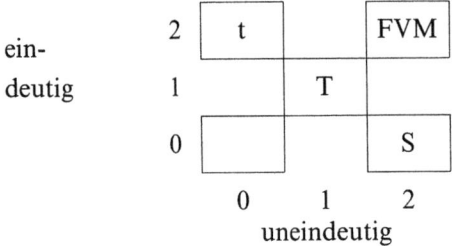

3) Interindividuelle Grenzen

Die Selbst-Objekt-Abgrenzung ist in Familie A. widersprüchlich. Einerseits sind bei beiden Eltern große Abhängigkeits- und Verschmelzungsängste vorhanden, was ein Indiz für eine massive Unsicherheit der eigenen Grenzenbildung ist. Andererseits ist die Angst vor dem Beziehungsabbruch mindestens ebenso groß. Diese Ambivalenz führt dazu, daß öffnende und schließende Handlungen unintegriert nebeneinander stehen. Die Kollusion, in der jeweils die eine Seite dieser Ambivalenz von einem der Ehepartner agiert wird, ist bereits oben ausführlich besprochen worden (Ehemann sucht Nähe, Ehefrau sucht Distanz).

In den Beziehungen zu den Kindern praktizieren beide Eltern jeweils die andere Seite der Ambivalenz: Mutter sucht Nähe, Vater Distanz. Dies ist aber nur das, was in den Handlungen beider Gestalt annimmt. Letztlich sind alle dyadischen Beziehungen durch ein Entweder-oder-Muster charakterisiert, aus dem sich die Alternative ableitet: „Verschmelzen" und „Autonomieverlust" oder „Autonomie" und „Beziehungsabbruch".

Die Triangulation über die Generationengrenze hinweg ermöglicht es den beiden Elternteilen, beide Seiten ihrer Ambivalenz zu leben bzw. beide Beziehungen miteinander zu balancieren. Die Beziehung zu den Kindern erhält die Beziehung zum Partner, die Beziehung zum Partner erhält die Beziehung zu den Kindern. Wo eine dieser Beziehungen zu nah wird, dient die andere zur Distanzierung und umgekehrt.

Auch für den Sohn erscheint dieses Muster der interindividuellen Grenzenbildung (2-2) gültig zu sein; er spielt dasselbe Dreiecksspiel wie seine Eltern. Seine psychotische Symptomatik gewinnt dabei den Doppelaspekt, daß beide

Eltern total involviert werden und all ihre eigenen Abgrenzungswünsche dem Sohn gegenüber für die Zeit der „Krankheit" zurückstellen; seine Verhaltensweisen, sein Wahn, sein Erleben bleiben dabei allerdings nicht nachfühlbar, was eine nicht überwindbare Grenze zwischen ihnen und dem Sohn errichtet.

Allein die Tochter scheint aus dem familiären Konsens herauszufallen. Sie sieht, daß es noch dritte Wege gibt und lehnt für sich selbst das Alles-oder-nichts-Prinzip, dem alle anderen folgen, ab. Sie will ihren Intimbereich haben und dennoch in Beziehung bleiben. Sie erscheint in der Interaktion auch durchaus dazu in der Lage: Angebote, sich in pseudofeindliche Auseinandersetzungen zu begeben, nimmt sie nicht an; sie beginnt in derartigen Situationen statt dessen zu metakommunizieren und das, was sie im Moment erlebt, zu thematisieren. Sie „hält sich raus", wenn andere sie in eine Koalition ziehen wollen.

Rekonstruiert man allerdings (nach ihren eigenen Erzählungen) ihre individuelle Grenzenbildung vor der großen Trennungskrise, so muß man sie als überwiegend öffnend (vor allem der Mutter gegenüber) betrachten (0-2).

Interindividuelle Grenzen

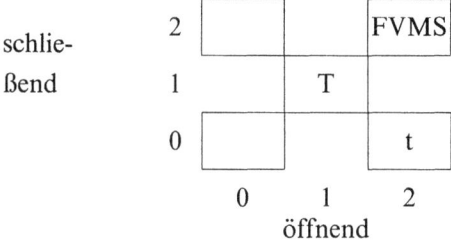

4) Generationengrenzen

Die Generationengrenzen in dieser Familie sind weit geöffnet, „absolut transparent" (0-2). Vater, Mutter und Sohn sind da vollkommen einig. Triangulationen haben für sie wichtige Funktionen.

Würde man allerdings die Generation der Eltern der Eltern mit einbeziehen, so ergäbe sich ein widersprüchlicheres Bild: beide Elternteile wären dann de facto ganz auf der Seite der Schließung der Generationengrenze. Es fand keine reale Interaktion mit den Großeltern mütterlicher- und väterlicherseits statt, da die Familie in Übersee lebte. Individualgeschichtlicher Hintergrund für diese Schließung, diesen Beziehungsabbruch, dürfte auch hier eine Unsicherheit der interindividuellen Abgrenzung, die Öffnung der Grenze, gewesen sein.

Es zeigt sich hier also ein von Generation zu Generation alternierendes Muster von Öffnung und Schließung der Generationengrenze.

Allein die Tochter scheint diesem Rhythmus zuwiderzuhandeln und (jetzt) eine Ausnahme zu bilden. Mit ihrer Distanzierung von der Familie bietet sie auch gegenüber den Eltern als Paar eine Beziehung an, in der sowohl Öffnung als auch Schließung möglich ist (1-1): die enge Koalition zur Mutter ist gelöst. Früher allerdings praktizierte auch sie die Öffnung der Generationengrenze.

Generationengrenzen

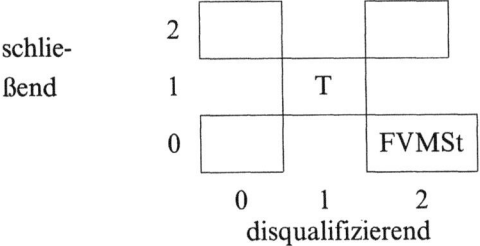

5) Außengrenzen der Familie
Über lange Zeit lebte die Familie im Ausland. Aufgrund der beruflichen Schwierigkeiten des Vaters mußte sie häufig den Wohnort wechseln, manchmal sogar das Land. In jedem Fall verlor sie so ihre sozialen Außenkontakte. Es entwickelte sich eine Situation, in der es für kein Familienmitglied außerhalb der Familie irgendwelche dauerhaften Kontakte oder emotionalen Bindungen gab. Die beiden Kinder waren einander die besten Freunde; sie mußten es auch sein, weil alle anderen immer wieder verlassen wurden.

Insgesamt erscheint die Familie als Ganzes gegenüber der Außenwelt stark abgegrenzt und isoliert (2-0). Daran ändert auch die Tatsache nichts, daß der Sohn und die Mutter jeweils individuell Außenkontakte geknüpft haben und in der Lage waren, die Grenzen der Familie zu öffnen (1-1). Die schließenden Aktivitäten des Vaters (2-0), der allen Fremden gegenüber abwehrend und defensiv war, konnten dadurch nicht ausgeglichen werden. Die Tochter, die jetzt sehr wohl ihre Fähigkeiten, Außenkontakte zu knüpfen, nutzt (1-1), hat sich in dieser Hinsicht in ihrer Kindheit und Jugend eher inaktiv (0-0) gezeigt.

Außengrenzen der Familie

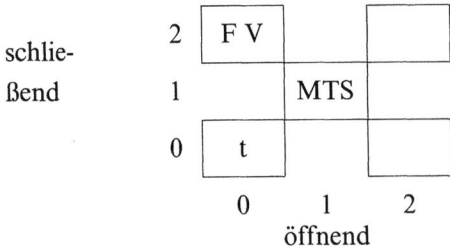

6) Kohäsion
So wie sich die Familie im Erstinterview darstellte, standen stark bindende (zentripetale) Tendenzen stark auseinanderstrebenden (zentrifugalen) Tenden-

zen gegenüber. All der Drohung mit dem Beziehungsabbruch — sei es durch „Rausschmiß" und Ausstoßung, sei es durch „Verlassen" — zum Trotz lebten Mutter, Vater und Sohn eng aneinander gebunden und verbrachten viel Zeit miteinander oder zumindest mit den Gedanken aneinander (2-2).

Betrachtet man die Individuen und ihre Handlungsorientierung, so hat der Vater seiner Frau und seinen Kindern gegenüber stets eindeutig den zentripetalen Pol vertreten (0-2).

Seine Frau hingegen hat ihm gegenüber die zentrifugalen, den Kindern gegenüber die zentripetalen Tendenzen artikuliert (2-2).

Der Sohn scheint hochambivalent gegenüber beiden Tendenzen (2-2); er versucht offenbar, ihnen in seinem Verhalten gleichzeitig gerecht zu werden. Er betont, nicht mehr zu Hause zu leben, wohnt aber im Moment zu Hause. Er betreibt einen gemeinsamen Haushalt mit seiner Freundin, bringt aber trotzdem seine Schmutzwäsche zu seiner Mutter usw.

Wiederum ist es die Tochter, die relativ deutlich vom Elternhaus gelöst ist. Sie kommt zu Besuch, aber es ist für sie keine Frage: „zu Hause" ist sie inzwischen woanders. Früher stand sie eindeutig auf der Seite der zentripetalen Tendenzen. Dies ging soweit, daß sie unabhängig von der Familie nahezu nichts tat. „Sie war einfach immer da — so wie der Fernseher..."(Zitat Vater).

Dadurch, daß sie aus ihrer die zentripetalen Tendenzen fördernden Position herausgetreten ist, hätte sich eigentlich das Gleichgewicht der Familie zur zentrifugalen Seite hin verschieben müssen (es sei denn, ein anderes Familienmitglied hätte ihre Funktion übernommen). Für den Sohn könnte sich so die Notwendigkeit ergeben haben, noch mehr die zentripetalen Wünsche des Vaters zu berücksichtigen.

Kohäsion

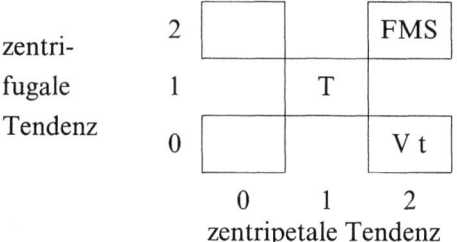

7) Konfliktverhalten

Pseudofeindliches und pseudogemeinschaftliches Verhalten steht bei Familie A. nebeneinander. Vater und Sohn sind andauernd in irgendwelche Streitereien verwickelt; dasselbe gilt für Mutter und Vater. Doch auch hier gibt es eine Arbeitsteilung, bei der einer den Konflikt herauf-, der andere herunterspielt. Während beispielsweise der Sohn die Auseinandersetzungen zwischen den Eltern stets in der Scheidung münden sah, erklärt der Vater, es sei so „eine Gewohnheit der Mutter" gewesen, „zweimal die Woche den Koffer zu packen".

Ernst habe das außer dem Sohn doch niemand genommen. Wenn auch die Befürchtungen des Sohnes überzogen gewesen sein mögen, so erscheint die Darstellung des Vaters mindestens ebenso unangemessen: er muß die Trennungsdrohungen seiner Frau wohl ernster genommen haben, als er wahr haben möchte. Anderenfalls hätte er in solchen Situationen nicht mit massiven Magen-Darm-Beschwerden reagiert.

In der Familie insgesamt ist also Herauf- und Herunterspielen von Konflikten in einem extremen Maße zu beobachten (2-2).

Dabei kann für Vater, Mutter und Sohn gesagt werden, daß sie beides besonders stark praktizieren (2-2). Der Vater spielt dabei die Konflikte mit seiner Frau herunter, die mit dem Sohn herauf; die Mutter spielt die Konflikte mit dem Mann herauf, die mit dem Sohn herunter; der Sohn spielt die Konflikte mit dem Vater meist herauf, die mit der Mutter meist herunter. Die Tochter scheint hier wiederum relativ offen: weder konfliktscheu harmonisierend, noch den Konflikt suchend (1-1). Als sie noch in der Familie lebte, war sie bemüht, beides zu vermeiden (0-0).

Konfliktverhalten

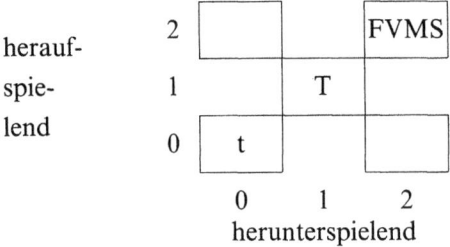

8) Orientierung an eigenen oder fremden Zielen

Sich in den anderen hineinzudenken und -zufühlen, seine Wünsche und Ziele vorwegzunehmen und das zu tun, was er — wie man meint — möchte, ist in dieser Familie an der Tagesordnung. So liebenswert das einerseits ist, so einengend und die individuelle Autonomie beschneidend ist es andererseits.

Ein Beispiel mag zeigen, zu welchen Verwicklungen diese Überfürsorglichkeit führen kann: In einer Zeit, da es die Tochter schwer hatte, weil sie irgendwelche anstrengenden Dinge zu erledigen hatte, sorgte die Mutter dafür, daß der Freund der Tochter am Wochenende „überraschend" zu Besuch kam. Sie hatte bereits das Wochenendhaus der Familie wohnlich und behaglich eingerichtet und stellte sich vor, wie ihre Tochter die freien Tage mit dem Freund genießen würde. Daß es nicht so kam, lag daran, daß T. gerade dabei war, dem Freund den Laufpaß zu geben. Nun sah sie sich gezwungen — der Mutter zu Liebe, die sich so viel Mühe gegeben hatte — ein Wochenende mit einem Mann zu verbringen, mit dem sie es eigentlich gar nicht verbringen wollte...

Wenn die Orientierung an den Zielen und Wünschen anderer zur Regel wird, so führt das dazu, daß es als illegitim erlebt wird, sich an eigenen Zielen zu orientieren. So ist jeder in der Familie leicht durch die Auslösung von Schuldgefühlen zu manipulieren. Und dieser Mechanismus wird häufig angewendet, da nur so das Erreichen eigener Ziele zu bewerkstelligen ist. Es ist ein Machtmittel, durch das man andere dazu bringt, sich so zu verhalten, wie es einem selbst genehm ist. Denn in dieser Familie ist es keineswegs so, daß alle damit zufrieden sind, ihr Leben für die anderen zu leben. Ganz im Gegenteil, die Angst vor Autonomieverlust ist sehr groß, so daß eine hohe Ambivalenzspannung zwischen der Orientierung an eigenen und fremden Zielen besteht (2-2).

Diese Ambivalenzspannung dürfte auch auf der individuellen Ebene bei Mutter, Vater und Sohn wirksam sein; die Tochter dagegen war früher mehr an fremden Zielen orientiert (0-2); jetzt scheint sie beides in ein Gleichgewicht gebracht zu haben, das ihr viele Optionen offen läßt (1-1).

Zielorientierung

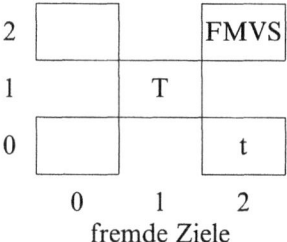

9) Beziehungsformen
Sowohl ausgeprägte komplementäre als auch symmetrische Muster sind zu beobachten. Das Nullsummenspiel von Vater und Sohn um den Selbstwert mag als Beispiel für einen symmetrischen „malignen Clinch" dienen, die Rollenaufteilung von Vater (er ist auf der instrumentellen Ebene für das Überleben der Familie verantwortlich) und Mutter (sie sorgt für die emotionale Geborgenheit) als Beispiel für Komplementarität. Allerdings zeigt sich gerade in dieser Beziehung, daß beide Beziehungsformen miteinander kombiniert sein und sich gegenseitig die Waage halten können. Wann immer eine Schismogenese der einen oder anderen Art droht, wird die Beziehungsform gewechselt. Dabei ist (war) der Sohn von entscheidender Bedeutung.

Die Zeit unmittelbar vor der ersten psychotischen Dekompensation des Sohnes ist exemplarisch dafür. Es drohte eine komplementäre Schismogenese: die Mutter betonte ihre Distanz- und Trennungswünsche dem Vater gegenüber immer mehr, der Vater seine Nähewünsche und Verlassenheitsängste. Die Erkrankung des Sohnes und die Sorge um ihn brachte beide Eltern wieder auf einer Ebene positiver Symmetrie zusammen. Der Vater kündigte seine Stellung, um gemeinsam mit seiner Frau seinen Sohn jeden morgen nach der Visite aus der geschlossenen Abteilung der psychiatrischen Klinik herauszuholen, in der er sich „wie ein Raubtier hinter Gittern fühlte" (Zitat Vater).

Weder der Symmetrie noch der Komplementarität wird im Erleben der Familienmitglieder ein ausschließlich positiver oder negativer Wert gegeben.

Allerdings scheint auch hier ein Alles-oder-nichts-Prinzip zu gelten: beides ist zu einem gegebenen Zeitpunkt nur im Extrem und ausschließlich zu bekommen (2-2).

Vater, Mutter und Sohn scheinen in demselben, beide Seiten der Ambivalenz agierenden Muster verfangen (2-2). Die Tochter scheint früher ein komplementäres Verhalten — vor allem der Mutter gegenüber — gezeigt zu haben (2-0): sie war „klein und lieb, und tat, was man ihr sagte".

Beziehungsformen

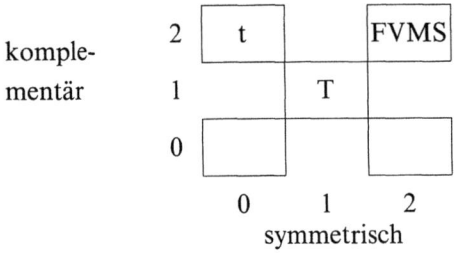

10) Bewertung als Person

Hohe gegenseitige Aufwertung und Abwertung stehen nebeneinander. Die Familie ist der Ort, und die Familienmitglieder sind die Personen, die jedem einzelnen am meisten Selbstwert vermitteln können. Was außerhalb der Familie geschieht, was andere Leute denken oder tun, ist relativ unwichtig (die Außengrenze der Familie ist geschlossen). So wichtig wie in der Familie kann man sich außerhalb niemals fühlen. Das macht zu einem guten Teil die bindende Kraft der Familie aus.

Es ist eine selbstreferentielle Schleife: jeder zeigt dem anderen, daß er es in der Hand hat, ihn aufzuwerten (mit anderen Worten: ihm narzißtische Zufuhr zu gewähren). Durch die Wichtigkeit, die jeder für den anderen hat, gewinnt er selbst seine Wichtigkeit. Dadurch aber ist der andere wichtig für ihn. Es entsteht eine gegenseitige Verstricktheit, in der jeder versucht, seine Autonomie dadurch zu bewahren, daß er den anderen abwertet. Und jeder versucht, seine Wichtigkeit zu behalten, ohne dem Gegenüber Wichtigkeit zuzubilligen (2-2).

Die Tochter fällt wieder einmal aus der familiären Gemeinsamkeit heraus. Früher war sie eher auf der aufwertenden Seite (0-2), d. h. sie hat keine Versuche unternommen, ein Art von (Pseudo)autonomie über Abwertung zu erlangen.

Bewertung als Person

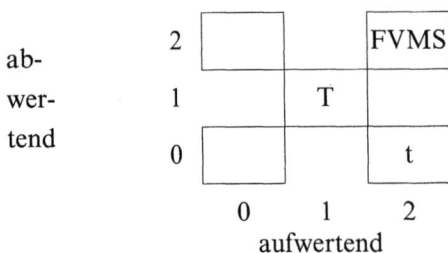

11) Ausdruck von Emotionen

Was für die zuletzt beurteilten Dimensionen galt, gilt auch für den affektiven Stil der Familie. Nebeneinander steht ein hohes Maß an ausgedrückten und unterdrückten Emotionen (2-2). Dies gilt für Mutter, Vater und Sohn. Allerdings zeigt sich hier die Grenze einer jeden pauschalen Beurteilung, denn nicht jeder zeigt und unterdrückt dieselben Emotionen.

Der Vater zeigt sich eher aggressiv, die Mutter eher liebevoll den Kindern gegenüber. Jeder von beiden hilft dem anderen, seine Spaltungen aufrechtzuerhalten. Solange der Vater sich dem Sohn gegenüber aggressiv verhält, braucht die Mutter ihre aggressiven Gefühle ihm gegenüber nicht zu erleben.

Dasselbe Spaltungsmuster gilt für den Sohn, hinter dessen aggressiv gespannten Gefühlen dem Vater gegenüber sich — wie das Transskript aus dem Erstinterview zeigt — eine Menge liebevoller Fürsorge verbirgt. Auch für die Tochter dürfte — soweit das zu rekonstruieren ist — früher diese Regel gegolten haben. Jetzt hingegen scheint sie zu differenzieren und Ambivalenzen zulassen zu können (1-1).

Ausdruck von Emotionen

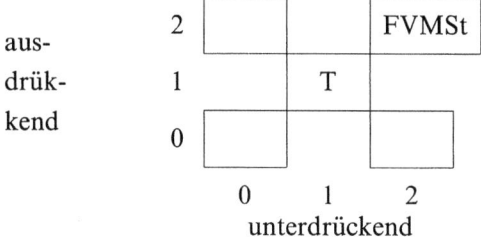

12) Anpassungsmodus

Die Einschätzung, ob Familie A. auf veränderte (Über)lebensbedingungen in ihrem Inneren oder Äußeren hin mit Veränderungen reagiert und sich — durch Wechsel der inneren Struktur oder des äußeren Rahmens — anpaßt, ist nicht leicht zu beantworten.

Sie scheint nicht nur die Aspekte der Umwelt wahrzunehmen, die zu ihrer Struktur „passen" (das wäre die Wirkung des „Gummizauns"). Andererseits reagiert sie aber auch nicht durch innere Änderungen auf Veränderungen in ihren äußeren Lebensbedingungen. Sie reagiert(e) vielmehr stets mit *äußerem* Wandel auf *äußeren* Wandel. Wann immer die Anpassung in einem gegebenen Lebensbereich gefährdet war, wechselte die Familie den geographischen Standort; der Vater wechselte den Arbeitsplatz und mit ihm die Familie den Wohnort und das soziale Milieu. Auf diese Weise wurde eine Anpassung an Forderungen von außen überflüssig, und innere Strukturveränderungen brauchten nicht zu erfolgen.

Voraussetzung für diese Art der Bewahrung des Status quo war aber stets eine große Mobilität, d. h. die Fähigkeit, ein hohes Maß an Veränderung zu vollziehen. So ergibt sich auch hier ein widersprüchliches Bild: Der Anpassungsmodus ist verändernd und erhaltend zugleich (wobei das eine die Voraussetzung des anderen ist; 2-2).

Dasselbe Muster gilt auch für Mutter, Vater und Sohn, während die Tochter früher eher strukturerhaltend wirkte (0-2). Durch ihren Fortgang ist es nicht nur zu einer massiven inneren Veränderung gekommen, auch das Gleichgewicht zwischen verändernden und erhaltenden Aktivitäten ist in der Familie dadurch zugunsten der Veränderung verschoben.

Anpassungsmodus

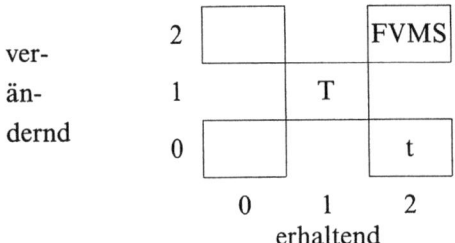

Das Bild, das sich bei Betrachtung der vier Familienmitglieder ergibt, zeigt, daß wir es hier nicht mit statischen Strukturen zu tun haben, sondern mit dynamischen und veränderlichen. Das Beispiel der Tochter verdeutlicht, wie — offenbar durch eine lebensbedrohliche Krise in Gang gesetzt — eine Entwicklung einsetzen kann, die zu größeren Optionen im Verhaltensrepertoire eines Individuums führt und auch die Interaktionen verändert, an denen es (d. h. hier: sie) beteiligt ist.

Im Blick auf die Entwicklung der Gesamtfamilie stellt sich allerdings die Frage, welche Veränderungen sich für die anderen Familienmitglieder dadurch ergeben haben, daß die Tochter sich soweit gelöst und separiert hat.

Für den Indexpatienten bedeutet die für ihn offensichtliche Selbständigkeit und Abgrenzung der Schwester, daß er allein als „Kind" zurückbleibt. Angesichts seiner Überzeugung, daß der Vater die Mutter auf die Kinder gedrängt hat, um sie am Fortlaufen zu hindern, erhöht dies seine Verantwortung für das Bestehen der elterlichen Ehe. Die erhöhte Wahrscheinlichkeit, daß die Eltern sich trennen, wenn der Sohn nicht als Dritter zur Verfügung steht, dürfte aber nur eine der Wirkungen der Ablösung der Tochter sein. Ihr steht entgegen, daß die Mutter in der Tochter auch eine sichere Koalitionspartnerin verloren hat. Wäre sie früher, als die Tochter noch Kind war, gegangen, so wäre die Tochter mitgekommen und die Mutter wäre nicht allein gewesen.

Daß die Ehe von den Eltern heute als stabiler erlebt wird als früher, nimmt der Sohn nicht wahr. Dafür bietet sich als erste Erklärung, daß er sich offenbar seine zentrale und machtvolle Position in der Familie erhalten will.

Es gibt aber noch eine zweite — bislang vollkommen vernachlässigte — Motivationsebene: die Beziehung von S. zu seiner Freundin.

Bei der Beurteilung ihrer Handlungsorientierung (sie nahm an einem Interview teil) ergab sich ein Muster, das dem der Mutter entsprach.

Hervorstechend war, daß die Freundin in ihrem Verhalten zwischen ganz klarer und eindeutiger Festlegung und absolutem Offenhalten der Beziehungsdefinition schwankte (in Wechselbeziehung zum Verhalten von S.). Dasselbe gilt für die Abgrenzung gegenüber dem Freund. Die Beziehung ist entweder sehr eng, verschmelzend, oder aber ganz distanziert. So wie die Mutter in Familie A. ihrem Mann gegenüber mit Beziehungsabbruch droht, droht auch die Freundin dem Indexpatienten. Nur geht sie noch einen Schritt weiter: sie verläßt ihn für einige Zeit, verschwindet irgendwohin, ohne zu sagen, wo sie zu finden ist. Nach spätestens einer Woche ist er dann „weichgeklopft" und erwartet sie sehnlichst.

Andererseits scheint sie sich nicht nur von ihm von Zeit zu Zeit zu entfernen, sondern ihn direkt „fortzuschicken" — zu anderen Frauen zum Beispiel. Sexuell „klappt" es zwischen den beiden nicht. Er hat viele Wünsche nach sexuellem Kontakt, sie wenig, ist „gehemmt" (wie er meint). Wenn er dann hin und wieder „fremd geht", hat es den Anschein, daß sie, wenn schon nicht froh, so doch auch nicht allzu betrübt darüber ist. Dennoch bestätigen sich beide immer wieder gegenseitig, daß sie füreinander geschaffen seien.

Dem entspricht, daß die Ambivalenz zwischen den Wünschen nach Trennung (zentrifugal) und Zusammenbleiben (zentripetal) auf einer hohen Ebene miteinander ausbalanciert sind (2-2). Dabei schwankt es, wer welche Position vertritt. Es hängt von der Situation ab, wobei immer einer das Gegengewicht zum anderen übernimmt. Hier ist ein deutlicher Unterschied zu der Beziehung zwischen Herrn und Frau A., deren Rollen klar im Sinne einer Kollusion aufgeteilt waren.

Konflikte werden in der Beziehung zwischen S. und seiner Freundin mal vom einen, mal vom anderen herauf- bzw. heruntergespielt, beides in extremem Maße.

Eine solche Rollentauschdynamik gilt auch für die meisten anderen diagnostischen Kriterien.

Wichtig ist, daß die Freundin in ihrer eigenen Herkunftsfamilie, insbesondere ihrem Vater gegenüber, ebenfalls ein pendelndes Abgrenzungsverhalten zeigt. Entweder sie fühlt sich vollkommen vom Vater unterdrückt und dominiert, was dazu führt, daß sie den Kontakt zu ihm abbricht, oder aber sie fühlt sich bei ihm geborgen und von ihm unterstützt, was sie dazu bringt, sich ihm anzunähern.

Der Vater der Freundin kann S. nicht leiden, die beiden „geraten sich", wann immer sie sich treffen, „in die Haare".

Der Schluß, der sich aufdrängt, ist, daß S. in der Beziehung seiner Freundin zu ihrem Vater wiederum die ihm so wohlvertraute Rolle als Dritter spielt. Allerdings mit einem für ihn — auf der bewußten Ebene — umgekehrten Vorzeichen. Er versucht, seine Freundin vor ihrem Vater zu schützen und ihr bei der Distanzierung zu helfen. Allerdings ist der Effekt seiner Streitereien mit dem Vater der Freundin, daß sie sich dem Vater annähert und sich von S. distanziert.

Letztlich ist nicht zu sagen, wer wem mehr bei der Annäherung oder Distanzierung an bzw. von der Freundin/Tochter hilft: ihr Vater dem Indexpatienten oder umgekehrt.

Es sind also zwei Dreiecke, in denen der Patient steht: das Dreieck, das er mit Mutter und Vater bildet, und das Dreieck, das er mit seiner Freundin und deren Vater bildet.

Glaubt man den Erklärungen der Eltern, so hatte sich ihre Beziehung in den letzten Jahren so entwickelt, daß S. sich ohne allzu große Befürchtungen aus diesem Dreieck hätte entfernen können; er war ja auch schon weg während der letzten fünf oder sechs Jahre, ohne daß die Eltern sich getrennt hätten oder der Vater „verrückt" geworden wäre.

Welche Funktion hat für den Sohn also die Rückkehr ins Dreieck seiner Herkunftsfamilie, die Reanimation dieses Musters, die Wiederaufnahme des alten Stückes? Und welche Funktion hat sie für die Beziehung zu seiner Freundin? Der Verdacht liegt nahe, daß hier eine Dreiecksbeziehung durch eine andere neutralisiert und ausbalanciert wird.

9. Symptome und Auslösesituationen

Das Beispiel der Familie A. macht deutlich, daß die Erstellung einer Familientypologie, die individuellen Symptombildungen folgt, problematisch ist. Die verschiedenen Familienmitglieder haben im Laufe der Zeit die unterschiedlichsten psychischen und psychosomatischen Symptome produziert. Darüber hinaus kam es im Verlaufe der Therapie zu Symptomverschiebungen.

Entweder ist also die Symptomwahl zufällig, oder aber die Familie ändert ihre Organisation im Laufe ihres Lebenszyklus so, daß in verschiedenen Phasen unterschiedliche Symptombildungen wahrscheinlicher bzw. unwahrscheinlicher werden. Die Frage ist also, ob ein spezifischer Zusammenhang zwischen interaktionellen Mustern und Symptombildungen beschrieben werden kann.

Da in dieser Familie von allen Beteiligten berichtet wird, daß sie psychische oder körperliche Reaktionen gezeigt haben, die nach medizinischen Kriterien von Krankheitswert sind, soll in jedem Einzelfall die interaktionelle Auslösesituation betrachtet werden (der Begriff „Auslösesituation" impliziert natürlich auch eine Vorannahme: die Hypothese, daß es einen mehr als nur zeitlichen Zusammenhang zwischen Interaktion und Symptom gibt). Lassen sich — so lautet die Frage für die Gesamtstudie — bei Betrachtung einer größeren Zahl von Familien spezifische Verknüpfungen zwischen individueller Handlungsorientierung, interaktionellem Muster und Symptombildung rekonstruieren? Dazu müssen also in jedem einzelnen Fall die Familienmitglieder getrennt betrachtet werden.

Der Vater:
Herr A. leidet seit Jahren in wechselnder Intensität an Magen-Darm-Beschwerden. Sie treten — der eigenen Einschätzung nach — verstärkt in den Situationen auf, in denen er sich hilflos, d. h. handlungsunfähig, fühlt.

Als sich der Sohn im Laufe der Familientherapie klarer den Eltern gegenüber abgrenzte, entwickelte Herr A. über mehrere Wochen blutige Durchfälle, für die keine organische Ursache gefunden werden konnte. Der behandelnde Internist deutete sie psychosomatisch. In dieser Phase der Therapie signalisierte Herr A. sehr deutlich, daß er damit rechne, Krebs zu haben bzw. zu bekommen. Es wurde dabei allerdings nie ganz klar, ob dies seine Furcht oder seine Hoffnung war. Die Symptome verschwanden schlagartig, als der Sohn die Behandlung des Vaters übernahm und regelmäßig alle zwei Wochen kam, um die Medikation zu überprüfen.

Versucht man einen Zusammenhang zwischen der Handlungsorientierung von Herrn A. und den Beziehungssituationen, in die er jeweils involviert ist, herzustellen, so läßt sich die Hypothese aufstellen, daß die Symptomatik stets dann auftritt, wenn er das Gefühl entwickelt, die Kontrolle über die Beziehung zu verlieren. Als „Macher" versucht er stets, jede für ihn — oder diejenigen, für die er sich verantwortlich fühlt — bedrohliche Situation aktiv aus der Welt zu schaffen. Geht dies nicht und stößt er an die Grenzen der Machbarkeit, d. h. seiner Macht, so „schlägt ihm das auf den Magen".

Besondere Bedrohungen ergeben sich für ihn aus seinen emotionalen Beziehungen. Seine eigene Geschichte in seiner Herkunftsfamilie und im Berufsleben hat ihn dazu gebracht, Autonomie und Unabhängigkeit als einen der höchsten persönliche Werte anzusehen. Als die Kinder noch klein waren, ergab sich für ihn kein Widerspruch zwischen „Autonomie" und „Beziehung", da Herr A. die Kinder als Teil seines Selbst betrachtete. Je mehr Sohn und Tochter aber einen individuellen Weg gingen und sich seiner Kontrolle entzogen, um so mehr kam es zum Konflikt: die Beziehung zu ihnen bedeutete — da er sich nicht gegen sie abgrenzen konnte oder wollte — so etwas wie den Kontrollverlust über einen Bereich des eigenen Selbst. Ein Aspekt, der auch die körperliche Symptomatik kennzeichnete.

Auch immer dann, wenn Herr A. befürchten mußte, daß seine Frau sich von ihm trennen könnte, kam es zu Magen- und Darm-Schmerzen mit phasenweisem Auftreten von blutigen Durchfällen. Gerade dann mußte Herr A. in der Beziehung zu seiner Frau seine Abhängigkeit und seine Unfähigkeit, Kontrolle auszuüben, besonders stark erleben. In derartigen Situationen drohte der Zusammenbruch, das Scheitern seiner bisherigen Handlungsorientierung. Die Symptomatik allerdings verhinderte dann stets, daß es wirklich zu einer Trennung kam. Die Kontrolle der Beziehung war — wenn auch nicht über bewußte Handlung — für den Moment erreicht. Auch in der Beziehung zum Sohn zeigte sich dieser Effekt: dadurch, daß der Sohn die Behandlung des Vaters übernahm, nachdem die Maßnahmen aller anderen Ärzte ohne Erfolg geblieben waren, wurde der befürchtete Beziehungsabbruch vermieden.

Zusammenfassend läßt sich sagen, daß Herr A. ein Mensch ist, dessen Problemlösungsstrategien überwiegend darin bestehen, „etwas zu tun". Seine Handlungsorientierung ist so, daß er überwiegend versucht, Gefahren aktiv zu negieren (indem er Akte vollzieht). Passiv den Dingen ihren Lauf zu lassen, entspricht nicht seinen (Über)lebensstrategien. Die Symptomatik tritt auf, wenn er in seinem Interaktionsbereich keine Möglichkeit sieht, aktiv zu handeln, und gezwungen ist, sich ins passive Nichtstun (die passive Negation von Gefahr) zu fügen. Er, der stets mit Kampf oder Flucht in Streßsituationen reagiert, muß nunmehr die Anwesenheit der Gefahr tolerieren. Eine extreme Auslösung der Selye-Reaktion, eventuell eine Dauerbelastung in diesem Sinne, kann hypothetisiert werden.

Die **Mutter**:

Wie bereits dargestellt entwickelte Frau A. vor nunmehr ca. 10 Jahren eine

Herzsymptomatik, die von Angstanfällen, Herzrasen, Schweißausbrüchen und Schmerzen in der Herzgegend gekennzeichnet war.

Auch diese Symptomatik trat in Situationen auf, in denen es zu einer Trennungsdrohung kam. Doch war der Charakter der Drohung ganz anders: es war eine phantasierte Trennung, die von starker Ambivalenz und Aggressivität geladen war. Der Sohn, der nachts zu spät nach Hause kam, drohte ja nicht unmittelbar damit, nie wieder zurückzukehren. Es war die Angst (und womöglich der Wunsch) der Mutter, die sich in ihren Phantasien, er läge mit durchgeschnittenem Hals im Straßengraben, artikulierten. Sie, die immer unabhängig sein wollte, aber die Isolation und Einsamkeit fürchtete, brauchte sich ihrer Ambivalenz gegenüber ihrem Mann nicht klar zu werden, solange sie in den Kindern den Grund dafür sah, daß sie nicht ihr „eigenes Leben" lebte. Wenn die Kinder — und die enge emotionale Bindung, die sie ihnen gegenüber verspürte — der Grund dafür waren, mit dem Mann zusammenzubleiben, so mußten sie auch die aggressiven Gefühle abbekommen, die mit dem Fortbestehen der Ehe bei Frau A. entstanden. Eine seltsame Schleife — die positiven Gefühle den Kindern gegenüber — führten zwangsläufig zu negativen Gefühlen.

Die Phantasie, der Sohn sei tot, versprach die Freiheit vom Ehemann, sie aktivierte aber auch die Angst vor dem Alleinsein. Ein solcher Wunsch mußte abgewehrt werden: aus der Angst um das Leben des Sohnes wurde die Angst um das eigene Leben. In die Bewältigung dieser Angst wurde der Ehemann einbezogen. Er übernahm dabei nicht nur wichtige stützende und fürsorgerische Funktionen, sondern auch das Ausdrücken der Aggressivität dem Sohn gegenüber. Auf diese Weise wurde die Beziehung zwischen Mutter und Sohn ambivalenzfrei gehalten und insgesamt die Wahrscheinlichkeit einer Trennung eher verringert als erhöht.

Ein zweiter möglicher Symptomenkomplex wurde in den Phantasien der übrigen Familienmitgliedern deutlich: Man befürchtete allgemein, Frau A. könne irgendwann einmal depressiv werden. Allerdings sprach dafür lediglich, daß sie gelegentlich subdepressiv wirkte.

Zusamnmenfassung: Die Mutter bevorzugt wie der Vater im allgemeinen das aktive Handeln (auch wenn sie in Relation zum Ehemann die passivere ist). Auch sie ist niemand, dem es liegt, Probleme „auszusitzen" (im Diagnoseschema entspricht das der aktiven Negation von Gefahr). Daraus ergibt sich für sie die Versuchungssituation, sich aktiv vom Ehemann zu trennen. Durch die enge Beziehung zu den Kindern (zum Sohn) wird ein Gegengewicht gebildet, das es ihr ermöglicht, die Trennung zu unterlassen und die Ambivalenz in der Schwebe zu halten. Die Funktion der Kinder ist hier also, die Mutter etwas mehr auf die Seite der Unterlassungen, der passiven Negation von Gefahr zu bringen. Wenn durch die phantasierte (erhoffte/befürchtete) Trennung vom Sohn die Versuchung, den Ehemann zu verlassen, größer wird, tritt die Symptomatik auf.

Als Erklärung böte sich die Hypothese an, daß nunmehr die bislang vom Sohn ausgeübten passivierenden (die Gefahr passiv negierenden) Funktionen von der Mutter selbst übernommen werden müssen. Das Zuspätkommen des Sohnes würde dann als Stressor in seiner ambivalenten Bedeutung für die Autonomiewünsche und Isolationsängste der Mutter sowohl eine Selye- als auch eine Cannon-Reaktion auslösen können, in deren Folge die Herzsymptomatik auftritt.

Die **Tochter**:
Die Suizidversuche der Tochter stehen in engem zeitlichem Zusammenhang mit der real vollzogenen Trennung vom Elternhaus. Aus der wohlbehüteten, braven Tochter sollte von einem Tag zum anderen ein selbständiger, eigenverantwortlicher und sich selbst genügender Mensch werden. Ein Sprung, der offenbar zu groß war.

Im Suizidversuch wird einerseits die Selbständigkeit realisiert. Es ist ein Versuch, zu handeln. Er kann aber auf der anderen Seite auch als Ausdruck der Unselbständigkeit verstanden werden: des Gefühls, allein nicht lebensfähig zu sein.

Mutter und Tochter waren in ihrem Erleben eine Einheit. Ihre Trennung war in ihrer Selbstbeschreibung der Verlust eines Teils des eigenen Selbst. Hätte die Tochter ihre depressive Symptomatik den Eltern gezeigt, so wäre diese Einheit wieder hergestellt worden. Die Eltern hätten die Tochter wieder nach Hause geholt. Das hätte aber nur um den Preis der Aufgabe des Studiums erreicht werden können. Von den Eltern war klar signalisiert worden, daß man von T. erwartet, daß sie ihr Studium mit der „linken Hand" absolvieren würde. Sie sei stets jemand gewesen, der alle Probleme, die man „ihr hinschmeißt", still und beharrlich löst. Da sie an sich selbst die Forderung stellte, allein klar zu kommen, bot sich ihr, wollte sie ihre Selbstachtung und die Achtung der anderen Familienmitglieder bewahren, der Suizid als „autonome" Problemlösung an.

Nach der Phase der Suizidalität entwickelte T. Ängste, sie könne verrückt werden. Wenn dies wirklich einmal einträte, so sagt sie, würde sie ihrem Leben ein Ende machen.

Zusammenfassung: Vor den Suizidversuchen mußte die Handlungsorientierung der Tochter wie bei den Eltern überwiegend auf der Seite der Akte eingeschätzt werden. Allerdings war sie dabei erheblich ambivalenzfreier als die Eltern. Bei Studienbeginn mit der eigenen Abhängigkeit konfrontiert, versucht sie aktiv dieses Problem (= sich selbst) aus der Welt zu schaffen. Versucht man auch hier, die körperlichen Reaktionen einer der beiden Streßachsen zuzuordnen, so war wohl zunächst die subjektive Unfähigkeit zu handeln mit einer Selye-Reaktion und einem depressiven Zustandsbild verbunden, die dann von einer Cannon-Reaktion und dem Suizidversuch abgelöst wurden. Im Suizidversuch setzte sich das schon früher praktizierte Muster, das Ambivalenzen durch Abwehr der einen Seite bewältigt, erneut durch.

Die **Freundin** des Sohnes:
Seit etwa drei Jahren lebt S. mit seiner Freundin zusammen. Sie leidet seit ihrer Kindheit an Asthma bronchiale. Über die Auslösesituationen dafür liegen keine Informationen vor.

Über die Freundin kann lediglich gesagt werden, daß sie in ihrer Beziehung zum Indexpatienten hochambivalent war. Die Tatsache, daß er von ihr als „krank" angesehen wurde, hatte eine stabilisierende Funktion für die Beziehung der beiden. Aggressiv abgrenzendes und kränkendes Verhalten von S. wurde seiner Krankheit zugeschrieben und auf diese Weise einer möglichen Bedeutung für die Beziehung entkleidet. Und wann immer es zu symmetrischen Eskalationen zwischen den beiden kam, wurde durch die Etikettierung des Verhaltens als

„krank" wieder Komplementarität hergestellt. Dabei übernahm die Freundin die versorgende Rolle.

S. hingegen schien diese Rolle seiner Freundin gegenüber nur sehr selten einzunehmen. Lediglich der akute Asthmaanfall bildete eine Ausnahme.

Zusammenfassung: Das wenige, was über die Freundin bekannt ist, legt den Schluß nahe, daß auch sie mehr die aktiv handelnde Seite der Problemlösung bevorzugt. Dafür spricht auch, daß sie in Konfliktsituationen mit S. nicht passiv bleibt, sondern ihn verläßt. Zur Erstellung einer Hypothese über den Zusammenhang von Handlungsorientierung und Symptombildung liegen zu wenige Informationen vor.

Der **Sohn**:

Die erste psychotische Dekompensation erfolgte, als auf der einen Seite zum wiederholten Male die Trennung der Eltern drohte und auf der anderen Seite das medizinische Staatsexamen bevorstand. Die Trennungsdrohung der Eltern dürfte als Auslöser allein nicht ausreichend gewesen sein, auch wenn sie diesmal besonders ernsthaft erschien. Durch die Klinikaufnahme wurde zunächst das Ablegen des Staatsexamens verhindert und die Trennung der Eltern zu den Akten gelegt.

Zur zweiten psychotischen Dekompensation im Sinne einer paranoiden Psychose kam es während eines Urlaubs mit der Freundin auf einer Insel im Mittelmeer. Eine Trennung der Eltern stand nicht zur Debatte. Vielmehr drohte — so läßt sich rekonstruieren — eine Intensivierung der Beziehung zur Freundin gerade dadurch, daß die Beziehung der Eltern auch ohne den Sohn funktionierte (die Eltern hatten sich ein Sumpfgrundstück gekauft und versuchten, es gemeinsam trocken zu legen).

Durch die psychotische Dekompensation wurde nicht nur dieser in der Zweisamkeit sehr intime und enge Urlaub abgebrochen, sondern S. konnte sich darüber hinaus auch von der Freundin distanzieren, indem er zu seinen Eltern zurückzog. Hier entwickelte er eine depressive Symptomatik, die zunächst von Antriebsarmut, später dann auch noch von Suizidalität geprägt war. Die Angst, er könne sich etwas antun, veranlaßte seine Angehörigen, ihn in die Klinik einzuweisen.

Beide Dekompensationen standen in engem zeitlichem Zusammenhang mit Schwellensituationen der beruflichen Entwicklung: Staatsexamen, Beginn der beruflichen Tätigkeit als Arzt. Die Übernahme der Arztrolle hatte auf mehreren Ebenen Beziehungsimplikationen. Im außerfamiliären Arbeitsfeld war sie mit einer sehr widersprüchlichen Selbstdefinition verbunden. Auf der einen Seite stand die gesellschaftlich bestimmte Rolle des Experten, des „Halbgottes in Weiß" mit all den an ihr haftenden positiven Idealisierungen und Größenphantasien. Die Beziehung des Arztes zu seinem Patienten ist komplementär, wobei der Arzt der Gute, der Wissende und Überlegene ist, der alle Verantwortung zu tragen hat. Auf der anderen Seite steht die Beziehung zu Arbeitskollegen, vor allem aber zu Vorgesetzten. Gerade diese Beziehung erwies sich für S. als sehr problematisch, da er sich in dieser — wiederum komplementären — Beziehung auf der inferioren Seite als „Untergebener" einem (dem familiären Bild entsprechend) negativ idealisierten „Chef" gegenüber wiederfand. Beide so widersprüchlich definierten Beziehungen galt es für ihn mit der Übernahme der Arztrolle zu integrieren.

Aber auch für die Struktur der Familie erwies sich der Schritt vom Studenten zum Arzt als folgenschwer. Er war nicht nur mit der finanziellen Unabhängigkeit vom Elternhaus verbunden, sondern auch mit der Veränderung der Beziehung zum Vater. Da innerfamiliäre und außerfamiliäre Regeln miteinander vermischt wurden, war der gesellschaftliche Aufstieg draußen auch mit einer Veränderung drinnen verbunden. Der Sohn wäre als Arzt dem Vater „über den Kopf gewachsen".

„Krank" in die Familie zurückgekehrt konnte S. auf der einen Seite Akademiker sein und der „Sei-erfolgreich!"-Delegation der Eltern entsprechen, auf der anderen Seite aber konnte er sich in der Realitätsbewältigung als Versager zeigen und damit dem Vater die Rolle des Kompetenteren und Überlegenen überlassen. Dieser Kompromiß bot die Möglichkeit, die Beziehung zwischen Vater und Sohn und die Frage, wer denn eigentlich mehr wert sei, undefiniert zu lassen. Die Krankheit ist ein Weg (sicher nicht der einzige), die widersprüchlichen Aufträge im Hinblick auf die berufliche Identität des Sohnes miteinander zu versöhnen.

Durch die auf Initiative von S. begonnene Familientherapie, in welche die Freundin nicht einbezogen war, kehrte S. ein Stück in die Kindrolle zurück, was den Abstand zur Freundin hin sicherte. Es wurde ein Gleichgewicht zwischen den Konfliktdreiecken Vater-Mutter-Sohn und Freundin-Schwiegervater-Indexpatient hergestellt.

Im Verlaufe der Familientherapie kam es zunächst zu den genannten Symptombildungen des Vaters. In der Therapie versuchte S., den Appellen des Vaters, doch etwas für ihn zu tun, auszuweichen. Er wollte den Vater als neues „Sorgenkind" bei den Therapeuten abgeben, er empfahl ihm eine Einzeltherapie. Da die Therapeuten auf dieses Beziehungsangebot nicht eingingen, übernahm der Sohn die Behandlung des Vaters. Damit verbunden war für ihn die Akzeptanz in seiner beruflichen Rolle, für den Vater ein ritualisiert gesicherter Kontakt zum Sohn. Nicht die negativ idealisierte Chef-Untergebenen-Beziehung, sondern die positiv idealisierte Arzt-Patienten-Beziehung wurde als Modell des Umgangs miteinander von Vater und Sohn gewählt. Dies brachte eine emotionale Distanzierung und Entspannung in die Beziehung des Sohns zu seinen Eltern. Das Konfliktdreieck Vater-Mutter-Sohn hatte keine Funktion mehr. Die Beziehung zwischen den Eltern war so definiert, daß keine Trennungsdrohungen mehr artikuliert wurden.

Die Folge davon war jedoch, daß die Ambivalenz zwischen den Wünschen, sich zu trennen und zusammenzubleiben, in der Beziehung zur Freundin erneut aufflammte.

Nach mehreren Beziehungskrisen, in denen S. sich anderen Frauen anzunähern versuchte, kam es — mehr als drei Jahre nach dem Erstinterview — erneut zu einer Symptomproduktion; nunmehr jedoch nicht im Sinne eines Zustandsbildes aus dem schizophrenen Formenkreis, sondern eines maniformen Verhaltens. Durch diese Verhaltensweisen gelang es S., sich von seiner Freundin zu distanzieren, ohne daß sie es als gegen sich gerichtet auffaßte. Die Freundin versuchte, den Kontakt zu den Eltern des Patienten wieder enger zu gestalten, jedoch ohne

Erfolg, da diese deutlich signalisierten, sie wollten sich aus den Konflikten der beiden heraushalten.

Auf Wunsch von S. wurde in dieser Zeit — nach zwei Jahren Pause — wieder eine Therapiesitzung abgehalten. Anwesend waren S. und seine Freundin. In der Folge dieses Gesprächs begann die Freundin, die Verhaltensweisen von S. nicht mehr nur als Symptome zu verstehen. Sie bezog die Verhaltensweisen von S. auf sich und die Form der Beziehung, welche beide miteinander entwickelt hatten. Als Reaktion darauf entwickelte sie zunächst ein depressives Zustandsbild. Sie legte sich mehrere Tage ins Bett, zeigte sich niedergeschlagen und nicht in der Lage, irgendetwas zu tun. Als S. nicht in die komplementäre, versorgende Rolle ging, kam es zu massiven Streitigkeiten und tätlichen Auseinandersetzungen zwischen beiden, die längerfristig die Trennung zur Folge hatten.

Zusammenfassung: Die Symptome von S. müssen in unserem Diagnoseschema ganz unterschiedlich kategorisiert werden. Im allgemeinen zeigt sich S. als ein Mensch, der — ganz im Sinne der familiären Kultur — lieber Probleme aktiv löst. Allerdings gilt dies nicht für die Abgrenzung gegenüber dem geliebten Objekt. Hier wird die Grenze normalerweise von ihm aktiv geöffnet. In der produktiven Symptomatik allerdings wird gleichzeitig die Grenze geschlossen, so daß beide Seiten der Ambivalenz, Öffnung und Schließung, gleichzeitig agiert werden.

Diese Ambivalenz ist auch in der mehrere Wochen andauernden depressiven Phase gegeben, nur wird sie hier nicht agiert; es wird statt dessen alles unterlassen, was in der einen oder anderen Richtung Eindeutigkeit schaffen könnte. Als die Antriebslosigkeit, die all diese Unterlassungen ermöglicht, zurücktritt und Aktionen wieder denkbar werden, besteht die Gefahr, daß im Suizid wiederum die Ambivalenz zwischen Trennungswunsch einerseits und dem Gefühl, allein nicht leben zu können, in Taten umgesetzt wird. Daß S. dies unterläßt, liegt daran, daß andere (Eltern, Freundin, Arzt, Klinkpersonal) eine Kontrollfunktion übernehmen.

In dem maniformen Verhalten wird wiederum die Ambivalenz in der Beziehung — nunmehr aber in erster Linie der Beziehung zur Freundin — agiert. Die Abgrenzung wird so überzogen, daß sie sich selbst disqualifiziert. Der Unterschied zur paranoiden Symptomatik liegt aus der Perspektive der Handlungslogik darin, daß während des schizophrenen Zustandsbilds vom Patienten wie auch seinen Interaktionspartnern vermehrt Kommunikationsabweichungen produziert werden und dadurch global eine Unsicherheit über die Bedeutung eines jeden gezeigten Verhaltens entsteht. Distanzierung und Annäherung können so gleichzeitig erfolgen. In der Manie und in der Depression wird hingegen zeitlich voneinander getrennt auf der Handlungsebene mehr das eine oder das andere betont.

Die Ambivalenz der Selbst-Objekt-Abgrenzung, die sich in beiden Fällen im Prinzip nicht unterscheidet, ist jedoch unterschiedlich organisiert. In der schizophrenen Symptomatik kann S. beide Seiten *synchron*, wenn auch unter hoher Spannung, erleben. Wenn er sich aktiv konfusionierend verhält, grenzt er sich ab und zeigt sich in seinem Verhalten uneinfühlbar. Gleichzeitig aber induziert er sowohl Kontroll- als auch Fürsorgeversuche seiner Angehörigen. Alle nähern sich ihm an.

Doch das Bild wandelt sich mit der Zeit in Richtung auf mehr Inaktivität. Alles, was eine Entscheidung zu einer Seite der Ambivalenz mit sich bringen könnte, wird von S. unterlassen. Hier liegt der Übergang zur depressiven Symptomatik, wo die Unterlassungen des Patienten durch sehr starke annähernde Aktivitäten der Beziehungspersonen beantwortet werden. Insofern hat hier — aus der Perspektive des außenstehenden Beobachters gesprochen — die Symptomatik die Funktion, die Nähe der Beziehung, das Zusammenbleiben, zu fördern. In der Manie hingegen wird von S. die Trennung agiert, Angehörige und Freunde werden verprellt.

Die Entwicklung verläuft also von einem hochgespannten Sowohl-als-auch-Muster zu einem aus extremen Verhaltensweisen zusammengesetzten Entweder-oder-Muster. In Manie bzw. Depression werden von S. *diachron*, d. h. nacheinander, beide Seiten der Ambivalenz gelebt.

Es ergibt sich so die Hypothese, daß auf der individuellen, körperlichen Ebene die schizophrene Symptomatik von S. mit ihrer eher Aktionen verhindernden Charakteristik einerseits, mit ihren aktiv Konfusion erzeugenden und Beziehungsdefinitionen verwischenden Verhaltensweisen andererseits, zunächst mit einer Mischung aus Selye- und Cannon-Reaktion verbunden gewesen sein dürfte. Dagegen darf für das depressive Zustandsbild wohl eine überwiegende Selye-Reaktion angenommen werden, für das maniforme Verhalten eine Cannon-Reaktion.

B. Probleme der Typologie — Typologie der Probleme

1. Vieldeutigkeiten der beziehungsdiagnostischen Kategorien

Wer immer eine Typologie erstellen will (über was auch immer), ist gezwungen, zu abstrahieren und Komplexität zu reduzieren. Dies gilt natürlich auch für den Versuch, die interaktionellen und epistemischen Strukturen von Individuen oder Familien zu typisieren. Die Betonung von Gemeinsamkeiten führt zwangsläufig zur Vernachlässigung von Unterschieden. Auch die Anwendung des hier verwendeten Beziehungsdiagnose- und Handlungsorientierungsschemas ist mit diesem Problem behaftet. Obwohl durch die zwölf beschriebenen diagnostischen Dimensionen eine Unzahl unterschiedlicher Muster und Kombinationen konstruiert bzw. erfaßt werden können (5^{12}), zeigt die praktische Anwendung, daß Familien und Individuen mit manchmal sehr unterschiedlichen Problemlöse- und Interaktionsstrategien derselben Kategorie zugeordnet werden müssen.

Die Beurteilung der interindividuellen Grenzbildung mag als Beispiel für diese Unschärfe der Kategorien dienen. Betrachten wir zwei verschiedene Interaktionssysteme, die der Einfachheit halber lediglich aus jeweils zwei Personen (A und B) bestehen. Aus der Außenperspektive läßt sich nun im ersten Fall die Grenzbildung zwischen den beiden folgendermaßen („dicht") beschreiben: A vollzieht andauernd irgendwelche Akte, durch die er die Grenze zu B zu öffnen versucht. Er verhält sich intrusiv, will wissen, was der andere fühlt und denkt. Er identifiziert sich weitgehend mit B und fühlt sich verantwortlich für das, was mit B geschieht. Er selbst jedoch hält sich B gegenüber verschlossen, zeigt nicht, wie es in ihm aussieht, ist heroischer Einzelkämpfer, der seine Probleme mit sich selbst abmacht. Hier müßte man aus der Außenperspektive eine Einschätzung der interindividuellen Grenzbildung als öffnend und schließend zugleich vornehmen (2-2). Zu derselben Bewertung würde man aber auch gelangen, wenn B sich einem A gegenüber verschließen würde, der statt intrusiv außerordentlich extrovertiert wäre. A würde stets davon ausgehen, daß jedermann sich für seine Probleme interessiert, B würde sein Desinteresse und seine Ablehnung signalisieren.

Doch es gibt noch eine Reihe anderer Konstellationen, die allesamt in diesem Schema mit 2-2 bewertet werden müßten. Nicht nur die feste Rollenaufteilung im Sinne einer Kollusion (einer übernimmt den Grenzen öffnenden und einer den Grenzen schließenden Part) und der Unterschied zwischen aktiver und passiver Öffnung der eigenen Grenzen spielen eine Rolle; auch der Fall, in dem beide Partner im Einklang miteinander *entweder* ganz miteinander „verschmolzen" *oder* aber ganz voneinander „getrennt" sind, in dem also ein emotionales

Alles-oder-nichts-Prinzip herrscht, müßte auf längere Sicht gesehen mit 2-2 bewertet werden.

Differenzierungsmöglichkeiten ergeben sich erst, wenn andere diagnostische Dimensionen und die Beurteilung der individuellen Handlungsorientierung hinzugezogen werden. Im letzten Fall würde sich so z. B. zeigen, daß beide in ihrer Handlungsorientierung sowohl öffnend als auch schließend wirken (2-2) und ihre Beziehung überwiegend symmetrisch erscheint, während in den beiden ersten Fällen der eine der beiden eher öffnend (0-2), der andere eher schließend (2-0) wirksam wird und die Beziehung der beiden überwiegend komplementär eingeschätzt werden müßte.

Zwischen dem Fall des intrusiven oder expressiven Öffnens der individuellen Grenzen läßt sich nur unterscheiden, wenn der „Ausdruck von Emotionen" in die Beurteilung miteinbezogen wird. Der eine wird hier eher als „unterdrückend" (0-2), der andere als „ausdrückend" (2-0) eingeschätzt werden. Die beiden, die ihre Beziehung nach dem Alles-oder-nichts-Prinzip gestalten, werden hier als hochambivalent — sowohl ihre Gefühle ausdrückend wie unterdrückend (2-2) — eingeschätzt.

Doch auch eine derartige Kategorie ist wieder vieldeutig. Wer Gefühle unterdrückt und ausdrückt, kann dabei zeitlich getrennt alle Gefühlsqualitäten, die positiven wie die negativen, die liebevollen und die aggressiven, ausdrücken bzw. unterdrücken; oder aber er drückt stets nur bestimmte Gefühle aus, andere nicht. In beiden Fällen käme es auch hier zu einer Einschätzung als überwiegend „ausdrückend" und „unterdrückend" (2-2).

Derartige Differenzierungen sind für alle betrachteten Dimensionen von Bedeutung. Durch die Einordnung in eine einzelne Kategorie wird von dem Unterschied zwischen diachronen und synchronen Mustern abstrahiert. Und dies ist zweifellos ein Unterschied, der einen Unterschied macht. Will man also nicht „schrecklich vereinfachen", so kommt man nicht umhin, jeweils inhaltlich genauer zu differenzieren und zu bestimmen, was die Kategorisierung im Einzelfall bedeutet. Ihr heuristischer Nutzen liegt darin, daß gemeinsame Problembereiche deutlich werden, z. B. die hohe Ambivalenz zwischen den Wünschen nach und Ängsten vor „Verschmelzung" auf der einen Seite, den Wünschen nach und Ängsten vor „Isolation" und „Autismus" auf der anderen Seite. Die inhaltliche Differenzierung ermöglicht es, unterschiedliche Bewältigungsstrategien für ähnliche Probleme zu erfassen.

2. Geschichtliche Veränderungen

Eine weitere Schwierigkeit der Typologiebildung hängt mit der zeitlichen Bedingtheit familiärer Interaktionsprozesse zusammen. Im allgemeinen sehen Therapeuten die Patienten und ihre Familien erst dann, wenn es bereits zu einer Symptombildung gekommen ist. Die Frage, ob die beobachteten Eigenarten der Interaktion bereits vor oder erst nach der Symptombildung auftraten, ist von entscheidender Bedeutung, wenn man die Wechselbeziehungen zwischen Interaktions- und Symptommustern untersuchen will.

Hier bietet die Methode des „zirkulären Fragens" eine Möglichkeit, Daten über die Zeit vor der Erkrankung des identifizierten Patienten und über die eventuell verändernden Wirkungen der Symptombildung zu erhalten.

In der Auswertung muß also jeweils die Funktion von Symptomen für die Regeln der familiären Interaktion von der Funktion der familiären Interaktionsregeln für die Symptombildung unterschieden werden.

Auch diese zeitliche Differenzierungsmöglichkeit droht durch die Schlichtheit der Kategorisierungsmöglichkeiten des Beziehungsdiagnoseschemas verlorenzugehen. Es ist daher wichtig, sich vor jeglicher „Verdinglichung" zu hüten und die beobachtbaren Merkmale in ihren (individuell und familiär) geschichtlichen Kontext zu stellen.

Im Einzelfall muß also nicht nur das augenblickliche Erscheinungsbild einer Familie bzw. ihrer Mitglieder beschrieben, sondern darüber hinaus jeweils rekonstruiert werden, welche Organisationsformen eine Familie vor und nach der Ausbildung von Symptomen entwickelt hat.

Diese beiden Einwendungen dürften deutlich machen, warum die reine Darstellung der in den Familieninterviews bzw. bei der Beobachtung der Familien erhobenen Daten nur von beschränkter Aussagekraft ist. Sie bedürfen einer Interpretation, welche die in den Kategorisierungen der Beziehungsdiagnose fehlenden Informationen über die Geschichte, synchrone und diachrone Muster, Aktivität und Passivität der Handelnden miteinbezieht und den Gesamtzusammenhang und die Wechselbeziehung der unterschiedlichen diagnostischen Kriterien rekonstruiert. Das uninterpretierte Datenmaterial allein ist also wenig aussagekräftig, das Beziehungsdiagnose- und Handlungsorientierungsschema kann lediglich als ein heuristisches Instrumentarium verwendet werden.

Eine Typologiebildung, die besondere Merkmale von Familien und Individuen in Bezug zur Entwicklung von Krankheitsbildern setzt, ist in erster Linie das Ergebnis von Abstraktionsprozessen, durch die versucht wird, Spezifisches von Unspezifischem zu trennen. Das Ergebnis eines solchen Vorgehens ist nie das Abbild dessen, was beobachtet worden ist; es ist idealisiert, verkürzt und verdichtet. Und in der Realität dürfte sich wohl kaum eine Familie oder ein Individuum finden lassen, das genau dem Idealtypus entspricht.

3. Interaktionelle Spielregeln und Symptombildung

Ganz generell läßt sich sagen, daß sich drei unterschiedliche Formen der Wechselbeziehung zwischen den Symptombildungen und den Spielregeln der familiären Interaktion bzw. der individuellen epistemischen Systeme (d. h. den deskriptiven Regeln, nach denen der Interaktionsbereich beschrieben wird, und den präskriptiven Regeln, die handlungsleitende Funktionen haben) beobachten lassen.

Wie diese Beziehung zwischen Symptom und Spielregeln organisiert ist, hängt sowohl von der Art der Symptome als auch von der Entwicklungsmöglichkeit der vorbestehenden familiären Strukturen ab. Aufgrund der klinischen Beobachtung von Verläufen lassen sich folgende Typen der Reaktion familiärer Interaktionsmuster auf eine Symptombildung bilden:

Typ 1

Hier bewirkt die Symptombildung, daß das Interaktionssystem bzw. seine Mitglieder sich verändern. Mit den alten Mechanismen, die Welt wahrzunehmen und zu ordnen, sind die Probleme, die mit der Erkrankung verbunden sind, nicht zu lösen. Die Symptombildung führt zu einer massiven Störung des Interaktionssystems, die mit den alten Spielregeln — systemimmanent — nicht zu beseitigen ist. Die alten Spielregeln funktionieren nicht mehr, das Symptom läßt sich nicht mehr in die alten Spielregeln einordnen:

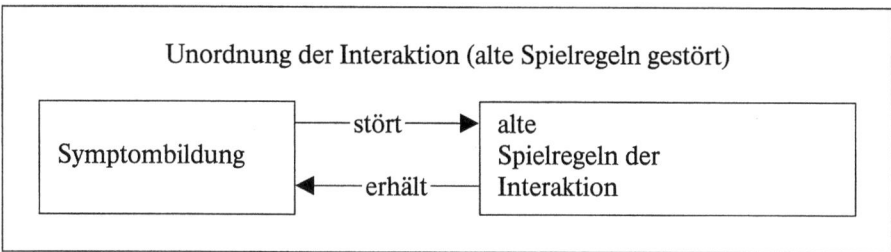

Die Symptombildung kann als ein Produkt der alten Spielregeln der Interaktion verstanden werden; es entsteht eine rekursive Beziehung zwischen Symptom und Spielregeln. Eine „selbstverneinende Schleife" ist geknüpft, das Symptom „stört", d. h. es bestätigt die Funktionalität der Spielregeln nicht nur *nicht*, sondern es stellt sie in Frage.

Zur Beseitigung einer solchen Störung bieten sich zwei - prinzipiell unterscheidbare — Möglichkeiten (die deshalb auch als Typ 1.1 und 1.2 unterschieden werden sollen).

Typ 1.1

Im ersten Fall antwortet das Interaktionssystem auf die Störung mit einer Veränderung seiner selbst. Diesen Weg der Entwicklung muß es immer dann gehen, wenn es seine Kohärenz erhalten will. Das heißt, daß die einzelnen Familienmitglieder ihre Interaktionsstrategien verändern müssen, wenn sie den Zusammenhalt der Familie erhalten wollen. Die Familie gerät in eine massive Krise — eine Chance und eine Gefahr zugleich. Handlungsmuster und Familienstrukturen können sich ändern und Entwicklungsprozesse in Gang kommen: neue Spielregeln entstehen und stabilisieren sich.

Schematisch läßt sich dieser Prozeß folgendermaßen darstellen:

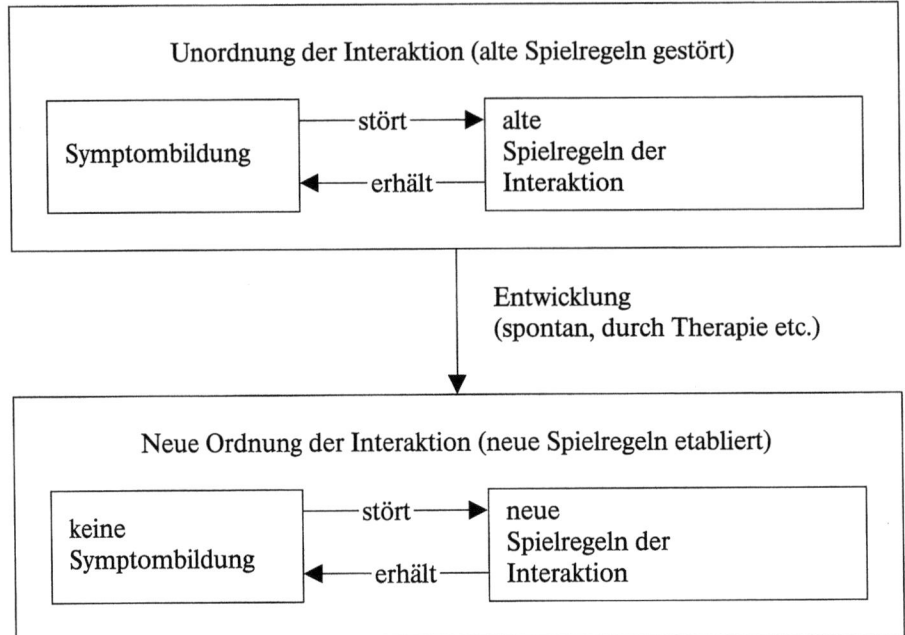

Typ 1.2

Der andere Weg, auf die Störung zu reagieren, besteht in dem Versuch, die bislang üblichen Spielregeln *unverändert* aufrechtzuerhalten bzw. wiederherzustellen. Das geht dann am leichtesten, wenn das Symptom bzw. derjenige, der es zeigt, ausgegrenzt wird. Die Familie spaltet sich und verliert ihre Kohärenz. Der Rest bewahrt seine alten Spielregeln oder kann zu ihnen zurückkehren. Derjenige, der das Symptomverhalten zeigt, wird Element eines anderen sozialen Systems (einer Anstalt, eines Gefängnisses) oder er stirbt (z. B. durch Suizid). In jedem Fall kommt es hier zu einem Kommunikationsabbruch, zu einer strukturellen Entkoppelung.

Schematisch stellt sich dieser zweite Weg, eine derartige „selbstverneinende Schleife" aus der Welt zu schaffen, folgendermaßen dar:

Probleme der Typologie — Typologie der Probleme 261

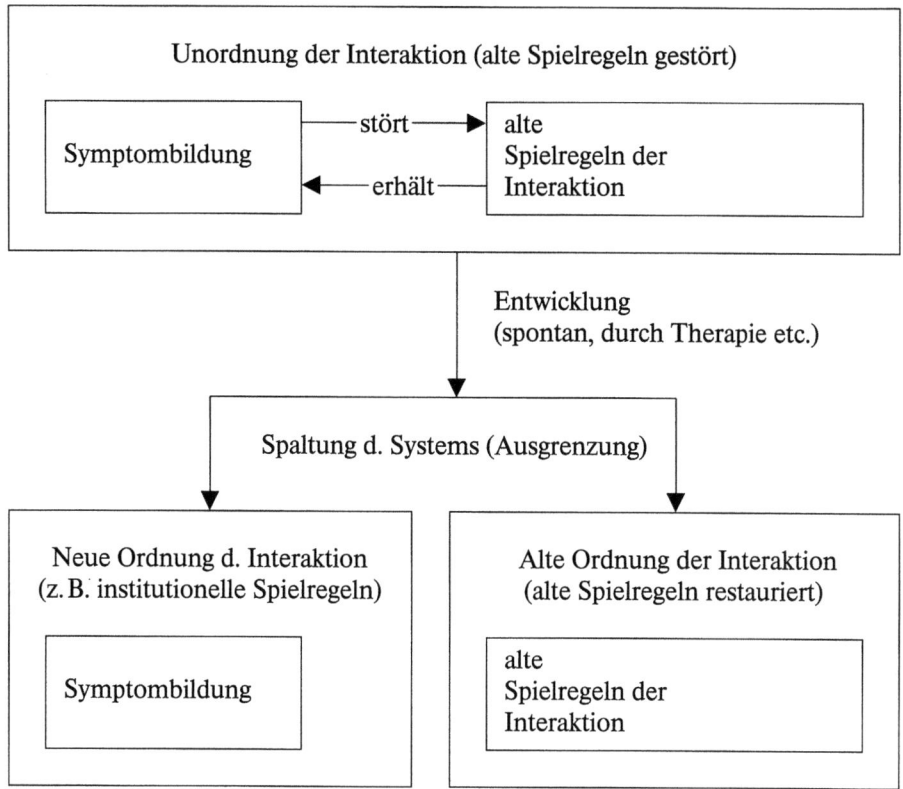

Beispiel für ein derartiges Entwicklungsmuster sind Verhaltensstörungen, insbesondere solche, die als delinquent etikettiert werden. Doch auch ohne Symptome oder Verhaltensauffälligkeiten kann dieser Mechanismus wirksam werden.

Eine solche Ausgrenzung erfolgt nicht nur passiv, wenn jemand in ein Heim oder eine Anstalt eingewiesen wird. Dasselbe schismogenetische Muster läßt sich beispielsweise auch dann beobachten, wenn ein Heranwachsender seine Herkunftsfamilie, mit deren Regeln er nicht einverstanden ist, verläßt oder hinausgeworfen wird. Es ist ein Muster, das im allgemeinen mit dem Begriff Ausstoßung gekennzeichnet wird. Allerdings, das muß hinzugefügt werden, erfolgt diese Ausstoßung keineswegs immer passiv. Oft ist es schlicht ein Fluchtversuch, um sich durch das Verlassen einer nicht bekömmlichen Umwelt zu retten. Die Alternative stellt sich dann aus der Innenperspektive so dar, daß das Zuhausebleiben nur um den Preis der Symptomproduktion möglich wäre, der Wechsel des Systems aber die Symptomfreiheit ermöglicht. Wo die Chancen, das Gesamtsystem, die Umwelt des Individuums zu verändern, als gering erachtet werden, bietet sich oft nur durch den Wechsel der Umwelt die Chance der individuellen Weiterentwicklung.

Bleiben wir aber bei den Fällen, in denen es zur Ausbildung von Symptomen kommt. Der Effekt ist in diesem Falle, daß das Individuum, das die Symptome produziert, durch seine Ausgrenzung Element eines sozialen Systems (z. B. einer Anstalt) wird, dessen Regeln durch diese Symptome bestätigt werden. Es ist ein System, das in seiner Organisationsform dem zweiten Typ von Symptom-Spielregel-Interaktion (Typ 2) entspricht.

Typ 2
In diesem zweiten Typus wirkt die Symptombildung bestätigend auf die schon vorher bestehenden Spielregeln der Interaktion, es erhält sie in einer stabilen Lage (Typ 2.1) oder verstärkt sie sogar noch (Typ 2.2). Die Sichtweisen der Welt, welche die Familienmitglieder vor der Erkrankung hatten (deskriptive Regeln), werden durch das Auftreten der Symptome bestätigt oder noch verstärkt. Dasselbe gilt für die präskriptiven Regeln. Veränderungen erfolgen gar nicht oder lediglich auf quantitativer Ebene. Die Versuche der Problemlösung erfolgen nach dem Prinzip des „Mehr-Desselben" und haben oft einen Verstärkereffekt auf die Symptome. Entwicklungsprozesse und strukturelle Veränderungen sind somit unmöglich.

Typ 2.1
Das Symptom bewahrt die Homöostase der Familie, ihr Eigenverhalten und ihre Eigenstruktur in ihrer vorher bestehenden Form. Eine derartige Form der Wechselbeziehung bildet die Voraussetzung für Chronifizierungsprozesse. Eine „selbstbejahende Schleife" wird geknüpft, es entwickelt sich ein rekursiver Prozeß, der zu einer Stabilisierung des Systems führt bzw. die Stabilität nicht in Frage stellt:

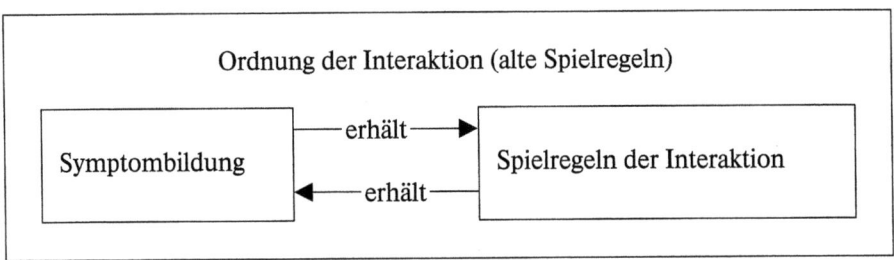

Die Symptombildung fügt sich in die bereits bestehenden Spielregeln. Die Bewältigung der mit ihr verbundenen Probleme ist bereits im Verhaltensrepertoire vorgesehen, so daß ihre Wirkung die organisatorische Geschlossenheit des Interaktionssystems aufrechterhält. Es wird keine der Glaubenswahrheiten, keiner der Werte, keine Prämisse des individuellen oder kollektiven Weltbildes in Frage gestellt.

Typ 2.2
Im schlechteren Fall kommt es zu einem Verstärkungseffekt mit einem progredienten Verlauf der Symptomatik und häufig deletärem Ausgang.

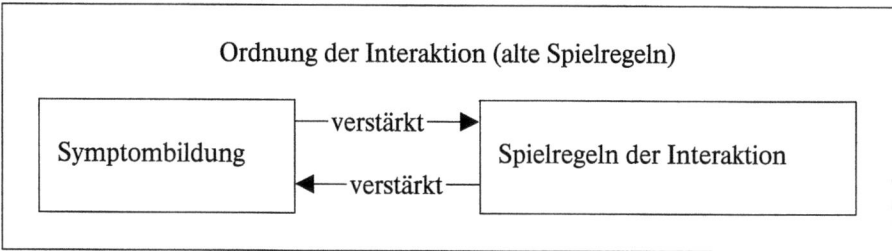

Im allgemeinen erscheinen Familien, in denen nach dem Muster des Typs 2 mit Symptomen umgegangen wird, bewegungsunfähig und gelähmt. Somatische Symptome haben oft (d. h. nicht immer) eine derartige Funktion. Dies führt dazu, daß die Regeln der Familien, in denen ein oder mehrere Familienmitglieder eine (psycho)somatische Symptombildung zeigen, dem außenstehenden Beobachter häufig erstarrt erscheinen. Heute ist alles so wie gestern, und da war es so wie vorgestern, und da war es so, wie es morgen sein wird. Allerdings lassen sich gelegentlich auch Fälle beobachten, wo gravierende — meist lebensbedrohliche — körperliche Symptombildungen (z. B. Krebs) zu radikalen Umorientierungen führen. In solch einem Fall dürfte es sich um eine Veränderung nach dem Typus 1.1 handeln.

Veränderung ist generell nur dann möglich, wenn die Bedeutung und Funktion der Symptomatik sich verändert: wenn aus einer Bestätigung der familiären Spielregeln eine Infragestellung wird, d. h. wenn aus Typ 2 ein Typ 1 wird. Allerdings bleibt auch dann noch — wie die beiden Verlaufsformen von Typ 1.1 und 1.2 deutlich machen — die Möglichkeit, zu den alten Regeln zurückzukehren, wenn das Problem bzw. der Problemträger ausgegrenzt wird.

Typ 3

Die dritte Form der Beziehung von Symptom und familiären Spielregeln kann als eine Mischung aus Typ 1 und 2 verstanden werden. Hier handelt es sich um Symptome, deren Bedeutung für die Familienmitglieder nicht eindeutig klar ist. Es ist dann für sie nicht entscheidbar, ob die alten Regeln in Frage gestellt oder bestätigt werden. Was daraus resultiert, ist ein Oszillieren zwischen Bestätigung und Infragestellung der alten Regeln. Auch hier erscheint dem außenstehenden Beobachter das Familiensystem erstarrt; die Erstarrung ist aber von einer anderen Qualität als in Typ 2. Die alten Regeln gelten nicht mehr eindeutig, es gelten aber auch keine neuen. Die Unentscheidbarkeit der Situation führt dazu, daß jegliche Entwicklung blockiert ist. Schematisch läßt sich dies so skizzieren:

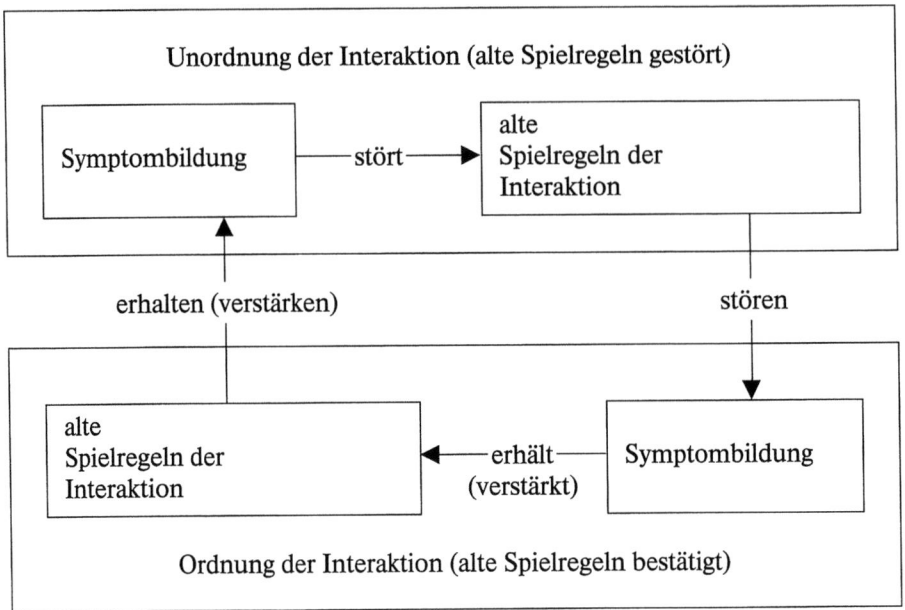

Auch in diesem Falle stört die Symptombildung zunächst die alten Regeln. Ihre konsequente (evtl. auch verstärkte) Anwendung führt *zunächst* zu dem Erfolg, daß die Symptombildung gestört wird (d. h. zurückgeht) und so die alten Spielregeln ihre Bestätigung zu finden scheinen. Diese alten Regeln führen nun aber wiederum zur Entwicklung (evtl. auch Verstärkung) der Symptome, so daß der gesamte Zyklus von vorn beginnen kann (manchmal dann eben auf einer Eskalationsstufe höher).

Die Rekursivität ist hier so gestaltet, daß die Spielregeln der Interaktion — wenn lediglich ein Teilausschnitt des Zirkels betrachtet wird — sich selbst entweder bestätigen (alte Spielregeln —stören—➤ Symptombildung —erhalten—➤ alte Spielregeln) oder aber verneinen (alte Spielregeln —erhalten—➤ Symptombildung —stört—➤ alte Spielregeln). Ein klassisches Paradox, eine „seltsame Schleife".

Obwohl die Zuordnung der drei hier beschriebenen Typen nicht eindeutig zu einzelnen Krankheitsbildern vorgenommen werden kann und auch innerhalb der Geschichte einer Familie Veränderungen zu beobachten sind, in deren Verlauf der Typus gewechselt wird, kann doch — vereinfachend und verallgemeinernd — gesagt werden, daß sich vor allem Familien, in denen psychotische Störungen auftreten, diesem Typ 3 entsprechend verhalten. Möglicherweise ist dies ein iatrogener Effekt: die Familienmitglieder (einschließlich der identifizierten Patienten) sind sich sehr unsicher darüber, wie das Symptomverhalten einzuschätzen und zu bewerten ist. Es zeigt sich meist zunächst auf der Verhaltensebene, so daß zuerst die Frage auftaucht, wie auf der Interaktionsebene damit umgegangen werden kann (z. B. durch disziplinarische Maßnahmen). Die Suche nach neuen Interaktionsstrategien wird aber dadurch verunsichert, daß das abweichende Verhalten früher oder später zum Symptom erklärt wird, d. h. zur Nichthandlung. Nunmehr wird wieder auf das Verhaltensrepertoire zur Bewältigung von Krankheit zurückgegriffen (z. B. Fürsorge). Wenn sich dies als insuffizient erweist, wird wieder auf die andere Ebene umgeschaltet... usw.

Auch hier lassen sich zwei prinzipiell unterscheidbare Muster erkennen, die verhindern, daß sich eine neue Ordnung etabliert.

Typ 3.1
Im ersten Falle kommt es zur Chronifizierung einer chaotischen und konfusionierenden Situation, in der die Bedeutung des eigenen und fremden Verhaltens vieldeutig wird. Der Hintergrund dafür ist, daß die Bestätigung der alten Ordnung und ihre Infragestellung gleichzeitig, d. h. *synchron*, betrieben wird.

Typ 3.2
Im zweiten Fall hingegen entsteht ein rhythmischer Wechsel zwischen einer Zeit der Gültigkeit der alten Ordnung und ihrer Infragestellung; beides ist *diachron* geordnet.

Die verschiedenen Krankheitsverläufe und die Entwicklungsprozesse der untersuchten Familien lassen sich diesen drei (sechs) Mustern entsprechend zuordnen (was nicht heißen soll, daß sich nicht noch andere Schemata beschreiben ließen).

Handelt es sich um Typ 1.1, so kommt es spontan oder im Verlaufe einer Therapie zur Beseitigung der Symptome im Rahmen eines familienweiten Entwicklungsprozesses. Die Symptome, auf die eine Familie mit diesem Muster reagiert, gehören eher zur Klasse der kindlichen Verhaltensauffälligkeiten. Allerdings gilt dies nur, wenn das Symptomverhalten als psychogen gedeutet wird und wenn die Eltern davon ausgehen, daß die Verhaltensweisen eines jeden einzelnen Familienmitglieds irgendetwas mit der Familie bzw. den Verhaltensweisen der Eltern zu tun haben. Wird das Verhalten als „krank" definiert und sind die Tendenzen, die alten Spielregeln des Systems zu erhalten, sehr groß, so führt das entweder zur Ausgrenzung des „störenden" Patienten (Typ 1.2), oder aber zur Chronifizierung nach dem Typ 2. Ein zweiter in der Entwicklung wichtiger Punkt ist die Frage, ob es sich beim Symptomträger um einen („eigenverantwortlichen") Erwachsenen oder ein („unmündiges") Kind handelt. Wird das abweichende Verhalten als delinquent und als „böse" eingeschätzt, so ergibt sich eher die Wahrscheinlichkeit der Ausgrenzung bei Erhaltung der bestehenden Regeln.

Bei den beobachteten Familien zeigte sich, daß der Therapieerfolg in erster Linie davon abhing, daß die Familie dem Typ 1.1 entsprechend die Symptombildung als Infragestellung ihres Weltbildes und ihrer Problemlösestrategien erlebte. Unter den Familien mit schweren psychosomatischen oder psychotischen Störungen fand sich dieser Typ nicht spontan. Typ 1.1 ergab sich denn auch nur vor dem Hintergrund der Beobachtung von Familien, in denen Verhaltensstörungen im Vordergrund standen. Typ 1.2 ergab sich erst bei Betrachtung von Familien, in denen zumindest ein Familienmitglied chronifiziert in Anstaltsunterbringung ist.

Unter den Familien des Typs 2 waren vor allem psychosomatische Störungen zu finden.

Ganz allgemein kann gesagt werden, daß Typ 3 den größten Spielraum für Symptombildungen zu bieten scheint. Durch das Wechseln der Muster, ihre Uneindeutigkeit bzw. ihre nur phasenweise Gültigkeit, bietet sich ein weiter Rahmen für die Entwicklung und das Überleben von Symptomen. So können einzelne Patienten mit psychosomatischen Störungen hier durchaus eine Bestätigung für ihre epistemischen Prämissen (im Sinne des Typs 2) finden, auch wenn die Regeln der Familie hin und wieder nicht so recht funktionieren. Die Phasen, wo die Regeln bestätigt werden, genügen zu ihrer Aufrechterhaltung.

4. Subjektive Gefahrensituationen und Handlungsorientierung

Neben der interaktionellen Ebene bietet sich eine zweite, auf die Patienten als Individuen bezogene, Möglichkeit der Typisierung. Sie richtet sich nach den jeweiligen Problem- und Krisenbewältigungsstrategien. Betrachtet man unter dem Blickwinkel der Handlungsorientierung alle untersuchten Patienten, so scheint es (zumindest) zwei verschiedene Typen bevorzugter Handlungsmuster zu geben. Sie sollen hier als Typ A und Typ B bezeichnet werden.

Typ A
Im Muster diesen Typs wird in einer subjektiv bedrohlichen Situation überwiegend mit dem Versuch reagiert, die Situation zu verändern und unter Kontrolle zu bringen. Wer diesem Muster entsprechend handelt, sucht drohende oder bestehende Gefahren aus dem Wege zu schaffen (*aktiv zu negieren*). Er wird aktionistisch (auch wenn das nicht immer viel hilft) und verläßt sich weniger auf andere als auf sich selbst. Wenn er nichts tut — so ist offenbar die Prämisse des Handelns —, dann endet alles in einer Katastrophe. Eine weitere Prämisse ist, daß immer etwas getan werden kann (und muß). Die Beschreibung der Welt folgt einem geradlinigen Ursache-Wirkungs-Schema, in dem man sich als Ursache sieht für das, was passiert, und für das, was nicht passiert. Im positiven Fall heißt das: sich als „Macher" sehen, im negativen Fall: sich als „Täter" sehen.

Typ B
Wer diesem Handlungsmuster folgt, reagiert in subjektiven Gefahrensituationen mit Hilflosigkeit. Er fühlt sich handlungsunfähig und versucht die Gefahr dadurch zu beseitigen, daß er alles unterläßt, was die Gefahr vergrößern könnte (er versucht, sie *passiv zu negieren*). Die Prämisse des Handelns ist, daß man selbst nichts dazu beitragen kann, um irgendwelche Katastrophen zu verhindern oder auch nur Gefahren zu beseitigen. Alle Hoffnung gilt dementsprechend der Rettung durch andere. Auch diese Beschreibung der Welt folgt einem geradlinigen Ursache-Wirkungs-Schema, nur sieht man sich eben nicht als Ursache für das, was passiert oder nicht passiert. Im positiven Fall heißt das, sich als glücklich „Beschenkter", „Verwöhnter", „Geretteter" o. ä. zu erleben, im negativen Fall: sich als unglückliches und hilfloses „Opfer" zu erleben.

Zwischen diesen beiden Typen sind natürlich vielfältige Mischformen möglich, z. B. eine Beschränkung auf bestimmte inhaltliche Bereiche, ein Pendeln zwischen beiden Formen etc. Auch ist es kontextabhängig, welchem Muster entsprechend man sich verhält. Ein „Macher", der auf einen noch größeren „Macher" trifft, wird womöglich in der Beziehung zu diesem eher nach Typ B reagieren; und ein Mensch, der bislang in Hoffnungslosigkeit erstarrt war, wird manchmal aktiviert, wenn er auf jemanden trifft, der noch passiver seinem Schicksal ergeben ist. Die beiden hier dargestellten Typen sollen also nicht so etwas wie Persönlichkeitsstrukturen beschreiben, sondern Reaktionsmuster in subjektiv als gefährlich erachteten Situationen.

Die Mischungen, die zwischen diesen beiden Mustern zu beobachten sind, zeichnen sich vor allem dadurch aus, daß entweder das Muster A oder B nur auf bestimmte Kontexte beschränkt ist (z. B. am Arbeitsplatz ein „Kämpfer", zu Hause hilflos „wie ein hypnotisiertes Kaninchen"), oder, daß es innerhalb eines gegebenen Kontextes kippt. So wird ein Mensch z. B. dann, wenn all seine Versuche der aktiven Negation fehlgeschlagen sind, versuchen, mit Hilfe der passiven Negation zu retten, was zu retten ist.

Ihre besondere Bedeutung gewinnt die Unterscheidung zwischen der Gefahren überwiegend aktiv oder passiv negierenden Handlungsorientierung einer Person aus der engen Verknüpfung mit körperlichen Reaktionsmustern, d. h. den beiden unterschiedlichen Formen der Streßreaktionen. Die Cannon-Reaktion dürfte eher mit dem Typ A verknüpft sein, die Selye-Reaktion eher mit dem Typ B.

Die Unterscheidung zwischen Typ A und B zeigt sich besonders dort als wesentliche Möglichkeit der differenzierten Beschreibung, wo eine Person in der Einschätzung ihrer eigenen Situation ambivalent ist. Wer nach dem Muster A reagiert, neigt eher dazu, beide Seiten seiner Ambivalenz zu agieren. Dies zeigt sich dem Beobachter in höchst widersprüchlichen und in sich logisch nicht schlüssigen Verhaltensweisen. Wer eher nach dem Muster B reagiert, versucht seine Ambivalenz dadurch in der Schwebe zu halten, daß er alles unterläßt, was ihn in die eine oder andere Richtung festlegen könnte. Dies führt oft dazu, daß seine Verhaltensoptionen extrem eingeschränkt sind und er wie in einem Totstellreflex verfangen erscheint. In beiden Fällen steht hinter diesen phänomenologisch sehr unterschiedlichen Verhaltensweisen eine ähnliche Ambivalenz.

C. Der idealtypische psychosomatisch Kranke und seine Familie

1. Beziehungsdiagnose

Die untersuchten Familien, in denen es zum Auftreten psychosomatischer Symptome kam, reagierten entsprechend dem Typ 2 auf die Erkrankung des Familienmitglieds. Die familiären Werte und Weltsichten wurden im Erleben der Familienmitglieder durch die Erkrankung bestätigt und stabilisiert, so daß entweder die bislang bestehenden Interaktionsmuster beibehalten (Typ 2.1) oder sogar in ihrer Intensität noch verstärkt wurden (Typ 2.2).

Auf der individuellen Ebene ließen sich die beiden unterschiedlichen Handlungsmuster von Typ A und B unterscheiden. Dabei konnten Patienten *unterschiedlicher* Symptombildung in ihrer allgemeinen Handlungsorientierung auch unterschiedlich mehr dem einen oder anderen Typ zugeordnet werden. Patienten, die sich eher dem Typ A entsprechend verhielten, versuchten meist, Probleme aktiv zu lösen und aus der Welt zu schaffen; diejenigen, die sich eher dem Typ B entsprechend verhielten, versuchten mehr auszuweichen und Gefahrensituationen zu vermeiden.

Diese klinischen Befunde lassen die Bildung der Hypothese zu, daß bei Dauerbelastungen Typ-A-Patienten vorwiegend mit Streßreaktionen nach dem Cannon-Muster reagieren, Typ-B-Patienten eher nach dem Selye-Muster. Dies dürfte einen Einfluß auf die Symptomwahl haben.

Obwohl sich aus der klinischen, phänomenologischen Beschreibung ohne allzu große Schwierigkeiten ein Idealtypus der Familie mit psychosomatischen Erkrankungen konstruieren läßt, gibt es offenbar individuell und subjektiv verschiedene Formen, sich ihr einzufügen (zu ihr zu „passen"). Zum einen gibt es da die bereits erwähnte Unterscheidung zwischen Typ A und B. Beide Handlungsmuster tragen auf ihre Weise zur Aufrechterhaltung der familiären Spielregeln bei (durch den aktiven oder passiven Vollzug regelgerechten Verhaltens, d. h. entweder die aktive Bestätigung der Regeln oder das passive Unterlassen von Veränderung).

Es gibt aber in den meisten Familien — unabhängig davon, welchen Spielregeln sie im einzelnen folgen — auch Familienmitglieder, denen es gelungen zu sein scheint, ein Differenzierungsniveau ihrer epistemischen und Handlungsstrukturen zu erreichen, das weder Typ A noch Typ B zugeordnet werden kann, sondern in den meisten untersuchten beziehungsdiagnostischen Dimensionen ein hohes Maß an Handlungsoptionen offen ließ. Die familiäre Struktur ist also — so läßt sich folgern — nicht deterministisch für das Schicksal des Individuums verantwortlich.

270   Klinischer Teil — Ergebnisse

Im nachfolgenden Schema sind die idealtypischen Interaktions- und Handlungsmuster der Familien und der Familienmitglieder (soweit sie Typ A oder B zugeordnet werden konnten) entsprechend der hier zugrundegelegten beziehungsdiagnostischen Dimensionen zusammengefaßt:

Beziehungsdiagnostische Dimensionen	Interaktionsmuster der Familie	Handlungsmuster des Familienmitglieds	
		Typ A	Typ B
1. Kommunikationsstil (bestätigend — disqualif.)	2 — 0	2 — 0	0 — 0
2. Beziehungsdefinition (eindeutig — uneindeutig)	2 — 2	2 — 0	0 — 0
3. Interindiv. Grenzen (schließend — öffnend)	2 — 2	2 — 2	2 — 0
4. Generationsgrenzen (schließend — öffnend)	0 — 2	0 — 2	0 — 0
5. Außengrenzen (schließend — öffnend)	2 — 0	2 — 0	0 — 0
6. Kohäsion (zentrifugal — zentripetal)	0 — 2	0 — 2	0 — 0
7. Konfliktverhalten (heraufsp. — heruntersp.)	0 — 2	0 — 2	0 — 0
8. Orientierung an Ziel (eigen — fremd)	2 — 2	2 — 2	0 — 2
9. Beziehungsformen (komplement. — symmetr.)	2 — 2	2 — 2	2 — 0
10. Bewertung als Person (abwertend — aufwertend)	0 — 2	0 — 2	0 — 0
11. Ausdruck Emotionen (ausdrückend — unterdr.)	0 — 2	0 — 2	0 — 0
12. Anpassungsmodus (verändernd — erhaltend)	0 — 2	0 — 2	0 — 0

Zeichenerklärung:
0 überwiegend Unterlassungen
1 Akte und Unterlassungen
2 überwiegend Akte

Die hier skizzierten Muster waren nicht nur bei Symptomträgern zu beobachten, sondern auch bei anderen Familienmitgliedern. Oft waren in einer Familie Personen, die dem Typ A entsprechend handelten, mit Personen vereint, die dem Typ B entsprechend handelten. Diejenigen, die keinem der beiden Typen entsprachen und einen großen Handlungsspielraum (im Sinne von 1-1) hatten, waren meist (emotional) von der Familie gelöst. Sie spielten auf jeden Fall keine die Familienregeln verändernde Rolle.

Eines der Charakteristika von Patienten mit psychosomatischen Symptomen schien es zu sein, daß sie — wie die anderen Mitglieder ihrer Familie — sich meist nur entsprechend einem der beiden Typen (A oder B) verhielten. Hier unterscheiden sie sich von den Patienten der Vergleichsfamilien (mit manisch-depressiver oder schizophrener Symptombildung), die oft beide Handlungsmuster in ihrer Person realisierten.

Dieser Unterscheidung entsprechend läßt sich eine (vorläufige) Zuordnung bestimmter Symptomformen zu den beiden alternativen Mustern vornehmen:

Typ A	Typ B
Symptome des Magen-Darm-Traktes (Magen- und Duodenalulzera, Kolitis), des Herz-Kreislauf-Systems (Rhythmusstörungen, Herzphobie), Migräne	Symptome des Bronchialsystems (Asthma), Haut (Neurodermitis)
Mischtyp	
Anorexie	

Dies kann wegen der geringen untersuchten Fallzahl nicht mehr als ein erster, grober Kategorisierungsversuch sein, der zwangsläufig vereinfacht. Und sicherlich muß davon ausgegangen werden, daß ein Individuum sich im Blick auf jede der untersuchten Dimensionen unterschiedlich entsprechend Typ A oder B verhalten kann. Dennoch scheinen die untersuchten Variablen nicht vollständig unabhängig voneinander und die Kombination zu bestimmten, bevorzugten Mustern charakteristisch zu sein. Die Orientierung zu einer eher aktiven oder passiven Lebensbewältigung scheint so etwas wie ein ordnender, individueller Parameter zu sein.

Was sich hinter der formalen Kategorisierung inhaltlich im Blick auf die Dimensionen der Beziehungsdiagnose im einzelnen verbirgt, soll im folgenden etwas spezifizierter dargestellt werden.

1) **Kommunikationsstil**

Die **Familie:**
Im allgemeinen scheint das Weltbild in diesen Familien erhärtet. Soziale Regeln

und Normen haben einen (mehr oder weniger) unveränderlichen Charakter wie Naturgesetze. Was heute gut ist, ist auch morgen gut, weil es gestern gut war. In diesem inhaltlich starren Bild der Realität findet ein überwiegend bestätigender Kommunikationsstil seinen Niederschlag.

Man nimmt sich gegenseitig beim Wort, so daß jedes Wort auf die Goldwaage gelegt werden muß, bevor es verwendet werden kann. Worte kann man schließlich nicht zurücknehmen, jede Aussage ist verbindlich. Sprache ist in diesen Familien nicht ein System vieldeutiger Zeichen, über deren „passenden" Gebrauch man sich einigen und das seine Nützlichkeit in der Kommunikation erweisen muß; sie wird vielmehr stets mit dem Anspruch verwendet, Wahrheit abzubilden.

Aus der Position des außenstehenden Beobachters läßt sich die deskriptive Regel formulieren: Kommunikation ist immer eindeutig, es gibt keinen (offiziellen) Raum für Uneindeutigkeit. Dies bezieht sich auch auf das Verhalten: alles, was dem auf der verbalen Ebene Kommunizierten zuwiderläuft, muß vermieden werden.

Typ A:
Patienten, die diesem Handlungsmuster folgen, bestätigen die familiären Spielregeln; für sie ist die Welt relativ statisch, die Werte, an denen sie sich in ihrem Handeln orientieren, sind unveränderlich. Ihre Rede ist „ja, ja ... nein, nein", dazwischen gibt es nichts.

Typ B:
Wer diesem Muster folgt, weicht von der Familie ab, ohne dadurch die Regeln der Familie in Frage zu stellen. Die Prämissen, von denen Patienten diesen Typs ausgehen, folgen zwar der familiären Regel, daß alles, was einmal als wahr und wirklich festgelegt ist, eindeutig und unveränderlich gültig ist. Die Konsequenz, die sie daraus ziehen, ist, alles Eindeutige zu unterlassen.

2) Beziehungsdefinition

Die Familie:
Die Beziehungsdefinitionen erscheinen dem außenstehenden Beobachter in diesen Familien sehr widersprüchlich. Auf der einen Seite sind klare Unterschiede, die innerhalb der verschiedenen dyadischen Beziehungen gemacht werden, zu beobachten. Es gibt Koalitionen über die Generationsgrenze hinweg, Lieblingskinder, Bevorzugte und Benachteiligte. Dies alles scheint bei genauerem Hinsehen evident. Allerdings: des genaueren Hinsehens und -hörens bedarf es schon; fragt man irgendein Familienmitglied nach Unterschieden zwischen den verschiedenen Personen und ihren Beziehungen zueinander, so ist es fast unmöglich, irgendwelche differenzierenden Äußerungen zu erhalten.

Offenbar sind alle Aussagen von dem Versuch geprägt, ein Bild der Familie zu vermitteln, daß der Forderung nach absoluter Gleichheit entspricht. „Alle Beziehungen müssen gleich sein", dieser präskriptiven Regel scheinen alle verpflichtet. Kein Kind darf *mehr* geliebt werden, kein Elternteil darf liebevoller oder strenger sein; die Gefühle dem einen oder anderen gegenüber dürfen nicht verschieden stark sein. Eigentlich müßten alle Familienmitglieder vollkommen gleich sein, zumindest muß aber jeder gleich behandelt werden. Ein riesiger

Gerechtigkeitsanspruch führt so in der gegenseitigen Beschreibung der Familienmitglieder zu einer gewissen Entindividualisierung der Personen und ihrer Beziehungen zueinander. So kommt es zu der gespaltenen Situation, daß sich durchaus differenzierte Beziehungen in den Familien entwickeln — das ist offenbar unvermeidbar —, daß sie aber stets geleugnet werden müssen. Dies führt dann dazu, daß die Beziehungsdefinitionen der Familie dem außenstehenden Beobachter gleichermaßen sehr eindeutig (so würde er es von außen beschreiben) und uneindeutig (das werden sie durch die Beschreibung der Familienmitglieder) erscheinen.

Typ A:
Familienmitglieder, die diesem Typ gemäß handeln, versuchen immer dann, wenn Unterschiede in den Beziehungen deutlich werden könnten, einzuschreiten. Auf der einen Seite vertreten sie die offizielle Gleichheitsideologie und sorgen dadurch für die Uneindeutigkeit der Beziehungsdefinitionen, auf der anderen Seite gehen sie jedoch eindeutig definierte Beziehungen ein.

Typ B:
Er (oder sie) vermeidet jede Eindeutigkeit der Beziehungsdefinition, die gegen die Familienideologie verstoßen würde. Aber er/sie sorgt auch nicht aktiv für ein Anwachsen der Unklarheit.

3) Interindividuelle Grenzenbildung
Die Familie:
Bei allen Familien mit psychosomatisch erkrankten Patienten ist die interindividuelle Grenzenbildung durch ein starkes Maß an schließenden und öffnenden Akten gekennzeichnet.

Die Familienmitglieder scheinen sich schutzlos und „ohne Haut" gegenüberzustehen: jeder identifiziert sich mit dem anderen, fühlt sich in ihn ein und mit ihm mit, übernimmt für ihn Verantwortung und entwickelt Schuldgefühle, wenn's ihm schlecht geht. Um diese Gefahr zu verhindern, wird jeder aktiv, um die Grenzen des anderen zu öffnen und herauszufinden, wie es in dem anderen aussieht, was er wirklich denkt und fühlt. Dieser Versuch ist aber meist nicht von Erfolg gekrönt, da jeder auch ein gewisses Maß an Aktivität aufbringt (und braucht), um sich vor dem anderen verborgen zu halten und seine Grenzen zu schützen.

Deshalb öffnet sich niemand aktiv dem anderen, keiner spricht darüber, was in ihm vorgeht. Auf diese Art und Weise entsteht die widersprüchliche Situation einer extremen emotionalen Verbundenheit einerseits (jeder fühlt mit dem anderen), die mit einer vollkommenen Entfremdung auf der anderen Seite kombiniert ist (keiner weiß, wie der andere fühlt).

Typ A:
Er/sie zeigt ein Verhalten, das der beschriebenen familiären Regel entspricht. Vor allem auch durch die Symptombildung können doppelte Botschaften im Hinblick auf die interindividuelle Abgrenzung in die Kommunikation einfließen (Kümmert euch um mich, mir geht es so schlecht! Aber am besten würde es mir gehen, wenn ihr mich ganz in Ruhe laßt!).

Typ B:
Er/sie vermeidet alles Öffnende, grenzt sich eher dadurch ab, daß er/sie die

schließenden Handlungen im Sinne des Nichts-von-sich-Zeigens in den Vordergrund stellt.

4) Generationsgrenzen

Die Familie:
Die Generationsgrenzen erscheinen weit geöffnet. Die Eltern bilden kein gegenüber den Kindern abgegrenztes Subsystem. Die Regeln der Interaktion zwischen den Eltern unterscheiden sich im großen und ganzen nicht von den Regeln der Interaktion zwischen Eltern und Kindern. Häufig gibt es Koalitionen, die generationsübergreifend sind, und mindestens ebenso häufig spielen Kinder die Rolle der eigenen Großeltern, d. h. sie sind parentifiziert. Daß der Generationsunterschied keine Grenze darstellt, bestimmt in vielen Fällen schon über mehrere Generationen den Umgang zwischen Eltern und Kindern. Die Beziehung der Eltern ist eigentlich nicht dyadisch, sondern triadisch, d. h. die Kinder sind ein integraler und konstitutiver Bestandteil der Elternbeziehung.

Aus der Perspektive des außenstehenden Beobachters läßt sich feststellen, daß es vor Ausbruch der psychosomatischen Symptomatik fast immer Koalitionen gibt, welche die Generationsgrenze überschreiten („perverse Dreiecke"). Der Symptomträger ist meist einer der Koalitionäre. Bestandteil einer solch eng verbundenen Dyade zu sein, ist für ihn — angesichts der Schwierigkeiten der interpersonellen Abgrenzung — nicht frei von Ambivalenz.

Der Symptomträger fügt sich in unterschiedlichem Maße dieser Öffnung der Generationengrenzen. Es hängt zu einem großen Teil davon ab, ob er zur Eltern- oder Kindgeneration gehört. Wenn er der Elterngeneration angehört, zeigt er überwiegend ein Verhalten gemäß Typ A.

Typ A:
Er/sie sorgt meist aktiv dafür, daß keine Schließung der Generationengrenze stattfindet. Ob er/sie sich in Interaktion mit einem Vertreter der Eltern- oder Kindgeneration befindet, macht für sein/ihr Verhalten keinen Unterschied. Im Extremfall beziehen Eltern ihre Kinder in die ehelichen Probleme mit ein, und Kinder übernehmen die Rolle derjenigen, die für ihre Eltern sorgen. Meist zeigt sich eine aktive Verwischung der Unterschiede zwischen den Generationen.

Typ B:
Er/sie versucht alles zu unterlassen, was die Generationengrenze öffnen könnte, verschließt sie aber auch nicht aktiv, d. h. er/sie führt keine Unterschiede in die Interaktion zwischen den Generationen ein.

5) Außengrenzen der Familie

Die Familie:
Die Außengrenzen der Familie sind in der Regel geschlossen. Was da draußen in der Welt passiert, wirkt nur in sehr beschränktem Maße „störend", d. h. verändernd, auf die familiären Regeln. Natürlich kann das keinesfalls heißen, daß in der Familie nicht wahrgenommen würde, was da draußen passiert, und daß all die Geschehnisse, die den Familienmitgliedern in einem außerfamiliären Kontext widerfahren, nicht störend wären. Ganz im Gegenteil: die Außenwelt ist ängstigend und verunsichernd, sie wird eher als feindlich wahrgenommen. Dies führt

aber nicht dazu, daß die Familie und ihre Spielregeln in Frage gestellt werden. Sie werden dadurch sogar noch bekräftigt: „Ein' feste Burg ist unsere Familie", so könnten die Familienmitglieder singen (wenn ihnen zum Singen zumute wäre). Diese fest geschlossene Grenze zur Außenwelt bringt zwar das Gefühl der Sicherheit, die Kehrseite ist jedoch ein hohes Maß gegenseitiger Abhängigkeitsgefühle.

Typ A:
Patienten diesen Handlungstyps sorgen im allgemeinen für die Schließung der Familiengrenzen. Ihre Symptomproduktion sorgt zwar unter Umständen für den Kontakt zu außenstehenden Personen (Experten), bestätigt aber überwiegend die familiären Interaktionsregeln. Solche Familienmitglieder tendieren dazu, Kontaktpersonen aus dem außerfamiliären Bereich (z. B. die Freunde der Kinder) zu „adoptieren" und in die Familie einzubeziehen. Dadurch wird die Grenze der Familie aber nicht geöffnet, sondern bei Ausweitung des Territoriums — d. h. des Gültigkeitsbereichs der familiären Regeln — geschlossen gehalten.

Typ B:
Patienten, die diesem Typ entsprechen, verhalten sich so, daß sie alle öffnenden und schließenden Aktivitäten unterlassen. Sie bleiben zu Hause und vermeiden Kontakte, warten aber irgendwie darauf, daß jemand an der Haustür klingelt und dadurch die Ummauerung der Familie durchbricht.

6) Kohäsion

Die **Familie:**
„Alleinleben ist unmöglich", so könnte eine Prämisse der familiären Weltsicht lauten; die Kohäsion der Familie ist dementsprechend groß, die gegenseitige emotionale Bindung stark. Der Hintergrund dafür mag das schon bei der Erörterung der Außengrenzen dargestellte Erleben einer vorwiegend feindlichen Umwelt sein. Die Familie ist so etwas wie die Insel in einer von Konkurrenz und Gefahren wimmelnden Welt. Sie ist der Binnenraum, der Sicherheit und Kompensation für die draußen erlittenen oder zu erwartenden Kränkungen liefern kann. Die anderen Familienmitglieder werden emotional zur Kompensation gebraucht.

Typ A:
Er/sie erlebt keine Ambivalenz im Blick auf das familiäre Zusammenbleiben und verhält sich dementsprechend stets so, als ob der Zusammenhalt der Familie der höchste Wert wäre, weil niemand ohne den anderen leben könnte.

Typ B:
Er/sie erlebt neben der emotionalen Bindung auch die daraus resultierende Abhängigkeit; er/sie agiert diese Ambivalenz aber nicht, sondern versucht sie durch Vermeidung zu bewältigen.

7) Konfliktverhalten

Die **Familie:**
Was immer zu Konflikten zwischen den Familienmitgliedern führen könnte, wird heruntergespielt. Das Ideal der „harmonischen", sich liebenden und (nur) miteinander wohlfühlenden Familie bestimmt die Interaktion. Dahinter steht

einerseits die Vorstellung, daß Konflikte zwischen Personen zu Beziehungsabbrüchen führen, andererseits das Gefühl der gegenseitigen Abhängigkeit. Um den Zerfall der Familie zu vermeiden und das Überleben der Familienmitglieder nicht zu gefährden, werden alle Konflikte tabuisiert. Eine der Folgen einer solchen Spielregel ist, daß es wenige Möglichkeiten gibt, interpersonelle Grenzen im Konflikt zu erfahren oder zu überprüfen. Im Zweifel gibt jeder nach; zumindest denkt jeder, daß es von ihm erwartet wird. Wenn das alle tun, so entsteht eine leblose Form der Pseudoharmonie, die sehr fragil anmutet und auf dem Opfer persönlicher Wünsche und Bedürfnisbefriedigungen aller Beteiligten aufgebaut ist. Dies alles hat zur Folge, daß die Prämisse, Konflikte würden zum Beziehungsabbruch führen, nicht in Frage gestellt werden kann.

Typ A:
Er/sie ist der-/diejenige, der/die im Zweifelsfall immer dann vermittelnd eingreift, wenn ein Konflikt zwischen zwei anderen droht. Er/sie sorgt mit seinem/ihrem „Kinder, streitet euch nicht" dafür, daß kein Schatten auf das oberflächliche Erscheinungsbild der Familie fällt.

Typ B:
Er/sie stabilisiert die Pseudoharmonie der Familie nicht aktiv, da er/sie Konflikte sehr ambivalent erlebt. Er/sie versucht — resigniert und eingemauert ohne Ausweg — weder irgendetwas zu tun, was das harmonische Bild der Beziehungen stören, noch bestätigen könnte.

8) Orientierung an eigenen oder fremden Zielen

Die Familie:
„Liebe deinen Nächsten mehr als dich selbst", so könnte das oberste — nur schwer zu erfüllende — Gebot in der Familie lauten. Die Identifikation der Familienmitglieder miteinander ist so groß, daß nur die Unkenntnis der Wünsche und Ziele des anderen davor schützt, sich selbst (d. h. die eigenen Wünsche und Ziele) „aufzugeben". Da jeder sich sehr an den Zielen der anderen orientiert, kann jeder den anderen schützen, indem er nichts von sich und seinen Wünschen zeigt. Wenn alle das tun, so gelangt jeder irgendwie doch zu seinen Zielen, da die anderen sich einerseits einzufühlen versuchen („Gedankenlesen" ist die heimliche Verpflichtung für alle); auf der anderen Seite wird das Gleichgewicht dadurch gewahrt, daß die anderen ebenfalls nichts von sich, ihren Gefühlen und Wünschen zeigen und so dafür sorgen, daß keiner zu sehr behelligt wird. Wenn das „Gedankenlesen" nicht funktioniert, so bekommt keiner, was er sich wünscht; der, dem das „Gedankenlesen" nicht gelingt, bekommt Schuldgefühle; sie beim anderen auszulösen ist eine der Möglichkeiten, indirekt doch noch auf seine Kosten zu kommen. Dieser Weg bietet allerdings nur wenig Möglichkeit, interpersonell verläßlich auszuhandeln, welche Wünsche legitim oder überzogen sind. So kommt es, daß in der Familie gleichzeitig ein hohes Maß der Orientierung an eigenen wie an fremden Zielen zu beobachten ist.

Typ A:
Er/sie erlebt die Ambivalenz zwischen persönlichen Wünschen und Bedürfnissen und der „Pflicht", zunächst an den anderen zu denken. In seinem/ihrem widersprüchlichen Verhalten spiegelt sich dieser Konflikt, dieses Hin- und

Hergerissensein. Symptome bieten häufig die Möglichkeit, aus der Pflicht, den anderen wichtiger als sich selbst zu nehmen, entlassen zu werden. Wer „krank" ist und sich nicht um den anderen kümmert, braucht kein schlechtes Gewissen zu bekommen. Wer sich in seiner Krankheit an eigenen Zielen orientiert, der macht es — nach den Beurteilungskriterien der Familie — eigentlich nicht. Ein idealer Kompromiß.

Typ B:
Er/sie praktiziert die familiäre Spielregel, daß der andere stets wichtiger ist. Im Blick auf die Erfüllung eigener Wünsche ist er/sie vollkommen von den anderen Familienmitgliedern und ihrer Einfühlungsfähigkeit, ihren Schuldgefühlen ihm/ihr gegenüber abhängig. Fordern würde er/sie nie etwas für sich, ist aber stets bereit zu geben.

9) Beziehungsformen

Die Familie:
Die Beziehungen in den Familien scheinen auf den ersten Blick überwiegend komplementär gestaltet zu sein. Sie werden von den Familienmitgliedern zumindest einheitlich in einem komplementären Sinne interpretiert. Man verhält sich so, wie man denkt, daß es der andere braucht, und übernimmt, wie es die Situation zu erfordern scheint, die dominante oder inferiore Rolle. Festgeschrieben werden solche Beziehungsformen allerdings nicht, da es so ja zu Unterschieden in den Beziehungsdefinitionen der Familie kommen könnte. Die Beziehungsformen erscheinen aber vor allem deshalb widersprüchlich, weil sich symmetrische Eskalationen nicht vermeiden lassen, wenn mehrere Personen versuchen, die gleiche Position innerhalb einer komplementären Beziehung einzunehmen.

Dies kann der Fall sein, wenn zwei Personen um die progressive Position kämpfen, um die Rolle dessen, der für den anderen die Verantwortung und Fürsorge übernimmt. Es kann aber auch dann der Fall sein, wenn zwei Symptomträger miteinander um die regressive Position rivalisieren (es gibt eigentlich kaum eine Familie, in der es nur einen Symptomträger gibt). Allerdings wird eine derartige Symmetrie innerhalb der Familie meist nicht wahrgenommen. Rivalität ist angesichts der häufig vertretenen Gleichheitsideologie etwas nicht im offiziellen Motivrepertoire Geführtes, es „kann" dementsprechend auch nicht wahrgenommen werden (weil nicht sein kann, was nicht sein darf).

Typ A:
Er/sie hält durch sein/ihr Verhalten die Beziehungsdefinitionen offen. Die Interaktionen, an denen er/sie beteiligt ist, lassen sich sowohl im Sinne einer starken Komplementarität als auch einer starken Symmetrie interpretieren. Dies ist z. B. der Fall, wenn solch ein Familienmitglied Symptome produziert und damit die anderen auffordert, sich helfend zu bemühen. Je mehr die anderen aber versuchen, in ihrem Hilfsbemühen zum Erfolg zu kommen, um so stärker oder stabiler wird die Symptomatik. Die oberflächlich zu beobachtende Komplementarität der Beziehung liefert das Spielfeld für den auf einer zweiten Ebene ablaufenden symmetrischen Kampf.

Typ B:
Er/sie verhält sich meist komplementär, übernimmt die ihm/ihr von anderen zu-

gedachte Rolle (oder auch die Rolle, von der er/sie denkt, daß die anderen sie ihm/ihr zudenken). Er/sie sieht keine Möglichkeit oder Notwendigkeit, daran etwas zu ändern.

10) Bewertung als Person

Die Familie:

Jeder fühlt sich in gewissem Maße von den anderen Familienmitgliedern abhängig und idealisiert sie in gewissem Maße. Da er sie (bzw. wenn's nur einer ist: ihn) subjektiv emotional braucht, ohne sie (ihn) nicht leben kann, müssen alle negativen Aspekte der (des) anderen ausgeblendet werden. Das führt zu dem schon beschriebenen, pseudoharmonischen Familienklima. Abwertungen müssen schon deshalb vermieden werden, weil sie zum Konflikt führen könnten.

Doch wo jeder aufgewertet wird, wird die Aufwertung selbst entwertet. Das führt dazu, daß es in den Familien keine klaren und verhandelbaren Maßstäbe für die gegenseitige Bewertung gibt. Trotz der überwiegend praktizierten Aufwertung sind sich denn auch eigentlich alle ihres Selbstwertes sehr unsicher, da ihr persönlicher Wert seine Wurzel nicht in individuellen Eigenarten oder Leistungen hat, sondern einfach aus der Tatsache, ein Familienmitglied zu sein, resultiert.

Am auffallendsten ist dies, wenn man die Eltern in solchen Familien fragt, was ihrem Partner an ihnen damals, als sie sich beide kennenlernten, gefallen hat. Meist können beide die Frage nicht beantworten; sie haben sogar oft nicht die geringste Vorstellung, was denn überhaupt an ihnen liebenswert sein könnte.

Hier entsteht für die Mitglieder solcher Familien häufig ein Dilemma: Einerseits ist die Familie sehr eng gebunden, ein Ort des Trostes und der Zuflucht in einer feindlichen, weil sehr oft abwertenden Welt. Doch man muß hinaus in diese feindliche Welt, wenn man seinen Selbstwert im Konflikt mit anderen überprüfen will. Innerhalb der Familie fehlen die Differenzierungsmöglichkeiten: Wo nichts abgewertet wird, da ist alles gleich gut, und wo nichts aufgewertet wird, da ist alles gleich schlecht. Die Familie ist ein hermetischer Binnenraum, der keine Maßstäbe für individuelle Unterschiede zur Verfügung stellt.

Typ A:

Er/sie vermeidet die Abwertung und zeigt sich den anderen gegenüber aufwertend; er/sie ist ängstlich darum bemüht, die familiäre Harmonie durch keinerlei Schatten gegenseitiger, offener Kritik verdunkeln zu lassen.

Typ B:

Er/sie erlebt durchaus Ambivalenz gegenüber den anderen Familienmitgliedern und versucht, durch Passivität jede Auf- oder Abwertung zu vermeiden. Er/sie läßt sich keinerlei Loyalitätsverstöße zu Schulden kommen, ist aber ebenso ängstlich bemüht, die anderen Familienmitglieder nicht auf die Idee zu bringen, sie könnten zu wichtig für ihn/sie sein.

11) Ausdruck von Emotionen

Die Familie:

Wie nach dem, was über die interindividuelle Grenzbildung und das Konfliktverhalten gesagt worden ist, nicht anders zu erwarten sein dürfte, ist der Gefühlsausdruck in diesen Familien nur sehr gering. Positive Gefühle zu zeigen, wäre eine Öffnung der individuellen Grenze, eine Aufwertung des anderen, eine Unterscheidung in den verschiedenen Beziehungen etc., die bedrohlich ist. Negative Emotionen zu zeigen, könnte zu Konflikten und Beziehungsabbruch führen.

Aus der Außenperspektive läßt sich eine deskriptive Regel formulieren, nach der Gefühle nicht nur nicht ausgedrückt werden (im Sinne der Unterlassung), sondern aktiv unterdrückt werden. Da das Entstehen von Gefühlen etwas offenbar der Willkür nicht Unterworfenes, und der Weg vom Gefühl zur Handlung nicht weit ist, bedarf es jeweils starker individueller Anstrengungen, um die eigenen Gefühle nicht zu zeigen und die damit verbundenen Handlungsimpulse zu unterdrücken.

Typ A:
Er/sie versucht sich selbst und seine/ihre Gefühle aktiv unter Kontrolle zu halten, was sich in einer eher verkrampft anmutenden Einschränkung des Ausdrucks und in körperlich muskulärer Verkrampfung zeigt.

Typ B:
Er/sie versucht durch Vermeidung seine/ihre Gefühle vor den anderen verborgen zu halten.

12) Anpassungsmodus

Die Familie:
Hier schließt sich der Kreis: Die beim Kommunikationsstil beschriebene „harte" Wirklichkeitskonstruktion dieser Familien führt dazu, daß ihre Anpassungsfähigkeit eingeschränkt ist. Wo die Aussagen über die Wirklichkeit stets von der Prämisse ausgehen, daß die Wirklichkeit sich nicht ändert, da können einmal gefundene Problemlösungsstrategien auch nicht so leicht verändert werden. Die Anpassung an irgendwelche — nicht der eigenen Entscheidung unterworfenen — Veränderungen der Umwelt ist erschwert, die Flexibilität der Familie als Ganzes beeinträchtigt. Jeder drohenden Veränderung wird recht schnell aktiv entgegengearbeitet. Auch das Auftreten von Symptomen führt nicht zu einer Veränderung der Interaktionsregeln, sondern dazu, daß noch mehr auf die Regeln der Familie gepocht wird und die „Grundwahrheiten" der Familie noch mehr Bestätigung zu finden scheinen (dies bezieht sich inhaltlich vor allem auf die Frage, was man für sich selbst tun kann und darf, inwieweit man sich gegeneinander abgrenzen darf oder muß und inwieweit man sich an eigenen Zielen, die von denen der Angehörigen abweichen, orientieren darf).

Die Starrheit der familiären Regeln muß aber keineswegs zu pathologischen Reaktionen führen. In einer Umwelt, die wenige Veränderungen mit sich bringt, sind auch wenig Adaptationsforderungen zu erfüllen. Probleme entstehen meist dann, wenn die „Wahrheiten" solcher Familien für eine Lebenswelt geschaffen sind, die nicht mehr die Lebenswelt der Familie ist.

Typ A:
Er/sie versucht, jede Gefahr der Veränderung von der Familie fernzuhalten. Und da jede Veränderung von ihm/ihr als Gefahr erlebt wird, zeigt er/sie sich stets aktiv um die Erhaltung des Bestehenden bemüht.

Typ B:
Er/sie unterläßt alles, was das Bestehende in Frage stellen oder bestätigen könnte.

Auch wenn nichts aktiv zur Veränderung der Familie getan wird, so ist der Hintergrund eines solchen Verhaltens doch eine gewisse Ambivalenz gegenüber den bestehenden Familienstrukturen und -verhältnissen.

Zusammenfassend kann ganz generell und als Spezifikum der Beziehung „Handlungsorientierung des Symptomträgers/Interaktionsmuster der Familie" in Familien mit psychosomatischen Erkrankungen festgestellt werden, daß weder Patienten, die dem Typ A folgen, noch diejenigen, die dem Typ B folgen, aktiv irgendwelche *neuen* Handlungsaspekte in ihre Familien einführen. Entweder sie bestätigen die familiären Spielregeln aktiv, oder aber sie negieren sie lediglich passiv. In der schematischen Übersicht zeigt sich, daß in keinem Fall ein Individuum irgendwelche *Akte* vollzieht, die nicht in der Regel der Familie schon vorgegeben wären (d. h. wenn das familiäre Interaktionsmuster z. B. durch 2-0 zu beschreiben war, so konnten keine Patienten beobachtet werden, deren Handlungsorientierung mit 0-2 hätte beschrieben werden müssen. Ambivalenz gegenüber den familiären Regeln zeigt sich stets nur durch Unterlassung im Sinne von 0-0).

2. Fallbeispiel: Ein herzphobischer Vater, eine subdepressive Mutter und ein Kind mit Neurodermitis (Familie B.)

Der Vater
Herr B. ist das jüngste von drei Kindern, er ist jetzt (zum Zeitpunkt des Interviews) 48 Jahre alt. Seine beiden Geschwister sind 13 und 14 Jahre älter als er, so daß er wie ein Einzelkind aufgewachsen ist.

An die Zeit vor seinem 6. Lebensjahr hat er keine Erinnerungen mehr. Zu diesem Zeitpunkt ist seine Mutter (in der Zeit des „Dritten Reiches") wegen einer schizophrenen Psychose in eine Anstalt eingewiesen worden. Sie soll den Krieg trotz der Vernichtungsprogramme überlebt haben. Darüber hinaus weiß er buchstäblich nichts über seine Mutter: weder ihren Vornamen, noch ihr Geburtsdatum noch sonst irgendetwas. Er habe auch niemals versucht, mehr über sie zu erfahren, obwohl seine beiden älteren Geschwister sicherlich einiges über das Schicksal der Mutter wüßten. Aber das sei für ihn ein Tabuthema, an das er nicht rühren wolle.

Den Hintergrund für seine mangelnde Wißbegier sieht er darin, daß sein Vater sehr schnell eine andere Frau heiratete, die für ihn die „wirkliche" Mutter geworden sei.

Seinen Vater idealisiert Herr B. als Helden, der den Stürmen des Lebens zu trotzen wußte; er ist für ihn das große Vorbild — als Mensch und als Vater. Dieser Mann war ein Musterbild an Tatkraft. Nach dem Bombenhagel, der an einem der letzten Tage des Krieges auf die Heimatstadt von Herrn B. niedergegangen war, fand sich die ganze Familie mit ihren Nachbarn verschüttet in einem Luftschutzkeller. Der Vater von Herrn B. krempelte die Arme hoch, nahm einen Vorschlaghammer und schlug für die Eingeschlossenen eine lebensrettende Bresche ins Freie. Derartige Geschichten sind es, an denen Herr B. sich orientiert und mißt.

Idealisiert erscheint dieses Vaterbild nicht nur wegen der im dunkeln liegenden Rolle des Vaters bei der Einweisung der (leiblichen) Mutter, sondern auch wegen anderer Aspekte von Herrn B.s Kindheits- und Jugendgeschichte. So ließ der Vater den zwölfjährigen Sohn im Kriege „im Bombenhagel" allein von einem Ende zum anderen Ende der Stadt fahren. Herr B. deutet dies im Rückblick nur als Ausdruck des großen Vertrauens, das der Vater in seinen Sohn setzte. Daß dies auch ein Mangel an Fürsorge, eine Überforderung gewesen sein könnte, sieht er nicht.

Nach dem Kriege und der Kapitulation „platzte die Familie auseinander und zerstob in alle Winde". Onkel und Tanten landeten in den verschiedenen Teilen der Welt und leben heute irgendwo zwischen Südamerika und Australien. All diese Beziehungen sind seither abgebrochen. Die Schwester ging nach Neuseeland, wo sie heute noch lebt. Mit ihr hat er seit über 30 Jahren nicht mehr geredet, kein Brief ist gekommen, keiner geschrieben. Und zum Bruder, mit dem Herr B. sich — wie er sagt — eigentlich gut versteht, ist heute nur noch ein spärlicher Kontakt; er lebt in der DDR.

Als Herr B. 17 Jahre alt war, kam er eines nachmittags nach Hause und fand — völlig unerwartet — den Vater tot im Zimmer liegend (an einem Herzinfarkt gestorben). Weinen habe er nicht können, nicht einmal am Grabe. Auch nachher — bis heute — habe er nie Zeit gehabt, über den Tod des Vaters nachzudenken. Erst habe er für die (Stief)mutter sorgen müssen, der es nach dem Verlust des Mannes sehr schlecht gegangen sei, danach habe er beruflich immer in Hektik gelebt und nie die Ruhe für solche Gedanken gefunden.

In seiner Herkunftsfamilie, so läßt sich zusammenfassen, gab es sehr starke zentripetale und zentrifugale Kräfte. Seinem Vater und seiner „wirklichen" Mutter (der Stiefmutter) gegenüber erscheint Herr B. sehr stark gebunden, er ist der loyale Sohn, der beide idealisiert. Unverbunden steht daneben die Tendenz zur Ausgrenzung. Beziehungen sind entweder ganz eng, oder aber sie brechen ab. Und der Beziehungsabbruch ist eigentlich nicht vom Sterben zu unterscheiden. Im Hinblick auf die leibliche Mutter ist auch nicht klar, ob die Trennung von ihr (ihre Aufnahme in die Anstalt) nicht ihren Tod besiegelte. Die symbiotische Beziehung zum Vater wurde auf jeden Fall erst durch dessen (Herz)tod gelöst.

Trennungen werden, wenn sie wirklich einmal stattgefunden haben — sei es nun durch Tod, Kriegsende oder Auswandern —, einfach „vergessen". Sie gehen in der Hektik des Alltags unter. Es gibt keine Trauer. Auf der individuellen wie der familiären Ebene bedeutet dies, daß sich Strukturen nicht verändern können; es werden höchstens Lücken gestopft.

Die Herkunftsfamilie von Herrn B. entspricht denn auch in ihrer Reaktion auf die psychotische Symptomatik der Mutter dem Typ 1.2. „Aus den Augen, aus dem Sinn", so scheint die Maxime zu lauten. Alles bleibt wie es ist: eine Familie, in der eine sehr starke Bindung aller aneinander praktiziert wird. Eine gegenseitige Abgrenzung ist nicht erlaubt. Doch diese Verschmelzung ist auf die Dauer offenbar nicht durchzuhalten. Als Gegenbewegung dazu kommt es zu starken zentrifugalen Tendenzen. Sie äußern sich in Beziehungsabbrüchen, einer zunehmenden Fraktionierung der Familie. Andererseits ändert sich für die Zurückbleibenden nichts an den Spielregeln des individuellen und familiären Funktionierens: die „Störung" (d. h. der/die „Störer/in") wird ausgegrenzt oder grenzt sich selbst aus. So kann all das, was nicht zu dem harmonischen Bild der heilen und konfliktfreien Familie paßt, aus der Wahrnehmung ausgeblendet bleiben.

Auch die individuellen Lebensbewältigungsstrategien brauchen nicht angetastet zu werden: Herr B. versucht dem Typ A, dessen Musterbild sein Vater repräsentierte, nachzueifern. Nicht einmal durch den Herztod des Vaters wird dieses Idealbild in Frage gestellt.

Die Mutter
Frau B. ist acht Jahre jünger als ihr Mann. Auch ihre Kindheit ist von Beziehungsabbrüchen und traumatischen Erlebnissen gekennzeichnet.

Sie wurde im letzten Kriegsjahr geboren. Unmittelbar nach ihrer Geburt fuhr der Vater wegen eines Lungenleidens zur Kur in die Schweiz. Er kam nie wieder zurück. Er lernte dort eine andere Frau kennen und überließ Ehefrau und Kind ihrem Schicksal. So wuchs Frau B. ohne Vater (und eigentlich auch ohne Mutter) bei den Großeltern auf. Die Mutter lebte an einem anderen Ort und arbeitete, um für den Lebensunterhalt der Restfamilie zu sorgen.

Die Familie mußte nach dem Kriege aus den deutschen Ostgebieten flüchten, so daß sie entwurzelt war. Nur widerwillig sei man im Westen aufgenommen worden. Für die Enkeltochter habe dies bedeutet, daß sie immer problemlos funktionieren mußte. Die Großeltern hätten die Flucht und den Verlust ihres Hab und Gutes, ihrer Heimat und ihrer Freunde nicht gut verkraftet. Der Großvater habe sich immer mehr isoliert und allen Kontakt zu Fremden ängstlich gescheut. Die Bedrohung durch die Außenwelt wurde für Frau B. konkret, als eines Tages der Metzger, bei dem die Familie einquartiert worden war, sie — betrunken wie er war — auf die Schlachtbank legte und mit einem Beil bedrohte. Heute meint sie, daß nur der Großvater, der rechtzeitig dazwischen kam, ihr das Leben gerettet habe.

Die Herkunftsfamilie von Frau B. weist große Ähnlichkeit zu der von Herrn B. auf. Auch in ihr stehen große zentripetale und zentrifugale Tendenzen unvermittelt nebeneinander, einzelne Familienmitglieder bevorzugen die Trennung, verschwinden auf Nimmerwiedersehen. Es gibt keinen Wechsel von Distanzierung und Wiederannäherung: man ist entweder ganz zusammen oder getrennt.

Die Paarbeziehung
Beide Eheleute verbindet das Gefühl, als Kinder und Jugendliche viel versäumt zu haben, vor allem an Geborgenheit. Das sehen sie als den Grund für ihre Unsicherheit im Ausfüllen der Elternrolle. Frau B.: „Jetzt versuchen wir, eine Familie zu machen, und wir hatten selbst keine".

Die beiden leben seit 21 Jahren in einer festen Partnerschaft zusammen. Während der ersten 12 Jahre ging dies auch relativ gut, keiner der beiden entwickelte irgendwelche Symptome.

Frau B. war diejenige, die für den Gefühlshaushalt in der Beziehung zuständig war, Herr B. war der intellektuelle Führer.

Probleme traten zwischen den beiden schließlich auf, weil sie sich zunehmend in ihrem Beruf als Sozialarbeiterin aufopferte. Auch zu Hause war sie noch mit all den Problemen beschäftigt, mit denen sie durch ihren Beruf alltäglich konfrontiert wurde.

Emotional entstanden dadurch Konflikte in der Partnerschaft. Frau B. identifizierte sich so sehr mit den Problemen ihrer Klienten, daß sie ihren Mann immer mehr involvierte. Er geriet unter den Druck, ihr dabei zu helfen, sich von ihren Schützlingen abzugrenzen; jeden Abend aufs neue mußte er sie wieder aufrichten, wenn es ihr — angesichts des Elends der Welt — zum Heulen schlecht ging. Doch auch ihm fiel es nicht leicht, sich abzugrenzen. Er sah sich in seiner eigenen psychischen Stabilität bedroht. Er, der stets bemüht war, sich von der „Ratio" leiten zu lassen und alles „Sentimentale" abzuwehren, fühlte sich in seiner beruflichen Existenz bedroht. Hätte er sich weiter mit den beruflichen Erlebnissen seiner Partnerin auseinandersetzen müssen, so hätte er nicht mehr in seinem Beruf in der freien Wirtschaft mit all ihrer Konkurrenz und Gefühllosigkeit funktioniert (meint er).

Der Kompromiß, der beiden Abstand von dieser bedrohlichen Involviertheit verschaffte, bestand darin, nach 12 Jahren des Zusammenlebens zu heiraten und eine Familie zu gründen. Hätten sie nicht geheiratet, so hätten sie sich voneinander getrennt, darüber sind sich beide einig. Wenig später kamen die Kinder.

Der Sohn
Er ist jetzt knapp acht Jahre alt. Seine Eltern machen sich große Sorgen wegen seiner „Kontaktprobleme". Er sei ein Einzelgänger. Die Mutter meinte sogar schon — so erklärt sie etwas verunsichert —, er sei „autistisch". Er habe eine „Betonwand" um sich herum gebaut, durch die niemand komme. Nicht einmal der Vater schaffe es, der mit ihm (relativ) viel Zeit verbringe, da beide die gleichen technischen Interessen hätten. Oft sei es so, daß die Eltern ganz genau merkten, „daß etwas mit ihm nicht stimmt"; doch je mehr sie in ihn drängten, desto weniger sei aus ihm herauszuholen. Er könnte genausogut „beim Geheimdienst arbeiten", denn nicht einmal „mit geheimdienstlichen Verhörmethoden" sei etwas aus ihm herauszubekommen.

Die Tochter
Sie ist knapp fünf Jahre alt. Sie ist der ursprünglich präsentierte Indexpatient: ihre seit Jahren bestehende Neurodermitis ist der Grund der Überweisung durch den Kinderarzt. Die Eltern sehen das Auftreten der Symptome im Zusammenhang mit Streitigkeiten zwischen den Geschwistern. Der Sohn setze sich meist durch, die Tochter bekomme ihren Juckreiz, die Eltern (meist die Mutter) greifen ein. Sie nehmen Partei für die Tochter und setzen sich aggressiv mit dem Sohn auseinander (was ihnen anschließend wieder Schuldgefühle bereitet).

Die Mutter ist durch die Hautsymptomatik sehr eng mit der Tochter verbunden, da sie immer wieder nachts aufstehen muß, um irgendwelche Medizin auf die wunden Hautstellen zu schmieren. Allerdings ist diese Verbundenheit auf der Verhaltensebene durch die Gefühle des Ekels und der Widerlichkeit relativiert, welche die Mutter bei ihren Verrichtungen als „Hautärztin" erlebt.

Die Eltern-Kind-Beziehung
Beide Eltern sind bemüht, gute Eltern zu sein, haben ständig die Sorge, etwas falsch zu machen. Sie machen sich Vorwürfe wegen der Hautsymptomatik der Tochter und wegen der „Kontaktschwierigkeiten" des Sohnes. Beides sehen sie in einem Zusammenhang: „Wenn wir besser wüßten, was in S. vor sich geht,

könnten wir ihm besser helfen. Und wenn wir ihm besser helfen könnten, so gäbe es weniger Konflikte zwischen den Geschwistern. Und wenn es weniger Konflikte zwischen den Geschwistern gäbe, würde T. sich weniger kratzen." So beschreiben die Eltern ihre Sicht der Zusammenhänge, aus denen nahezu zwangsläufig die Verantwortung der Eltern resultiert.

Konflikte und gegenseitige Abgrenzung sind ihrem Weltbild nach das, was „krank" macht. Doch ihre Versuche, das Problem — so wie sie es sehen — aus der Welt zu schaffen, sind nicht nur gescheitert, sie haben die Probleme sogar noch verschlimmert. Je mehr sie auf den Sohn einreden, sein Inneres zu offenbaren, je mehr sie Geheimdienstmethoden anwenden, um so mißtrauischer wird S. und um so mehr Streit gibt es zwischen den Geschwistern.

Frau B. reagiert darauf mit starken Depressionen, vor allem mit dem Gefühl, gar nichts mehr tun zu können (Typ B). Sie will eigentlich nur noch schlafen und ihre Ruhe haben. Ihr Hausarzt, der sie deswegen behandelt, meint, sie unterziehe sich einer Art Selbsthypnose, sie verfalle in so etwas wie einen Totstellreflex.

Herr B. nimmt alle Schuld auf sich bzw. macht seine übergroße berufliche Belastung verantwortlich. Wenn er nur mehr Zeit hätte, sich um die Kinder zu kümmern, dann wäre alles in Ordnung. Aber sein Beruf verhindert, daß er das tun kann, was er eigentlich will: sich mehr um die Familie kümmern (Typ A). Er ist so sehr im Streß, daß er ernsthaft befürchtet, einen Herzinfarkt zu bekommen. Etwa alle drei Wochen muß der Notarzt gerufen werden, weil Herr B. einen Herzanfall (panische Angst, Herzrasen, Schmerzen) bekommt. Er wird dann stets in die Klinik eingeliefert, wo er — bis er die Enzymwerte erfährt (er ist inzwischen Spezialist für die Infarktdiagnostik geworden) — in Todesangst ausharrt. Dies ist aber die einzige Zeit, in der er selbst sich nicht unter dem Druck fühlt, etwas zu tun, um die Probleme seiner Familie zu lösen.

Seiner Frau geht es in diesen Situationen doppelt schlecht, da sie nicht weiß, wie sie ihm helfen kann. Sie wird dann noch depressiver, sie resigniert, wird passiv und fühlt sich schwach.

Wenn er „objektiv" (d. h. gesundheitlich) in der Lage ist, einem seiner Angehörigen (z. B. den Kindern) zu helfen, aber keinen Weg dazu findet, reagiert er mit Wut auf sich selbst und blindem Aktionismus. Er muß immer aktiv und stark sein. Je passiver und schwächer sich seine Frau zeigt, desto aktiver und stärker versucht er zu sein. Je stärker und aktiver er sich zeigt, um so schwächer und passiver zeigt sich seine Frau. Eine Pause ist nur möglich, wenn es „objektiv" unmöglich ist, weiter aktiv und stark zu sein (d. h. beim Herzanfall).

Die organisatorische Struktur, welche die beiden für ihre Interaktion miteinander gefunden haben, entspricht der des Typs 2.2. Beide bestätigen sich gegenseitig in ihrer Weltsicht und in ihrer Handlungsorientierung. Der Ehemann ist derjenige, der versucht, alle Notlagen und Gefahren des Alltags aktiv handelnd zu beseitigen, sie sieht sich eher passiv ausgeliefert und hilflos. Ihre Hilflosigkeit bestätigt ihm, daß er agieren muß, was sie wiederum noch hilfloser macht.

Was hier für die Familie B. beschrieben ist, kann als ein Muster angesehen werden, das charakteristisch ist für Familien mit mehreren psychosomatisch erkrankten Familienmitgliedern.

Es findet dabei eine Interaktion zwischen mehreren Personen statt, die von derselben Vorannahme ausgehen: Der andere (der Ehepartner, das Kind, der

Vater, die Mutter) ist nicht in der Lage, allein und ohne fremde Hilfe mit seinen Problemen fertig zu werden. Jeder hat mehr Verantwortung für den anderen als für sich selbst, d. h. er muß sich an fremden Zielen orientieren. Jeder versucht einer Spielregel gerecht zu werden, die sagt: *„Mir geht's nur gut, wenn's dir gut geht"*.

Es entsteht eine selbstbezügliche Schleife, ein eskalierender Prozeß. Dieser Verantwortung kann jeder nur gerecht werden, wenn er weiß, was in dem anderen vorgeht, welche Gedanken und Gefühle er hat usw. Gegenseitige (aktive) Grenzverletzungen bestimmen deshalb die Interaktion. Doch sich (aktiv) zu öffnen und sein Inneres zu zeigen, ist nur gefahrlos möglich, wenn es einem selbst gut geht, wenn man sich wohlfühlt. Sicherer ist es auf alle Fälle, seine Emotionen nicht zu zeigen. Denn jeder weiß vom anderen, daß es dem nur gut geht, wenn es ihm selbst gut geht. Wer immer dem anderen zeigen würde, daß es ihm schlecht geht, hätte die Verantwortung dafür, daß es dem andern schlecht geht. Es ist ein endlos regressiver Prozeß, der sich durch das Bild des „Spiegels im Spiegel" illustrieren läßt (ein Bild, das von Familie B. wie von vielen anderen Familien selbst zur Charakterisierung ihrer Interaktion verwendet wird).

Jeder Schnupfen des einen Familienmitglieds wird so zum Drama für jeden anderen. Dem außenstehenden Beobachter bietet sich ein Bild der Interaktion, bei dem auf der einen Seite ständig versucht wird, interindividuelle und Generationengrenzen zu „knacken", und auf der anderen Seite jede aktive Öffnung vermieden oder sogar eine aktive Schließung vorgenommen wird. Beide Phänomene stehen in einem engen Zusammenhang und balancieren sich gegenseitig aus.

Die zentripetalen Tendenzen in der Beziehung werden so im Laufe des familiären Lebenszyklus immer stärker, die gegenseitige Einengung ebenfalls. Diese Entwicklung bleibt offenbar nicht ambivalenzfrei; Wünsche nach Abgrenzung werden bei allen Beteiligten wach. Bei den Kindern in Familie B. zeigt sich dies an der „Betonwand", mit welcher der Sohn den Zugang zu seinem Innenleben verschlossen hält, und der sehr ambivalent wirkenden, äußere Nähe und innere Distanzierung anbietenden Hautsymptomatik der Tochter. Die Depression von Frau B. führt Herrn B. die Grenzen seiner Hilfsmöglichkeiten vor Augen: er ist ihr gegenüber vollkommen machtlos. Die beiden begeben sich in eine Kollusion, wo nunmehr er verstärkt die Trennungswünsche erlebt. Sie erscheinen zunächst in der Verhüllung — der Kodierung —, die sie in seiner Herkunftsfamilie erfahren haben: als Todesängste. Die Gleichsetzung von Trennung und Tod holt Herrn B. hier wieder ein, seine zunächst massiv verleugneten Trennungswünsche manifestieren sich in einer herzphobischen Symptomatik. Als er sich — induziert durch die Therapie — zur Trennung von seiner Familie entschließt, verschwindet nicht nur seine Herzsymptomatik, sondern auch die Depressivität der Frau.

D. Der idealtypische schizophrene Patient und seine Familie

1. Beziehungsdiagnose

Die untersuchten Familien, in denen es zum Auftreten von Symptomen aus dem schizophrenen Formenkreis kam, reagierten in ihrer Interaktionsstruktur auf das Auftreten von Symptomen gemäß Typ 3.1.: Chronisch wurde dabei eine konfusionierende (in manchen Fällen chaotische) Situation, in der die Bedeutung der Verhaltensweisen der Familienmitglieder uneindeutig blieb. Trotz (oder wegen) der Symptomatik kam es deshalb nicht zu irgendwelchen längerfristigen Veränderungen der familiären Spielregeln.

Individuell ließ sich auch hier bei den Symptomträgern eine Unterscheidung entsprechend ihrer Handlungsorientierung nach Typ A oder B vornehmen. Im Unterschied zu den psychosomatisch erkrankten Patienten zeigte sich, daß die schizophrenen Patienten den Handlungstyp, dem sie folgten, wechselten, d. h. sie waren zu bestimmten Zeiten in ihrem Verhalten überwiegend aktiv, zu anderen Zeiten überwiegend passiv.

Insgesamt scheint die Entwicklung einer *produktiven Symptomatik* eher mit dem *Typ A* verbunden zu sein, die *Minussymptomatik* mit dem *Typ B*.

Im folgenden Schema sollen nunmehr wiederum die beziehungsdiagnostischen Beschreibungen der idealtypischen Familie mit einem schizophrenen Mitglied den individuellen Handlungsorientierungen der Familienmitglieder gegenüber gestellt werden (vgl. Übersicht auf S. 285). Auch in den hier untersuchten Familien mit schizophrener Symptombildung fanden sich Mitglieder, deren Kommunikations- und Handlungsstrukturen überwiegend im Sinne der Kategorie 1-1 beurteilt wurden. Auch dies muß als ein Beleg dafür genommen werden, daß es keine deterministische Beziehung zwischen individueller Entwicklung und Familieninteraktion gibt.

Im einzelnen können diese Kategorisierungen inhaltlich folgendermaßen näher bestimmt werden:

1) Kommunikationsstil

Die Familie:
Die Art und Weise, wie in Familien mit einem schizophren erkrankten Mitglied kommuniziert und eine gemeinsame Realität ausgehandelt wird, bildet gewissermaßen das Gegenbild zur Familie mit psychosomatischer Symptombildung. Während dort die Realität „erhärtet" wird, wird sie hier „erweicht".

In der Kommunikation wird ständig ein gewisses Maß an Unsicherheit darüber aufrechterhalten, welche Bedeutungen welchen Verhaltensweisen zuzu-

Der idealtypische schizophrene Patient und seine Familie 287

Beziehungsdiagnostische Dimensionen	Interaktionsmuster der Familie	Handlungsmuster des Familienmitglieds	
		Typ A	Typ B
1. Kommunikationsstil (bestätigend — disqualif.)	0 — 2	2 — 2	0 — 2
2. Beziehungsdefinition (eindeutig — uneindeutig)	0 — 2	2 — 2	0 — 2
3. Interindiv. Grenzen (schließend — öffnend)	2 — 2	2 — 2	0 — 0
4. Generationsgrenzen (schließend — öffnend)	0 — 2	2 — 2	0 — 0
5. Außengrenzen (schließend — öffnend)	2 — 0	2 — 2	2 — 0
6. Kohäsion (zentrifugal — zentripetal)	2 — 2	2 — 2	0 — 2
7. Konfliktverhalten (heraufsp. — heruntersp.)	2 — 2	2 — 2	0 — 2
8. Orientierung an Ziel (eigen — fremd)	2 — 2	2 — 2	0 — 0
9. Beziehungsformen (komplement. — symmetr.)	2 — 2	2 — 2	2 — 0
10. Bewertung als Person (abwertend — aufwertend)	2 — 2	2 — 2	0 — 0
11. Ausdruck Emotionen (ausdrückend — unterdr.)	2 — 2	2 — 2	0 — 0
12. Anpassungsmodus (verändernd — erhaltend)	2 — 2	2 — 2	0 — 0

Zeichenerklärung:
0 überwiegend Unterlassungen
1 Akte und Unterlassungen
2 überwiegend Akte

schreiben sind. Dies geschieht durch aktive Disqualifikation dessen, was verbal oder nonverbal mitgeteilt oder signalisiert wird. Der Kommunikationsmodus ist deshalb überwiegend als konfusionierend und verwirrend einzuschätzen. Das heißt natürlich nicht, daß dies ausschließlich der Fall ist, und es sollte auch nicht unbedingt im Sinne eines Defizits interpretiert werden. Die Familienmitglieder sind durchaus in der Lage, konsistent zu kommunizieren. Vor allem mit emotional entfernter stehenden Personen ist dies der Fall. Der Grad der Konfusionierung steigt in dem Maße, in dem die affektive Wichtigkeit der Kommunikationspartner steigt. Ganz besonders dann, wenn es um die Definition von Beziehungen geht, steigt die Wahrscheinlichkeit solch disqualifizierender Kommunikationsmodalitäten. Sie sind also weitgehend kontextabhängig.

Die Kommunikationsabweichungen der sich emotional nahestehenden Personen haben für die Organisation des familiären Zusammenlebens weitreichende Folgen: die Konstruktion einer konsensuellen Realität ist nur sehr begrenzt möglich. Bedeutungen und Bewertungen können sich von einem Tag zum anderen ändern, ihre Verläßlichkeit ist nur sehr gering. Dasselbe gilt zwangsläufig für die Spielregeln der Interaktion (ihre deskriptiven wie auch präskriptiven Anteile). Es gibt keine Regeln innerhalb der Familie, die es erlauben würden, objektiv — d. h. auf der Ebene eines intersubjektiven Konsenses — „Wirklichkeit" von „Nichtwirklichkeit" zu unterscheiden. Diese Grenzverwischung bezieht sich nicht so sehr auf die Bereiche der relativ harten äußeren Realität (den durch Naturgesetze beschreibbaren Erfahrungsbereich); hier gibt es außerfamiliär genügend wirksame Möglichkeiten der Objektivierung. Die Problematik entsteht dort, wo diese Objektivierung nicht möglich ist: in dem Bereich der persönlichen Gefühle füreinander, der Beziehungen zueinander und der Abhängigkeiten voneinander.

Typ A:
Er/sie versucht auf der einen Seite, Klarheit und Eindeutigkeit in die Kommunikation zu bringen, indem er/sie — manchmal konkretistisch — an einem Fokus der Aufmerksamkeit kleben bleibt, alles Gesagte wörtlich nimmt und sich bemüht, Klarheit durch strenges, logisches Denken zu erlangen. Worte werden babei nicht als Zeichen, sondern als Realitäten gehandhabt, was dann oft in paradoxe Verstrickungen führt. Aber diese Versuche, die Klarheit zu fördern, wirken im Endeffekt verwirrend und konfusionierend im Sinne der familiären Spielregeln, da für eine funktionierende Kommunikation das Aufgeben des Aufmerksamkeitsfokus eine der Voraussetzungen ist. Neben diesen konkretistischen Kommunikationsweisen werden aber auch direkt verwirrende und konfusionierende Verhaltensweisen gezeigt. Dies kann als Ausdruck einer hohen Ambivalenz gegenüber einer interpersonell verbindlichen Wirklichkeitskonstruktion verstanden werden.

Typ B:
Er/sie vermeidet das, was Klarheit bringen könnte. Subjektiv ist für ihn/sie offenbar damit die größere Gefahr verbunden als mit dem gewohnten unklaren Kommunikationsstil der Familie.

2) Beziehungsdefinition

Die **Familie:**
Was diese Familien von allen anderen untersuchten Familien unterscheidet, ist das Ausmaß der Uneindeutigkeit der Beziehungsdefinitionen. Es gibt in ihnen keine konsensuelle Beziehungsrealität, d. h. es gibt keine Einigung darüber, welchen Charakter die Beziehungen der Familienmitglieder zueinander haben.

Sobald irgendeine Verbindlichkeit zu entstehen scheint, nimmt das Ausmaß der Kommunikationsabweichungen zu. Was Eindeutigkeit schaffen könnte, wird disqualifiziert; wer Gefahr läuft, sich festzulegen, nimmt dies sofort wieder zurück.

Typ A:
Gerade im Blick auf die Beziehungsdefinition gilt, was bereits beim Kommunikationsmodus beschrieben wurde. Das Verhalten des Typs A entspricht einer hohen Ambivalenz gegenüber der Klarheit und Unklarheit von Beziehungsdefinitionen. So kommt es im Rahmen einer produktiven Symptomatik dazu, daß der Patient in der Interaktion mit seiner Umwelt alle Beziehungsdefinitionen in einer Weise in Frage stellt, die schließlich dazu führt, daß die Umwelt für eindeutige Definitionen (z. B. durch die Aufnahme in eine geschlossene Institution) sorgt.

Typ B:
Er verharrt in einer der familiären Regel entsprechenden Kommunikation, die alle emotional wichtigen Beziehungen in einem undefinierten Schwebezustand beläßt bzw. dafür sorgt, daß die Unklarheit überwiegt.

3) Interindividuelle Grenzenbildung

Die Familie:
Wie in den Familien mit psychosomatischen Störungen sind auch hier Handlungen, welche die interpersonellen Grenzen öffnen oder verletzen, mit Handlungen, welche sie schließen, in extrem widersprüchlicher Form miteinander verbunden. Auch hier kann dies als Ausdruck einer großen Ambivalenz zwischen den jeweils individuellen Wünschen und Ängsten vor bzw. nach Verschmelzung und Abgrenzung verstanden werden. Hintergrund dieses sehr zwiespältigen Verhaltens dürfte der Wunsch nach Unabhängigkeit einerseits, die Angst vor dem Alleinsein andererseits sein.

Der Unterschied zu den „Psychosomatikfamilien" ist vor allem darin zu sehen, daß intrusive und expressive Verhaltensweisen miteinander abwechseln. Mal werden die Grenzen des anderen mißachtet, mal die eigenen ohne alle Rückhalte geöffnet. Es identifiziert sich nicht nur jeder mit jedem, es wird auch jeweils vom anderen verlangt, daß er sich identifiziert.

Typ A:
Er/sie zeigt ein Verhalten, das den Regeln der Familie entspricht, indem er/sie interindividuelle Grenzen aufzulösen und gleichzeitig zu schließen versucht. Das produktive Symptomverhalten scheint dabei der ideale Kompromiß zwischen beiden Tendenzen: es sorgt für Nähe und emotionale Involvierung der Angehörigen; gleichzeitig sorgt es durch seine Nichteinfühlbarkeit für Distanz und Abgrenzung.

Typ B:
Eine ähnliche, wenn auch modifizierte Funktion kann der Minussymptomatik zugeschrieben werden, sie negiert die interindividuelle Schließung und Öffnung passiv und findet so einen Kompromiß zur Ausbalancierung der eigenen Ambivalenz in der Interaktion mit den anderen, denen kollusiv damit der aktive Part in der Beziehung zukommt.

4) Generationsgrenzen

Die Familie:
Es gibt keine Interaktionsregeln, die eine Generationsgrenze festlegen würden. Die Kinder sind in die Beziehung der Eltern einbezogen, häufig übernehmen sie selbst Elternfunktionen ihren Eltern gegenüber. Allerdings sind derartige Parentifizierungen nicht festgeschrieben oder offiziell anerkannt, da dies eine eindeutige Beziehungsdefinition voraussetzen würde.

Typ A:
Er/sie handelt in einer Weise, daß er/sie dadurch für die familiäre Struktur sehr widersprüchliche Wirkungen erzielt. Auf der einen Seite klagt er/sie sein Recht auf die Kindrolle bzw. Elternrolle (und damit die Generationsgrenze) ein, auf der anderen Seite ist er/sie nicht bereit, ohne weiteres auf die Rolle des Dritten zu verzichten (ob nun er/sie oder ein anderer sie inne hat). Er/sie setzt dadurch über die Generationsgrenze hinweg seine Angehörigen widersprüchlichen Aufträgen aus (das gilt für Symptomträger, die ihre Kindern parentifizieren, ebenso wie für parentifizierte Symptomträger).

Typ B:
Er/sie erhält wiederum durch „Nichtverhalten" die Bedeutung und Wirkung seiner Handlungen vieldeutig, d. h. er/sie macht nichts, was eine Generationengrenze errichten oder in Frage stellen könnte.

5) Außengrenzen

Die Familie:
Diese ist fest geschlossen, sie hat nur wenige oder keine emotional wichtigen Außenkontakte. Was draußen passiert, hat keinen verändernden Einfluß auf die Interaktion drinnen. Die Umwelt wird überwiegend als feindlich und bedrohlich erlebt. Nur was zu den innerhalb der Familie geltenden Regeln paßt, wird auf- bzw. wahrgenommen („Gummizaun").

Typ A:
Er/sie versucht die Grenze zu öffnen, ist allerdings ambivalent. Das führt zu sehr widersprüchlichen Verhaltensweisen. Exemplarisch dafür ist die Wirkung der Symptomatik. Da die mit den Verhaltensweisen des psychotischen Patienten verbundenen Probleme mit den familiären Ressourcen allein nicht zu lösen sind, wird die Öffnung der Außengrenze notwendig. Eine außerfamiliäre Autorität (Arzt, Psychiater, Polizist) muß hinzugezogen werden. Der Experte hat jedoch im allgemeinen keinen verändernden Einfluß auf die familiären Spielregeln.

Typ B:
Er/sie sorgt dafür, daß die Isolation der Familie erhalten bleibt. Er unternimmt nichts, was öffnende Wirkungen haben könnte.

6) Kohäsion

Die Familie:
Wo die Angst vor gegenseitiger Abhängigkeit so groß ist wie die Angst vor dem Alleinsein, stehen nahezu zwangsläufig starke zentripetale Tendenzen ebenso starken zentrifugalen Tendenzen gegenüber. In den Familien werden diese bei-

den gegensätzlichen Tendenzen häufig von unterschiedlichen Personen repräsentiert und gelebt.

Typ A:
Der Indexpatient diesen Typs vereint meist beide Wünsche und Ängste in seiner Person. Seine Aktionen — wiederum wird dies am deutlichsten während der floriden Symptomatik — bieten einen Kompromiß zwischen beidem. Der Patient sitzt meist zu Hause, nervt seine Angehörigen und läßt sich durch sie nerven. Das geht solange, bis es zu einer Eskalation kommt und alle am Ende ihrer Kräfte sind. Ein Außenstehender, dessen Autorität ihre Wurzeln in den Regeln der außerfamiliären Institutionen hat, greift dann ein und sorgt — durch eine Zwangseinweisung beispielsweise — für die nötige räumliche Distanzierung und Entspannung, ohne daß irgendein Familienmitglied dafür die persönliche Verantwortung zu tragen hätte.

Typ B:
Patienten diesen Typs unternehmen nichts, was auf irgendwelche Trennungswünsche schließen ließe. Sie haben sich im häuslich gebundenen Milieu etabliert. Oft ist dies zu beobachten, wenn die Patienten einen „Behindertenstatus" akzeptiert haben.

7) Konfliktverhalten

Die Familie:
Eng verbunden mit der Frage nach den Modalitäten der Selbst-Objekt-Abgrenzung ist in diesen Familien die Frage nach dem Konfliktverhalten.

Zwischenmenschliche Konflikte können eine sehr widersprüchliche Funktion gewinnen: auf der einen Seite sind die Personen, die in einen solchen Konflikt verstrickt sind, in eine sehr intensive Beziehung miteinander verwickelt; auf der anderen Seite macht jede Disharmonie die Distanz und Nichtidentität der beteiligten Personen, die Unterschiede, die zwischen ihnen bestehen, deutlich. Konfliktvermeidung hat dementsprechend ebenso einen ambivalenten Charakter wie Konfliktbetonung. Durch die Vermeidung von Konflikten, wie es in der „Psychosomatikfamilie" überwiegend praktiziert wird, kann nicht nur (Pseudo)harmonie hergestellt werden, es kann auch eine intensive Beziehung vermieden werden; durch die Betonung von Konflikten kann nicht nur Distanz, sondern eben auch eine intensive, alle Beteiligten involvierende Beziehung etabliert werden. Beide Möglichkeiten der Nutzung von Konflikten für die interindividuelle Grenzbildung und die Beziehungsdefinition können in Familien mit schizophrener Symptombildung beobachtet werden. Meist ist es so, daß ein und dieselbe Familie über die Möglichkeit verfügt, sowohl pseudoharmonisch Konflikte zu verleugnen, als auch pseudofeindlich Streitereien nach Bedarf vom Zaune zu brechen.

Typ A:
Das Verhalten diesen Typs bzw. der Patienten, die ihm folgen, ist meist so, daß beides — synchron oder diachron — realisiert wird: es heizt Konflikte an und nimmt ihnen dann wieder plötzlich das Feuer (im allgemeinen dadurch, daß die Bedeutung aller konflikträchtigen und kränkenden Verhaltensweisen dadurch disqualifiziert wird, daß sie als Symptome deutbar gemacht werden).

Typ B:
Dieser Typ (Minussymptomatik) ist auch hier wieder überwiegend durch Vermeidung des einen wie des anderen Extrems gekennzeichnet.

8) Orientierung an eigenen oder fremden Zielen

Die Familie:
Auch diese Dimension muß unter dem Blickwinkel der interindividuellen Grenzenbildung gesehen werden. Die Orientierung an fremden Zielen, die in der „Psychosomatikfamilie" die offenen Interaktionsregeln und die familiären Normen bestimmte, wird hier immer wieder durch eine auch nach außen hin — zumindest von einzelnen Familienmitgliedern — demonstrierte Fähigkeit, die eigenen Interessen voranzustellen, relativiert. So kommt es, das neben die gegenseitige Überinvolviertheit — unvermittelt und nur schwer integrierbar · sehr scharfe und feindselige Formen der gegenseitigen Abgrenzung treten. Dabei werden „egoistische" Verhaltensweisen gezeigt und entsprechende Forderungen an die anderen gestellt. Es wird der für die anderen nur schwer akzeptable Versuch gemacht, sie offen auszubeuten. Dies steht im Kontrast zu der in gleichem Maße zu beobachtenden Bereitschaft, sich für den anderen aufzuopfern.
  Die Orientierung an eigenen vs. fremden Zielen muß hier, bezogen auf die gesamte Familie, als hochambivalent eingestuft werden.

Typ A:
Er/sie zeigt das gespaltene und sehr widersprüchliche Verhalten, das den beschriebenen Spielregeln der Familie entspricht: einerseits sehr „egoistisch", andererseits sehr „altruistisch".

Typ B:
Er/sie befindet sich offenbar in derselben Ambivalenz wie Patienten von Typ A, bewältigt sie jedoch durch Vermeidung jeglicher Akte, die eindeutig einer Orientierung an eigenen oder fremden Zielen zugeordnet werden könnten.

9) Beziehungsformen

Die Familie:
Alle leben in dem Gefühl, daß sie allein nicht lebensfähig wären. Sie wissen, daß sie den (oder die) anderen brauchen. Gleichzeitig haben sie jedoch den Anspruch an sich selbst, selbständig, autonom und unabhängig zu sein. Die einzige Möglichkeit, die sich zu bieten scheint, dem Autonomieideal gerecht zu werden und dennoch in einer Beziehung zu leben bzw. umgekehrt dem Bedürfnis nach einer intensiven Beziehung gerecht zu werden, ohne die eigene Autonomie zu verlieren, bietet sich, wenn der Partner in dieser Beziehung der Abhängige ist.
  Treffen mehrere Personen mit derartigen Wünschen und Ängsten aufeinander, so entwickelt sich geradezu zwangsläufig ein Kampf darum, diese Form der Beziehung festzuschreiben. Nur ist es ebenso zwangsläufig, daß sich keine Einigung über diese Form der Beziehung ergeben kann. Jeder versucht, eine komplementäre Beziehung zu etablieren, in der er selbst dominiert, während der andere der Inferiore, Abhängige und Unterlegene ist.

Was sich dem außenstehenden Beobachter darstellt, ist eine Beziehung, in der Komplementarität und Symmetrie in einer sehr ambivalenten Weise miteinander im Widerstreit stehen. Es ist weder eine rein symmetrische Beziehung, noch eine rein komplementäre. Wenn immer die eine Seite überhand nimmt, wird die Beziehungsdefinition disqualifiziert.

Das ganze erscheint als ein Spiel um die Definitionsmacht in der Beziehung. Dieses Spiel hat nun aber die fatale Nebenwirkung, für alle Beteiligten der ideale Kompromiß innerhalb der eigenen Ambivalenz zu sein. Solange der Kampf währt, besteht nicht nur die gewünschte, sehr enge Beziehung, sondern gleichzeitig bietet sich auch die Möglichkeit zur gegenseitigen Abgrenzung. Würde dieser Kampf entschieden, so käme zumindest einer in dieser Beziehung nicht auf seine Kosten: der Unterlegene, der sich in die Rolle des Abhängigen fügen müßte.

Typ A:
Er/sie setzt seine Ambivalenzen (welche die familiären Ambivalenzen sind) aktiv handelnd in Szene.

Typ B:
Er/sie versucht dieselben Ambivalenzen durch Unterlassungen und Vermeidungen zu entschärfen.

10) Bewertung als Person

Die Familie:
Die gegenseitige emotionale Wichtigkeit impliziert ein hohes Maß an gegenseitiger Aufwertung. Die wechselseitigen Abhängigkeitsgefühle werden jedoch angesichts des individuellen Autonomieanspruchs sehr ambivalent erlebt. Dies führt dazu, daß jeder versucht, die Wichtigkeit des anderen durch Abwertung herunterzuschrauben. In der offenen Kommunikation scheint deshalb oberflächlich betrachtet die Abwertung zu überwiegen. Bezieht man jedoch die Erlebens- und Sichtweise der Beteiligten ein, so ist hier hohe Abwertung im Gleichgewicht mit hoher Aufwertung.

Je mehr sich das eine Familienmitglied dem anderen gegenüber als abhängig erlebt (oder auch nur vermutet, es könne so erlebt werden), um so mehr scheint es den anderen abzuwerten. Doch die Basis dieser gegenseitigen Abwertung ist eine verdeckt kommunizierte gegenseitige Wertschätzung. Je mehr diese gegenseitige Wertschätzung deutlich wird, um so größer wird die Angst, abhängig zu werden (oder zu erscheinen). Es kommt zu paradoxen Eskalationen, in denen das Maß der Abwertung ein Indiz der Wertschätzung ist.

Typ A:
Er/sie vollzieht sehr auf- und abwertende Akte, die mehr oder weniger unverbunden und desintegriert nebeneinander stehen.

Typ B:
Er/sie bewältigt — wie in den meisten anderen Bereichen — seine/ihre Ambivalenzen durch Vermeidung.

11) Ausdruck von Emotionen

Die Familie:
Parallel zum Konfliktverhalten zeigen die untersuchten Familien ein hohes Maß

an Ausdruck und — wiederum unverbunden daneben stehend — Unterdrückung von Emotionen. Werden die Konflikte heruntergespielt, so werden lediglich die positiven Gefühle geäußert. Dem Beobachter bietet sich ein Bild gegenseitiger Überfürsorglichkeit und Aufwertung; oder aber, wenn die Konflikte betont werden, ein Bild, das von gegenseitigen aggressiven Gefühlen und starker Kritik aneinander gekennzeichnet ist.

Typ A:
Er/sie agiert entsprechend der Spielregel der Familie und drückt Emotionen in ebenso extremem Maße aus wie er/sie sie unterdrückt.

Typ B:
Er/sie versucht wiederum in einer Art „Totstellreflex", sich nicht zu verhalten.

12) Anpassungsmodus

Die Familie:
Im Blick auf den Anpassungsmodus der Familie hat ihr konfusionierender Kommunikationsstil weitreichende Folgen: die Familie folgt chaotischen und rigiden Regeln zugleich. Es gilt die (starre) Regel, daß keine Regel gilt (d. h. alle Regeln sind veränderlich). Die dauernde Veränderung der Regeln führt dazu, daß Regeln nicht mehr auf ihre Sinnhaftigkeit hin überprüft werden können. Sie können dann auch nicht bewertet oder gezielt verändert werden. Ein Lernen durch Versuch und Irrtum ist ebensowenig möglich wie eine Evolution der familiären Strukturen. Die Familie kann sich nicht entwickeln, da sie über keine Erfolgskriterien der besseren oder schlechteren Anpassung verfügt.

Typ A:
Er/sie folgt in dieser Hinsicht den Regeln der Familie. Auch er/sie durchlebt das Paradox einer ständigen Veränderung, die dafür sorgt, daß alles so bleibt wie es ist. Er/sie drängt auf Veränderung und läßt sich kreativ alle möglichen neuen Verhaltensmuster einfallen, ohne sich dabei aber in einen verbindlichen familiären Verhaltenskodex zu fügen.

Typ B:
Er/sie fügt sich in eine passive Rolle, die keinen aktiven Einfluß auf die herrschenden oder geltenden Regeln und Strukturen nimmt.

Zusammenfassend muß noch einmal betont werden, daß die Handlungsmuster A und B von ein und derselben Person realisiert werden können (zu verschiedenen Zeitpunkten der Entwicklung).

Der Unterschied zwischen beiden dürfte darin bestehen, daß im Muster A ein Individuum versucht, neue, vorher in der Familie noch nicht bekannte oder realisierte Verhaltensweisen einzuführen (in mehreren Dimensionen, in denen das familiäre Interaktionsmuster z. B. mit 0-2 beurteilt wurde, konnte sein Handlungsmuster als 2-2 kategorisiert werden), während B dagegen im besten Fall versucht, durch Vermeidungen eventuelle Veränderungen nicht zu behindern (0-0). Beiden Typen gemeinsam scheint in den meisten betrachteten Dimensionen ein hohes Maß an Ambivalenz, was auch der Familie insgesamt entspricht. Nur scheinen die Patienten diese Ambivalenz in ihrer Person (und in ihrem Verhalten) zu vereinen, während sie in der Familie meist aufgespalten und kollusiv auf mehrere Personen verteilt ist. Der Wechsel von einer produktiven zu einer Minussymptomatik (und umgekehrt) kann in weiten Bereichen als ein Wechsel des Handlungstyps vom Versuch der aktiven zur passiven Ambivalenzbewältigung gesehen werden.

2. Verbindende Muster der Familien mit schizophrenen Patienten

Dreiecksgeschichten
Sucht man nach Gemeinsamkeiten, welche die familiären Strukturen und Interaktionsmuster aller schizopräsenten Familien charakterisieren, so fallen noch einige Charakteristika auf, die in der Beziehungsdiagnose nicht hinreichend klar erfaßt werden bzw. aus ihr nicht ablesbar sind.

Als erstes ist hier die Dreipersonenkonstellation zu nennen, bei der meist eine Generationengrenze übersprungen wird. Zum Verständnis dieser Form der Interaktion ist es nötig, zumindest drei Generationen zu betrachten.

Zwei Personen (in den hier untersuchten Fällen meist die Eltern des identifizierten Patienten) haben einen Konflikt miteinander, und der Dritte (meist das Kind) steht als Vermittler und Schlichter zwischen den beiden. Der spätere Indexpatient entwickelt das Gefühl, die beiden zusammenhalten zu müssen. Auf jeden Fall lebt er in dem Dilemma, sich zur Solidarität und Loyalität beiden gegenüber verpflichtet zu fühlen, und er muß sein Handeln an kontradiktorischen Anforderungen orientieren.

Einer der beiden Elternteile in diesem Konfliktdreieck ist im allgemeinen in seiner Herkunftsfamilie eng gebunden und parentifiziert, der andere ist ausgegrenzt und isoliert. Aus dieser Kombination von Partnern resultiert eine spezifische Schwierigkeit der Nähe-Distanz-Balance (wie sie im Beispiel der Familie A. beschrieben wurde).

Außerfamiliäre Veränderungen als Auslösesituation
Sehr häufig läßt sich feststellen, daß der Indexpatient die Familie und das Konfliktdreieck bereits verlassen hatte und in einigem Abstand zur Familie bzw. den Eltern lebte. Das Scheitern an irgendeiner Schwellensituation im außerfamiliären Bereich bringt ihn jedoch wieder in die Familie zurück. Dies kann z. B. das Nichtbestehen eines Examens sein oder auch die Schwierigkeit, sich in eine neue Arbeitsstelle mit neuen Anforderungen einzuleben. Allerdings, das scheint ebenfalls mehr oder weniger regelmäßig der Fall zu sein, hat die Bewältigung oder Nichtbewältigung dieser außerfamiliären Aufgabe jeweils weitreichende Konsequenzen für die innerfamiliären Beziehungen: der Patient kehrt in das Konfliktdreieck zurück, wodurch alte familiäre Spielregeln wieder neue Gültigkeit erhalten.

Er ist also in diesen Fällen keineswegs zu Hause „gehalten" worden; oft erlebt er es allerdings so, als ob er gerufen worden wäre, um die bedrohte Beziehung der Eltern zu retten. Darüber ist jedoch in den Familien so gut wie nie ein Konsens zu erzielen. Die Eltern äußern ganz massiv den Wunsch, der Patient solle doch nun endlich einmal sein Leben selbst in die Hand nehmen und selbständig werden.

Spätestens an dieser Stelle beginnen logische Verstrickungen, da die Eltern häufig versuchen, den Sohn von sich „unabhängig zu machen": Erreichen sie ihr Ziel, so erreichen sie es nicht; beweist er sich als unabhängig, so ist das die Leistung der Eltern...

Doch dem außenstehenden Beobachter erscheint die Kommunikation doppelbödig. Neben dem durchaus glaubhaft ausgedrückten Wunsch der Eltern, die Kinder (nicht nur der Indexpatient) mögen doch endlich auf eigenen Beinen stehen, tritt auch der Wunsch, sie sollten immer zu Hause bleiben, in die Kommunikation. Die Sichtweise des Patienten erscheint also nicht vollkommen aus der Luft gegriffen. Auch in diesem Fall dürfte die Ambivalenz auf verschiedene Rollen aufgeteilt sein.

Herkunftsfamilie/Partner
Das oft beobachtete Scheitern des Patienten im Beruf und seine Wiederannäherung an die Herkunftsfamilie erfolgt häufig gerade dann, wenn in der Beziehung zu einem Partner mehr Verbindlichkeit und Festlegung droht. Die enge und bindende Beziehung zu den Eltern wird gerade dann (vom Patienten) wieder aktiv ins Spiel gebracht, wenn er vor der Entscheidung steht, sich auf eine enge und intime außerfamiliäre Beziehung einzulassen. Offenbar bietet die Rückkehr in die Herkunftsfamilie bzw. die Aktivierung und Betonung der eigenen Loyalitätsbindungen an sie eine Möglichkeit zur Distanzierung in der Partnerbeziehung. Auch dies läßt sich am besten vor dem Hintergrund der Unsicherheit über die eigene Selbst-Objekt-Abgrenzung verstehen und erklären.

3. Fallbeispiel: Die Rückkehr des verlorenen Sohns (Familie C.)

Der identifizierte Patient der Familie C. ist der Sohn (S.); er ist 21 Jahre alt.

Die Mutter
Sie schätzt ihre eigene Kindheit als nicht sonderlich glücklich ein. Sie habe möglichst schnell von zu Hause fort gewollt. Nur so sei ihr jetzt nachträglich auch erklärlich, wie ihre Ehe zustande gekommen sei. Ihren Mann habe sie bei entfernten Verwandten kennengelernt. Eine Woche nach ihrem ersten Zusammentreffen hätten sie sich entschlossen zu heiraten.

Der Vater
Er lebte damals (vor 22 Jahren) in Amerika, „obwohl" (wahrscheinlicher aber: „weil") er gefühlsmäßig sehr an seine Eltern gebunden war. Wegen eines Familienfestes war er für kurze Zeit in Deutschland zu Besuch. In diesen paar Tagen lernte er seine Frau kennen. Sie folgte ihm „blind" nach Amerika, mehr oder weniger ohne ihn zu kennen.

Die Ehe
Gleich von Anfang an hätten beide sich nur gestritten. Das hinderte sie allerdings nicht daran, zwei Kinder — eine Tochter und einen Sohn — in die Welt zu setzen. Da die Kinder deutsch erzogen werden sollten, zog die Familie, als der Sohn elf Jahre alt war, nach Deutschland zurück. Während in der Fremde die Notwendigkeit bestand, trotz aller Streitigkeiten zusammenzuhalten, war hier die gegenseitige Abhängigkeit weit geringer. Die Eltern ließen sich scheiden, der Vater zog zu seinen eigenen Eltern zurück. Mutter und Kinder blieben zusammen.

Der Sohn
Nach Abschluß seiner Berufsausbildung als Maschinenschlosser (das ist auch der Beruf des Vaters) ging der Sohn wieder nach Amerika. Sein Ziel war es, zu studieren und Arzt zu werden. Der Vater wäre — nach Einschätzung der Mutter — nicht davon angetan gewesen, wenn sein Sohn eine höhere berufliche Qualifikation als er selbst erworben hätte. Der Sohn habe sich sehr um die Anerkennung des Vaters bemüht, sie aber nicht bekommen. „Kindern zeigt man nicht, daß man sie liebt", sei seine Maxime gewesen.

Die Auslösesituation:
In Amerika lernte der Sohn ein Mädchen kennen und verlobte sich mit ihr. Während eines Zwischenexamens nach dem zweiten Semester dekompensierte er psychotisch (paranoid-halluzinatorische Symptomatik). Er meint, er hätte das Examen nicht bestanden und wäre wohl deshalb „durchgedreht".

Kurze Zeit vor dem Examen hatte die Verlobte darauf gedrängt zu heiraten. Es war ihr Wunsch, und S. sah keine Möglichkeiten, sich zu entziehen. Seine Reaktion war, den Ehewunsch auszudehnen: auch seine Eltern sollten wieder heiraten. Man solle doch eine Doppelhochzeit durchführen. Auf diese Vorschläge, mit denen S. ihn brieflich bedrängte, reagierte der Vater mit schroffer Abweisung. Die Mutter wäre „dem Sohn zuliebe" zur Wiederheirat bereit gewesen. Der vergebliche Versuch, die Ehe der Eltern zu kitten (oder besser gesagt: wieder ins Leben zu rufen), mündete in eine schwere katatone Symptomatik.

Nach einer mehrwöchigen stationären psychiatrischen Behandlung in Amerika entwickelte S. eine ausgeprägte Minussymptomatik (große Passivität, Antriebsschwäche, subdepressives Zustandsbild, Entscheidungsunfähigkeit).

Längerfristige Folge der Dekompensation war, daß der Indexpatient das Studium abbrach und wieder nach Deutschland zu seiner Mutter zurückkehrte; die Verlobung wurde gelöst, der Kontakt zu seiner Freundin ist inzwischen vollständig abgebrochen.

Mutter und Sohn leben einigermaßen zufrieden miteinander; sie würden noch besser miteinander auskommen, wenn der Sohn seine Versuche, den Vater wieder zurückzuholen, aufgeben würde. Allerdings ist die Mutter auch jetzt noch bereit, „dem Sohn zuliebe" ihren Exmann wieder zu heiraten. Der hat jedoch wenig Interesse, da er — immer noch bei seinen eigenen Eltern wohnend — inzwischen eine Freundin hat. Er plant nicht, jemals wieder zu heiraten.

E. Der idealtypische manisch-depressive Patient und seine Familie

1. Beziehungsdiagnose

Die idealtypische Familie des manisch-depressiven Patienten hat charakteristische Ähnlichkeiten und Unterschiede sowohl mit der Familie des schizophrenen als auch des psychosomatischen Patienten. Sie steht gleichsam zwischen diesen beiden Familienformen, und sie scheint ihre Spezifität gerade aus dieser Vereinigung sehr widersprüchlicher organisatorischer Merkmale zu beziehen.

Beginnen wir mit der Reaktion der familiären Interaktionsmuster auf das Auftreten der Symptomatik. Die Familie als Ganzes wird durch derartige Vorkommnisse lediglich vorübergehend aus ihrer gewohnten Ordnung gebracht; sobald diese Störungen beseitigt sind, kehrt sie zu den alten Mustern der Interaktion zurück, die alten Spielregeln behalten ihre Gültigkeit (Typ 3.2). Längerfristig ist also mit der Symptomatik keine Veränderung, sondern eher eine Stabilisierung und Erstarrung der familiären Strukturen verbunden. Es wird ein rhythmischer Wechsel zwischen Zeiten der „Ruhe" und Zeiten des „Sturmes" etabliert und integriert.

Wie in der Familie mit schizophrenem Mitglied zeigt sich auch hier, daß der Handlungstyp A und B von ein und derselben Person realisiert werden kann. Der manisch-depressive Patient zeigt dabei in der *Manie* eine Extremform des *Typ-A*-Verhaltens, in der *Depression* eine Extremform des *Typ-B*-Verhaltens.

Die beziehungsdiagnostischen Bewertungen der Familie bzw. der beiden Handlungstypen sind in der Übersicht auf S. 299 dargestellt.

Was die Familien und die Patienten mit manisch-depressiver Symptomproduktion von den beiden anderen betrachteten Familien- bzw. Patientengruppen unterscheidet, ist ihre zu unterschiedlichen Zeitpunkten wechselnde Erscheinungsform. Sehr widersprüchliche Handlungs-, Kommunikations- und Interaktionsmuster werden nacheinander *(diachron)* realisiert und zeitlich voneinander getrennt gehalten. Aus der Perspektive des außenstehenden Beobachters mußten sie dementsprechend häufig (über einen längeren Zeitraum betrachtet) im Sinne der 2-2-Kategorie beschrieben werden. Hier liegt eine große Ähnlichkeit, aber auch der wesentliche Unterschied zu den Familien mit schizophrener Symptomproduktion. Auch sie wurden in den meisten Kategorien in diesem Sinne beschrieben. Bei ihnen werden derartige widersprüchliche Tendenzen aber überwiegend *synchron* in Szene, d. h. Handlung und Interaktion, (um)gesetzt.

Bezogen auf die individuelle Handlungsorientierung heißt dies, daß Ambivalenzen von manisch-depressiven Patienten offenbar durch eine zeitliche Aufspal-

Beziehungsdiagnostische Dimensionen	Interaktions- muster der Familie	Handlungsmuster des Familienmitglieds	
		Typ A	Typ B
1. Kommunikationsstil (bestätigend — disqualif.)	2 — 0	2 — 2	2 — 0
2. Beziehungsdefinition (eindeutig — uneindeutig)	2 — 2	2 — 2	0 — 0
3. Interindiv. Grenzen (schließend — öffnend)	2 — 2	2 — 0	0 — 2
4. Generationsgrenzen (schließend — öffnend)	0 — 2	2 — 0	0 — 2
5. Außengrenzen (schließend — öffnend)	2 — 2	0 — 2	2 — 0
6. Kohäsion (zentrifugal — zentripetal)	2 — 2	2 — 0	0 — 2
7. Konfliktverhalten (heraufspiel. – heruntersp.)	2 — 2	2 — 0	0 — 2
8. Orientierung an Ziel (eigen — fremd)	2 — 2	2 — 0	0 — 2
9. Beziehungsformen (komplement. — symmetr.)	2 — 2	0 — 2	2 — 0
10. Bewertung als Person (abwertend — aufwertend)	2 — 2	2 — 2	0 — 2
11. Ausdruck Emotionen (ausdrückend — unterdr.)	0 — 2	2 — 2	2 — 2
12. Anpassungsmodus (verändernd — erhaltend)	0 — 2	2 — 2	0 — 2

Zeichenerklärung:
0 überwiegend Unterlassungen
1 Akte und Unterlassungen
2 überwiegend Akte

tung bewältigt werden, bei der eine Zeit lang die eine Seite der Ambivalenz gelebt wird, eine Zeit lang die andere; die schizophrenen Patienten zeigen dagegen

Verhaltensweisen, die mehrdeutig sind und damit gleichzeitig beiden Seiten der Ambivalenz gerecht werden.

1) Kommunikationsstil

Die Familie:
Die Ähnlichkeit mit der Familie, in der es zu psychosomatischen Erkrankungen kommt, wird im Kommunikationsstil am augenfälligsten. Wie in diesen Familien ist die konsensuelle Realität eher „erhärtet". Der Kommunikationsstil ist überwiegend bestätigend. Die Kommunikation folgt einem starren Code, der wenig Freiraum für Vieldeutigkeiten und Bedeutungswandel läßt.

Typ A:
Er/sie verhält sich so, daß seine/ihre Aktionen auf der einen Seite dazu angetan sind, die „Härte" der familiären Realität zu bestätigen. Auf der anderen Seite bringt er/sie aber Verunsicherungen, Uneindeutigkeiten und Disqualifikationen in die Kommunikation. Durch eine (überwiegend manische) Symptomatik verstößt er/sie gegen alle offiziellen Werte der Familie, fordert sie heraus und stellt sie in Frage. Doch da er/sie seine Handlungen wie auch seine Aussagen ins Extrem überzieht, disqualifiziert er/sie sie als „krank" und deswegen „nicht ernst zu nehmen".

Typ B:
Er/sie verhält sich den familiären Regeln entsprechend und bestätigt dadurch die Unveränderbarkeit der Welt.

2) Beziehungsdefinition

Die Familie:
Über einen längeren Zeitraum betrachtet sind die Beziehungsdefinitionen in diesen Familien sehr eindeutig und klar definiert. Es gibt klare Rollenaufteilungen und damit auch klare Beziehungen zwischen den Rollenträgern. Es ist jedoch aus der Außenperspektive auch noch eine Gegenbewegung festzustellen, die diese so fest gefügten Rollen in Frage stellt und Unklarheit darüber bringt, ob eigentlich alles so bleiben wird, wie es jetzt gerade ist. In dem Moment, wo die Symptomatik auftritt, werden alle Beziehungsdefinitionen in Frage gestellt und doch auch wieder bestätigt, da es zwei sich gegenseitig ausschließende Interpretationsrahmen des Verhaltens der Familienmitglieder gibt: „Normalität" und „Krankheit". Kontrollversuche, die im ersten Interpretationsrahmen als Machtstrategien ausgelegt würden, erscheinen im zweiten als fürsorgliche Pflicht. Manische Verhaltensweisen sind nunmehr nicht mehr ein Verstoß gegen die Regeln und Werte der Familie, die von einem eigenverantwortlichen Menschen vollzogen werden, sondern Symptome, unter denen er „leidet". Das sehr festgefügte Beziehungsmuster der Familie wird so ad absurdum geführt und dennoch stabilisiert.

Typ A:
Er/sie trägt aktiv dazu bei, daß die Beziehungen auf der einen Seite sehr eindeutig definiert werden (z. B. wer der Gesunde, wer der Kranke ist). Durch seine/ihre vorwiegend manische Symptomatik bringt er/sie diese familiäre Ordnung aber auch radikal durcheinander.

Typ B:
Er/sie vermeidet beides, Klarheit und Unklarheit der Beziehungsdefinitionen. Am deutlichsten zeigt sich dies im depressiven Verhalten, wenn er/sie mit seinen/ihren Angehörigen (oder auch dem Therapeuten) eine Helfer-Hilfsbedürftiger-Beziehung eingeht, sie aber nicht zum Erfolg kommen läßt und ihr so die Bestätigung versagt. Es entwickelt sich ein Kampf um den Erfolg der Hilfe, in dem der Patient sich immer passiver zeigt.

3) Interindividuelle Grenzenbildung

Die **Familie:**
Wie bei den Familien mit schizophrener oder psychosomatischer Symptomproduktion kann auch für diese Familien gesagt werden, daß die interindividuelle Grenzenbildung für jeden einzelnen wie auch kollektiv hochambivalent ist. Jeder ist zwischen den beiden extremen Polen der Angst vor Verlassenheit und der Angst vor dem „Aufgefressenwerden", der Sehnsucht nach Unabhängigkeit und dem Wunsch nach Geborgenheit hin- und hergerissen. Die Interaktionen in der Familie und die Handlungen des Indexpatienten erscheinen dem Beobachter denn auch im Blick auf die gegenseitige Abgrenzung als höchst widersprüchlich.

Typ A:
Er/sie grenzt sich aktiv von den ihm/ihr nahestehenden Personen ab. Doch die Art und Weise, wie der Patient dies — alle „normalen" Maßstäbe mißachtend — macht, führt dazu, daß alle, die ihm nahestehen, überinvolviert werden, sich Sorgen machen, ihn nicht loslassen können. Betrachtet man lediglich die oberflächliche Bedeutung seiner Verhaltensweisen („übersetzt" nach dem Code des umgebenden kulturellen Systems, der Familie und des Patienten selbst), so sind seine Verhaltensweisen distanzierend. Bezieht man hingegen die Reaktionen der anderen als einen Aspekt der familiären Funktion dieses Verhaltens mit ein, so wird seine ambivalente Bedeutung für die Gesamtfamilie deutlich. Es handelt sich um eine kollusive Aufteilung der Ambivalenz auf zwei (oder mehr) Partner, wobei der eine die distanzierenden, der andere die annähernden Aktivitäten übernimmt.

Typ B:
Hier gilt im Prinzip dasselbe Muster, allerdings mit umgekehrtem Vorzeichen. Patienten, die diesen Handlungstyp realisieren, öffnen aktiv die interpersonelle Grenze, indem sie ihr Leid zeigen. Dadurch wird Nähe und Geborgenheit hergestellt. Vor allem, wenn ein Partner mit Distanzierung droht, ist die Wirkung dieses Verhaltens groß. Auch hier bleibt die interindividuelle Grenzenbildung in einem hochgespannten, labilen Gleichgewicht und die Ambivalenz wird kollusiv aufgeteilt.

4) Generationengrenzen

Die **Familie:**
Wie in den beiden Vergleichsgruppen erscheint auch hier die Generationengrenze brüchig. Eltern wie auch Kinder mischen sich gegenseitig sehr stark in des anderen Angelegenheiten ein.

Typ A:
Er/sie zeigt sich ambivalent, indem er/sie sich einerseits über die Einmischungen der Eltern oder Kinder beklagt, sie andererseits durch sein Verhalten provoziert. Häufig zeigt er/sie Verhaltensweisen, die seine/ihre Unabhängigkeit zu beweisen scheinen. Durch ihre Überzogenheit und „Krankhaftigkeit" dienen sie aber gerade als Beleg seiner/ihrer Unselbständigkeit und Abhängigkeit.

Typ B:
Er/sie verhält sich als „liebes Kind" oder „guter Elternteil", fühlt sich ein oder läßt in sich einfühlen und leistet so seinen Anteil bei der Öffnung der Generationengrenze.

5) Außengrenzen

Die Familie:
Sie ist durch ein hohes Maß an Öffnung und Schließung charakterisiert. Die Öffnung dieser Außengrenze ist meist ganz den Aktivitäten des identifizierten Patienten zuzuschreiben. Verdeckt wird er aber meist durch einen Elternteil unterstützt, der seine Wünsche, die große weite Welt zu erobern zugunsten der Sicherheit eines geordneten Familienlebens zurückgestellt hat. Die anderen Familienmitglieder sehen in der Außenwelt mehr die Gefahren als die Chancen, irgendetwas zu gewinnen.

Typ A:
Er/sie zeigt ein Verhalten, durch das die Außengrenzen der Familie in Frage gestellt werden. Er/sie ist es, der Neuerungen in die Familie einzuführen versucht und auch Kontakt zu außenstehenden Personen herstellt. Doch für die ist es schwer, in die Familie aufgenommen zu werden, da die Außenwelt mißtrauisch betrachtet wird. Er/sie ist in der Lage, seine/ihre Beziehungen zu Personen, die nicht dem engeren Familienkreis angehören, zur Errichtung oder Verstärkung der Generationengrenze zu funktionalisieren (indem beispielsweise ein Partner gesucht wird, der von den Eltern abgelehnt wird).

Typ B:
Er/sie sorgt aktiv für die Schließung der Grenzen gegenüber einer bedrohlichen und kalten Umwelt.

6) Kohäsion

Die Familie:
Von außen betrachtet sind die unverbunden nebeneinander stehenden zentrifugalen und zentripetalen Tendenzen der Familie deutlich. Der Indexpatient agiert die Ambivalenz zwischen den Wünschen nach Gemeinsamkeit und Geborgenheit einerseits, nach Freiheit und Unabhängigkeit andererseits. Bei den Eltern der Herkunftsfamilie zeigt sich meist eine kollusive Rollenaufteilung, bei der ein Partner mehr die zentrifugalen, der andere mehr die zentripetalen Wünsche erlebt. Auf der Verhaltensebene setzt sich dabei der zentripetale Elternteil durch. Erst das Auftreten der Manie bringt wieder ein Gleichgewicht zwischen beiden Tendenzen.

Typ A:
Er/sie agiert die zentrifugalen Tendenzen, zeigt sich unabhängig und selbständig,

möchte allein leben, sich der familiären Bindungen entledigen und keine Rücksicht nehmen zu müssen. Den Verhaltensweisen, die er/sie in der Interaktion mit anderen zeigt, würde von den Angehörigen eine solche Bedeutung zugeschrieben, wenn sie nicht — auf der Metaebene — durch die Etikettierung des Familienmitglieds als „Patient" relativiert würde.

Typ B:
Er/sie verhält sich wie die Mehrheit der Familienmitglieder: er/sie bestätigt die Notwendigkeit des Zusammenbleibens.

7) Konfliktverhalten

Die **Familie:**
Konflikte werden sowohl pseudofeindlich herauf-, als auch pseudogemeinschaftlich heruntergespielt. Es ist ein Mittel, die Schwierigkeiten der interindividuellen Grenzenbildung gemeinsam zu bewältigen. Stets dann, wenn die Abgrenzung als zu stark erlebt wird und der Beziehungsabbruch befürchtet wird, werden Konflikte negiert und „wegharmonisiert". Wenn die Nähe zu groß wird und die Angst aufkommt, seine Individualität und Unabhängigkeit zu verlieren, werden die Konflikte betont, die Unterschiede deutlich gemacht.

Typ A:
Er/sie übernimmt die Rolle dessen, der/die Konflikte heraufspielt und betont. Dies steht im Einklang mit seinem/ihrem abgrenzenden und zentrifugalen Verhalten.

Typ B:
Er/sie spielt die Konflikte herunter, was im Einklang mit seinem/ihrem zentripetalen, die individuellen Abgrenzungen auflockernden Verhalten steht.

8) Orientierung an eigenen oder fremden Zielen

Die **Familie:**
Beides steht nebeneinander: Einzelne Familienmitglieder orientieren sich überwiegend an fremden Zielen und sind auch bereit, sich in hohem Maße für die anderen aufzuopfern. Daneben gibt es aber auch Familienmitglieder, die das tun, was sie wollen. Und wenn sie nicht das tun, was sie wollen, so merken sie es doch und signalisieren ihre Unzufriedenheit. Insofern herrscht in der Familie Unklarheit darüber, ob es legitim oder illegitim ist, sich an eigenen („egoistischen") Zielen zu orientieren.

Typ A:
Er/sie lebt (zumindest stück- oder zeitweise) ein Leben, das von eigenen Wünschen bestimmt ist. Dabei setzt er/sie sich über explizite Wünsche anderer hinweg.

Typ B:
Er/sie stellt seine eigenen Wünsche hintan, erklärt sie für unwichtig und versucht, es den anderen recht zu machen.

9) Beziehungsformen

Die **Familie:**
Auch die Beziehungsformen in diesen Familien sind sehr widersprüchlich. Auf der einen Seite fällt dem außenstehenden Beobachter das hohe Maß an

Komplementarität auf. In einer restriktiven, gegenseitig auf unterschiedliche Rollen festlegenden Aufgabenteilung haben da zwei Leute, die auf den ersten Blick sehr unterschiedlich scheinen, eine Familie gegründet. Ein „ordentlicher" Mensch und einer, dem es mehr liegt, „fünf gerade sein zu lassen", ein „vorausdenkender" und ein „spontaner", ein „selbstbeherrschter" und ein „sichgehenlassender" Partner müssen ihre Interaktionsregeln miteinander aushandeln. Dabei setzt sich auf der „offiziellen" Ebene der „vernünftige" gegen den „gefühlsbetonten" Partner durch, was seinen Niederschlag in den präskriptiven Regeln der Familie findet. Ordnung und Sicherheit sind höher bewertet als Experiment und Risiko. Berechenbarkeit ist wichtiger als neue Erfahrung.

Die beiden so verschiedenen Partner haben sich aber im allgemeinen nicht zufällig geheiratet. Sie sind gerade in ihrer Verschiedenartigkeit füreinander attraktiv, was bedeutet, daß sie diese Verschiedenartigkeit behalten müssen, wenn sie ihre Attraktivität behalten wollen. Sie begeben sich in eine Kollusion, in der eine strikte Rollentrennung vorgenommen wird. Einer übernimmt die Rolle des Kontrollierenden, der andere die des Unverantwortlichen, der stets in der Gefahr schwebt, gegen gutbürgerliche Normen zu verstoßen.

Diese restriktive Komplementarität wird aber gleichzeitig relativiert durch eine starke Symmetrie. Beide kämpfen um ihre Individualität, beide versuchen, sich gegeneinander durchzusetzen. Und doch sind sich beide stillschweigend darüber einig, was jeder zu tun hat. Jeder muß den Gegenpart zur Rolle seines Partners ausleben, weil andernfalls die Beziehung ihre Basis — den Unterschied zwischen beiden — verlieren würde. Die Form der Beziehung ist eine höchst symmetrische Komplementarität oder, wenn man so will, eine höchst komplementäre Symmetrie.

Bei dieser Ausgangssituation geraten die Kinder zwangsläufig, da die Generationengrenze geöffnet ist, in die Rolle des Schiedsrichters oder Schlichters.

Typ A:
Er/sie zeigt sich konfliktbereit und scheut sich nicht, sich in Machtkämpfe und symmetrische Auseinandersetzungen einzulassen, will sich dabei auf keinen Fall kontrollieren lassen, allen Abhängigkeiten und Unfreiheiten entfliehen.

Typ B:
Er/sie fügt sich in die komplementäre Rolle, meist als der/die Hilfsbedürftige und Abhängige, der auf andere angewiesen ist.

10) Bewertung als Person

Die Familie:
Auf- und Abwertung stehen nebeneinander. Aus dem Gefühl des Sichgegenseitig-Brauchens gewinnt jeder ein hohes Maß an persönlicher Aufwertung. Die gegenseitige Wertschätzung ist insofern nicht zu übersehen. Doch sie wird in starkem Maße durch abwertende Äußerungen und Verhaltensweisen kompensiert. Die Abwertung des anderen erfolgt dabei meist dadurch, daß er für „unverantwortlich" erklärt wird. Die Alternative dazu ist, ihn auf einer moralischen Ebene abzuwerten (der andere verhält sich irgendwie „verwerflich", „verdorben"). Ihn als „krank" und damit „nicht schuldfähig" zu entwerten, bietet den ambivalenten Kompromiß, ihn auch wieder aufzuwerten und von Schuld freizusprechen.

Typ A:
Er verhält sich widersprüchlich, wertet gleichermaßen ab und auf.
Typ B:
Er wertet die anderen überwiegend auf; teilweise, indem er sich selbst abwertet.

11) Ausdruck von Emotionen

Die Familie:
In diesen Familien werden Gefühle in hohem Maße unterdrückt. Sie weisen in der Hinsicht große Ähnlichkeiten zu den Familien mit psychosomatischer Symptombildung auf. Durch die Symptome des identifizierten Patienten wird jedoch ein weites Spektrum von Gefühlsäußerungen in die Familien eingeführt.
Typ A:
Er drückt aktiv und offen Emotionen aus und er unterdrückt gleichzeitig in weiten Bereichen Emotionen. Dabei zeigt er eine Spaltung und drückt nur die eine Seite eventueller Ambivalenzen aus: er artikuliert die positiven Gefühle sich selbst gegenüber, die negativen den anderen gegenüber.
Typ B:
Wie Typ A unterdrückt er Emotionen und drückt gleichzeitig welche aus. Auch er spaltet das Spektrum der Gefühle, so daß er Ambivalenzfreiheit erlangt: er drückt die negativen Gefühle sich selbst gegenüber aus und die positiven den anderen gegenüber.

12) Anpassungsmodus

Wieder ganz ähnlich wie bei den Familien mit psychosomatischen Patienten ist der Anpassungsmodus der Familie überwiegend auf Erhaltung ausgerichtet. Potentiell Veränderndes wird aktiv von der Familie ferngehalten. Homöostatische Mechanismen, die auf negativen Rückkopplungen basieren, stehen im Mittelpunkt der Familie-Umwelt-Anpassung.
Typ A:
Er bringt durch sein Verhalten Neues in die Familie und stellt damit die familiären Spielregeln in Frage. Da er aber sein Verhalten als „krank" disqualifiziert, sorgt er gleichzeitig dafür, daß das Neue als etwas Altes (ein Symptom) eingeordnet werden kann, und die familiären Problemlösestrategien ihre Bestätigung finden.
Typ B:
Er bestätigt aktiv die auf Erhaltung gerichteten familiären Anpassungsstrategien.

Zusammenfassend läßt sich sagen, daß in der Familie des manisch-depressiven Patienten ein hohes Maß gegensätzlicher Handlungsorientierungen, Werte und Gefühle in einem ambivalenten Gleichgewicht gehalten wird. Diese Ambivalenz wird durch eine dem binären Alles-oder-nichts-Prinzip folgende kognitive und interaktionelle Organisation bewältigt.

Die unvereinbaren Pole werden aufgespalten und verschiedenen Rollen bzw. den sie ausfüllenden Personen zugeschrieben. Einer in der Familie ist z. B. der „Ordentliche", der andere der „Unordentliche" usw. Der identifizierte Patient versucht, diese widersprüchlichen Strebungen, Bewertungen und Orientierungen in seiner Person zu integrieren. Dabei gerät er aber mit dem übergeordnetem

Ordnungsschema, dem Alles-oder-nichts-Prinzip, in welchem Ambivalenz keinen Platz findet, in Konflikt. Auflösen läßt sich dieses Dilemma durch die Einführung einer zeitlichen Anordnung dieses „Entweder-oder-Schemas". Kontradiktorische Aussagen, ambivalente Gefühle und Handlungen, die in gegenläufige Richtungen zielen, führen zwar in einer *synchronen* Ordnung zu Widersprüchen, nicht jedoch in einer *diachronen* (in einem gegebenen historischen Augenblick kann man mit seinem Auto *nicht gleichzeitig* nach Süden und nach Norden fahren, man kann aber sehr wohl *erst* in südlicher *und danach* in nördlicher Richtung fahren). Der zeitliche Rhythmus des Wechsels von Typ A zu Typ B ermöglicht es dem manisch-depressiven Patienten auf lange Sicht, beide Seiten seiner Ambivalenz (d. h. der in der Familie lebendigen Werte) zu leben.

2. Eine andere Art Dreieck: Eltern als Dritte

Die Rolle von Kindern als Dritten, die Konflikte zwischen den Eltern regulieren, ist bereits beschrieben und als eines der Merkmale von Familien mit schizophrenen Patienten hervorgehoben worden.

Die Untersuchung der Familien manisch-depressiver Patienten richtet das Augenmerk auf eine andere Art und Funktion von Dreiecksbeziehung, in der die Kinder die Eltern (oder einen Elternteil) als solch einen Nähe und Distanz regulierenden Dritten in der Beziehung zu ihrem eigenen Lebenspartner benutzen.

Die Funktion ist ähnlich, und dennoch gibt es gravierenden Unterschiede. Das Muster ist üblicherweise so, daß ein emotional sehr an seine Herkunftsfamilie gebundenes Kind (der spätere Indexpatient) sich einen Partner sucht (sich von ihm finden läßt), der ebenso bindende Forderungen stellt und dessen „Anziehungskraft" ebensogroß ist, wie die der Eltern. Durch dieses Arrangement läßt sich eine gewisse Unabhängigkeit gewinnen, da die Loyalität dem einen gegenüber immer wieder in Konflikt mit der Loyalität dem anderen gegenüber gerät. Sich gegen den einen zu entscheiden, findet dann seine Begründung in der Entscheidung für den anderen. Loyalitätsbrüche finden so nie aus „egoistischen" Gründen statt, sondern sind Ausdruck von Loyalität (wenn auch einem anderen Menschen gegenüber).

Solange eine der beiden Personen, deren Bindung auf diese Weise gegeneinander aufgerechnet wird, Ziele verfolgt, die auch mit den Zielen des (späteren) Indexpatienten übereinstimmen, kommt er recht gut auf seine Kosten. Er kann seine eigenen Ziele erreichen, indem er sich an jeweils wechselnden fremden Zielen orientiert.

Die große Loyalitätsbindung, die potentiell eine Einengung des eigenen Freiheitsgefühls darstellen könnte, wird so für die Aufrechterhaltung einer gewissen Selbständigkeit und Autonomie der Indexperson nutzbar gemacht. Zwei nahestehende Menschen rivalisieren um sie, so daß weder die Angst vor Abhängigkeit noch die vor Isolation übermächtig wird. Wer so wie der sprichwörtliche „Hahn im Korbe" sitzt, verfügt über relativ viele Möglichkeiten, die jeweiligen Beziehungen zu definieren. Er verfährt nach dem Prinzip „Teile (dich) und herrsche" und kann so seine Selbst-Objekt-Abgrenzung stabilisieren. Das Ganze funktioniert allerdings nur, solange sich keiner der beiden (Partner, Elternteil) als Verlierer fühlt und das Feld räumt.

Dieses labile Gleichgewicht gerät immer dann in Gefahr, wenn die beiden Mitspieler in diesem „ménage à trois" sich zu schlecht oder zu gut verstehen. Im ersten Fall kann es dazu kommen, daß eine der beiden Seiten eine eindeutige Parteinahme verlangt, im zweiten kann es passieren, daß die Interessen und Ziele der beiden gleichgeschaltet werden, so daß sie nicht mehr gegeneinander ausgespielt werden können.

Manie und Depression spielen in dieser Form der Dreiecksgeschichte eine wesentliche Rolle. Sie sorgen für Spaltung und Wiedervereinigung der mitspielenden Parteien und bieten dem Patienten die Möglichkeit, kontrollierend in der zentralen Rolle des Spielleiters zu bleiben (wie das funktioniert, illustriert das folgende Fallbeispiel).

Der Unterschied zur Dramaturgie der Dreiecksgeschichten mit einer schizophrenen Symptomatik besteht im allgemeinen darin, daß der schizophrene Indexpatient gerade dann, wenn eine die Außengrenzen seiner Herkunftsfamilie überschreitende Beziehung eindeutiger und klarer definiert zu werden droht, in seine Herkunftsfamilie zurückkehrt und deren Grenzen schließt. Er konstruiert also kein neues Dreieck, in das neue Mitspieler einbezogen werden, sondern er sorgt für die Aktivierung des alten Konfliktdreiecks, die Wiederaufnahme eines altbekannten (und eigentlich schon etwas „aus der Mode gekommen") „Stückes" in den Spielplan.

3. Eine manisch-depressive Patientin, ihr kämpfender Ehemann und ihre liebevolle Mutter

Die Herkunftsfamilie der Patientin
Frau D. stammt aus einer Familie des gehobenen Bürgertums. Der Vater ist Lehrer und steht kurz vor seiner Pensionierung. Er war früher häufiger depressiv, die Beziehung zu seiner Frau war deswegen öfters gespannt. Die Mutter war ihr Leben lang sehr auf ihre Kinder fixiert, sie waren ihr Lebensinhalt, ihnen hat sie ihre ganze Liebe gegeben. Besonders zu ihrer Tochter hatte sie stets eine enge Bindung, die auch jetzt — zehn Jahre nach deren Heirat — noch besteht. Sicher ist der Kontakt auch dadurch so gut erhalten geblieben, daß die Tochter ihre Mutter inzwischen zur Großmutter gemacht hat, und die Enkelkinder und die Oma sehr aneinander hängen.

Beide Familien — der Rest der alten und die neue — wohnen nur zwanzig Kilometer voneinander entfernt in der Nähe Münchens, so daß häufig gegenseitige Besuche stattfinden; die Großeltern übernahmen auch, als die Enkelkinder noch kleiner waren, bereitwillig die Rolle des Babysitters, wenn die jungen Leute irgendetwas vorhatten.

Die Ehefrau (Indexpatientin)
Sie ist 30 Jahre alt, von attraktivem Aussehen, sportlicher Typ, charmant und redegewandt. Auf die Idee, daß sie die Mutter zweier Kinder sein könnte, käme man nicht, wenn man es nicht wüßte, da sie sehr mädchenhaft und jugendlich wirkt. Ihr erlernter Beruf ist Lehrerin; sie ist jedoch seit einigen Jahren — wegen

der Kinder — beurlaubt. Eigentlich möchte sie wieder arbeiten, ist aber doch hin und hergerissen, da sie nicht weiß, wie sie mit der Doppelbelastung fertig werden wird.

Der Ehemann
Er ist 36 Jahre alt, auch er ein sportlicher Typ, in seiner Kleidung weniger modisch als seine Frau. Auch er wirkt redegewandt (noch mehr als seine Frau) und charmant (weniger als seine Frau). Von Beruf ist er Parteisekretär; er nimmt ihn sehr ernst, versucht ihn 150%ig auszufüllen. Er ist das Bilderbuchbeispiel eines Menschen, der nach dem Prinzip „Alles oder nichts" lebt oder zumindest zu leben versucht. Halbe Sachen kommen für ihn nicht in Frage. Er ist ein Kämpfer.

Die Kinder:
Sie sind 7 und 5 Jahre alt, ein Junge und ein Mädchen. Alle beide sind in ihrer Entwicklung unauffällig, der Stolz der Eltern. Sie wirken im Erstinterview ausgeglichen, sind symptomfrei und scheinen sich um die Eltern keine allzu großen Sorgen zu machen, obwohl die des öfteren von Scheidung reden.

Die Beziehung der Eheleute:
Die beiden lernten sich kennen, als sie 12 und er 18 Jahre alt war. Er war der beste Freund ihres Bruders und ging in dem Hause seiner späteren Schwiegereltern aus und ein. Schon ganz früh habe ihre Mutter gesagt: „Das könnte einmal dein Mann werden!" Und so geschah es denn auch. In der Ehe ergab sich relativ schnell eine klare Rollenteilung: er war der „Große", der „wußte wo es lang geht", sie war die „Kleine", auf die er immer etwas aufpassen mußte. Das änderte sich eigentlich bis zum heutigen Tage nicht. Allerdings ist in den letzten Jahren eine neue Qualität in die Beziehung gekommen: sie akzeptiert seine superiore Position nicht mehr. Sie läßt sich von ihm nicht zu Hause „einsperren" und auf die Kinder fixieren, sondern versucht ihr eigenes Leben zu leben.

Das bedeutet für sie vor allem, daß sie Kontakte zu einer Vielzahl anderer Menschen hat — auch Männern. Das ist aber etwas, was er überhaupt nicht „ertragen kann". Er reagiert mit blinder Eifersucht, wird wütend und aggressiv. Sie läßt sich in den letzten Jahren auf derartige Auseinandersetzungen ein, so daß es zu symmetrischen Eskalationen kommt. Je mehr er versucht, sie zu reglementieren, um so mehr zeigt sie ihm, daß das nicht geht. Sie entzieht sich all seinen Kontrollversuchen, erhöht ihre Aktivität, schläft nachts nicht mehr, ist nur noch auf Achse. Die emotionale Distanz zum Ehemann wird immer größer, sie ist für ihn überhaupt nicht mehr zugänglich. Schließlich verhält sie sich so, daß Außenstehende sie als manisch klassifizieren.

Das Konfliktdreieck:
Ein weiteres Problem, das von Anfang an die Ehe „belastete", stellten die häufigen Konflikte zwischen Herrn D. und seiner Schwiegermutter dar. Frau D. kann sich ihrer Mutter gegenüber nur sehr schlecht abgrenzen; sie reagiert mit Schuldgefühlen, sobald sie irgendeinen (auch nur vermuteten) Wunsch der Mutter nicht erfüllt. So kommt es, daß sie alle Konflikte mit der Mutter vermeidet. Seit sie verheiratet ist, hat es auch keinen Anlaß mehr zu solchen Konflikten gegeben,

obwohl Frau D. sehr häufig ganz anderer Ansicht ist als ihre Mutter.

In solchen Fällen kommt es zu folgender Interaktionssequenz: Herr D., der die Ansichten seiner Frau sehr genau kennt, beginnt sich mit seiner Schwiegermutter zu streiten. Er übernimmt gewissermaßen als Anwalt seiner Frau die Vertretung ihrer Interessen. Die Aggressivität der Mutter, die mit solchen Zwistigkeiten zwangsläufig verbunden ist, bekommt nun Herr D. ab (und er zahlt sie mit gleicher Münze zurück). Die Mutter-Tochter-Beziehung bleibt davon vollkommen unangetastet, ebenso die Ehemann-Ehefrau-Beziehung; die Beziehung der Schwiegereltern wird dadurch sogar ein Stück enger.

Es handelt sich hier um eine Spaltung, in der die positiven und die negativen Anteile der Ambivalenz der Mutter/Schwiegermutter gegenüber auf zwei verschiedene Personen aufgeteilt wird. Der Mutter-Tochter-Konflikt wird vermieden, wodurch allerdings auch jede offene Form der gegenseitigen Abgrenzung unterbleibt.

In den Auseinandersetzungen zwischen Frau D. und ihrem Mann, die schließlich zu einem maniformen und manischen Verhalten führen, steht die Mutter fest zu ihrer Tochter. Daß sie mit diesem Mann nicht einverstanden ist, das kann die Mutter gut verstehen. So ist die Konstellation denn: zwei Frauen gegen einen Mann. Der Vater/Schwiegervater hält sich heraus und ist froh, wenn er nicht behelligt wird.

Doch die Eskalation führt nicht zum Bruch der Beziehung, nicht zu Trennung oder Scheidung. Von einem Tag zum anderen, ja, man kann fast sagen, von einer Minute zur anderen, „kippt" das Verhalten von Frau D.: sie wird depressiv. Sie geht auf die Gegenseite des Verhaltensspektrums, fühlt sich unwert, hat das Gefühl, nichts im Leben geleistet zu haben, zu nichts fähig und nichts wert zu sein. Die Symmetrie in der Beziehung der Eheleute findet in diesem Moment ein Ende und die alte Komplementarität wird wieder hergestellt. Doch mehr noch: auch der Konflikt zwischen Schwiegermutter und Schwiegersohn wird beigelegt — er wird einfach vergessen. Beide kooperieren, in der Sorge um Frau D. vereint, in vorbildlicher Weise zusammen. Sie erledigen und managen gemeinsam die Probleme, die auftauchen, bis Frau D. in stationäre Behandlung aufgenommen ist, und sie teilen — ohne alle Rivalität oder aggressive Gefühle gegeneinander — die Mühen der Versorgung der Kinder.

Sobald Frau D. aus der Klinik entlassen ist, herrscht eine Zeit lang (ein paar Wochen) eine Art Burgfrieden, dann beginnen zunächst wieder die Auseinandersetzungen zwischen Schwiegermutter und Schwiegersohn, dann werden die Außenaktivitäten von Frau D. wieder stärker usw. In den letzten fünf Jahren war sie fünfmal in der Klinik, stets wegen ihrer depressiven Symptomatik.

Auf die Frage, wie eine Ehe ohne Auseinandersetzung wäre, antworten beide: „Fad und langweilig". Was sie auf einer einsamen Insel machen würden, in der es keine anderen Menschen (auch keine Schwiegermütter) gäbe, sagen sie: „Wir würden um die Wette schwimmen, um die Wette auf Kokospalmen klettern, um die Wette Bücher lesen ..." Wie ein Leben ohne Kampf aussehen könnte? Er antwortet: „Das kann ich mir nicht vorstellen, das hieße, daß ich tot bin".

F. Unterschiede und Ähnlichkeiten der Idealtypen

1. Vergleich der Familien mit psychosomatischer, manisch-depressiver und schizophrener Symptombildung

Viele Einzelheiten der Übereinstimmung und Abweichung der Beziehungsdiagnose sind bereits bei der Darstellung der Familientypen erörtert worden, so daß es sich erübrigt, noch einmal alles zu wiederholen. Statt dessen sollen zunächst ganz schematisch die beziehungsdiagnostischen Beurteilungen der drei Typen nebeneinander gestellt werden. In einem zweiten Schritt soll dann überlegt werden, welcher Spielraum für Symptombildung sich aus den Übereinstimmungen der charakteristischen Merkmale ergibt.

Im Schema auf S. 311 sind Übereinstimmungen zwischen zwei oder mehr Familientypen durch Fettdruck gekennzeichnet.

Übereinstimmungen zwischen allen drei Typen
Als wichtigste ins Auge fallende Gemeinsamkeit ist bei allen drei Familientypen festzustellen, daß in keiner der untersuchten Dimensionen eine 1-1-Kategorisierung vorgenommen wurde. Dies dürfte daran liegen, daß die hier untersuchten Dimensionen familiärer Interaktion bereits so ausgewählt wurden, daß (pathologieorientiert) gerade die Aspekte betrachtet wurden, die entsprechend der Literatur bzw. langjähriger eigener klinischer Erfahrung als relevant für die Entstehung von Symptomen erachtet werden konnten. Außerdem wurden Abweichungen hin zur Kategorisierung 1-1, die in Einzelfällen durchaus zu beobachten waren, zugunsten der Bildung von Idealtypen vernachlässigt.

Über diese unspezifischen Gemeinsamkeit hinaus konnten die Familien in vier der betrachteten Dimensionen denselben Klassen zugeordnet werden: in der *interindividuellen Grenzenbildung*, der Bildung der *Generationsgrenze*, der *Orientierung an eigenen oder fremden Zielen* und den *Beziehungsformen*.

Zentral scheint in allen Fällen, daß die interindividuelle Grenzenbildung durch widersprüchliche aktive Handlungen gekennzeichnet ist. In den Familien werden fusionierende, die Selbst-Objekt-Grenzen stark öffnende Aktionen durch ebenso starke, die Selbst-Objekt-Grenzen schließende Aktionen ausbalanciert. Dies kann als Ausdruck einer brüchigen Form der Autonomie betrachtet werden, bei der jeder individuell den anderen in seine Selbstdefinition einbezieht. Bestätigung findet eine solche Interpretation durch die ebenso widersprüchliche Orientierung des Verhaltens an eigenen und fremden Zielen. Auch dies kann als ein Beleg für eine kollektive Ambivalenz gegenüber den jeweils individuellen Autonomie- und Abhängigkeitswünschen verstanden werden.

Beziehungsdiagnostische Dimensionen	Interaktionsmuster der Familie		
	psychosom.	man.-dep.	schizophren
1. Kommunikationsstil (bestätigend — disqualif.)	2 — 0	2 — 0	0 — 2
2. Beziehungsdefinition (eindeutig — uneindeutig)	2 — 2	2 — 2	0 — 2
3. Interindiv. Grenzen (schließend — öffnend)	2 — 2	2 — 2	2 — 2
4. Generationsgrenzen (schließend — öffnend)	0 — 2	0 — 2	0 — 2
5. Außengrenzen (schließend — öffnend)	2 — 0	2 — 2	2 — 0
6. Kohäsion (zentrifugal — zentripetal)	0 — 2	2 — 2	2 — 2
7. Konfliktverhalten (heraufspiel. – heruntersp.)	0 — 2	2 — 2	2 — 2
8. Orientierung an Ziel (eigen — fremd)	2 — 2	2 — 2	2 — 2
9. Beziehungsformen (komplement. — symmetr.)	2 — 2	2 — 2	2 — 2
10. Bewertung als Person (abwertend — aufwertend)	0 — 2	2 — 2	2 — 2
11. Ausdruck Emotionen (ausdrückend — unterdr.)	0 — 2	0 — 2	2 — 2
12. Anpassungsmodus (verändernd — erhaltend)	0 — 2	0 — 2	2 — 2

Zeichenerklärung:
0 überwiegend Unterlassungen
1 Akte und Unterlassungen
2 überwiegend Akte

Daß die Beziehungsformen in starkem Maße komplementäre und symmetrische Anteile aufweisen, kann nach Auswertung des klinischen Materials darauf zurückgeführt werden, daß der individuelle Versuch, Autonomie zu gewinnen, in symmetrische Beziehungsformen mündet, der Versuch, in Beziehung zu bleiben, in komplementäre. Die synchrone oder diachrone Realisierung beider Beziehungsformen erlaubt es, beide Seiten dieser Ambivalenz kompromißhaft zu leben.

Daß die Generationengrenze in allen drei Familientypen weit geöffnet gefunden wurde, mag den historischen und entwicklungsgeschichtlichen Hintergrund für die Schwierigkeiten der individuellen Autonomiebildung darstellen. Die Generationengrenze bildet in der Familie die Matrix für alle interindividuellen Grenzenbildungen. In den frühen Phasen der kindlichen Entwicklung (und des familiären Lebenszyklus) muß sie relativ weit geöffnet sein, um das (Über)-leben des Kindes zu gewährleisten.

Wird diese Form der Grenzenbildung nicht kontinuierlich „gestört", so ist es den Beteiligten (Eltern/Kind) möglich, ihre internen Strukturen und ihre Interaktionsstrukturen stabil zu erhalten, sich weiter als Einheit zu erleben und zu verhalten. Die interpersonelle Fusionierung bildet dann das Muster, nach denen das Individuum seine Erwartungen an zwischenmenschliche Beziehungen bildet.

Beziehung ist dann Verschmelzung, Selbstaufgabe und Abhängigkeit. Die Alternative dazu ist Beziehungsabbruch, Isolation und Einsamkeit. Wo immer zwei Partner mit solchen Erwartungen aufeinandertreffen, müssen die Identifikationsangebote des einen durch die Betonung des Unterschieds durch den anderen ausbalanciert werden und umgekehrt.

Nur so ist subjektiv jeweils die Selbst-Objekt-Grenze zu sichern — ohne das Risiko des Beziehungsabbruchs. Dies ist ein Aspekt der familiären Spielregeln aller drei Familientypen.

Übereinstimmungen zwischen den Familien psychosomatischer und manisch-depressiver Patienten

Übereinstimmungen finden sich im *Kommunikationsstil*, der *Beziehungsdefinition*, dem *Ausdruck von Emotionen* und dem *Anpassungsmodus*.

In beiden Familientypen ist die konsensuelle Realität „erhärtet", die Kommunikation läßt im allgemeinen wenig Raum für kreative Neuentwicklung.

Die Beziehungsdefinitionen sind widersprüchlich. Während nach der offiziellen Sprachregelung alle Beziehungen mehr oder weniger gleich sind und es keine Unterschiede gibt, werden auf der Verhaltensebene erhebliche Unterschiede gemacht.

Der Ausdruck von Emotionen ist in beiden Fällen stark unterdrückt, der Anpassungsmodus erhaltend.

Die Ähnlichkeit in diesen drei Bereichen ergänzt also die bereits erwähnten Übereinstimmungen, die alle drei untersuchten Familientypen verbinden.

Übereinstimmungen zwischen den Familien psychosomatischer und schizophrener Patienten

Hier ergibt sich nur eine zusätzliche Übereinstimmung: beide Familientypen haben eine geschlossene *Außengrenze* gegenüber ihrer Umwelt und sind dadurch eher isoliert.

Übereinstimmungen zwischen den Familien manisch-depressiver und schizophrener Patienten
Es sind drei zusätzliche Dimensionen, in denen hier eine Übereinstimmung zu finden ist: die *Kohäsion*, das *Konfliktverhalten* und die gegenseitige *Bewertung als Person*.

Zentrifugale und zentripetale Tendenzen werden in einem hochambivalenten Gleichgewicht gehalten. Konflikte werden entweder pseudofeindlich herauf- oder pseudogemeinschaftlich heruntergespielt. Die Familienmitglieder werten sich gegenseitig in starkem Maße auf und ab.

Daß sich hinter einer Einstufung in dieselbe Kategorie sehr unterschiedliche Interaktions- und Handlungsmuster in den Familien verbergen können, dürfte bereits bei der Erörterung der einzelnen Familientypen deutlich geworden sein. Daß man als Individuum bei ähnlichen familiären Konstellationen unterschiedliche Lösungs- und Konfliktbewältigungsstrategien entwickeln kann, zeigt der Vergleich der Handlungsmuster der Patienten.

2. Vergleich der Patienten mit psychosomatischer, manisch-depressiver und schizophrener Symptombildung

Wie bei den Familientypen findet sich auch in den Handlungsmustern der (idealtypischen) Patienten in keiner der untersuchten Dimensionen eine Kategorisierung als 1-1; d. h. eine alle Patienten miteinander verbindende Gemeinsamkeit ist, daß sie in den hier betrachteten und beurteilten Interaktions- und Handlungsbereichen die nach Einschätzung des außenstehenden Beobachters gegebenen Optionen nicht ausschöpfen. Dies ist zunächst einmal nur im Sinne einer Beschreibung zu verstehen, nicht im Sinne eines individuellen Defizits. Die Hypothese liegt allerdings nahe, daß die Patienten im Sinne ihres Weltbildes durchaus schlüssig und logisch handeln und die Möglichkeiten, die der außenstehende Beobachter sieht, nicht zur Kenntnis nehmen.

Die Patienten unterscheiden sich damit in vielen Fällen von anderen Familienmitgliedern, die im Sinne der Kategorie 1-1 beurteilt wurden. Allerdings muß gesagt werden, daß es in den verschiedenen Familien oft auch noch andere Personen außer den Indexpatienten gab, die in keiner der Dimensionen in diese, als optimal postulierte Kategorie eingeordnet wurden. Unter ihnen befanden sich auch Personen, die keine erkennbaren Symptome produzierten.

Dennoch kann festgestellt werden, daß sich in den unterschiedlichen Symptomgruppen *Muster* der Handlungsorientierung (d. h. typische Einschränkungen der individuellen Handlungsoptionen) fanden, die für die jeweilige Art der Symptombildung charakteristisch zu sein scheinen. Trotz dieser Spezifität sind aber auch Ähnlichkeiten in diesen Mustern zu erkennen; sie legen die Hypothese nahe, daß es so etwas wie eine „verwandtschaftliche Nähe" bestimmter Symptomenkomplexe gibt.

Ob sich diese Verwandschaft nur auf die interaktionellen Aspekte der Symptome bzw. der Umweltreaktionen auf sie bezieht oder auch in den ablaufenden organischen Prozeßmustern zu finden ist, läßt sich nicht sagen.

314   Klinischer Teil — Ergebnisse

Eine Übersicht über die Ähnlichkeiten und Unterschiede zwischen den verschiedenen Handlungstypen gibt die nachfolgende Tabelle. (Die Übereinstimmende Klassifizierung zweier Handlungstypen ist durch **Fettdruck** hervorge-

Beziehungsdiagnostische Dimensionen	**Handlungsmuster** von Patienten mit ... Symptom					
	psychosom.		man.-depr.		schizophren	
	Typ A	B	A	B	A	B
1. Kommunikationsstil (bestätigend — disqualif.)	**2-0**	0-0	*2-2*	**2-0**	*2-2*	0-2
2. Beziehungsdefinition (eindeutig — uneindeutig)	2-0	**0-0**	*2-2*	**0-0**	*2-2*	0-2
3. Interindiv. Grenzen (schließend — öffnend)	*2-2*	**2-0**	2-0	*0-2*	*2-2*	*0-2*
4. Generationsgrenzen (schließend — öffnend)	**0-2**	*0-0*	2-0	**0-2**	*2-2*	*0-0*
5. Außengrenzen (schließend — öffnend)	**2-0**	0-0	0-2	**2-0**	*2-2*	*2-0*
6. Kohäsion (zentrifugal — zentripetal)	**0-2**	0-0	2-0	*0-2*	*2-2*	*0-2*
7. Konfliktverhalten (heraufspiel. — heruntersp.)	**0-2**	0-0	2-0	*0-2*	*2-2*	*0-2*
8. Orientierung an Ziel (eigen — fremd)	*2-2*	**0-2**	2-0	**0-2**	*2-2*	0-0
9. Beziehungsformen (komplement. — symmetr.)	*2-2*	**2-0**	0-2	*2-0*	*2-2*	*2-0*
10. Bewertung als Person (abwertend — aufwertend)	**0-2**	*0-0*	*2-2*	**0-2**	*2-2*	*0-0*
11. Ausdruck Emotionen (ausdrückend — unterdr.)	0-2	*0-0*	*2-2*	2-2	*2-2*	*0-0*
12. Anpassungsmodus (verändernd — erhaltend)	**0-2**	*0-0*	*2-2*	**0-2**	*2-2*	*0-0*

Zeichenerklärung:
0 überwiegend Unterlassungen
1 Akte und Unterlassungen
2 überwiegend Akte

hoben, wenn sie sich auf psychosomatische und manisch-depressive Patienten bezieht; durch *Kursivdruck*, wenn sie sich auf psychosomatische und schizophrene Patienten bezieht; und durch ***kursiven Fettdruck***, wenn sie sich auf manisch-depressive und schizophrene Patienten bezieht.)

Übereinstimmungen zwischen psychosomatischen und manisch-depressiven Handlungstypen
Die auffälligste und größte Übereinstimmung findet sich zwischen dem *psychosomatischen Typ A* und dem *manisch-depressiven Typ B*. In insgesamt sieben der zwölf Dimensionen wurde dieselbe Klassifikation vorgenommen (*Kommunikationsstil*, Bildung der *Generationsgrenzen*, *Außengrenzen* der Familie, *Kohäsion*, *Konfliktverhalten, Bewertung als Person, Anpassungsmodus*). Dies spricht für eine Ähnlichkeit der Problemlösungs- und Überlebensstrategien der Patienten, die dem psychosomatischen Typ A folgen (vorwiegend Patienten mit Herz- bzw. Magen-Darm-Symptomen oder auch Migräne) und denen des manisch-depressiven Typs B. In der Depression verhält sich der manisch-depressive Patient in einer dem psychosomatischen Patienten ähnlichen Weise. Sollte ein solches Interaktionsmuster mit der Bildung körperlicher Symptome verknüpft sein oder zumindest deren Wahrscheinlichkeit erhöhen, so müßten sich in der depressiven Phase auch vermehrt körperliche Symptombildungen bei den Patienten finden lassen, während in der manischen Phase eher ein körperliches Wohlbefinden vorliegen dürfte.

Das beide verbindende Muster besteht aus einem Kommunikationsstil, der die Realität „erhärtet", aus Aktivitäten, welche die Generationengrenze öffnen und die Außengrenze der Familie schließen, zentripetal (bindend) auf den Zusammenhalt der Familie wirken, die anderen Personen aufwerten und jeder möglichen Veränderung in den Interaktionsregeln entgegenwirken.

Doch es gibt auch gravierende Unterschiede zwischen dem psychosomatischen Typ A und dem manisch-depressiven Typ B, die in einen Zusammenhang mit der unterschiedlichen individuellen Symptombildung gebracht werden können (zumindest läßt sich eine solche Hypothese aufstellen).

Der psychosomatische Typ A bemüht sich aktiv um eindeutige Beziehungsdefinitionen, während der manisch-depressive Typ B (d. h. der depressive Patient) im Blick auf diese Definition passiv bleibt und klare Stellungnahmen unterläßt und vermeidet. Auch die interindividuelle Grenzenbildung erfolgt unterschiedlich. Während der psychosomatische Patient seine Ambivalenz synchron agiert und sich gleichzeitig oder innerhalb kürzerer Zeiteinheiten widersprüchlich verhält, lebt der manisch-depressive Patient die eine Seite seiner Amibivalenz genauso intensiv wie die andere, nur eben nacheinander. Das analoge Muster zeigt sich bei der Orientierung an eigenen oder fremden Zielen sowie dem Wechsel zwischen komplementären und symmetrischen Beziehungen.

Eine weitere wesentliche Ähnlichkeit, aber auch ein gravierender Unterschied, besteht im affektiven Stil, den beide bevorzugen. Der psychosomatische Patient (Typ A) unterdrückt aktiv den Ausdruck seiner Gefühle, ohne Rücksicht auf ihre inhaltliche Differenzierung. Er zeigt sich kontrolliert und dehnt den Bereich seiner Kontrolle auch auf den Gefühlsbereich aus, der physiologisch der Willkürbeeinflussung entzogen ist (zumindest versucht er es). Auch der manisch-depressive Patient versucht die Kontrolle über seine Gefühle zu gewinnen. Das gelingt ihm auch für einen Bereich, wobei er in dem dazu im Gegensatz stehenden die Kontrolle verliert. Insofern überwindet er auf lange Sicht das Alles-oder-nichts-Schema zugunsten eines Nacheinander-sowohl-als-auch-Musters. Ausdruck und Unterdrückung der Gefühle sind gleichermaßen stark.

Bei einer derartigen Übereinstimmung der beiden Handlungstypen darf nicht aus dem Auge verloren werden, daß der wesentliche Unterschied zwischen manisch-depressiven und psychosomatischen Patienten darin besteht, daß die ersteren in der Lage sind, auf zumindest zwei Handlungsmuster zurückzugreifen. Unter den hier untersuchten Patienten befand sich keiner, der *nur* dem (manisch-depressiven) Typ B folgte und ein monopolar depressives Symptombild zeigte. Dies dürfte auf lange Sicht auch auf der körperlichen Ebene einen Unterschied machen. Die psychosomatischen Patienten sind durch die Bindung an ein Handlungsmuster in ihrem Verhaltensspektrum viel eingeengter.

Darüber hinaus muß die Frage berücksichtigt werden, inwieweit ein Verhalten, das dem einen oder anderen Typ folgt, zu der Familie „paßt", in der es gezeigt wird. Bezogen auf die familiären Spielregeln, ihre Bestätigung oder Infragestellung durch die Verhaltensweisen des Patienten zeigen die psychosomatischen Patienten erheblich weniger Abweichungen als die manisch-depressiven.

Übereinstimmungen zwischen manisch-depressiven und schizophrenen Handlungstypen

In fünf Dimensionen findet sich eine Übereinstimmung zwischen dem manisch-depressiven Handlungstyp A und dem schizophrenen Handlungstyp A, und in ebenfalls fünf Dimensionen findet sich eine Übereinstimmung zwischen dem manisch-depressiven Handlungstyp B und dem schizophrenen Handlungstyp B.

Betrachten wir zunächst die Ähnlichkeiten zwischen den beiden Typen A. In allen fünf Dimensionen *(Kommunikationsstil, Beziehungsdefinition, Bewertung als Person, Ausdruck von Emotionen* und *Anpassungsmodus)* kann ein Verhalten konstatiert werden, das sehr widersprüchlich, ja sogar in seiner Bedeutung kontradiktorisch ist. Dies mag als Ausdruck einer hohen Ambivalenzspannung gewertet werden.

So ist z. B. der Kommunikationsstil in beiden Fällen sehr bestätigend und disqualifizierend. Es gibt Bestrebungen, die Realität zu „erhärten"; sie wird aber auch durch die eigenen, Verwirrung und Konfusion stiftenden Verhaltensweisen „aufgeweicht". Dies geschieht bei beiden Typen qualitativ zwar auf unterschiedliche Weise (siehe die Darstellung der Idealtypen), der Langzeiteffekt ist aber ähnlich. Dasselbe gilt für das widersprüchliche Verhalten in bezug auf die Festlegung eindeutiger Beziehungsdefinitionen, den sehr auf- und doch auch wieder sehr abwertenden Umgang mit den anderen Familienmitgliedern, das ungehemmte Ausdrücken und Unterdrücken der eigenen Emotionen sowie den Versuch, Änderung in der Familie zu bewirken; stets wird er durch die alle Familienregeln stabil und unveränderlich erhaltende Symptomatik konterkariert.

Allerdings ist der familiäre Kontext, in dem solche Verhaltensweisen gezeigt werden, in beiden Fällen verschieden. Der manisch-depressive Patient weicht beispielsweise durch seinen die konsensuelle Realität (auch) „erweichenden" Kommunikationsstil ein wenig von dem ansonsten eher starren familiären Weltbild und seinen präskriptiven Regeln ab. Der schizophrene Patient hingegen weicht durch seinen die konsensuelle Realität (auch) „erhärtenden" Kommunikationsstil von der Familie ab. Beide vollziehen also in gewissem Maße eine Gegenbewegung zur jeweiligen familiären Spielregel.

Die Ähnlichkeiten der Typen B beziehen sich auf das Öffnen der *interindividuellen Grenzen*, das Schließen der *Außengrenze*, die überwiegend **zentripetal** wirksamen Aktivitäten, ein Herunterspielen der *Konflikte*, sowie eine komplementäre *Beziehungsform*. In beiden Fällen paßt ein solches Muster am ehesten zu der Rolle eines Kranken und Behinderten, für den andere die Sorge zu übernehmen haben (oder bereits übernommen haben). Ob dies ein solches Interaktionsmuster auslöst oder das Ergebnis ist, läßt sich wieder einmal nicht sagen. Solche Muster sind auf jeden Fall dazu angetan, eine hohe familiäre Bindung zu erhalten, für Harmonie zu sorgen und gegenseitige Abgrenzung zu vermeiden.

Es ließen sich sicherlich noch andere Übereinstimmungen erwähnen und analysieren. Doch sollte ein solches Bemühen nicht zu weit getrieben werden, da es die Gefahr mit sich bringt, mit der Typisierung auch eine „Verdinglichung" vorzunehmen. Es darf nicht aus dem Auge verloren werden, daß hier nicht Persönlichkeitsstrukturen kategorisiert und klassifiziert worden sind, sondern Handlungsmuster. Es handelt sich dabei nicht um irgendwelche unveränderlichen, statischen Strukturen, sondern um immer wieder aufs neue vollzogene Verhaltensweisen, d. h. um Beschreibungen (1. Ordnung), die ein Individuum von seinem Interaktionsbereich gibt.

Erklärbar und verstehbar werden sie erst, wenn sie in den Rahmen gestellt werden, in dem sie erfolgen (d. h. in den hier untersuchten Fällen: im familiären Kontext).

3. Mischtypen: Anorexie und schizoaffektive Psychose

Die Konstruktion von Idealtypen ist die idealisierte Modellierung eines Untersuchungsgegenstandes. Was dabei verlorengeht, sind individuelle Unterschiede und Variationen; dennoch ist mit einem solchen Vorgehen der Anspruch verbunden, lediglich von solchen Aspekten zu abstrahieren, die für die jeweilige Fragestellung als irrelevant erachtet werden können.

Bei der Zuordnung der hier untersuchten Population von Patienten, die als „psychosomatisch", „manisch-depressiv" oder „schizophren" erkrankt diagnostiziert und überwiesen worden waren, zu den oben beschriebenen Idealtypen konnten zwei Patienten- bzw. Familiengruppen nicht eingeordnet werden, ohne von solchen als relevant erachteten Unterschieden zu abstrahieren. Bei ihnen zeigten sich charakteristische Abweichungen, die es erfordern, sie gesondert zu beschreiben.

Anorektische Handlungsmuster
Als erstes sind die Patientinnen, die ein anorektisches Verhalten zeigen, und ihre Familien zu nennen. Hier bietet sich ein charakteristisches Bild, das auf der einen Seite aus einem typischen psychosomatischen Familieninteraktionsmuster besteht und auf der anderen Seite aus einem Handlungsmuster, das nur in geringem Maße dem psychosomatischen Typ A, in weit stärkerem Maße aber dem schizophrenen Typ A ähnelt.

Beziehungsdiagnostische Dimensionen	Interaktions-/Handlungsmuster bei			
	Anorexie-familie	psycho-somatisch Typ A	anorek-tisch	schizo-phren Typ A
1. Kommunikationsstil (bestätigend — disqualif.)	**2-0**	**2-0**	**2-0**	2-2
2. Beziehungsdefinition (eindeutig — uneindeutig)	**2-2**	2-0	**2-2**	2-2
3. Interindiv. Grenzen (schließend — öffnend)	**2-2**	**2-2**	**2-2**	2-2
4. Generationsgrenzen (schließend — öffnend)	0-2	0-2	**2-2**	2-2
5. Außengrenzen (schließend — öffnend)	**2-0**	**2-0**	**2-0**	2-2
6. Kohäsion (zentrifugal — zentripet.)	0-2	0-2	**2-2**	2-2
7. Konfliktverhalten (heraufsp. — heruntersp.)	0-2	0-2	**2-2**	2-2
8. Orientierung an Ziel (eigen — fremd)	**2-2**	**2-2**	**2-2**	2-2
9. Beziehungsformen (komplement.—symmetr.)	**2-2**	**2-2**	**2-2**	2-2
10. Bewertung als Person (abwertend — aufwertend)	0-2	0-2	**2-2**	2-2
11. Ausdruck Emotionen (ausdrückend — unterdr.)	0-2	0-2	**2-2**	2-2
12. Anpassungsmodus (verändernd — erhaltend)	0-2	0-2	**2-2**	2-2

Zeichenerklärung:
0 überwiegend Unterlassungen
1 Akte und Unterlassungen
2 überwiegend Akte

Die Patientinnen zeigen in ihrer Handlungsorientierung ein Muster, das in zehn der zwölf Dimensionen dem des schizophrenen Typs A entspricht und in fünf

Dimensionen dem des psychosomatischen Typs A (daß die Summe zwölf übersteigt, liegt daran, daß es in drei Dimensionen Übereinstimmungen zwischen diesen beiden Typen gibt).

Gemeinsam sind diesen beiden Handlungstypen die sehr widersprüchlichen, als Ausdruck von hoher Ambivalenz interpretierbaren Aktionen, die sich auf die *interindividuelle Grenzenbildung*, die *Orientierung an eigenen und fremden Zielen*, sowie die komplementären und symmetrischen *Beziehungsformen* beziehen. Alle drei Aspekte sprechen für ein Autonomieproblem, für eine Schwierigkeit der Selbst-Objekt-Abgrenzung.

Der wesentliche Unterschied zum *schizophrenen Typ A* findet sich dort, wo es die speziellen Übereinstimmungen mit dem *psychosomatischen Typ A* gibt. Es sind der *Kommunikationsstil*, der bestätigend ist und eine „harte" Realität konstruiert, sowie die auf die familiäre Außengrenze schließend wirkenden Verhaltensweisen der Patientin.

Im Unterschied zu dem Patienten, der primär Organsymptome entwickelt, bringt die Anorektikerin Neues, den überkommenen Spielregeln Zuwiderlaufendes in ihre Familie. Wo vorher nur Konfliktvermeidung war, gibt es nunmehr auch Konfliktbetonung (meist allerdings auf das Essen beschränkt). Den meisten der Beteiligten wird es immer schwerer, ihre Emotionen zu unterdrücken. Wo vorher Trennungswünsche tabuisiert waren, werden sie nun auf einmal als Ausweg aus der Misere denk- und fühlbar. Wo niemals aggressive und den anderen abwertende Äußerungen zu finden waren, werden sie plötzlich möglich; wo Änderung stets nur befürchtet war, wird sie auf einmal auch erhofft.

Durch die Sorge, welche die Patientin den Eltern bereitet, erreicht sie, daß die Generationengrenze geöffnet bleibt; auf der anderen Seite jedoch erreicht sie ebenfalls, daß diese Grenze geschlossen wird: die Eltern erfahren jeden Tag ihre Machtlosigkeit und Unfähigkeit, dem Kind zu helfen. In den — oft sehr emotionalen — Auseinandersetzungen um das Essen kann so eine Form der Pseudoautonomie zelebriert werden, die für alle das ambivalente Ablösungsproblem löst. Man bleibt in einem intensiven Kontakt, gefühlsmäßig involviert, und dennoch schafft es keiner, den anderen zu kontrollieren, was den „Beweis" für die gegenseitige „Abgrenzung" liefert.

Die Eltern solcher Patientinnen zeigen meist ein psychosomatisches Handlungsmuster und produzieren oft auch entsprechende Symptome (z. B. Mutter Migräne, Vater Asthma). Aus der Sicht einer Mehrgenerationenperspektive kann im Verhalten der Patientin ein (wenn auch sicher nicht bewußter und intentionaler) Versuch gesehen werden, eine über mehrere Generationen gehende Tradition psychosomatischer Handlungs- und Beziehungsmuster zu verändern.

Die Nähe zum schizophrenen Handlungsmuster ist offensichtlich. Eine der untersuchten schizophrenen Patientinnen zeigte denn auch vor ihrer psychotischen eine anorektische Symptomatik. Entscheidend für die Weichenstellung in die eine oder andere Richtung dürfte hier der Kommunikationsstil sein, d. h. die „Härte" oder „Aufweichung" der jeweiligen konsensuellen Realität.

Schizoaffektive Beziehungsmuster
Eine große Patientengruppe versetzte die vorbehandelnden Psychiater offenbar in eine große differentialdiagnostische Unsicherheit: ihre Diagnosen deckten ein

Spektrum zwischen manisch-depressiver Erkrankung und verschiedenen Formen der Schizophrenie ab. Oft war der Kompromiß, auf den man sich nach längerem Verlauf einigte, die Diagnose einer schizoaffektiven Psychose.

Bei dem Versuch, die Familien solcher Patienten einem der beschriebenen Idealtypen zuzuordnen, ergaben sich analoge Schwierigkeiten der Klassifikation. Die beziehungsdiagnostischen Muster solcher Familien zeigten ein hohes Maß an Übereinstimmung mit den Mustern der Familien schizophrener und manisch-depressiver Patienten (in jeweils neun Dimension; in sieben Dimensionen gab es sowieso Übereinstimmungen zwischen beiden Gruppen). Das heißt aber auch, daß es jeweils einige wenige charakteristische Abweichungen gab. In der nachfolgenden Tabelle sind lediglich diese Dimensionen aufgeführt; in den übrigen, nicht extra erwähnten Dimensionen wurden die Familien mit schizophrener, manisch-depressiver und schizoaffektiver Symptombildung übereinstimmend beurteilt.

(Charakteristische *Unterschiede* der Beurteilung der Familien mit schizophrenen oder manisch-depressiven Symptomen wurden durch **Fettdruck** kenntlich gemacht).

Beziehungsdiagnostische Dimensionen	Interaktionsmuster der Familie		
	man.-dep.	schizo-affektiv	schizophren
1. Kommunikationsstil (bestätigend — disqualif.)	**2 — 0**	2 — 2	**0 — 2**
2. Beziehungsdefinition (eindeutig — uneindeut.)	2 — 2	2 — 2	**0 — 2**
...			
...			
5. Außengrenzen (schließend — öffnend)	2 — 2	2 — 2	**2 — 0**
...			
...			
11. Ausdruck Emotionen (ausdrückend — unterdr.)	**0 — 2**	2 — 2	2 — 2
12. Anpassungsmodus (verändernd — erhaltend)	**0 — 2**	2 — 2	2 — 2

Zeichenerklärung:
0 überwiegend Unterlassungen
1 Akte und Unterlassungen
2 überwiegend Akte

In einer Dimension fand sich eine Abweichung von beiden Mustern: im *Kommunikationsstil*. Er war von hoher Widersprüchlichkeit gekennzeichnet, von sowohl bestätigenden als auch disqualifizierenden Kommunikationen. Da im manisch-depressiven Muster der Kommunikationsstil überwiegend bestätigend, im schizophrenen überwiegend disqualifizierend ist, mag auch hier der Kommunikationsstil die Funktion der Weichenstellung haben. Wenn die kreative Fähigkeit der Familie zur Aufweichung der Wirklichkeit im Vordergrund der aktuellen Interaktion steht, so mag sich eher eine in das schizophrene Spektrum passende Symptomatik entwickeln; steht dagegen eher die Fähigkeit zu einer Kommunikation, die einem geordneten und eindeutigen Code folgt, im Mittelpunkt der Interaktion, so mag die Symptomatik eher in das manisch-depressive Spektrum passen.

In zwei Dimensionen zeigt sich eine Abweichung vom manisch-depressiven Muster: in diesen Familien werden Emotionen nicht nur unterdrückt, sondern auch ausgedrückt (nicht nur vom identifizierten Patienten) und die starken erhaltenden Tendenzen im Anpassungsmodus werden durch stark auf Veränderung abzielende kompensiert.

Ebenfalls in zwei Dimensionen zeigt sich eine Abweichung vom schizophrenen Muster. Die Außengrenzen dieser Familien sind nicht im gleichen Maße geschlossen, sondern den schließenden Verhaltensweisen der Familienmitglieder stehen gleichstarke öffnende gegenüber. Außerdem besteht in den Familien mit schizoaffektiver Symptombildung neben einem hohen Maß an Unklarheit der Beziehungsdefinitionen auch ein ebenso hohes Maß der Eindeutigkeit, während bei schizophrener Symptombildungen ganz überwiegend uneindeutige Beziehungsdefinitionen festzustellen sind.

Auf den ersten Blick erscheinen solche Familien im allgemeinen mehr in das manisch-depressive Muster zu gehören. Auch bei ihnen zeigt sich eine starke Orientierung an einem Alles-oder-nichts-Prinzip, und sie sind in der Lage, Ambivalenzen und widersprüchliche Ziele durch eine diachrone Ordnung aufzulösen.

Im therapeutischen Kontakt sind sie sehr schnell in einer anderen Art als die dem Idealtyp entsprechenden Familien mit manisch-depressiven Patienten zu erleben: das emotionale Klima in den Sitzungen ist sehr viel offener, der Kontakt ergibt sich sehr viel leichter.

4. Symptomkombinationen, Symptomwandel, Symptomverschiebung

Der Vergleich der Beziehungsdiagnosen der unterschiedlichen Familientypen verdeutlicht, daß sich die großen Ähnlichkeiten zwischen den beziehungsdiagnostischen Beurteilungen verschiedener Familien nicht immer in der Handlungsorientierung der Patienten wiederfinden lassen. Es gibt offenbar viele unterschiedliche Möglichkeiten, individuell auf eine gegebene Situation zu reagieren.

Das erklärt auch, wie es zu der Ausbildung unterschiedlicher Symptome in einer Familie kommen kann. Der Vergleich der Familientypen bzw. der Typen von Symptomträgern zeigt, daß von einer ähnlichen familiären Ausgangssituation sehr unterschiedliche Entwicklungen möglich sind (Äquipotentialität); daß aber auch von sehr unterschiedlichen Ausgangssituationen her ähnliche Zustände erlangt werden können (Äquifinalität). So reagieren manisch-depressive Patienten in vielerlei Hinsicht in einer familiären Situation, die der von Patienten mit psychosomatischen Symptomen ähnelt, in einer Weise, daß eine qualitativ neue Situation entsteht, die sich dann der von Familien mit schizophrenen Patienten annähert.

Ein zweiter Faktor, der die Variationsbreite der individuellen Symptomwahl in einer Familie erweitert, ergibt sich daraus, daß in der familiären Interaktion stets widerstreitende Tendenzen und Strömungen miteinander balanciert werden müssen. Das eröffnet jedem Familienmitglied die Möglichkeit, die Interaktion nach einem anderen Raster zu interpretieren. Wo beispielsweise hohe zentripetale und zentrifugale Tendenzen miteinander im Widerstreit liegen (2-2), bietet sich die individuelle Möglichkeit, die eine Seite dieser dialektischen Ganzheit, dieses systemischen Antagonismus, aus der Wahrnehmung auszublenden. Das geschieht psychodynamisch durch die von der Psychoanalyse hinreichend und ausführlich beschriebenen Abwehrmechanismen, die allesamt als ein „Ausschluß von Information" verstanden werden können[1]. Wer dazu in der Lage ist, lebt subjektiv in einer Familie, die überwiegend zentrifugal (2-0) oder aber zentripetal (0-2) orientiert ist. Diese subjektive Einschätzung hängt weitgehend von der jeweiligen Beobachtungsposition ab.

Die Familie stellt also so etwas wie einen vieldeutigen Text dar, der auf verschiedene Weisen gelesen und interpretiert werden kann. Doch die Möglichkeiten der Lesart sind nicht unbegrenzt und nicht beliebig. Sie müssen zur Familie „passen", d. h. das (Über)leben in ihr ermöglichen. Wenn ein Familienmitglied nur die eine Tendenz einer widersprüchlichen familiären Dynamik erfaßt (z. B. Trennungswünsche), ergibt sich für ihn und sein Handeln nahezu zwangsläufig die Folgerung, daß *er* das familiäre Gleichgewicht nur bewahren kann, wenn er durch sein Verhalten die Gegenseite stärkt (z. B. die Wünsche nach Zusammenbleiben). Seinem Partner stellt er sich so als jemand dar, dessen Handlungen zum Verlust des Gleichgewichtes zugunsten der zentripetalen Tendenzen führen, wenn nicht irgendjemand gegensteuert. Auf diese Weise entstehen sich gegenseitig verstärkende individuelle Handlungsmuster, Kollusionen und auch unterschiedliche Symptombildungen. Jeder bestätigt dabei allen anderen ihre ganz spezifische Art, die Familie zu sehen und in ihr zu agieren.

Dabei muß man verschiedene zeitliche Muster der Symptomkombination unterscheiden: das *gleichzeitige Bestehen unterschiedlicher Symptome* und die *Symptomverschiebung*. Im ersten Fall stellt das Symptom, das ein Familienmitglied zeigt, einen Bestandteil der Interaktionsbedingungen aller anderen dar; verschiedene Symptome treten so direkt miteinander in Beziehung. Im zweiten Fall sind Symptome nacheinander geordnet, wobei das eine Familienmitglied sein Symptom aufgibt, das andere eines entwickelt. Im ersten Fall muß die familiäre Interaktionsform so sein, daß beide Symptome möglich werden, im zweiten Fall muß eine zeitliche Sequenz angenommen werden, die zu dem einen Zeitpunkt das eine, zum anderen Zeitpunkt das andere Symptom ermöglicht. Derartige Symptomverschiebungen dürften meist der Ausdruck einer Veränderung in der Familie sein.

---

[1] Siehe Simon 1984, S. 79; vgl. auch Bowlby 1969.

So lassen sich gelegentlich Familien beobachten (vor allem „Anorexiefamilien"), die offensichtlich über eine lange Zeit eher dem Typ der „Psychosomatikfamilie" mit „erhärteter" familiärer Realität entsprechen, dann aber – in Reaktion auf die Symptomproduktion – ihren Kommunikationsstil verändern und die Realität sehr „aufweichen".

Betrachtet man noch einmal die Ähnlichkeiten und Unterschiede zwischen den verschiedenen Familientypen, so ist anzunehmen, daß die verschiedenen Symptomkombinationen nicht beliebig sind, sondern so miteinander in Beziehung stehen, daß durch die Symptomproduktion des einen Familienmitglieds dem anderen jeweils die Möglichkeit gegeben wird, seine familiäre Umwelt im Sinne der Charakteristika des jeweiligen Idealtyps zu erleben.

Doch die Komplexität ist noch weit größer. Untersucht man Familien mit unterschiedlichen Symptomen, so zeigt sich, daß es einen gravierenden Unterschied macht, ob ein zur Eltern- oder Kindgeneration gehörendes Familienmitglied eine bestimmte Form von Symptomen zeigt.

Bei den Kindern lassen sich zwei Muster erkennen, die sich grob (und etwas simpel) so skizzieren lassen, daß die Generation der Kinder entweder die von den Eltern vorgelebten Handlungs- und Interaktionsregeln nachvollzieht und zu ihren eigenen macht, oder aber sie versucht dagegen anzukämpfen. Das bedeutet aber, daß nichts total Neues in der familiären Interaktion und in den Verhaltensmustern der Kinder auftaucht.

Auch die Gegenbewegung ist zu einem guten Teil bestimmt durch das, wogegen sie sich richtet. Aus diesem Grunde sind häufig sehr ambivalente Einstellungen der Kinder gegenüber den Werten, den Erkenntnis- und Verhaltensmustern der Eltern zu finden. Es ist die Auseinandersetzung mit ihnen, die dann zur Entwicklung neuer und eigener Muster führt. Sie müssen dementsprechend immer aus den alten, elterlichen Mustern ableitbar, durch Transformationsschritte herstell- und rekonstruierbar sein.

Zwischen Geschwistern zeigt sich häufig eine Arbeitsteilung. Der eine übernimmt die Rolle dessen, der die familiäre Tradition bewahrt, der andere die Rolle dessen, der für Innovation sorgt. So resultiert die Wahrscheinlichkeit, als Individuum in einer Familie eher zu der einen oder anderen Handlungsorientierung zu gelangen, auch aus der bereits bestehenden Rollenverteilung in der Familie.

Je nachdem, ob die Eltern in ihrer Kommunikation mit den Kindern eher eine „verhärtete" Realität im Sinne der Familien mit psychosomatischer Symptombildung oder eine „erweichte" Realität" im Sinne der schizopräsenten Familie anbieten, können die Kinder mit Bestätigung der „Härte" oder „Weichheit" reagieren, mit „erweichender" oder „erhärtender" Kommunikation; und dies kann noch unterschiedlich von den Geschwistern gehandhabt werden. Der Möglichkeiten sind viele.

Aber nicht nur die Verschiebung von Symptomen kann beobachtet werden, auch ein Symptomwandel, bei dem der identifizierte Patient seine Symptome (wenn man so will: seine Krankheit) wechselt. Vom strukturellen Standpunkt aus gilt für das einzelne Familienmitglied, was auch für die Familie als Ganzes im Blick auf die Symptome und ihr „Passen" zum jeweiligen Interaktionsbereich und ihre Bestimmtheit durch die Ausgangsstruktur gesagt werden kann. Auch hier sind die Möglichkeiten der Symptombildung durch die Ausgangsstruktur des

Individuums determiniert und durch die Bedingungen seiner Lebenswelt, seinen Interaktionsbereich, limitiert.

Faßt man die Folgerungen zusammen, die man aus den Charakteristika der Kombination von Symptomen — sei es synchron oder diachron, sei es familiär oder individuell — ziehen kann, so scheinen sie in ihren logischen und funktionellen Verknüpfungen, ihren individuellen und interaktionellen Bedeutungen die drei Idealtypen zu bestätigen.

Als exemplarisch kann in diesem Sinne die oben ausführlich dargestellte Familie A. angesehen werden, wo in verschiedenen Stadien der Familiengeschichte bestimmte interaktionelle Konstellationen den Rahmen für sich wandelnde Symptombildungen lieferten.

V. Folgerungen

A. Die epistemischen Bedingungen psychischer Krankheit

1. Das menschliche Paradox: „Vernunft" als Voraussetzung der Verrücktheit

Aus dem Studium der Art, wie Patienten in der Interaktion mit ihren Angehörigen eine subjektive Wirklichkeit konstruieren, lassen sich bestimmte Thesen über die Funktionalität oder Dysfunktionalität von Erkenntnisstrukturen ableiten. Das Kriterium der Funktionalität ist dabei nicht allein ihre jeweilige Nützlichkeit für das schlichte Überleben, sondern ihre mehr oder minder starke Verknüpfung mit den individuellen Zuständen und Verhaltensweisen, die im Rahmen unserer Gesellschaft als psychosomatische oder psychotische Erkrankung definiert sind.

Zugespitzt formuliert lautet die Frage, auf die in den nächsten Abschnitten versuchsweise eine Antwort gegeben werden soll, folgendermaßen: Wie muß man als Individuum sich und seine Welt (d. h. hier: seine persönlichen Beziehungen und seine Mitmenschen) sehen, und welche Erkenntnismuster muß man produzieren, um eine möglichst große Chance zu haben, psychosomatisch zu erkranken oder auf die eine oder andere Weise „verrückt" zu werden?

Das Ergebnis läßt sich plakativ in dem Satz zusammenfassen:
Nur wer logisch[1] denkt, kann verrückt werden.

Erweitert lautet die Folgerung aus der Studie: Psychische Störungen treten stets dann auf, wenn versucht wird, die Regeln des Lebens (d. h. des menschlichen Funktionierens: seines Verhaltens, Denkens und Fühlens und der damit verbundenen biologischen Mechanismen) den Regeln der zweiwertigen Logik anzupassen. Das Paradox und die Tragik psychischer Erkrankungen ist, daß gerade die Mechanismen des menschlichen Denkens und der menschlichen Kommunikation, die sich für das (Über)leben des Menschen als Individuum wie als Spezies als so nützlich erwiesen haben und die Einzigartigkeit des Menschen ausmachen, die Voraussetzung für psychische Störungen sind: „Vernünftiges", den Regeln der Logik folgendes Denken und ein geordnetes, den Regeln der Sprache folgendes Sprechen. Die Anführungsstriche, durch welche der Begriff vernünftig hier relativiert wird, sollen darauf hinweisen, daß die sogenannte „Vernunft" sich nicht immer als vernünftig (ohne Anführungsstriche) erweist, wenn man die Funktionalität kognitiver Prozesse unter dem Gesichtspunkt des individuellen und kollektiven (Über)lebens betrachtet.

---

[1] „Logisch" im Sinne der zweiwertigen Logik, wie sie in den Strukturen unserer Sprache stillschweigend vorausgesetzt bzw. impliziert ist.

Die Logik liefert lediglich formale Spielregeln menschlichen Denkens; erst durch die Füllung mit konkreten Inhalten werden sie in ihrer Sinnhaftigkeit überprüfbar. Ausschlaggebend ist dabei, welche Unterscheidungen, Definitionen, Bewertungen und Kontextmarkierungen vollzogen werden.

Betrachtet man die Befunde, welche sich aus der vorliegenden klinischen Untersuchung vor dem Hintergrund der theoretischen Voraussetzungen und Erwägungen, die im Theorieteil erörtert worden sind, ergeben, so stechen einige Besonderheiten der individuellen und familiären epistemischen Strukturen hervor, die im einzelnen dargestellt werden sollen. Auffällig ist, daß die Schlüsse, die sich ergeben, die Erwägungen Gregory Batesons[2] zu bestätigen scheinen, der bestimmte „epistemologische Irrtümer" für die Entstehung psychischer Leiden verantwortlich machte. Auch wenn der Begriff epistemologischer Irrtum der Kritik bedarf, da er nur zu leicht das Bestehen einer objektiven, vom Beobachter unabhängigen Wahrheit suggeriert, entspricht die inhaltliche Beschreibung der Charakteristika dysfunktioneller Erkenntnisstrukturen, die Bateson aus theoretischen Erwägungen ableitet, weitgehend den Schlüssen, die sich aus unserer empirischen Studie ergeben.

Alle pathologischen Phänomene lassen sich auf die Grundannahme zurückführen, der Mensch könne Beziehungen, deren Element er selbst ist, einseitig kontrollieren. Auf diese Weise entstehen „seltsame Schleifen", in denen derjenige, der diese Annahme für ein Abbild realer Möglichkeiten hält, sich früher oder später verwickelt. Nach Batesons Ansicht ist solch ein epistemologischer Irrtum „erkenntnistheoretischer Schwachsinn", der „unausweichlich zu verschiedenen Arten von Katastrophen" führt[3]. Und wahrscheinlich ist der Begriff „Irrtum" auch gar nicht so schlecht gewählt, wenn man damit beschreiben will, daß die Prämissen, die dabei über den Menschen und seine Beziehung zu seiner Umwelt gemacht werden, nicht zu seiner Natur, nicht zur Natur lebender Systeme im allgemeinen „passen".

Wie sich das vermeintlich „vernünftige" Denken und Verhalten psychosomatisch und psychotisch erkrankter Patienten und ihrer Familien in Unvernunft verkehrt, soll im einzelnen in den nächsten Kapiteln erörtert werden. Die unterschiedlichen Aspekte der epistemischen Muster, denen hier eine pathogene Wirkung zugesprochen wird, sind interdependent und in ihrer inneren Logik miteinander verknüpft, der eine Faktor ergibt sich aus dem anderen. Sie sollen dennoch der Übersichtlichkeit halber getrennt dargestellt werden.

2. Die zweiwertige Logik und die Annahme einer objektiven, vom Beobachter unabhängigen Wirklichkeit

In *allen* untersuchten Familien herrschte ein Konsens darüber, daß es eine einzige, objektive Realität gibt. Er war nicht explizit, sondern als stillschweigende Annahme Grundlage der Interaktion. Hier unterscheiden sich die „gestörten" Familien wahrscheinlich wenig von den „nichtgestörten". Doch diese Voran-

---
[2] Bateson 1969, 1979.
[3] a.a.O, S. 625.

nahme kann zu bestimmten Interaktionsmustern führen, in deren Folge unterschiedliche pathologische Entwicklungen zu beobachten sind:

Die eine zu beobachtende Entwicklungsrichtung findet sich exemplarisch und extrem in den Familien mit schizophrenen Patienten. Hier wird darum gekämpft, wie die objektive Realität nun „wirklich" aussieht und wer mit seiner Sichtweise „recht" hat. Die Entscheidung dieser Frage ist stets mit einer Definition der Beziehung verbunden. Wer die „Wahrheit" auf seiner Seite hat, kann — angesichts der Prämisse einer objektive Realität — daraus einen Machtanspruch ableiten. Er kann entscheiden, was richtig und falsch, gut oder böse, wahr oder unwahr ist. Die Beschreibung der Realität ist ein Teil der interpersonellen Spielregeln. Wer die Wahrheit „auf seiner Seite" hat, bestimmt diese Spielregeln.

Die Probleme, die sich aus der Annahme einer objektiven, vom Beobachter unabhängigen Wirklichkeit ergeben, sind an die Übernahme einer zweiwertigen Logik gebunden. Unsere Umgangssprache setzt stillschweigend eine solche Logik voraus, so daß wir ihren Regeln und Vorannahmen meist ohne es zu bemerken folgen.

Das Grundprinzip der zweiwertigen Logik besagt, daß jeder sinnvollen Aussage der Wahrheitswert „wahr" oder „falsch" zugewiesen werden kann. Eine dritte Möglichkeit ist nicht vorgesehen. Der Kampf um die Definition der objektiven Realität ergibt sich geradezu zwangsläufig, wenn zwei unterschiedliche Sichtweisen und sich gegenseitig ausschließende Aussagen aufeinanderstoßen und nur eine davon „wahr" sein kann.

Wenn die an der Interaktion beteiligten Personen sich vorstellen könnten, daß mehrere kontradiktorische Aussagen gleichzeitig „wahr" sein können, so würde sich jeder Konflikt darüber, wer „recht" hat, erübrigen. Zu akzeptieren, daß die Frage nach der Wahrheit oder Unwahrheit bestimmter Aussagen *unentscheidbar* bzw. nicht „objektiv" zu klären ist, würde zur Entschärfung derartiger Konflikte bereits genügen.

Wo immer die Interaktionspartner sich nicht darauf einigen können, was „wahr" ist, entstehen Machtkämpfe. Wo immer sich die Interaktionspartner nicht darüber einigen können, welche Art von Beziehung zwischen ihnen bestehen soll, entstehen Kämpfe um die Definition der Wirklichkeit.

In eine logische Falle führen die Annahme einer objektiven Realität und die Einhaltung der Spielregeln der zweiwertigen Logik dort, wo es um die Natur der Beziehung zweier oder mehrerer Menschen geht. *Es ist der Bereich, wo epistemische und ethische Fragen identisch werden.* Als Teil der Beziehung kann keiner einseitig Kontrolle über sie ausüben und keiner einseitig ihren Charakter definieren. Wie eine Beziehung sich entwickelt, welche Merkmale sie aufweist, ist das Ergebnis eines Einigungsprozesses. Die Annahme einer objektiven, von den Teilnehmern an der Beziehung unabhängigen „Wirklichkeit" dieser Beziehung verführt dazu, einseitig die Kontrolle und Definitionsmacht zu erstreben.

Dies dürfte die wichtigste epistemische Bedingung für die Entstehung der Schizophrenie sein.[4] In solchen Familien ist die Grundannahme, daß man entweder „recht" oder „unrecht" (im doppelten Sinne von „richtig" = „wahr" und „richtig" = „gut") hat, unumstritten. Sie führt zu dem Kampf darum, wer die

---
[4] Vgl. Stierlin 1959.

Definitionsmacht über die Wirklichkeit und über die moralischen Regeln der Interaktion gewinnt. In den Familien mit einem schizophrenen Mitglied sind (teilweise mörderische) Machtkämpfe um die Definition der Realität zu beobachten. Folge davon ist die Unmöglichkeit, sich über die Realität zu einigen. Um welche Aspekte der Realität der Kampf im einzelnen geht, ist von Familie zu Familie verschieden. Es kann jedoch generell festgestellt werden, daß es stets um zentrale *Werte* der Familie geht, so daß mit der Entscheidung über „wahr" oder „unwahr", „richtig" oder „falsch", „gut" oder „böse" auch immer die Frage des „objektiven" Wertes einer Person entschieden wird.

Der Machtkampf, der Kampf um die Beziehungsdefinition, der Kampf um die „Wirklichkeit", ist in diesen Familien stets *für alle Beteiligten* auch ein Kampf ums eigene Überleben, ein Kampf um den eigenen *Selbstwert*.

Im Gegensatz zur „Schizophreniefamilie" wird in den „Psychosomatik-" und „Manisch-Depressiven-Familien" im allgemeinen nicht darum gekämpft, wie die Realität ist. Sie wird als gegeben und statisch vorausgesetzt, als ein Rahmen, der für alle verbindlich ist. Das gilt auch für die Werte, die dieser Rahmen vorgibt.[5] Konflikte entstehen hier daraus, daß in einem solch statischen Modell der Welt wenig Raum für die Einordnung von Veränderung ist. Hier ergibt sich die Gefahr, daß aus einstmals funktionellen Verhaltensmustern (dysfunktionelle) Fehlanpassungen werden.

3. Das Alles-oder-nichts-Prinzip: Ambivalenz und die Verwechslung von Allquantor und Existenzquantor

Wenn der Gültigkeitsbereich von Aussagen (z. B. von deskriptiven und präskriptiven Regeln) nicht begrenzt wird, so ergibt sich daraus ein Alles-oder-nichts-Prinzip des Denkens und Handelns. Dieses Phänomen ist immer dann zu beobachten, wenn nicht zwischen Allquantor und Existenzquantor unterschieden wird. Ein Beispiel mag dies verdeutlichen. In der Aussage „alle Schwäne sind weiß" besagt der Terminus „alle" (Allquantor), daß die Eigenschaft „weiß" allen „Schwänen" zugesprochen wird. In der Aussage „es gibt auch mindestens einen schwarzen Schwan" besagt der Terminus „es gibt mindestens einen" (Existenzquantor), daß unter allen Schwänen mindestens einer existiert, dem die Eigenschaft „schwarz" zugesprochen werden kann. Es handelt sich hier also um die Frage der Differenzierung von Aussagen. Wo immer der Allquantor Anwendung findet, wird ein totalitärer Gültigkeitsanspruch für die jeweilige Bedeutung der Aussage erhoben.

Wenn ein solches Entweder-oder-Muster die Spielregeln der Familie bestimmt, so folgt daraus eine *Unfähigkeit, zwischen unterschiedlichen Kontexten zu differenzieren*. Eine Verhaltensweise ist dann entweder immer „gut" oder „schlecht"; auch hier gibt es kein Drittes. Es spielt dann keine Rolle, unter welchen Rahmenbedingungen sie erfolgt.

Obwohl die Befolgung dieses Alles-oder-nichts-Musters im Denken und in der Interaktion auch der Familien mit schizophrener oder psychosomatischer

---
[5] Vgl. Stierlin 1983; Stierlin et al. 1986.

Symptombildung zu beobachten ist, fällt es am meisten dort auf, wo ein Familienmitglied ein manisch-depressives Verhalten zeigt. In den schizopräsenten Familien ist es deswegen nicht so auffällig, weil der Kampf um die „Wahrheit" letztlich einer abstrakteren Ebene gilt. Wo der Wahrheitsgehalt einer Aussage umstritten ist, ist stets auch die Gültigkeit für den speziellen Fall (z. B. die Zuschreibung einer Eigenschaft zu einer Person) in Frage gestellt. Dennoch läßt sich auch hier „Überinklusivität" als ein Aspekt der individuellen Psychopathologie feststellen.

In den Familien mit manisch-depressiven Symptomen wird hingegen der Wahrheitsgehalt des familiären Weltbildes nicht in Frage gestellt, so daß es sich dem außenstehenden Beobachter in seiner Struktur deutlich darstellt.

Diese Familien scheinen einem strikt binären und undifferenzierten kognitiven Muster zu folgen, in dem jede Frage nur mit „ja" oder „nein" beantwortet werden kann. In diesem binären Schema ist jede Verhaltensweise entweder „ganz ordentlich" oder „ganz unordentlich", man verfügt als Person seinen eigenen inneren Impulsen gegenüber entweder „ganz über die Kontrolle" oder aber „gar nicht" usw. In der familiären Interaktion und Struktur zeigt sich dies in einer strikten Rollenaufteilung; es erscheint so, als ob vollkommen unvereinbare Charaktere zusammengetroffen wären und miteinander lebten.

Der Hintergrund für eine solche Extremform der Kollusion liegt darin, daß dieses binäre Alles-oder-nichts-Schema auch auf den Bereich der Selbstreflexion und der eigenen Gefühle angewendet wird: Ambivalenz hat darin keinen Raum.

Ein Gefühl hat dann entweder immer Gültigkeit oder aber nie. Bezogen auf Personen und zwischenmenschliche Beziehungen entwickelt sich so zwangsläufig das Phänomen der positiven oder negativen Idealisierung. Der oder die Betreffende wird dann entweder verklärt und in den Himmel gehoben oder aber verurteilt und verdammt.

Ein Wechsel der Gefühle, je nach Zeitpunkt und Kontext, ist in der Logik dieses Schemas nicht möglich, wenn stets Aussagen über die Welt (d. h. die Gefühle als einen Teil der Welt) gemacht werden, denen eine Allgemeingültigkeit zugesprochen wird. Daraus ergibt sich zwangsläufig ein Widerspruch zwischen dem logischen Schema, dessen Spielregeln die sprachliche Beschreibung des Interaktionsbereichs folgt (Beschreibung 2. Ordnung), und den Spielregeln der Gefühle.

Die Gefühle können ja ebenfalls als eine Beschreibung des Interaktionsbereichs verstanden werden. Sie stellen kognitive Muster dar, die sehr eng mit der Bereitschaft, irgendwelche Handlungen durchzuführen, verbunden sind. Sie implizieren eine augenblicksbezogene Beurteilung der jeweiligen Interaktionssituation. Es wird durch sie eine Beschreibung dieser aktuellen Situation gegeben, indem den beteiligten Interaktionsteilnehmern verschiedene Eigenschaften, die — in Worte übersetzt — den Bedeutungsdimensionen Aktivität (Unterscheidung zwischen „aktiv" und „passiv"), Stärke („stark" und „schwach") und Bewertung („gut" und „schlecht") entsprechen, zugeschrieben werden. Aus der daraus resultierenden Beurteilung ergibt sich, welche individuellen Verhaltensweisen in der Situation wahrscheinlicher werden bzw. gewählt werden.

Doch diese Beurteilung ist augenblicksbezogen. Für sie gilt insofern lediglich der Existenzquantor: Es gibt eine Situation (diese: hier und jetzt), in der ich ein bestimmtes Gefühl habe. Wann immer Gefühle festgeschrieben werden sollen, ist das der Versuch, aus einer Existenz-Aussage eine All-Aussage zu machen. Wenn die positiven, liebevollen Gefühle, die ein Individuum veranlassen, die Nähe des anderen zu suchen, festgeschrieben werden, so ist damit aus einer augenblicksbezogenen Deskription eine immer gültige Präskription geworden. Aus der „Liebe", die ein Paar vor den Traualtar geführt hat, wird das Gelöbnis, „sich immer zu lieben".

Wer in seiner Selbstbeobachtung von der Annahme ausgeht, daß seine Gefühle nach einem Alles-oder-nichts-/Entweder-oder-Schema funktionieren, wird es sich selbst nicht zubilligen können, wenn er seinem Partner, seinen Angehörigen, den Kindern gegenüber zwiespältige Gefühle hat. Er muß dementsprechend — damit das Schema weiter seine Struktur behalten kann — alle Ambivalenzen vermeiden. Der einfachste Weg dazu ist, nur das an eigenen (und fremden) Gefühlen wahrzunehmen, was zu der einen Seite der Ambivalenz gehört, nichts jedoch von den Gefühlen, die dazu im Widerspruch stehen. Das Ergebnis solcher Abwehroperationen ist, daß auch auf der Verhaltensebene in erster Linie die eine Seite der Ambivalenz sichtbar wird. Folgen mehrere Personen solch einer Alles-oder-nichts-Regel, ergibt sich eine Kollusion, bei der die Ambivalenz aufgeteilt wird.

In den Familien mit manisch-depressiven Patienten wird das Problem der Ambivalenz so gelöst, daß in einer zeitlichen Sequenz die eine oder andere Seite gelebt wird. Der „Gewinn" dieser diachronen Spaltung liegt darin, daß die innere Logik des epistemischen Systems nicht in Frage gestellt zu werden braucht; es gilt auch weiterhin das Alles-oder-nichts-Prinzip.

In der „Psychosomatikfamilie" gilt ein ähnliches Muster, nur daß stets die eine, die aggressive, auf Trennung, Distanzierung und Abgrenzung hin wirkende Seite der Ambivalenz verleugnet wird. Es wird — das ist die Folge davon — den augenblicksbezogenen Handlungsimpulsen nicht gefolgt, wenn sie zu Distanzierung und Abgrenzung führen könnten, d. h. wenn sie sich aus aggressiven Gefühlen ergeben.

Alle Trennungs-, Distanzierungs- und Abgrenzungswünsche werden als Zeichen der Aggressivität gewertet. Auf diese Weise wird eine Verstärkungsschleife geknüpft, die schließlich zu immer weniger individuellem Freiraum und zu immer mehr Unterdrückung aggressiver Gefühle führt.

4. Das Kausalitätsprinzip: Allmacht, Ohnmacht und Schuld

Das Denken in geradlinigen Ursache-Wirkungs-Sequenzen hat sich in der Geschichte der Menschheit — im großen und ganzen — offenbar als funktionell erwiesen. Überall dort, wo Menschen handeln müssen, ergibt sich für sie die Notwendigkeit, sich selbst als Ursache für irgendeine angestrebte oder befürchtete Wirkung zu setzen. Die in diesem Modell, dieser Beschreibungsweise, implizierte Subjekt-Objekt-Spaltung findet ihre alltägliche empirische Bestätigung im Umgang mit unbelebten Objekten — trivialen Maschinen. Ihre Funktionalität findet dort ein Ende, wo es das handelnde Subjekt mit hochkomplexen und nichttrivialen Systemen zu tun hat. In der Interaktion mit solchen nichttrivialen, durch ihre eigene Struktur determinierten Systemen lassen sich keine festen und berechenbaren Eingabe-Ausgabe-Regeln errechnen, da derartige Objekte analytisch unbestimmbar sind.

Die Annahme, daß sich bestimmte Verhaltensweisen bei einem anderen Menschen so hervorrufen oder verhindern lassen, wie dies im Idealfall bei unbelebten Objekten der Fall ist, wird der Tatsache nicht gerecht, daß es keine „instruktiven Interaktionen"[6] zwischen Menschen gibt. Ein derartiges geradlinig-kausales Erklärungsmuster kann deswegen als „epistemologischer Irrtum" bezeichnet werden, weil es nicht zu den Strukturen biologischer Systeme im allgemeinen und menschlicher Systeme im besonderen paßt.

Wird von denen, die miteinander in Interaktion stehen, das Verhalten des einen oder des anderen im Sinne einer Ursache-Wirkungs-Folge interpunktiert, so ergeben sich aus dieser Beschreibung eine Reihe fataler Folgen: Wer sich selbst als Ursache für das beschreibt (erlebt), was mit dem anderen geschieht, definiert sich damit implizit auch als „mächtig". Er trägt dann die alleinige Verantwortung, er ist der Täter, er hat die Kontrolle, ihn trifft die Schuld, und er erwirbt sich eventuell ein Verdienst. Der andere ist Opfer oder Nutznießer, auf jeden Fall aber ohne jede Möglichkeit der Kontrolle, ohne Verantwortung und ohne Schuld — aber auch ohne Verdienst. Wer immer Interaktion nach einem solchen Ursache-Wirkungs-Schema beschreibt, konstelliert damit die Grundlagen für einen Allmachts- oder Ohnmachtswahn.

Ist dieses Schema Basis der konsensuellen familiären Realität, so ergeben sich daraus zwangsläufig Kämpfe: um die Macht und um die Ohnmacht, um die Schuld und das Verdienst und um die Kontrolle in der Beziehung.

Was der außenstehende Beobachter als ein zirkuläres, sich wechselseitig bedingendes Geschehen beschreiben würde, sieht für den Teilnehmer an der Interaktion dann folgendermaßen aus: Er sieht sich entweder als hilflos irgendeinem übermächtigen Interaktionspartner ausgeliefert oder aber als derjenige, der das Schicksal des anderen bestimmt. Er kann entweder nichts tun, ist ohnmächtig und hilflos, oder aber er muß alles tun. Entweder er resigniert gegenüber der Übermacht, oder aber er bricht unter der Last der Verantwortung zusammen. Er wird sich als Täter oder Opfer fühlen, seine eigene Allmacht oder Ohnmacht voraussetzen. Entweder er überschätzt seine Möglichkeiten der Einflußnahme, oder aber er sieht seine Optionen, etwas an seiner Situation zu verändern, nicht.

Die Pathogenität dieser geradlinigen Ursache-Wirkungs-Prämisse zeigt sich in den verschiedenen Familientypen in unterschiedlicher Weise. Der gemeinsame Nenner ist, daß sich Eltern nun einmal verantwortlich für das fühlen (und auch von der Gesellschaft weitgehend dafür verantwortlich gemacht werden), was aus ihren Kindern wird. Die Paradoxie der elterlichen Verantwortung besteht darin, daß man ihr offenbar um so besser gerecht wird, je weniger man versucht, ihr gerecht zu werden. Je verantwortungsbewußter die Eltern sich fühlen und je mehr sie versuchen, „gute Eltern" zu sein, um so weniger erreichen sie ihr Ziel, wenn sie ein geradlinig-kausales Weltbild zugrunde legen.

Es sind meist Eltern, die nur das Beste für ihre Kinder wollen. Sie tun alles, um ihnen ein — nach den elterlichen Maßstäben — gutes, zufriedenes und erfolgreiches Leben zu gewährleisten. Da sie sich als Ursache für die gute oder

---

[6] Maturana 1976.

schlechte Entwicklung des Kindes sehen, können sie ihrer Verantwortung für das Kind nur gerecht werden, wenn sie versuchen, sein Verhalten zu kontrollieren. Sie müssen versuchen, es zu trivialisieren, es berechenbar zu machen.

So ergibt sich auch hier der Versuch, als Element einer Beziehung, die Beziehung einseitig zu definieren.

Empathie und gegenseitige Identifikation ist die einzige Möglichkeit, die Tatsache der nichttrivialen Funktionsweise eines anderen Menschen zu überwinden. Einer der Versuche, auf der Verhaltensebene die Kontrolle über einen anderen Menschen zu erlangen und ihn berechenbar zu machen, besteht in der Einfühlung in ihn. Ein zweiter wäre die Androhung von Gewalt und körperlichem Leid. Auch hier ist aber die Identifikation mit dem anderen die Grundlage der Machtstrategie, da vorausgesetzt werden kann, daß es ein Strukturmerkmal des Menschen ist, Schmerz und Leid zu fürchten und nach Möglichkeit zu vermeiden.

Jede Empathie, jeder Versuch, den anderen zu verstehen, ist eine Grenzverletzung: Der Unterschied zwischen zwei Personen, ihrem Erleben, wird geleugnet oder zumindest vernachlässigt. Das ist in weiten Bereichen des menschlichen Lebens funktionell, aber sicherlich nicht immer. Es gibt offenbar ein Optimum des Verstanden- und Nichtverstandenwerdens. Wer *immer* verstanden wird, hat keine Chance sich als abgetrenntes, von den anderen unterschiedenes Individuum zu erleben. Er muß sich selbst als vollkommen berechenbar erleben, seine Gedanken können von jedem gelesen werden, es gibt keine Grenze zwischen „Selbst" und „Nichtselbst".

In Familien mit einem schizophrenen Mitglied zeigt sich der Versuch, der elterlichen Verantwortung gerecht zu werden, in einer ganz besonders starken Einstimmung auf die Gefühlswelt der Kinder. Häufig sind es Sorgenkinder, die schon sehr früh — oft in den ersten Lebenstagen — die besondere Aufmerksamkeit der Eltern erforderten. Gerade in diesen Fällen fühlen sich Eltern besonders aufgerufen, alles nur Menschenmögliche für ihr Kind zu tun. Ein ähnliches Phänomen läßt sich bei Eltern beobachten, die riesige moralische Ansprüche an sich selbst in der Erfüllung ihrer elterlichen Pflichten haben. Sei es, daß sie es besser machen wollen als die eigenen Eltern, sei es, daß sie hohe ethische und moralische Forderungen an sich stellen. In jedem dieser Fälle ist der Selbstwert der Eltern in hohem Maße an die erfolgreiche Erfüllung ihrer erzieherischen Aufgabe gebunden. Das jedoch bringt in die Interaktion eine Umkehrung der Abhängigkeiten. Das Kind ist nicht mehr nur von den Eltern abhängig (im Blick auf das reine Überleben), sondern auch die Eltern vom Kind (im Blick auf ihren Selbstwert); dieses hat die Entscheidung darüber, ob die Eltern — gemessen an ihren eigenen Maßstäben — erfolgreich sind oder nicht. Daraus erwächst Macht und Verantwortung.

Nimmt die Entwicklung einen pseudogemeinschaftlichen Verlauf, so steht die Verantwortung, die jeder jedem gegenüber erlebt, im Mittelpunkt. Vor allem, wenn die Eltern es sich zum Ziel gesetzt haben, ihr Kind zur Selbständigkeit zu erziehen, ergeben sich problematische Beziehungskonstellationen. Das Kind muß sich dann „selbständig" und „freiwillig" so verhalten, wie die Eltern es sich wünschen. Es darf den Eltern aber nicht vermitteln, daß es aus einer Abhängigkeit den Eltern gegenüber heraus handelt. Denn dann wären die Eltern in ihrem

Selbstverständnis getroffen und hätten ihre Ziele nicht erreicht. Will das Kind seiner Verantwortung den Eltern gegenüber gerecht werden, so muß es nunmehr versuchen, sich in die Eltern einzufühlen und ihre Gedanken zu lesen. Die Wirkung eines solchen Interaktionszirkels, eines solchen familiären Spiels, ist, daß niemandem mehr klar ist, wer wann aus welchen eigenen oder fremden Motiven heraus handelt. Und es wird auch unklar, wer für welche Ereignisse die Verantwortung zu tragen hat.

Dem außenstehenden Beobachter zeigt sich ein logisch auf den ersten Blick widersprüchliches Bild der familiären Beziehungsdefinitionen: Auf der einen Seite wird darum gekämpft, die Beziehung zu kontrollieren (die Macht zu gewinnen, alles zu einem nach den eigenen Maßstäben guten Ende bringen zu können), auf der anderen Seite wird darum gekämpft, sie nicht zu kontrollieren (als ohnmächtig und damit auch als unschuldig an dem, was passiert, anerkannt zu werden).

Nimmt die Entwicklung einen pseudofeindlichen Verlauf, so steht häufig eine Rachedynamik im Mittelpunkt der Interaktion. Das Kind, das sein Leben lang das Gefühl hatte, es sollte eigentlich ganz anders sein als es sich selbst erlebte (es sollte so sein, wie die Eltern es wünschten), rächt sich für die erlittenen Entwertungen durch die Entwertung der Eltern. Es läßt die Eltern — an ihren eigenen Werten gemessen — scheitern, indem es selbst scheitert. Sie erreichen ihr Ziel, „gute Eltern" zu sein, nicht.

Doch auch bei den anderen beiden Typen von Familien zeigen sich Muster, die aus der Vorstellung einer geradlingen Kausaliät resultieren und an der Aufrechterhaltung familiärer Interaktionsmuster und individueller Handlungsorientierungen beteiligt sind. In den Familien mit psychosomatischer Symptombildung scheint weniger der Versuch, ein konkretes Verhalten des anderen zu erreichen, im Vordergrund zu stehen, sondern die Vermeidung eigener Schuldgefühle. Dazu wird ebenfalls ein hohes Maß an Einfühlung praktiziert. Es wird jedoch nicht so sehr versucht, den anderen dazu zu bringen, sich in einer bestimmten Weise zu verhalten, sondern es werden die eigenen Verhaltensweisen in Frage gestellt. Während in der Familie mit schizophrener Symptombildung versucht wird, den anderen zu kontrollieren und zu trivialisieren, wird in den Familien mit psychosomatischer Symptombildung von jedem versucht, sich selbst zu kontrollieren und zu trivialisieren. Bestimmte eigene Gefühle dürfen dann nicht ausgedrückt oder in Handlungen umgesetzt werden, da sie die „Ursache" für irgendwelche negativen Reaktionen des anderen wären, die wiederum Schuldgefühle zur Folge hätten.

In den Familien mit manisch-depressiver Symptombildung wird entsprechend dem Alles-oder-nichts-Prinzip vorausgesetzt, daß Kontrolle entweder total oder gar nicht möglich ist. Mal wird die eine, mal die andere Seite gelebt.

Es ist eine etwas paradoxe Situation: Obwohl in der Geschichte der menschlichen Erkenntnis das Ursache-Wirkungs-Schema als anthropomorphes Modell auf die Natur übertragen worden ist (das ist der Grund, warum Bertrand Russell es für unwissenschaftlich erklärt), erweist es sich gerade für den Bereich menschlicher Interaktion als nicht „passend". Es wird der wechselseitigen Bedingtheit menschlicher Interaktionen nicht gerecht. Wenn es stimmt, daß Menschen in Geschichten denken, dann denken sie offenbar in erster Linie in Kriminalromanen (wenn sie nicht gerade in Liebesromanen denken). Die Suche nach dem „Täter" bestimmt nicht nur den Alltag in der Familie, sondern auch die Wissenschaft. Es sind immer irgendwelche Detektive (die „Guten"), die auf den Spuren irgendwelcher Übeltäter (der „Bösen") sind. Das gilt für das Privatleben, die Politik und auch die Wissenschaften, wo z. B. Robert Koch sich auf die Jagd nach dem Tuberkelbazillus begibt (und als wissenschaftlicher Held den Täter „dingfest" macht).

Wie sollte es da in einer durchschnittlichen Familie anders sein. Immer dann, wenn es in einer Familie zum Auftreten von Symptomen kommt, beginnt die Suche nach dem Täter, nach dem Schuldigen; eine charakteristische Form der Interaktion schleift sich ein, ein Spiel, in dem jeder befürchtet, am Schluß den „schwarzen Peter" zu behalten oder als „Sündenbock" geopfert zu werden.

Ein zweiter „epistemologischer Irrtum" muß auf die Anwendung eines simplifizierten Ursache-Wirkungs-Denkens zurückgeführt werden. Es handelt sich um die Annahme, daß ähnliche Ursachen auch ähnliche Wirkungen haben und die Quantität, in der ein bestimmtes, positiv oder negativ eingeschätztes Verhalten vollzogen wird, keinen prinzipiell verändernden Einfluß auf seine Qualität hat.

Bestimmte Formen von Akten und Unterlassungen, die sich irgendwann einmal als funktionell erwiesen haben, werden dann nicht nur einfach in einem anderen Kontext wiederholt, sondern verstärkt vollzogen. Es ist das von Watzlawick et al.[7] beschriebene Prinzip, Lösungen für Probleme nach einem Mehr-desselben-Muster zu suchen. Ein Beispiel für solch eine Lösung, die zum Problem wird, liefert die Ehefrau, welche die (aus ihrer Sicht gute) Erfahrung gemacht hat, daß ihr Mann ihr gegenüber ganz besonders liebevoll reagiert, wenn sie ihm sein Lieblingsgericht kocht („Liebe geht durch den Magen"). Wenn sie in dem genannten „epistemologischen Irrtum" verfangen ist, daß immer dann, wenn wenig gut ist, mehr besser sein muß, so besteht die große Chance, daß sie ihrem Mann nun jeden Tag sein Lieblingsgericht kocht. In diesem (zugegebenermaßen karikierten) Extremfall würde die positive Wirkung der Zubereitung des Lieblingsgerichts für die Beziehung sicher sehr schnell nachlassen. Aus dem Lieblingsgericht würde ein Brechmittel. Weniger wäre hier mehr.

In den Interaktionsregeln der untersuchten Familien zeigte sich genau dieser Mechanismus sehr häufig, unabhängig von der speziellen Symptombildung. Wenn einmal eine positive oder negative Erfahrung mit bestimmten Handlungsformen gemacht wurde, dann wurde versucht, durch noch mehr oder noch weniger desselben die positiven oder negativen Wirkungen zu verstärken. Das führte stets dann, wenn mindestens zwei Personen diesem Schema entsprechend handelten, zu Eskalationen. Auf noch mehr Abgrenzung wurde dann mit noch mehr Näheangeboten reagiert, auf den Versuch, den anderen zu verstehen, wurde mit noch mehr Sich-nicht-verstanden-Fühlen geantwortet usw.

Der grundlegende „Irrtum" besteht hier darin, die einzelnen Verhaltensweisen aus ihrem interaktionellen Kontext zu lösen. Nur so kann man auf die Idee der Maximierung kommen. Es ist eine Idee, die nicht zu der auf Gleichgewichtsprozessen basierenden Struktur lebender Systeme „paßt". Sie macht die isolierte

---

[7] Watzlawick et al. 1974.

Veränderung einzelner Variablen unmöglich, so daß jeder Versuch der Maximierung mit Gegenregulationen beantwortet wird. Das gilt für die Interaktionsprozesse ebenso wie für physiologische Abläufe.

Wenn ein Stück Torte zu essen „gut" ist, dann mag es womöglich noch „besser" sein, zwei Stücke Torte zu essen. Ab dem dritten wird es dann offensichtlich, daß mehr nicht besser ist, und beim zehnten Stück bleibt nur noch würgende Übelkeit.

Wenn man zu dick ist und Übergewicht hat, so kann eine Diät und Abnehmen „gut" sein. Ab einem gewissen Punkt jedoch verkehrt sich der Wert dieser Verhaltensweise. Noch mehr abzunehmen ist dann nicht „besser", sondern im Blick auf das Überleben gefährlich. Die anorektische Patientin liefert denn auch das Musterbeispiel für diese Form des „epistemologischen Irrtums".

Es gilt also zwischen Optimierung und Maximierung zu unterscheiden.[8] Die Unsinnigkeit der Maximierung hat häufig die ebenso tragische wie paradoxe Folge, daß gerade der Versuch des Menschen, alles „richtig" und „gut", „besser", ja „am besten" zu machen, die Bedingung für sein Scheitern ist.

5. Seltsame Schleifen der Selbst-Objekt-Differenzierung

Unterscheidungen zwischen „innen" und „außen" sind das Grundprinzip aller logischen Strukturierungen. Je nachdem, wie dieses formale Grundprinzip angewendet wird, werden bestimmte Phänomene lokalisert, d. h. unterschiedlichen Phänomenbereichen zugeordnet. „Epistemologische Irrtümer" (im Sinne Batesons) ergeben sich immer dann, wenn die Grenzbildung, die in der sprachlich-gedanklich-gefühlsmäßigen Strukturierung der Welt subjektiv vollzogen wird (Beschreibung 2. Ordnung), nicht zu den Strukturen „paßt", die durch das individuelle Verhalten in der Interaktion mit der Umwelt (Beschreibung 1. Ordnung) vollzogen werden.

Im Klartext heißt das: Pathologie ist überall dort zu beobachten, wo Menschen eine solche subjektive Selbst-Objekt-Differenzierung vollziehen, daß ein Widerspruch zu den Grenzbildungen, die in biologischen Prozessen und Strukturen impliziert sind, entsteht. Die Folge davon sind „seltsame Schleifen", Paradoxa, die ein den Regeln der zweiwertigen Logik folgendes Denken in unauflösliche Widersprüche verwickeln.

Einige Beispiele mögen dies verdeutlichen:
Vor allem bei Personen, die psychosomatische Störungen entwickeln, ist immer wieder zu beobachten, daß sie bestimmte Aspekte ihres organischen Funktionierens als nicht zu sich selbst (zu „ihrem Selbst") gehörig definieren. Im Prinzip gilt das für alle Fälle und Situationen, wo nicht mit dem Selbstideal vereinbare Gefühle abgewehrt werden müssen. Am deutlichsten wird dies bei Patientinnen, die eine anorektische Symptomatik entwickeln. Sie scheinen eine Unterscheidung zwischen sich selbst und ihrem Körper vorzunehmen. So kommt es dazu, daß Regeln, die in der Interaktion zwischen Personen durchaus sinnvoll sein können, in einem Kontext verwendet werden, wo sie ihre Sinnhaftigkeit verlie-

---
[8] Vgl. Bateson 1979.

ren. Die Patientin versucht, ihren Körper unter ihre Kontrolle zu bekommen, und gerät dadurch in eine paradoxe Situation, da — biologisch betrachtet — die Patientin und ihr Körper eine Einheit bilden: gewinnt die Anorektikerin gegen ihren Körper, so verliert sie. Der Hunger, der als etwas Fremdes bekämpft wird, wird besiegt, der Organismus als Ganzes ebenfalls. Einen Machtkampf gegen sich selbst zu gewinnen, gewährleistet die Niederlage. Es ist eine autodestruktive selbstbezügliche Schleife, in der die Patientin immer dann subjektiv das Gefühl des Sieges erlebt, wenn die um sie besorgten Mitmenschen feststellen, daß es ihr „schlechter geht".

All dies läßt sich am leichtesten als Folge eines „epistemologischen Irrtums" verstehen, durch den im subjektiven Weltbild ein Aspekt der menschlichen Natur (z. B. die Sexualität) aus der Ganzheit menschlicher Bedingungen ausgegrenzt wird, der essentiell für die Organisation des Menschen ist (d. h. ein lebensnotwendiger Prozeß oder Bestandteil des Gesamtorganismus).

Alle von der Psychoanalyse beschriebenen Merkmale neurotischer Strukturierung und Psychodynamik lassen sich als Ergebnis der zwangsläufig aus solchen paradoxen Innen-außen-Unterscheidungen resultierenden Widersprüche erklären.

Eine zweite Form der Bildung seltsamer Schleifen kann sich aus einer spezifischen Form der Selbst-Objekt-Differenzierung ergeben, wenn der Beziehungsaspekt solcher Definitionen nicht berücksichtigt wird bzw. eine Rollendefinition von den in ihr implizierten Beziehungsdefinitionen losgelöst gehandhabt wird.

Ein Beispiel:
Eine anorektische Patientin ist offensichtlich mit den Verhaltensweisen ihrer Mutter nicht einverstanden. Sie kritisiert sie andauernd und versucht ständig, sie zu ändern; sie macht ihr Vorhaltungen und sagt ihr, was sie zu tun hat. Befragt, was denn ihr Ziel sei und wie sie ihre Mutter denn gerne hätte, antwortet sie: „Ich möchte, daß meine Mutter eine richtige Mutter wird." Und woran erkennt man eine „richtige Mutter"? Antwort: „Eine richtige Mutter läßt sich von ihrer Tochter nicht sagen, was sie zu tun hat!" Die Paradoxie, die entsteht, dürfte deutlich sein: Macht die Mutter nicht, was die Tochter will, so macht sie, was die Tocher will, d. h. daß sie macht, was die Tochter nicht will usw...

„Mutter" und „Tochter" sind in diesem Falle eben keine Selbst- bzw. Objekt-Definitionen, die losgelöst voneinander existieren. Die Definition von „Mutter" impliziert die Beziehung zu einem „Kind" (also z. B. auch zu einer Tochter). „Tochter" impliziert die Beziehung zu einem Elternteil (also z. B. zu der Mutter). Was immer Mutter oder Tochter in der Beziehung tun, ist ein Aspekt ihrer Beziehung und insofern selbstbezüglich. Eine Tochter, die versucht, ihre Mutter zu verändern, stellt sich hierarchisch über sie; ist es ihr explizites Ziel, die Mutter dazu zu bringen, die hierarchisch übergeordnete Position einzunehmen, so entsteht eine selbstverneinende Schleife: Mutter oder Tochter sind in der Hierarchie immer gerade dann oben, wenn sie sich unten befinden. Das ganze mündet zwangsläufig in ein Spiel, das der Mechanik einer simplen Türklingel (siehe oben) folgt.

Entstehen kann eine solche seltsame Schleife aber nur — das muß betont werden — auf dem Boden der zuvor erwähnten epistemologischen Irrtümer, welche die Möglichkeit der Kontrolle in der Interaktion lebender Systeme suggerieren.

Nicht immer stellt sich diese Prämisse in einem Machtkampf dar. Sehr häufig imponiert sie phänomenologisch vielmehr in einer Form der gegenseitigen Identifikation, der Überinvolviertheit, Überverantwortlichkeit und einer hohen Bereitschaft, Schuldgefühle zu entwickeln. Wie in dem Beispiel der Tochter, die ihre Mutter zu einer „guten Mutter" machen will, entsteht immer dann solch ein problematischer Interaktionszirkel, wenn die Interaktionspartner bzw. ihr Befinden oder Verhalten in die jeweiligen Selbstdefinitionen einbezogen wird.

Ein weiteres Beispiel zur Illustration:
Frau E. leidet seit etlichen Jahren an Migräne und gelegentlichen Depressionen. Ihr Mann wird seit einiger Zeit von Magengeschwüren geplagt. Während einer Therapiesitzung berichtet Frau E. über ein Gespräch mit ihrem Mann, in dem sie ihm gezeigt habe, daß es ihr „schlecht" gehe: „Nach dem Gespräch ging es mir eigentlich *ganz* schlecht, weil ich dann ein schlechtes Gewissen hatte, weil er mir gesagt hatte, er komme so schlecht damit zurecht, daß es mir schlecht geht. (...) Und dann habe ich eine Sache praktiziert, ich habe versucht, *versucht!*, gar nichts mehr an Gefühlen zu zeigen, und ... die Migräne ist wieder da, und dicke!"

Der Ehemann bestätigt diesen Ablauf als typisch für die Interaktion der beiden. Auch er lebt nach einer Spielregel, in der seine Selbstwahrnehmung an die Wahrnehmung des anderen gekoppelt ist. Die Folge davon ist eine Eskalationsdynamik, die sich mit den Worten des Ehemannes folgendermaßen beschreiben läßt: „Ich glaub' schon, daß das so ein Spiegeleffekt ist, nicht wahr. Zwei Spiegel gegeneinander, und da sieht man da einen, und da guckt der rein, sieht sich auf der anderen Seite, und so geht die Reihe immer weiter bis nach hinten ... So könnte man das auch sehen: dem einen geht's schlecht, weil's dem anderen schlecht geht, und dem geht's wieder schlecht, weil er das Gefühl hat, ihm geht's schlecht, weil's dem anderen schlecht geht oder irgendwie so. Wenn ich das positiv ausdrücken darf, so würde ich sagen, ich wäre zufrieden, wenn ich wüßte, daß meine Frau im gegenwärtigen Zustand glücklich ist."

Was in solchen Interaktionszirkeln zu beobachten ist, kann als das Ergebnis einer spezifischen Form der Selbst-Objekt-Differenzierung betrachtet werden, die zu einer Selbstreferenz, einem unendlichen Regreß des Sich-ineinander-Spiegelns führt. Psychologisch gesehen werden solche Phänomene im allgemeinen als eine „Störung" der Selbst-Objekt-Abgrenzung charakterisiert. Ihre logische Struktur erweist sich jedoch nur dann als pathologieträchtig, wenn zwei solcher Personen mit aufeinander bezogenen Selbstdefinitionen zusammentreffen.[9]

6. Der imaginäre Interaktionspartner „Krankheit"

Alle Verhaltensweisen, alle körperlichen Zustände, denen der Status des Symptoms zugeschrieben wird, ändern ihre interaktionelle Bedeutung. Werden sie als

---
[9] Auch die Verknüpfung des Selbstwertes von Vater und Sohn der Familie A., die oben ausführlich erörtert worden ist, folgt einem solchen Muster.

Ausdruck von „Krankheit" bewertet, so ist damit ein Kontext markiert, in dessen Rahmen das Individuum keine Verantwortung für seine Verhaltensweisen und den Zustand seines Körpers trägt. Es ist ein Kontext, in dem Verhalten nicht mehr als Handlung angesehen wird. Es unterliegt nicht mehr dem — bis dahin stillschweigend vorausgesetzten — freien Willen, es steht nicht in der Entscheidung des Subjekts.

Eine solche Beurteilung und Bewertung von Verhalten hat weitreichende Implikationen für die Interaktionen, die Beziehungen und die Affektivität in einer Familie. Ihre Spielregeln schreiben für die Behandlung von Kranken etwas anderes vor als für die Behandlung von Gesunden. Ob also eine Person als „krank" oder „gesund" in einer Familie beschrieben wird, hat weitreichende Konsequenzen für die Handlungen seiner Angehörigen.

Eine Verhaltensweise, die von den Normen der Familie abweicht, wird normalerweise als „aktiv" und „schlecht" kategorisiert; sie kann dabei als „stark" oder „schwach" angesehen werden. In der Regel wird — altersabhängig, mit Annäherung an das Erwachsenenalter immer mehr — derjenige, der eine solche Verhaltensweise zeigt, als eigenverantwortlich betrachtet. Er hat für das, was er tut oder läßt, geradezustehen. Ab einem gewissen Alter wird er — gesellschaftlich definiert und juristisch festgeschrieben — als „schuldfähig" betrachtet.

Auf abweichendes Verhalten wird im Familienkreis meist nicht anders reagiert als in den dafür zuständigen gesellschaftlichen Institutionen. Wird der „Übeltäter" als eigenverantwortlich und schuldfähig angesehen, so hängt es meist davon ab, ob seine Verfehlung als Ausdruck von „Schwäche" (mangelnde Fähigkeit, der Versuchung zu widerstehen etc.) oder „Stärke" (bewußte Mißachtung der Regeln, mangelnde Unterordnung) interpretiert wird. Impliziert ist in dieser unterschiedlichen Einschätzung auch eine bestimmte Form der Beziehungsdefinition. Im ersten Fall ist derjenige, der die Abweichungen zeigt, unterlegen, im zweiten Fall überlegen. Im allgemeinen wird dann auch versucht, korrigierend und sozial kontrollierend einzugreifen: durch Hilfe oder Strafe.

Juristisch mag es zwar so sein, daß jeder strafmündige Bürger für seine Handlungen selbst zur Verantwortung gezogen wird; für die Eltern, deren Kinder irgendwelche Formen abweichenden Verhaltens zeigen, ist es in einer Zeit, da psychologische Theorien über die „Schäden", die durch eine „falsche" Erziehung gesetzt werden können, nicht so einfach, ihr Kind als eigenverantwortlich zu sehen. Innerhalb eines solchen Deutungsrahmens, besteht die große Wahrscheinlichkeit, daß alles, was ein Kind — und sei es auch schon längst erwachsen — tut, „auf die Eltern zurückfällt". Sie sind also im Zugzwang, sie haben in gewissem Maße die Verantwortung für das Verhalten ihrer Kinder, obwohl sie es nicht unter Kontrolle haben können. Dieses Dilemma kennzeichnet die emotionale Situation von Eltern, es bestimmt ihre Versuche der Erziehung, der Beeinflussung ihrer Kinder.

Sobald ein Kind (und jeder, der lebt, ist Kind) auffällige Verhaltensweisen zeigt, beginnt also — ganz im Sinne eines geradlinig-kausalen Denkens — die Suche nach dem Täter, nach dem Schuldigen. Entweder derjenige, der dieses abweichende Verhalten zeigt, ist selbst der Täter (= „stark"), dann löst er eher in seiner Umwelt Angst aus. Auf der Beziehungsebene wird dann versucht, ihn zu dominieren, um damit seine „Stärke" zu neutralisieren. Oder aber diejenigen, die ihn „zu dem gemacht haben, was er ist" (d. h. die Eltern), werden als die Täter angesehen, er selbst als Opfer. In diesem Falle muß er dann „gerettet" werden, aus den Klauen der Täter befreit. Sie sind dann die „Aktiven", „Starken" und „Bösen", er selbst der „Gute", „Passive" und „Schwache".

Folge dieser geradlinig-kausalen Interpunktion ist, daß auf jeden Fall immer einer der Schuldige, der Täter, und einer das unschuldige Opfer ist.

Für die an diesem „Schwarzer-Peter-Spiel" Beteiligten ist die Frage des Gewinnens oder Verlierens von existentieller Bedeutung: ihr Selbstwert und ihre Identität hängen in hohem Maße davon ab, ob sie als handelnde Subjekte ihren selbstgesetzten Werten gerecht werden bzw. geworden sind. Wann immer in einer Familie ein Mitglied sozial unerwünschte Verhaltensweisen zeigt, besteht die große Gefahr, daß sich ein Nullsummenspiel entwickelt, in dem nur einer gewinnen kann.

In dieser Situation bietet das Konstrukt „Krankheit" einen Ausweg, der eine für alle Beteiligten akzeptablen Kompromiß ermöglicht. Wird eine Verhaltensweise als „krank" etikettiert, so ist damit eine Kontextmarkierung vollzogen, die von vornherein die Frage nach „gut" oder „schlecht" ausklammert. Sobald jemand „krank" ist, ist er per definitionem nicht für seine Symptome verantwortlich. Es ist vielmehr „die Krankheit", die „schuld" ist an dem, was er tut. Der „Kranke" ist in bezug auf sein Symptomverhalten nicht mehr handelndes Subjekt, nicht mehr Täter. Er ist wiederum Opfer, nicht mehr „aktiv", sondern „passiv". Aber in diesem Falle sind es nicht die Eltern oder irgendwelche anderen, greifbaren Interaktionspartner, sondern die „Krankheit", die „stark" und „aktiv" und „schlecht" ist. Sie ist der Täter, der Gegner, dessen Bekämpfung alle vereinen und alle von Schuld freisprechen kann.

Diesem auf den ersten Blick unübersehbaren Vorteil des Krankheitskonzeptes für die Interaktion in Familien steht — so zeigt die Beobachtung der hier untersuchten Familien — ein großer Nachteil entgegen. Sobald ein Familienmitglied als „krank" etikettiert worden ist und seine Verhaltensweisen stets als Symptome gedeutet werden können, ergibt sich die Gefahr der Chronifizierung. Alle Konflikte und Interessengegensätze, deren Aushandlung normalerweise die Entwicklung der Familie im Laufe des Lebenszyklus bestimmt, können ihrer die gemeinsame (Ko)evolution der Familienmitglieder leitenden Funktion nicht mehr gerecht werden. „Die Krankheit" als Außenfeind wirkt als die große Versöhnerin der Familie, da alle Verhaltensweisen, die zu gegenseitiger Abgrenzung führen könnten, als Symptome entwertet werden können.

Was immer ein als krank definiertes Familienmitglied macht, es kann stets entsprechend zweier Deutungsrahmen interpretiert werden: als Handlung oder als Symptom. Was auf der ersten Ebene dazu angetan sein könnte, eine Beziehung zu definieren, Emotionen auszudrücken, eine Grenze zu bestimmen etc., verliert diese Bedeutung automatisch, wenn es als Symptom interpretiert wird. „Krankheit" führt so auf einer faktischen Ebene zur Unentscheidbarkeit innerhalb des zweiwertigen Systems von Wahrheit und Unwahrheit. So ist „die Krankheit" denn auch der große Tröster, der gegenseitige Kränkungen ungeschehen macht. Alles was der „Kranke" sagt, ist zwar gesagt, aber seine Bedeutung ist niemals klar. Es bleibt stets uneindeutig, ob es auch „wirklich" so gemeint ist. Das Analoge gilt nach kurzer Zeit auch für die Verhaltensweisen der Angehörigen: für den Patienten ist nie klar, ob ihre Verhaltensweisen, ihre Äußerungen „therapeutisch" oder „ehrlich" gemeint sind. Eine derartige Unentscheidbarkeit aller Handlungen in einem Interaktionssystem führt dazu, daß sich die konsensuelle Wirklichkeit verwischt. Und letztlich ist nichts mehr veränderbar, weil das einzige „handelnde Subjekt", das übrig geblieben ist, „die Krankheit" ist. Sie ist nahezu allmächtig, unberechenbar und nur wenig beeinflußbar. Wer unter ihr leidet, ist — dazu „passend" — ohnmächtig und hilflos, er kann nichts tun, nichts verändern.

Alles in allem — das dürfte der entscheidende Punkt sein — erfüllt „die Krankheit" als *imaginärer Interaktionspartner* dieselben Funktionen, welche die *imaginäre Zahl i* in den am Anfang dieser Untersuchung dargestellten Gleichungen erfüllt; sie ermöglicht es, dort weiter zu „rechnen", wo das Gleichungssystem, durch das Menschen ihre Realität errechnen, Gefahr läuft, sich in Paradoxien zu verstricken. Ob es die „Krankheit" wirklich gibt oder nicht, spielt keine Rolle: wenn man so tut, *als ob* es sie gäbe, ergeben sich neue Konstellationen, die alle Widersprüche auflösen.

Konkret bedeutet dies, daß es dem Patienten und seinen Angehörigen durch das Konzept der „psychischen Krankheit" ermöglicht wird, den Bedingungen ihrer organismischen Organisation entsprechend ihre Ambivalenzen zu leben, ohne ihr epistemisches System, das auf den Prämissen einer zweiwertigen Logik und einer geradlinigen Kausalität beruht, in Frage stellen zu müssen.

B. Konsequenzen für die Therapie

1. Therapie: Veränderung der System-Umwelt-Beziehung

Jede körperliche wie auch psychische Symptombildung kann als Ausdruck einer bestimmten System-Umwelt-Beziehung erklärt und verstanden werden. (Über)-leben, Kranksein, Gesundsein ist immer ein Aspekt dieser Beziehung, der gelungenen oder bedrohten Anpassung. Das heißt aber, daß Therapie stets auf die Veränderung dieser System-Umwelt-Beziehung abzielen muß.

Jede Beziehung wird verändert, wenn (zumindest) eines der beteiligten Elemente verändert wird. So bieten sich denn mehrere Möglichkeiten, therapeutisch zu intervenieren. Man kann versuchen, auf seiten des Patienten etwas zu verändern, auf seiten der Umwelt, oder auch auf beiden Seiten. Welche Seite er zu wählen hat, steht meist nicht im Belieben des Therapeuten; in der Regel sind die Möglichkeiten dazu sehr verschieden. Im medizinischen Modell wird im allgemeinen der Patient als „gestörtes System" betrachtet und überwiegend auf seiner Seite interveniert (Beispiel: Chirurg). Die Umwelt kann oder muß in solchen Fällen (pragmatisch betrachtet) als mehr oder weniger konstant angesehen werden. Aber das ist keineswegs die durchgängige Regel. Manchmal verändern Ärzte auch die Umwelt, um Weiterleben zu ermöglichen.

Ein Beispiel mag dies verdeutlichen: Ein Kind, das mit einem Immundefekt geboren wird, stirbt ziemlich schnell an einem banalen Infekt. Um es am Leben zu halten, muß man ihm eine künstliche, keimfreie Umwelt schaffen. Die Bilder solcher Kinder, die in einem Zelt isoliert in einer sterilen Welt leben, sind vielfach publiziert worden. In einer solchen Zeltwelt ist das Kind angepaßt. Hier war eine Veränderung der Umwelt die einzig mögliche Form des Lebenserhalts.

Auch im Falle psychischer und psychosomatischer Symptombildungen stellt sich also die Frage, wo am sinnvollsten durch den Therapeuten interveniert werden kann.

Wenn man — wie im Rahmen dieser Studie getan — die Entwicklung individueller Symptome vor dem Hintergrund bestimmter Wirklichkeitskonstruktionen erklärt und versteht, so muß auch dies unter dem Aspekt der System-Umwelt-Anpassung gesehen werden.

Jeder Mensch folgt in seinen (Über)lebensstrategien bestimmten Spielregeln, d. h. deskriptiven und präskriptiven Regeln. Offenbar gibt es Regeln, deren Anwendung die Wahrscheinlichkeit, psychisch oder psychosomatisch zu erkranken, erhöht. Dies kann zum einen daher rühren, daß sie zwar zur sozialen Umwelt passen, nicht jedoch zum biologischen System (d. h. sie sind angesichts der genetisch vorgegebenen Organisations- und Funktionsprinzipien des Organismus nicht bekömmlich), zum anderen daher, daß sie nicht zur gegebenen Umwelt passen, obwohl sie für den Organismus ausgesprochen wohltuend sind. Im ersten Fall dürften sich eher psychosomatische Symptombildungen zeigen, im zweiten abweichendes Verhalten.

Die meisten psychotherapeutischen Methoden zielen darauf ab, den Patienten zu verändern. Als ihr gemeinsames (wenn auch nicht immer explizit so benanntes) Ziel kann die Veränderung der Wirklichkeitskonstruktion des Patienten gesehen werden. Im Verlaufe der Therapie soll er eine neue, alternative Realität, ein neues Bild von sich und seinen Mitmenschen konstruieren, das für ihn organisch und sozial besser verträglich ist. Er soll neue (Über)lebensstrategien entwickeln, die ihm Beziehungs- und Handlungsoptionen eröffnen, welche ihm zuvor aufgrund seiner früheren Wirklichkeitskonstruktion verschlossen waren. Auch sie müssen zu seiner Umwelt passen, wenn die Therapie erfolgreich sein soll.

Die alltägliche soziale Umwelt des Patienten, mit der er in direkte Interaktion tritt, bilden die Menschen, mit denen er zusammenlebt und die für ihn affektiv wichtig sind. Dabei ist es von geringer Bedeutung, ob sie für ihn affektiv wichtig werden, weil er mit ihnen zusammenlebt (am Arbeitsplatz zum Beispiel), oder ob er mit ihnen zusammenlebt, weil sie affektiv für ihn wichtig sind (in der Familie zum Beispiel). Zu dieser Lebenswelt passen die kognitiven Strukturen des Patienten irgendwie. Die Tatsache, daß er bislang überlebt hat, beweist dieses Passen. Die Krankheit allerdings signalisiert, daß diese Anpassung gefährdet ist. Das Individuum befindet sich in einer Krise, in der interne strukturelle Veränderungen nötig werden, wenn seine Kohärenz und damit sein (physisches oder soziales) Überleben gewährleistet werden soll, oder aber externe Veränderungen in der Umwelt. Der Psychotherapeut versucht durch seine Form der Interaktion mit dem Patienten, derartige interne Entwicklungsprozesse zu induzieren. Hier unterscheidet er sich nur wenig vom biologisch orientierten Psychiater, der ebenfalls eine Veränderung auf seiten des Patienten durch die Gabe von Psychopharmaka etc. zu erzielen sucht.

Das Gegenbild zu diesem Modell stellt der Bau von Asylen, Irrenhäusern oder auch sogenannten „beschützenden Einrichtungen" dar. Es wird eine Umwelt konstruiert, die zu den Verhaltensweisen der Patienten paßt. Die Institutionen einer solchen Alternativwelt können verschieden möbliert und ausgestattet sein und nahezu an allen Stellen des Spektrums zwischen humanen und inhumanen Strukturen angesiedelt sein. Dies macht den Unterschied zwischen Verwahr- und Sozialpsychiatrie. Der gemeinsame Nenner von Behindertenwerkstatt und Anstalt aber ist, daß in beiden die Umwelt des Patienten so strukturiert wird, daß sie dem Verhalten des Patienten „gerecht" wird. Die Kriterien dieses Gerechtwerdens sind natürlich sehr unterschiedlich und hängen von der Position und den Werten des Beobachters ab. Geht es ihm um die Bewahrung oder Herstellung der öffentlichen Ordnung, so wird dem „verrückten" Verhalten eines Menschen seine Ausgrenzung am ehesten gerecht. Geht es ihm um Fürsorge, so wird er ihn in eine beschützende Einrichtung überweisen. Das sind natürlich Unterschiede, die für alle Beteiligten Unterschiede machen. Auch der „psychoedukative" Umgang mit den Angehörigen psychisch Kranker gehört zu den Maßnahmen, die einen Wandel im Lebensmilieu des Patienten anstreben.

Es gibt auch Möglichkeiten, auf beiden Seiten der System-Umwelt-Beziehung Veränderungen anzustreben, wenn z. B. eine Psychopharmakabehandlung mit dem Bau von Nachsorgeeinrichtungen oder auch einer intensiven Angehörigenarbeit kombiniert wird. In diesen Fällen wird aber die Psychiatrisierung des Patienten festgeschrieben. Die Krankheit als imaginärer Interaktionspartner wird zum Familienmitglied, der Psychiater wird zum Verbündeten im Kampf gegen ihn. Damit ist in der System-Umwelt-Beziehung (d. h. der Beziehung des Patienten zu seiner sozialen Umwelt) von außen eine Beziehungsdefinitionen vorgenommen worden. Der Patient erhält einen Kind- oder Behindertenstatus, und die Eltern und Angehörigen werden demgemäß nie aus ihrer Rolle und der damit verbundenen Verantwortung für „ihren" Patienten entlassen. Die Ambivalenz zwischen Trennungs- und Bindungswünschen wird so zugunsten der Bindung, die Unsicherheit über die Wirklichkeit zugunsten der „harten Realität" entschieden.

Die „Krankheit" wird als ein Teil dieser Realität gehandhabt, der man mehr oder weniger machtlos gegenüber steht. Die Beziehungen in der Familie verlieren einen großen Teil ihrer Entwicklungsfähigkeit, ihre Strukturen „chronifizieren", und die Spiele, die gespielt werden, werden Spiele ohne Ende.

Einen anderen Weg versucht die sogenannte „systemische Therapie" zu gehen, die ebenfalls bemüht ist, die System-Umwelt-Beziehung durch Einwirkungen auf beiden Seiten zu beeinflussen. Sie definiert nicht den Patienten als zu behandelndes System, sondern die Gesamtheit der für den Patienten affektiv relevanten Personen (es macht aber im Prinzip keinen Unterschied, ob vom Patienten und seiner Umwelt oder aber vom symptomproduzierenden bzw. -determinierten System und seinen Elementen gesprochen wird). Ihr Ziel ist es, die Spielregeln dieses Systems zu verändern, d. h. die deskriptiven Regeln, nach denen die Mitglieder dieses Systems die Welt beschreiben, und die präskriptiven Regeln, die ihr Handeln leiten.

Der Therapeut wird dabei als ein Teil der Umwelt des Systems gesehen, sein Handeln leitet sich aus systemtheoretischen und kybernetischen Konzepten ab, was zu einigen Änderungen über die Grundannahmen therapeutischen Handelns führt.

2. Der Therapeut als „Störer"

Der Therapeut hat als Teil der Umwelt des Patienten oder auch eines größeren sozialen Systems (z. B. einer Familie) nur wenige Möglichkeiten, direkt etwas innerhalb der sich autonom erhaltenden kognitiven Strukturen (im weiten Sinne) des Patienten, der Familienmitglieder oder auch der Familie als Ganzem zu verändern. Seine Macht ist begrenzt; zwischen lebenden Systemen sind nun einmal instruktive Interaktionen nicht möglich. Dennoch bestimmt der Therapeut die Lebensbedingungen des Patienten und seiner Angehörigen mit (allerdings nur solange er mit ihnen etwas zu tun hat, d. h. solange ein therapeutisches System besteht). Die einzige Möglichkeit, die er hat, besteht darin, das Weltbild des Patienten/der Familie zu bestätigen oder in Frage zu stellen (zu „stören").

Realität ist immer sozial ausgehandelt, konsensuell validiert. Solange eine Therapie (ob mit Einzelpersonen oder Familien) stattfindet, sind Therapeut und Patient(en) in einen solchen Einigungsprozeß verwickelt, in dem sie sich gegenseitig hin und her wenden (die „Konversation" im Sinne Maturanas), sich gegenseitig verstören, ihre Strukturen verändern (oder auch nicht) und schließlich eine neue Eigenstruktur, eine neue Form der Homöostase finden.

Die Macht des Therapeuten ist begrenzt. Er kann sehr wohl sehen und beobachten, durch welche Verhaltensweisen, durch welche Sichtweisen ein Patient sich selbst in Schwierigkeiten bringt. Er kann dies jedoch nicht direkt ändern. Seine Patienten sind operationell geschlossene, autonome Systeme. Was er ändern kann, das sind die Aspekte der Umweltbedingungen, die durch sein Handeln gegeben sind.

Er kann die Bestätigung eines bestehenden Weltbildes verweigern oder dieses Bild herausfordernd in Frage stellen. Er kann die Rückkopplungsschleifen, die aus den Vorannahmen über die Welt selbsterfüllende Prophezeiungen machen, durchtrennen und so dem/den Patienten zu neuen Erfahrungen verhelfen.

Der (sprachliche) Dialog mit dem Patienten ist ein Weg dazu, aber nicht der einzige, womöglich auch nicht der beste. In dem oben erwähnten Beispiel des Mannes, der in die Hände klatscht, um die gefürchteten Elefanten zu verscheuchen, hilft es wenig, darüber zu sprechen, daß da in Wirklichkeit keine Elefanten kommen. Solange dieser Mensch in die Hände klatscht, hat er keine Chance, die deskriptive Regel, daß überall Elefanten lauern, zu falsifizieren. Solange er Angst vor Elefanten hat, ergibt sich als subjektiv logische Folgerung die präskriptive Regel, daß er in die Hände klatschen muß, um sie zu verscheuchen.

Eine Therapie dieses „Zwangs" kann auf sehr unterschiedlichen Wegen erfolgen. Der unorthodoxeste wäre sicherlich, dem Patienten zu zeigen, daß auch sein Händeklatschen nicht gegen Elefanten hilft (aber wo bekommt man als Therapeut Elefanten her). Außerdem würde der Patient wahrscheinlich irgendein anderes Symptom an die Stelle des Händeklatschens setzen (z. B. nicht mehr aus dem Hause gehen).

Ein zweiter Weg wäre, den Patienten irgendwie dazu zu bringen, dem Therapeuten zu vertrauen, so daß er dessen Aussage Glauben schenkt, es kämen keine Elefanten. Im Erleben einer solchen Beziehung könnte er dann das *Vertrauen* zur Welt aufbauen, das ihm bislang gefehlt und dessen Fehlen ihn dazu gebracht hat, paranoide Absicherungsmaßnahmen für sich zu wählen. Aber die Installierung einer solchen Vertrauensbeziehung liegt nicht in der Macht des Therapeuten, er kann die Beziehung nicht einseitig definieren (und die Erfahrung spricht dafür, daß Leute, die durch Händeklatschen alle möglichen Elefanten zu verscheuchen suchen, nicht so leicht anderen Menschen ihr Vertrauen schenken, sondern sich lieber auf ihre eigenen Fähigkeiten, Probleme zu lösen, verlassen; d. h. in der Beziehung zum Therapeuten manifestiert sich das Problem). Eine solche Form der Therapie würde auf jeden Fall sehr lange dauern, und es wäre nicht nur möglich, sondern sogar wahrscheinlich, daß der Patient in der Beziehung zum Therapeuten seine Vorerfahrungen bestätigt fände (d. h. er vertraut nicht und wird sich dann irgendwann dafür gratulieren, weil es bestimmt zu unrecht gewesen wäre, wenn er es getan hätte).

Ein dritter Weg wäre, nach den Gründen dieser tiefverwurzelten Angst vor Elefanten zu suchen und sie zu bearbeiten, d. h. die *Einsicht* zu vermitteln, daß eine einstmals verständliche affektive Reaktion ihre Sinnhaftigkeit verloren hat. Die Befreiung von den emotionalen Mustern der Vergangenheit eröffnet die Möglichkeit, irgendwelche Elefanten, ob sie nun kommen oder nicht, nicht mehr als Bedrohung erleben zu müssen: alles Klatschen würde überflüssig. Dazu wäre es aber nötig, dem Patienten zu vermitteln, daß seine Angst heute nicht nur etwas mit seiner Angst früher zu tun hat, sondern sogar mehr mit seiner Angst früher als den Elefanten heute. Gelingt der Konsens über diese Prämisse, so mag dies ein Weg sein, das Händeklatschen zu vergessen — vielleicht sogar die Elefanten.

Ein vierter, — „systemischer" — Weg wäre, dem Patienten die Hände festzuhalten, so daß er sieht, daß auch ohne Händeklatschen keine Elefanten kommen. Dies wäre ein Beispiel dafür, wie der Therapeut eine selbstbestätigende Schleife innerhalb der Wirklichkeitskonstruktion eines Symptomträgers „stören" kann. Der Unterschied zu den anderen Therapiemodellen, die zuvor (zugegebenermaßen sehr oberflächlich) skizziert worden sind, liegt darin, daß hier der Therapeut keine positiv definierten Ziele (Vertrauen, Einsicht) im Blick auf das Verhalten des Patienten hat. Er hat kein Bild davon, was der Patient erreichen sollte; er hat lediglich Hypothesen darüber, welche operativen Schleifen „verstört" werden sollten.

Er sieht rekursive Schleifen in den kognitiven Prozessen des oder der Patienten bzw. der Interaktion; sie sind geschlossen und erhalten deshalb autonom ihre Stabilität, ihre Eigenstruktur. Solange die Wirkung des Händeklatschens seine Prämissen bestätigt, kann es keine Veränderungen und Entwicklungsprozesse geben. Hält ein Therapeut dem Patienten die Hände fest (oder ohne Therapeut: bricht sich der Patient den Arm und kann wegen eines Gipsverbandes nicht in die Hände klatschen), so erfährt er am eigenen Leibe, welche Wirkung das Unterlassen des Händeklatschens hat. Er kann so eine bis dahin für ihn gültige subjektive „Wahrheit" aufgeben, seine kognitiven Strukturen können sich weiterentwickeln.

Hat ein Mensch die Erfahrung gemacht, daß seine Vorannahmen über die Welt nicht stimmen, so kann er sein Verhalten ändern. Ändert ein Mensch sein Verhalten, so kann er seine Vorannahmen über die Welt ändern. Therapeutisch bieten sich also zwei Möglichkeiten, Änderungen auf seiten des (oder der) Patienten zu induzieren. Entweder man versucht, die Vorannahmen über die Welt (die deskriptiven Regeln) in Frage zu stellen, oder aber die Verhaltensweisen (die präskriptiven Regeln). Auf welcher dieser Ebenen man auch immer als Therapeut wirksam wird, es hat Folgen für die jeweils andere.

Der Vorteil einer Definition von Therapie als „Störung" liegt darin, daß sie den Charakteristika zwischenmenschlicher Beziehungen besser zu entsprechen scheint als die Vorstellung, der Therapeut könne positiv definierte Veränderungen des Patienten in der Therapie erreichen. Die Unmöglichkeit instruktiver Interaktionen verhindert, daß dies jemals gelingen kann. Zwischenmenschliche Macht resultiert aus der Möglichkeit zur destruktiven Interaktion. Diese Macht kann der Therapeut nutzen, indem er die innere Logik der Organisation des Patientensystems (sei es eines Individuums oder einer Familie) „verstört" und eine Krise induziert.

Wenn ihre alten Wahrheiten nicht mehr gelten, können von lebenden Systemen neue Informationen und neue Strukturen entwickelt werden. Der Therapeut hat die Möglichkeit, diese Wahrheiten aktiv oder passiv zu negieren. Er kann sie durch seine Methode direkt herausfordern und ihre Unangepaßtheit evident werden lassen; er kann sie aber auch passiv negieren, indem er sich seinen Teil denkt und Konfrontation vermeidet. Doch diese Form der passiven Negation hat relativ wenig „störende" Potenz und muß deshalb in bezug auf die Induktion von Veränderungen beim Patienten als weniger erfolgversprechend erachtet werden. Die passive Negation einer Spielregel leistet zwar nichts für ihre Fortführung, behindert sie aber auch nicht.

Dies mag als ein Argument für aktive Therapiemethoden dienen. Den Patienten zu verstehen oder seine Verhaltensweisen zu erklären, ist noch keine Therapie. Erst wenn so mit ihm interagiert wird, daß er sich neue Spielregeln für sein Leben sucht, kann deshalb von Therapie gesprochen werden. Das ist der Fall, wenn er Akte, die er bislang unterlassen hat, vollzieht und Unterlassungen, die er bislang vollzogen hat, unterläßt.

Für die im Rahmen dieser Studie untersuchten Patienten und ihre Familien stellt sich die Aufgabe der Therapie folgendermaßen dar: Wo immer die Familien in einer „verhärteten" Realität leben, muß in der Therapie versucht werden, diese „Härte" der präskriptiven und deskriptiven Regeln zu stören; wo immer sie in einer „erweichten" Realität leben, muß versucht werden, ihre „Weichheit" zu stören.

Auf einen Nenner gebracht: die epistemischen „Irrtümer", die aus der Verwechslung von Logik und Leben, von Sprache und Erfahrung resultieren und als Hintergrund der Symptombildung gesehen werden können, müssen in Frage gestellt, neue „Wirklichkeiten" ausgehandelt und neue Handlungsoptionen eröffnet werden.

Anhang

Anhang: Beziehungsdiagnose/Handlungsorientierung

Laufende Nr. _____

Name (Familie/Person): _____ Skalierung:
Therapeut: _____ 2 = Akte
Einschätzer: _____ 1 = Akte und
Sitzung Nr./am: _____   Unterlassungen
  0 = Unterlassungen

1. Kommunikationsstil

bestä-   2
tigend   1
         0
         0   1   2
         disqualifizierend

2. Beziehungsdefinitionen

ein-   2
deutig   1
         0
         0   1   2
         uneindeutig

3. Interindividuelle Grenzen

schlie- 2
ßend   1
         0
         0   1   2
         öffnend

4. Generationengrenzen

schlie- 2
ßend   1
         0
         0   1   2
         öffnend

5. Außengrenzen der Familie

schlie-
ßend

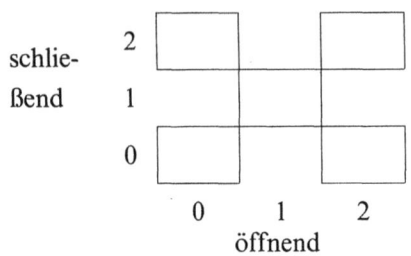

öffnend

6. Kohäsion

zentri-
fugale
Tendenz

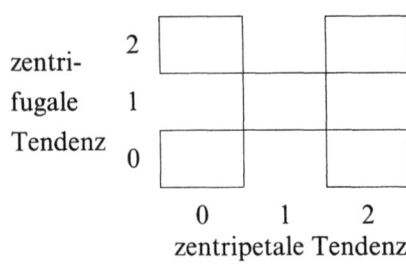

zentripetale Tendenz

7. Konfliktverhalten

herauf-
spie-
lend

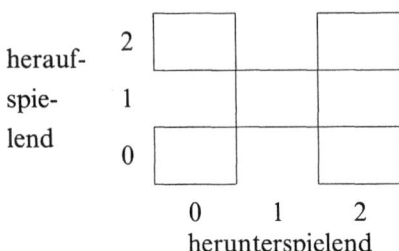

herunterspielend

8. Orientierung an ... Zielen

eigenen

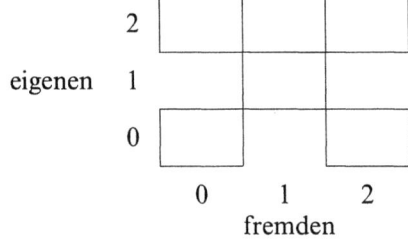

fremden

9. Beziehungsformen

komple-
men-
tär

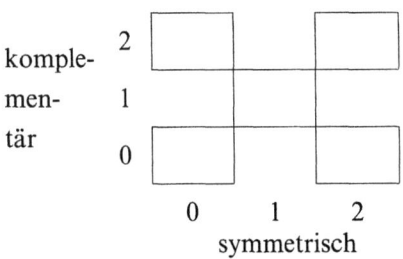

symmetrisch

10. Bewertung als Person

ab-
wer-
tend

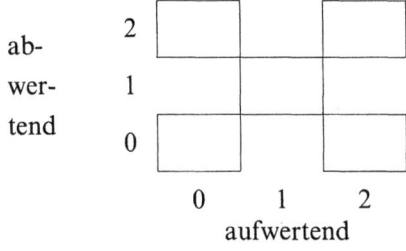

aufwertend

11. Ausdruck von Emotionen

aus-
drük-
kend

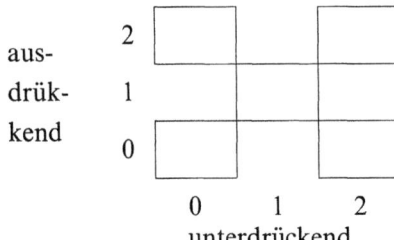

unterdrückend

12. Anpassungsmodus

ver-
än-
dernd

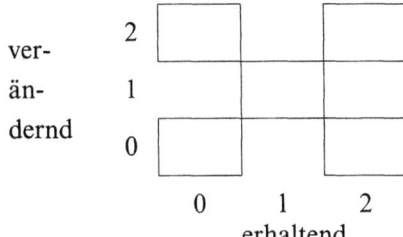

erhaltend

Literatur

Alanen Y (1958) The mothers of schizophrenic patients. Acta Psychiatr Neurol Scand (Suppl) 124
Angermeier MC, Finzen A (Hrsg) (1984) Die Angehörigengruppe. Familien mit psychisch Kranken auf dem Weg zur Selbsthilfe. Enke, Stuttgart
Anonymous (1972) On the differentiation of self. In: Framo J (ed) Family interaction: A dialogue between family researchers and family therapists. Springer, New York Heidelberg Berlin
Arieti S (1967) The intrapsychic self. Feeling, cognition, and creativity in health and mental illness. Basic Books, New York
Aristoteles (Ausg. 1970) Metaphysik. Reclam, Stuttgart
Ashby WR (1974, [1]1956) Einführung in die Kybernetik, Suhrkamp, Frankfurt am Main
Aster E von ([17]1980, [1]1932) Geschichte der Philosophie. Kröner, Stuttgart
Ayala FJ (1970) Teleological explanation. Philosophy of science 37 (zit. nach v. Wright 1971)
Bateson G (1935) Kulturberührung und Schismogenese. In: Bateson 1981 ([1]1972), 99-113
Bateson G (1964) Die logischen Kategorien von Lernen und Kommunikation. In: Bateson 1981 ([1]1972), S 362-399
Bateson G (1967) Kybernetische Erklärungen. In: Bateson 1981 ([1]1972), S 515-529
Bateson G (1969) Double bind. In: Bateson 1981 ([1]1972), S 353-361
Bateson G (1969)) Krankheiten der Erkenntnistheorie. In: Bateson 1981 ([1]1972), S 614-626
Bateson G (1970) Form, Substanz und Differenz. In: Bateson 1981 ([1]1972), S 576-598
Bateson G (1971) Die Kybernetik des „Selbst". Eine Theorie des Alkoholismus. In: Bateson 1981 ([1]1972), S 400-435
Bateson G (1981, [1]1972) Ökologie des Geistes. Suhrkamp, Frankfurt am Main
Bateson G (1982, [1]1979) Geist und Natur. Eine notwendige Einheit. Suhrkamp, Frankfurt am Main
Bateson G, Jackson D, Haley J, Weakland J (1956) Vorstudien zu einer Theorie der Schizophrenie. In: Bateson 1981 ([1]1972), S 270-301
Beavers R (1977) Psychotherapy and growth. A family systems perspective. Brunner & Mazel, New York
Beavers R, Voeller M (1983) Family models: Comparing and contrasting the Olson circumplex model with the Beavers system model. Fam Process 22:85-98
Beavers R, Blumberg S, Timken K, Weiner M (1970) Communication patterns of mothers of schizophrenics. Fam Process 4:95-104
Blanck G, Blanck R (1980, [1]1979) Ich-Psychologie II. Klett-Cotta, Stuttgart
Boszormenyi-Nagy I (1962) The concept of schizophrenia from the perspective of family treatment. Fam Process 1:103-113
Boszormenyi-Nagy I (1975, [1]1965) Eine Theorie der Beziehungen: Erfahrung und Transaktion. In: Boszormenyi-Nagy I, Framo JL (Hrsg) Familientherapie, Bd I. Rowohlt, Reinbek
Boszormenyi-Nagy I, Spark G (1981,[1]1973) Unsichtbare Bindungen. Die Dynamik familiärer Systeme, Klett-Cotta, Stuttgart
Bowen M (1969, [1]1960) Die Familie als Bezugsrahmen für die Schizophrenieforschung. In: Bateson G et al. (Hrsg) Schizophrenie und Familie. Suhrkamp, Frankfurt am Main, S 181-220

Bowen M (1966) The use of family theory in clinical practice. Compr Psychiatry 7:345-374
Bowen M (1971/72) Toward the differentiation of self in one's family of origin. In: Andres F, Lorio J (eds) Georgetown family symposia, vol I. Washington, DC (Department of Psychiatry)
Bowen M (1976) Theory in the practice of psychotherapy. In: Guerin P (ed) Family therapy. New York, Gardner
Bowen M (1978) Family therapy in clinical practice. Aronson, New York
Bowlby J (1975, ¹1969) Bindung, Kindler, München
Brown GW, Carstairs GM, Topping G (1958) Post-hospital adjustment of chronic mental patients. Lancet II:55-68
Buber M (¹⁰1979, ¹1923) Ich und Du. Schneider, Heidelberg
Buckley W (1967) Sociology and modern systems theory. Prentice Hall, Englewood Cliffs
Cannon WB (1932) Wisdom of the body. Appleton, New York
Capra F (1983) Wendezeit. Bausteine für ein neues Weltbild. Scherz, Bern
Cheek F (1969) The „schizophrenogenic mother" in word and deed. Fam Process 3:155-177
Ciompi L (1982) Affektlogik. Über die Struktur der Psyche und ihre Entwicklung. Ein Beitrag zur Schizophrenieforschung. Klett-Cotta, Stuttgart
Claparède E (⁵1971/ ¹1965; ¹1932) Die Entwicklung der Hypothese. In: Graumann CF (Hrsg) Denken. Kiepenheuer & Witsch, Köln – Berlin
Comte A (1949, ¹1830) Cours de philosophie positive. Classique Garnier, Paris
Dilthey W (1883) Einleitung in die Geisteswissenschaften. Teubner, Leipzig
Dilthey W (1900) Die Entstehung der Hermeneutik. Teubner, Leipzig
Dilthey W (1910) Der Aufbau der geschichtlichen Welt in den Geisteswissenschaften. Teubner, Leipzig
Dörner K, Egetmeyer A, Koenning K (Hrsg) (1982) Freispruch der Familie. Psychiatrie-Verlag, Wunstorf – Hannover
Droysen JG (1937, ¹1858) Grundriß der Historik. Oldenbourg, München
Durkheim E (1893) De la division du travail social. Presses Universitaires de France, Paris
Durkheim E (1984, ¹1894) Die Regeln der soziologischen Methode. Suhrkamp Frankfurt
Eigen M, Winkler R (1975) Das Spiel. Naturgesetze steuern den Zufall. Piper, München
Elster J (1981, ¹1979) Aktive und passive Negation. In: Watzlawick P (Hrsg) Die erfundene Wirklichkeit. Piper, München, S 163-191
Erikson EH (1961, ¹1950) Kindheit und Gesellschaft. Klett, Stuttgart
Ferreira A (1963) Family myth and homeostasis. Arch Gen Psychiatr 9:457-463
Fleck L (1980, ¹1935) Die Entstehung und Entwicklung einer wissenschaftlichen Tatsache. Suhrkamp, Frankfurt am Main
Foerster H von (1972) Bemerkungen zu einer Epistemologie des Lebendigen. In: Foerster 1985 (¹1972), S 95-112
Foerster H von (1972) Die Verantwortung des Experten. In: Foerster 1985 (¹1972), S 17-24
Foerster H von (1974) Kybernetik einer Erkenntnistheorie. In: Foerster 1985 (¹1972), S 65-79
Foerster H von (1977) Gegenstände: greifbare Symbole für (Eigen-)Verhalten. In: Foerster 1985 (¹1972), S 207-216
Foerster H von (1984) Erkenntnistheorie und Selbstorganisation. Delfin IV:6-19
Foerster H von (1985, ¹1972) Sicht und Einsicht. Vieweg, Braunschweig
Foerster H von (1987) Abbau und Aufbau. In: Simon FB (Hrsg) Lebende Systeme. Wirklichkeitskonstruktionen in der systemischen Therapie. Springer, Berlin Heidelberg New York Tokyo, S 19-33
Fogarty TF (1976) System concepts and the dimensions of self. In: Guerin PJ (ed) Family therapy: theory and practice. Gardner, New York
Freud S (1912) Zur Dynamik der Übertragung. GW 8, S 365-374
Friedrich H (1977) Soziologie der Familie und Familientherapie. MMG 2:201-208
Fromm-Reichmann F (1959), ¹1940) Notes on the mother in the family group. In: Fromm-Reichmann F (ed) Psychoanalysis and psychotherapy. Chicago Univ Press, Chicago
Fromm-Reichmann F (1948) Notes on the development of schizophrenia by psychoanalytic psychotherapy. Psychiatry 11:263-273

Geertz C (1983, ¹1973) Dichte Beschreibung. Bemerkungen zu einer deutenden Theorie von Kultur. In: Geertz C (Hrsg) Dichte Beschreibung. Beiträge zum Verstehen kultureller Systeme. Suhrkamp, Frankfurt am Main, S 7-43
Glasersfeld E von (1981) Einführung in den radikalen Konstruktivismus. In: Watzlawick P (Hrsg) Die erfundene Wirklichkeit. Piper, München, S 16-38
Gödel K (1931) Über formal unentscheidbare Sätze der Principia mathematica und verwandter Systeme I. Monatsh Mathe Physik 38:173-198
Goffmann E (1967) Interaktionsrituale. Suhrkamp, Frankfurt am Main
Goffmann E (1980, ¹1974) Rahmenanalyse. Ein Versuch über die Organisation von Alltagserfahrungen. Suhrkamp, Frankfurt am Main
Goldstein M (1983) Family interaction: Patterns predictive of the onset and course of schizophrenia. In: Stierlin H, Wynne L, Wirschnig ; (eds) Psychosocial intervention in schizophrenia. Springer, Berlin Heidelberg New York, pp 5-19
Goldstein M, Rodnick E, Jones J, McPherson S, West K (1978) Familial precursors of schizophrenia-spectrum disorders. In: Wynne L, Cromwell R, Matthysse S (eds) The nature of schizophrenia: New approaches to research and treatment. Wiley, New York, pp 487-498
Goodwin BC (1970) Biological stability. In: Waddington CH (ed) Towards a theoretical biology, vol III: Drafts. Edinburgh, Edinburgh Univ Press
Grennson R (1973, ¹1967) Technik und Praxis der Psychoanalyse. Klett, Stuttgart
Grunberger B (1976) Vom Narzißmus zum Objekt. Suhrkamp, Frankfurt am Main
Gunthern G (1985) Die Stresstheorien und ihre Bedeutung in der Therapie von Humansystemen (Vortrag auf dem 8. Int. Symposium für Familientherapie, Zürich 25. – 29.9.1985)
Guntrip H (1968) Schizoid phenomena, object relations and the self. Int Psycho-Anal Library 77. Hogarth, London
Haken H (1981) Erfolgsgeheimnisse der Natur. Synergetik: Die Lehre vom Zusammenwirken. Deutsche Verlagsanstalt, Stuttgart
Haley J (1980, ¹1967) Ansätze zu einer Theorie pathologischer Systeme. In: Watzlawick P, Weakland JH (Hrsg) Interaktion: Huber, Bern, S 61-83
Hall AD, Fagen RE (1968, ¹1956) Definitions of system. In: Buckley W (ed) Modern systems research for the behavioral scientist: A sourcebook. Chicago, Aldine
Hallpike CR (1984, ¹1979) Die Grundlagen primitiven Denkens. Klett-Cotta, Stuttgart
Heisenberg W (1969) Der Teil und das Ganze. Piper, München
Heisenberg W (1971) Schritte über Grenzen. Piper, München
Heisenberg W (1978) Physik und Philosophie. Hirzel, Stuttgart
Hempel CG (1965, ¹1942) The function of general laws in history. In: Hempel CG (ed) Aspects of scientific explanation and other essays in the philosophy of science. Free Press, New York
Henry JP, Stephens PM (1977) Stress, health, and the social environment. Springer, Berlin Heidelberg New York
Hodges A (1983) Alan Turing: The enigma. Simon & Schuster, New York
Hofstadter D (1979) Gödel, Escher, Bach: An eternal golden braid. A metaphorical fugue on minds and machines in the spirit of Lewis Caroll. Penguin, Harmondsworth
Jacob F (1983, ¹1981) Das Spiel der Möglichkeiten. Von der offenen Geschichte des Lebens. Piper, München
Jaeger W (1934) Paideia I. De Gruyter, Berlin
Jantsch E (1982, ¹1979) Die Selbstorganisation des Universums. dtv, München
Jaspers K (1950) Zur Kritik der Psychoanalyse. Nervenarzt 21:465-468
Jaspers K (⁹1973, ¹1913) Allgemeine Psychopathologie. Springer, Berlin Heidelberg New York
Jaspers K (⁴1966, ¹1937) Descartes und die Philosophie. De Gruyter, Berlin
Kagan J, Moss HA (1962) Birth to maturity. A study in psychological development. Wiley, New York
Kegan R (1979) The evolving self. Problem and process in human development. Harvard Univ Press, Cambridge

Kelsen H (1941) Vergeltung und Kausalität, eine soziologische Untersuchung. Van Stockum & Zoon, The Hague
Kernberg O (1981, ¹1976) Objektbeziehung und Praxis der Psychoanalyse. Klett-Cotta, Stuttgart
Klaus G (1964) Die Macht des Wortes. Ein erkenntnistheoretisch-pragmatisches Traktat. VEB Dt. Verlag der Wissenschaften, Berlin
Klaus G (⁶1973, ¹1964) Moderne Logik. Dt. Verlag der Wissenschaften, Berlin
Kohut H (1973) Narzißmus. Suhrkamp, Frankfurt am Main
Korzybski A (1933) Science and sanity. Int. Non-Aristotelian Library, New York
Kuhn T (1973, ¹1962) Die Struktur wissenschaftlicher Revolutionen. Suhrkamp, Frankfurt am Main
Laing R (1969, ¹1965) Mystifizierung, Konfusion und Konflikt. In: Bateson G et al. (Hrsg) Schizophrenie und Familie. Suhrkamp, Frankfurt am Main, S 274-304
Lange O (1962) Wholes and parts. A general theory of system behavior. Pergamon Press, Oxford
Lazarus RS (1966) Psychological stress and the coping process. McGraw-Hill, New York
Lazarus RS (1976) Patterns of adjustment. McGraw-Hill, New York
Lévi-Strauss C (1951) Sprache und Gesellschaft. In: Lévi-Strauss 1967 (¹1958), S 68-79
Lévi-Strauss C (1967, H¹1958) Strukturale Anthropologie. Suhrkamp, Frankfurt am Main
Lévi-Strauss C (1978, ¹1962) Das wilde Denken. Suhrkamp, Frankfurt am Main
Lévi-Strauss C (1980) Mythos und Bedeutung. Vorträge. Suhrkamp, Frankfurt am Main
Lidz T (1973) The origin and treatment of schizophrenic disorders. Basic Books, New York
Lidz T, Cornelison A, Fleck S (1958) Schizophrenia and the family. Int Univ Press, New York
Lindemann E (1944) Symptomatology and management of acute grief. Am J Psychiatr 101:141-148
Lübbe H (1972) Sprachspiele und Geschichte. Neopositivismus und Phänomenologie im Spätstadium. In: Lübbe H (Hrsg) Bewußtsein in Geschichten. Rombach, Freiburg, S 81-114
Luhmann N (1978) Soziologie der Moral. In: Luhmann N, Pfürtner H (Hrsg) Theorietechnik und Moral. Suhrkamp, Frankfurt am Main
Luhmann N (1984) Soziale Systeme. Suhrkamp, Frankfurt am Main
MacLean PD (1973) A triune concept of the brain and behavior. Univ Press, Toronto
Magnusson P (1982) Situational determinants of stress: An interactional perspective. In: Goldberger L, Breznitz S (eds) Handbook of stress. MacMillan, London, pp 231-253
Mahler M (1972, ¹1968) Symbiose und Individuation. Klett, Stuttgart
Mahler M, Pine F, Bergmann A (1978, ¹1975) Die psychische Geburt des Menschen. Fischer, Frankfurt am Main
Mally E (1926) Grundgesetze des Sollens. Leuscher & Lubensky, Graz
Mandler G (1982) Stress and thought processes. In: Goldberger L, Brenitz S (eds) Handbook of stress. MacMillan, London, pp 88-104
Mark J (1953) The attitudes of the mothers of male schizophrenics toward child beharvior. J Abnrom Soc Psychol 48:185-189
Marty P, M'Uzan M de, David C (1963) L'investigation psychosomatique. Presses Universitaires, Paris
Maturana H (1970) Biologie der Kognition. In: Maturana 1982, S 32-80
Maturana H (1975) Die Organisation des Lebendigen: eine Theorie der lebendigen Organisation. In: Maturana 1982, S 136-156
Maturana H (1976) Biologie der Sprache: die Epistemologie der Realität. In: Maturana 1982, S 236-271
Maturana H (1978) Repräsentation und Kommunikation. In: Maturana 1982, S 272-296
Maturana H (1982) Erkennen: Die Organisation und Verkörperung der Wirklichkeit. Vieweg, Braunschweig
Mayr E (1965) Cause and effect in biology. In: Lerner D (ed) Cause and effect. Free Press, New York
McCulloch W, Pitts W (1943) A logical calculus of the ideas immanent in nervous activity. Bull Math Biophysics 5

Mill JS (1873) Systeme der deductiven und inductiven Logik. Leipzig
Minuchin S (1977, ¹1974) Familie und Familientherapie, Lambertus, Freiburg
Minuchin S, Montalvo B, Guernen B, Rosman B, Schumer F (1967) Families of the slums. An exploration of their structure and treatment. Basic Books, New York
Minuchin S, Rosman B, Baker L (1981, ¹1978) Psychosomatische Krankheiten in der Familie. Klett-Cotta, Sttuttgart
Monod J (1971) Zufall und Notwendigkeit. Piper, München
Moos R, Moos BS (1976) A typology of family social environments. Fam Process 15:85-98
Morin E (1977) La méthode. Tome 1: La nature de la nature. Seuil, Paris
M'Uzan M de (1974) Psychodynamic mechanisms in psychosomatic symptom formation. Psychother Psychosom 23:103-110
Nemiah JC, Sifneos PE (1970) Psychosomatic illness: A problem in communication. Psychother Psychosom 18:154-160
Nicolis G, Prigogine I (1977) Self-organization in nonequilibrium systems: From dissipative structures to order through fluctuations. Wiley, New York
Olbrich R (1983) Expressed emotion (EE) und die Auslösung schizophrener Episoden: Eine Literaturübersicht. Nervenarzt 54:113-121
Olson DH, Sprenkle DH, Russel CS (1979) Circumplex model of marital and family system. I: Cohesion and adaptability dimensions, family types, and clinical applications. Fam Process 18:3-28
Olson DH, Russel DS, Sprenkle DH (1983) Circumplex model marital and family systems. VI: Theoretical update. Fam Process 22:69-83
Osgood C, May W, Mison M (1975) Cross-cultural universals of affective meaning. Univ of Illinois Press, Urbana
Penn P (1983) Zirkuläres Fragen. Familiendynamik 8:198-220
Piaget J (²1974, ¹1928) Urteil und Denkprozeß des Kindes. Schwann, Düsseldorf
Piaget J (1975, ¹1937) Der Aufbau der Wirklichkeit beim Kinde. Klett, Stuttgart
Piaget J (1969, ¹1945) Nachahmung, Spiel und Traum. Klett, Stuttgart
Piaget J (1974, ¹1967) Biologie und Erkenntnis. Fischer, Frankfurt am Main
Piaget J (1974, ¹1970) Abriß der genetischen Epistemologie. Walter, Olten
Piaget J (1976) Die Äquilibration der kognitiven Strukturen. Klett, Stuttgart
Prigogine I, Stengers I (1981) Dialog mit der Natur. Piper, München
Quine WVO (1960) Methods of logic. Holt, New York
Reiss D (1967 a) Individual thinking and family interaction. I: Introduction to an experimental study of problem solving in families of normals, character disorders, and schizphrenics. Arch Gen Psychiatr 16:80-93
Reiss D (1967 b) Individual thinking and family interaction. II: A study of pattern recognition and hypothesis testing in families of normals, character disorders, and schizphrenics. J Psychiatr Res 5:193-211
Reiss D (1971 a) Varieties of consensual experience. I: A theory for relating family interaction to individual thinking. Fam Process 10:1-27
Reiss D (1971 b) Varieties of consensual experience. II: Experience of its environment. Fam Process 10:28-35
Reiss D (1971 c) Varieties of consensual experience. III: Contrast between families of normals, delinquents, and schizophrenics. J. Nerv Ment Dis 152 – 73-95
Reiss D (1981) The family's constuction of reality. Harvard Univ Press, Cambridge, MA
Riedel R (1980) Biologie der Erkenntnis. Parey, Hamburg
Riesman D Denney R, Glazer N (1968, ¹1950) Die einsame Masse, Rowohlt, Reinbek
Robertson J (1964) Der Einfluß der mütterlichen Betreuung auf die frühe Entwicklung, Psyche 18:273-291
Russell B (1953, ¹1912/13) On the motion of cause. In: Russell B (eds) Mysticism and logic. Penguin Books, London
Satir V (1972) Selbstwert und Kommunikation. Familientherapie für Berater und zur Selbsthilfe. Pfeiffer, München
Schapp W (1959, ¹1953) In Geschichten verstrickt. Rautenberg, Leer
Schneider H (1981) Die Theorie Piagets: ein Paradigma für die Psychoanalyse? Huber, Bern
Schrödinger E (1967) What is life? Cambridge Univ Press, Cambridge

Searle JR (1986) Geist, Hirn und Wissenschaft. Suhrkamp, Frankfurt am Main
Selman R (1980) The growth of interpersonal understanding. Developmental and clinical analyses. Academic Press, New York
Selvini-Palazzoli M (1985) The problem of the sibling as the referring person. J Marit Fam Ther 11:21-34
Selvini-Palazzoli M, Boscolo G, Cecchin G, Prata G (1977) Paradoxon und Gegenparadoxon. Klett, Stuttgart
Selvini-Palazzoli M, Boscolo L, Cecchin G, Prata G (1981) Hypothetisieren – Zirkularität – Neutralität: drei Richtlinien für den Leiter der Sitzung. Familiendynamik 6:123-139
Selye H (1936) A syndrome produced by diverse nocuous agents. Nature 138:32 ff.
Selye H (1982) History and present status of the stress concept. In: Goldberger L, Breznitz S (eds) Handbook of stress. MacMillan/Free Press, London/New York, pp 7-17
Shannon C, Weaver W (1949) The mathematical theory of communication. Univ of Illinois Press, Urbana
Sielaff K (1956) Einführung in die Theorie der Gruppen. Salle, Frankfurt am Main
Sifneos PE (1973) The prevalence of alexithymic characteristics in psychosomatic patients. Psychother Psychosom 22:255-262
Simmel G (1892) Die Probleme der Geschichtsphilosophie. Duncker & Humblot, Leipzig
Simon FB (1982 a) Präverbale Strukturen der Logik. Psyche 36:139-170
Simon FB (1982 b) Semiotische Aspekte von Traum und Sprache. Strukturierungsprinzipien subjektiver und intersubjektiver Zeichensysteme. Psyche 36:673-699
Simon FB (1983) Die Evolution unbewußter Strutkuren. Psyche 37:520-554
Simon FB (1984) Der Prozeß der Individuation. Über den Zusammenhang von Vernunft und Gefühlen. Vandenhoeck & Ruprecht, Göttingen
Simon FB, Stierlin H (1984) Die Sprache der Familientherapie – Ein Vokabular. Klett-Cotta, Stuttgart
Simon FB, Stierlin H, Wynne C (1985) The laguage of family therapy. A systemic vocabulary and sourcebook. Family Process Press, New York
Singer MT, Wynne L (1965 a) Denkstörung und Familienbeziehung bei Schizophrenen. Teil 3: Methode der Rorschach-Technik. Psyche 19:109-135
Singer MT, Wynne LC (1965 b) Denkstörung und Familienbeziehung bei Schizophrenen. Teil 4: Ergebnisse und Bedeutung. Psyche 19:136-160
Spencer-Brown G (1979, ^{1}1969) Laws of form. Dutton, New York
Spitz F (^{3}1973, ^{1}1954) Die Entstehung der ersten Objektbeziehungen. Klett, Stuttgart
Spitz R (^{2}1972, ^{1}1965) Vom Säugling zum Kleinkind. Klett, Stuttgart
Spitz R (^{2}1972, ^{1}1969) Eine genetische Feldtheorie der Ichbildung. Fischer Frankfurt am Main
Spitz R (1976) Vom Dialog. Klett, Stuttgart
Stierlin H (1952/53) Verstehen und wissenschaftliche Theoriebildung in der Psychoanalyse. Psyche 6:389-400
Stierlin H (1959) Die Anpassung an die Realität der „stärkeren Persönlichkeit". Einige Aspekte der symbiotischen Beziehung der Schizophrenen. In: Stierlin 1975, S 50-64
Stierlin H (1964) Aspects of relatedness in the psychotherapy of schizophrenia. Psychoanal Rev 51:355-364
Stierlin H (1971) Das Tun des Einen ist das Tun des Anderen. Suhrkamp, Frankfurt am Main
Stierlin H (1973) Gruppenphantasien und Familienmythen. Theoretische und therapeutische Aspekte. In: Stierlin 1975, S 150-163
Stierlin H (1974) Eltern und Kinder. Das Drama von Trennung und Versöhnung im Jugendalter. Suhrkamp, Frankfurt am Main
Stierlin H (1975) Von der Psychoanalyse zur Familientherapie. Klett, Stuttgart
Stierlin H (1978) Delegation und Familie. Suhrkamp, Frankfurt am Main
Stierlin H (1983) Family dynamics in psychotic and severe psychosomatic disorders. Fam Syst Med 1:41-50
Stierlin H, Levi D, Savard R (1980, ^{1}1973) Zentrifugale und zentripetale Ablösung in der Adoleszenz: zwei Modi und einige ihrer Implikationen. In: Döbert R, Habermas J, Nunner-Winkler G (Hrsg) Entwicklung des Ichs. Hain, Meisenheim

Stierlin H, Weber G, Schmidt G, Simon FB (1986) Features of families with major affective disorders. Fam Process 25:325-336
Thom R (1975) Structural stability and morphogenesis. Benjamin, Reading/MA
Tietze T (1949) A study of mothers of schizophrenic patients. Psychiatry 12:55-65
Titzmann M (1977) Strukturale Textanalyse. Fink, München
Tomm K (1984 a) One perspective on the Milan systemic approach. Part I: Overview of development, theory and practice. J Mar Fam Ther 10:253-271
Tomm K (1984 b) One perspective on the Milan systemic approach. Part II: Description of session format, interviewing style and interventions. J Mar Fam Ther 10:253-271
Turing AM (1936) On computable numbers, with an application to the Entscheidungsproblem. Proceedings of the London Mathematical Society, 2nd series, vol 42/3, pp 230-265
Varela FJ (1979) Principles of biological autonomy. North Holland, New York
Varela FJ (1981) Der kreative Zirkel. In: Watzlawick P (Hrsg) Die erfundene Wirklichkeit. Piper, München, S 294-309
Varela F, Maturana H, Uribe R (1982, ¹1974) Autopoiese: die Organisation lebender Systeme, ihre nähere Bestimmung und ein Modell. In: Maturana H (Hrsg) Erkennen: Die Organisation und Verkörperung von Wirklichkeit. Vieweg, Braunschweig, S 157-169
Waddington GH (1966, ¹1961) Die biologischen Grundlagen des Lebens. Vieweg, Braunschweig
Watzlawick P (1984) Entwicklung der Kommunikations- und Systemtheorie. Prax Psychother Psychosom 29:1-6
Watzlawick P (1987) Hypnotherapeutische Ansätze in der Familientherapie. In: Stierlin H Simon FB, Schimidt G (Hrsg) Familiäre Wirklichkeiten. Klett-Cotta, Stuttgart, S 68-77
Watzlawick P, Beavin JH, Jackson DD (1969) Menschliche Kommunikation. Huber, Bern
Watzlawick P, Weakland JH, Fisch R (1974) Lösungen – Zur Theorie und Praxis menschlichen Wandels. Huber, Bern
Weber M (1982, ¹1913) Über einige Kategorien der verstehenden Soziologie. In: Weber M (Hrsg) Gesammelte Aufsätze zur Wissenschaftslehre. Mohr, Tübingen
Weber M (⁵1976, ¹1921) Wirtschaft und Gesellschaft. Grundriß der verstehenden Soziologie. Mohr, Tübingen
Whitehead AN, Russell B (1910 – 1913) Principia mathematica, vols I-III. Cambridge Univ Press, Cambridge
Wickler W, Seibt U (1977) Das Prinzip Eigennutz. Ursachen und Konsequenzen sozialen Verhaltens. Piper, München
Wiener N (1948) Cybernetics – or control and communication in the animal and the machine. Wiley, New York
Willi J (1975) Die Zweierbeziehung. Rowohlt, Reinbek
Willi J (1978) Therapie der Zweierbeziehung. Rowohlt, Reinbek
Willi J (1985) Die Koevolution. Rowohlt, Reinbek
Winckelmann J (1969) Idealtypus. In: Bernsdorf W (Hrsg) Wörterbuch der Soziologie. Enke, Stuttgart, S 438-441
Winnicott D (1973, ¹1951) Übergangsobjekte und Übertragungsphänomene. In: Winnicott D (Hrsg) Vom Spiel zur Kreativität. Klett, Stuttgart, S 10-36
Winnicott D (1974, ¹1965) Reifungsprozesse und fördernde Umwelt. Kindler München
Wirsching M, Stierlin H (1982) Krankheit und Familie. Klett-Cotta, Stuttgart
Wittgenstein L (1975, ¹1953) Philosophische Untersuchungen. Suhrkamp, Frankfurt
Wright GH von (1979, ¹1963) Norm und Handlung. Eine logische Untersuchung. Scriptor, Königstein
Wright GH von (²1984, ¹1971) Erklären und Verstehen. Athenäum, Königstein
Wynne LC, Ryckoff I, Day D, Hirsch S (1969, ¹1958) Pseudo-Gemeinschaft in den Familienbeziehungen von Schizophrenen. In: Bateson G et al. (Hrsg) Schizophrenie und Familie. Suhrkamp, Frankfurt am Main, S 44-80
Wynne L, Singer MT (1963 a) Denkstörung und Familienbeziehung bei Schizophrenen. Teil 1: Eine Forschungsstrategie. Psyche 19:82-95
Wynne L, Singer MT (1963 b) Denkstörung und Familienbeziehung bei Schizophrenen. Teil 2: Eine Klassifizierung von Denkformen. Psyche 19:96-108

Sachverzeichnis

Einige wichtige Begriffe wurden nicht in das Sachregister aufgenommen, da sie von solch zentraler Bedeutung sind, daß sie auf vielen Seiten Erwähnung finden (z. B. Erkenntnis, Information, Interaktion, Kognition, Kommunikation, Kontext, Struktur, System, Umwelt, Wirklichkeitskonstruktion).

Abgrenzung s. *Grenze*
Abstraktion 3f., 17, 28, 36, 52, 61, 67, 83, 88, 93, 99, 108, 120, 122, 146, 174, 187, 190, 256, 258, 317
–, reflektierende 61
Abwehrmechanismen 109, 187, 251, 322, 332
Abwertung s. *Bewertung als Person*
Adrenalin 89, 92
Adrenocorticotrophic Hormone (ACTH) 89, 92
Affekt 83ff., 93f., 96, 131ff., 144, 149, 158, 167f., 222ff., 237, 245, 288, 341, 344, 347
Affektiver Stil s. *Ausdruck von Emotionen*
Affektlogik 83f.
Akkommodation 60, 83, 96, 98, 108, 115, 119
Akt 72, 79, 87f., 118, 125, 131f., 173, 178, 180ff., 186f., 221, 236, 238, 249, 251, 254ff., 270f., 288ff., 298ff., 313ff., 336, 348
Aktivität 71, 73
Alexithymie 168
Algebra 30f.
–, Boolesche 37
–, primäre 36, 39ff., 45, 74
–, unbewußte 30
Allianz 150, 191
Allquantor 328ff.
Ambivalenz 110, 131, 187, 222ff., 227ff., 237f., 243, 247, 250f., 254f., 257, 267, 274ff., 278, 285, 288f., 292ff., 298ff., 305f., 310, 312, 330ff., 342
Amygdala 92
Anorexie 198ff., 271, 317ff., 323, 337f.

Anpassung/Anpassungsmodus 50, 53, 59f., 62, 64, 81, 88ff., 106, 108, 114, 130, 143f., 178f., 185, 196, 245, 270, 279f., 287, 294, 311f., 314ff., 318ff., 343f.
Äquifinalität 320
Äquilibration 68, 80, 82f., 108, 161, 178
Äquipotentialität 321
Äquivalenz 74
Arithmetik 32, 36
–, primäre 31
Arrangement 34ff.
Assimilation 60, 83, 90, 96, 108, 115, 119
Aufmerksamkeit, Fokussierung der 90, 142ff., 160f., 182, 207, 235f., 288
Aufwertung s. *Bewertung als Person*
Ausdruck von Emotionen 167f., 185, 245, 257, 270, 278ff., 287, 293f., 299, 305, 311f., 314ff., 318, 320f., 341
Auslösesituation 248ff.
Aussagenlogik s. *Logik*
Außengrenze der Familie s. *Grenze/Abgrenzung*
Außenperspektive s. *Beobachter*
Autonomie 30, 56ff., 90, 95, 97f., 115, 121, 129, 149f., 141, 151, 154, 160, 166, 183, 184f., 224ff., 232, 238, 242ff., 249ff., 292f., 310, 312, 319, 345ff.
Autopoiese 59, 103, 105, 107, 115, 119, 140

Behaviorismus 24
Beobachter 5, 11, 13, 17ff., 20, 24, 28, 31f., 37, 45f., 50, 54f., 61f., 66f., 75ff., 87, 103f., 106f., 110, 113, 115, 127f., 131, 174f., 194ff., 205, 236, 322

Sachverzeichnis

–, Außenperspektive 12, 22, 50, 67, 69, 71f., 76, 84f., 120f., 124ff., 129, 132, 139, 149f., 157, 163, 175, 177, 183, 191, 215, 226, 255f., 264, 272, 293, 333
–, Innenperspektive 12, 67, 69, 70, 72, 76, 84f., 120f., 124f., 128, 149f., 175, 177, 196
Beschreibung 16, 18, 31, 36, 62 65f., 77, 83f., 86, 101f., 117, 128, 175, 194, 267, 332f.
–, dichte Beschreibung 175, 179, 186
–, erster Ordnung 63, 84, 86, 103, 115, 123, 125, 127f., 130, 132, 194, 317, 337
–, nullter Ordnung 64, 86, 103, 115, 123
–, zweiter Ordnung 63, 74, 86, 103, 115, 123, 125, 128, 130, 132, 331 337
Bewertung als Person 166ff., 185, 230ff., 244f., 270, 278, 287, 293, 299, 304f., 311, 313ff., 318, 335, 337
Bezeichnung s. *Zeichen*
Beziehung/Beziehungsformen 4f., 7, 17, 19, 24, 25, 31, 54f., 59f., 63, 87, 94, 98, 107, 114, 122, 126, 131, 148, 137f., 142f., 156ff., 167, 186, 188, 190, 205, 211, 221ff., 233ff., 243, 253, 270, 277, 287, 292f., 299, 303f., 314f., 317ff., 343
–, komplementäre 94, 120, 156ff., 185, 221, 223, 234f., 237, 243f., 252, 254, 270, 277, 287, 292f., 299, 303f., 311f., 314f., 317ff.
–, symmetrische 156ff., 185, 221, 232, 235, 243f., 251, 257, 270, 277, 287, 292f., 299, 303f., 308f., 311f., 314f., 318f.
Beziehungsdefinition 156ff., 182, 222, 225, 236ff., 253, 270, 272f., 277, 287ff., 299ff., 311f., 314ff., 318, 320f., 329, 335, 340, 345
Beziehungsdiagnose 176ff., 197, 235ff., 256, 270, 269ff., 286ff., 298ff., 310ff., 320
Beziehungsethik 165
Bild 37f., 48
Bindung 93f., 98, 109, 132f., 152ff., 167, 228f., 237, 241, 244, 250, 275, 281, 296, 306, 317, 345

Cannon-Reaktion 91, 93, 250f., 255, 267
Catecholamine 89, 92
Chaos-Theorie 60, 147
Corticoide 89, 92
Corticotrophic Hormone Release Factor (CRF) 89

Dichte Beschreibung s. *Beschreibung*
Disjunktion 74f.
Double-bind-Hypothese 136, 146f.

Eigenfunktion s. *Funktion*
Eigenstruktur 58, 61, 98, 101, 110, 115, 129, 151, 153, 159, 177, 262, 347
Eigenverhalten 58, 98, 101, 103, 115, 129, 153, 262
Eigenwert s. *Wert*
Eingabe-Ausgabe-Relation 22ff., 124, 141, 333
Einheitselement 82
Enmeshment s. *Verstrickung*
Entität 4, 6, 16, 24f., 30, 48f., 54, 72, 86, 93, 104, 107, 113f., 150
Entropie 51ff., 75ff., 80, 102, 118, 131, 138
Epistemologie 3ff., 18, 25, 29, 130, 141, 148, 160, 196, 327ff.
Ereignis 8, 16ff., 69ff., 90, 131, 162, 173, 188, 335
Erklären 7, 8ff., 20, 106, 123f., 126f., 132, 140, 149, 230
–, deduktiv-nomologisch 8, 12
–, Gesetzesschema der Erklärung 8
–, induktiv-probabilistisch 8, 12
Evolution 44, 55, 60, 62, 67ff., 88, 94, 102, 105, 107f., 119, 123, 128, 130, 138, 151, 169, 294, 341
Existenzquantor 330ff.
Expressed Emotions (EE) 167ff.

Familienmythen 163, 192
Feedback, negatives 79, 81, 305
–, positives 79, 81
Fluktuation 53
Form 29, 34f., 37f., 42ff., 44, 49f., 59, 64, 104f., 107, 149, 189
Funktion 12f., 15, 17, 19, 21f., 33, 69, 84
–, Eigenfunktion 58
–, rekursive 16, 45, 57f., 61, 96f., 100, 104f., 129, 138
–, Stufenfunktion 116
–, Wahrheitsfunktion 74
–, Wirkungsfunktion 21, 22
–, Zustandsfunktion 22

Gebot 79ff., 214
Gegenseitigkeit 154, 162, 166, 178, 210, 235
Geist 3ff., 18f., 30
General Adaptation Syndrome (GAS) 89
Generationsgrenze s. *Grenze/Abgrenzung*
Geschichte 162f.
Geschlossenheit, energetische 51ff.
–, operationale 54, 56, 58, 61, 93, 95ff., 101, 115f., 121, 150, 151, 263, 346f.
Gesetz 9f., 13f., 17, 19ff., 23f., 27, 29, 38, 51
–, der Bewußtwerdung 143

Gesetzesschema der Erklärung s. *Erklären*
Gesundheit 115ff.
Gleichgewicht 15, 52f., 56, 60, 82, 95, 98, 119f., 129, 161, 178f., 180, 185, 274, 292, 302, 305, 307, 313, 322, 336
Gleichung, primitive 35f., 43
Glukocorticoide 89
Gott 6
Grenze/Abgrenzung 3, 10, 14, 17, 29f., 32, 35, 42ff., 46ff., 56, 59, 64, 73, 79, 83, 86, 93, 97f., 103, 107, 113, 115, 119ff., 147ff., 150ff., 160, 167f., 215, 220ff., 334, 337, 341
–, Außengrenze der Familie 150, 184, 229f., 240, 244, 270, 274f., 287, 290, 299, 302, 311f., 314f., 317f., 320
–, Generationsgrenze 150, 183f., 225ff., 238ff., 270, 272, 274, 284, 287, 290, 295, 299, 301f., 311f., 314f., 318f.
–, interindividuelle 147ff., 164ff., 183, 224ff., 232, 238f., 246, 254, 256f., 270, 273f., 276, 278f., 284f., 289f., 292, 299, 301, 310ff., 314, 317ff.
–, Selbst-Objekt-Abgrenzung 30, 93, 96ff., 107, 131, 148f., 164ff., 238, 254, 291, 296, 306, 310, 312, 319, 334, 337ff.
Gruppentheorie 81f.
Gummizaun 150f., 245, 290

Handlung 3, 4, 10ff., 23f., 31f., 42, 44, 51, 66, 68, 70ff., 77, 79f., 82, 84f., 87f., 90f., 93, 96, 98, 100, 106, 109f., 118, 122ff., 129, 149, 134, 162, 173, 175ff., 186f., 208ff., 224, 238, 249, 265, 340f.
Handlungslogik s. *Logik*
Handlungsorientierung 186f., 235ff., 251f., 256ff., 266f., 269ff., 284, 286ff., 298ff., 312ff.
Herkunftsfamilie s. *Mehrgenerationenperspektive*
Hermeneutik 7, 9ff., 19f., 22, 24
Hierarchie 233f., 338
–, logische 28, 43, 48, 105, 137, 145, 174, 181
Hippocampus 92
Homöostase 16, 19, 55f., 58, 61, 66, 79f., 89f., 95, 109f., 115, 117, 120f., 129, 140, 153, 159, 163, 262, 305, 346
Hypophysär-adreno-corticales System 92
Hypothalamus 89

Idealtypus 174, 258, 269ff., 286ff., 298ff., 310ff.
Identität 31, 41, 58, 61, 99ff., 108, 127, 129, 132, 151, 153f., 183, 231, 253, 291, 341
Immunsystem 89, 90, 92

Implikation 40f., 48, 74f., 189f., 215ff., 218, 231f., 340
Individuation 30, 98, 132, 148
Injunktion 30f., 32, 73, 75, 106
Innenperspektive s. *Beobachter*
Instruktive Interaktion 60, 141, 333, 345, 347
Intention 9, 11, 33f., 87, 139, 150, 178, 190
Interaktionsregeln s. *Regeln*
Interruption-Theory 90, 144
Intersubjektive Fusion 98, 148
Invarianz s. *Identität*
Inversion 82
Isomorphie 61

Kalkül der Bezeichnungen 31ff., 36, 42
Katastrophentheorie 60, 153
Katatoxisch 91, 93
Kausalität 6f., 12ff., 22, 67ff., 96, 102, 115, 120, 122, 129, 131, 136f., 175, 191, 228, 230, 267, 332ff., 340ff.
Koalition 150, 191, 211f., 222, 236, 239, 246, 272, 274
Kohärenz 25, 30, 42, 49, 59f., 77, 80, 105ff., 115f., 118, 129, 132, 151, 153, 157, 168, 177f., 259, 344
Kohäsion 152ff., 184, 240f., 275, 287, 290f., 299, 302f., 311, 313ff., 317f.
Kollusion 178, 186, 222, 238, 247, 256, 285, 289, 294, 301f., 304, 322, 331f.
Kommunikationsabweichung 143, 160, 178, 182, 207, 236f., 254, 288
Kommunikationsstil 182, 235ff., 270ff., 286ff., 294, 299f., 311f., 314ff., 323
Konfliktumleitung 161
Konfliktverhalten 152, 154, 160, 184, 187, 221f., 241f., 247, 252, 270, 275f., 278f., 284, 287, 290f., 293f., 299, 303, 311, 313f., 317f.
Konjunktion 38f., 74f.
Kontextmarkierung 145ff., 160, 225
Kontextualisierung 190
Kontingenz 67
Kontrolle 91f., 159, 221f., 224, 249, 254, 266, 279, 304, 307, 316, 319, 328f., 331, 333ff., 338ff., 346
Konversation 144, 151, 196
Krankheit 90, 107, 113ff., 182, 186, 193, 239, 251, 253, 258, 265, 277, 300, 302, 304f., 323, 327, 339ff., 344f.
Kreuz 32, 34, 38f., 41ff., 49, 75, 78, 116ff., 215f.
Kreuzen 32ff.
Krise 60, 109, 115, 157, 238, 246, 259, 266, 347
Kultur 175f.
Kybernetik 5, 9, 15ff., 25, 29, 32, 89, 137

Sachverzeichnis

Lernen 68, 69, 102, 105f., 115, 151, 154
Logik 4f., 9, 13ff., 27ff., 30, 32, 38, 40, 42, 50f., 57f., 63, 65, 67, 70, 72f., 78, 80ff., 91, 99, 105f., 115, 117, 128, 138, 149, 176, 186, 188f., 215, 218, 220, 230, 232, 327ff., 332, 337, 347f.
-, Äquivalenzlogik 29
-, Aussagenlogik 21, 27, 38, 40, 43, 73ff., 189
-, deontische 73
-, formale 37, 40
-, Handlungslogik 37, 70ff., 78, 80, 87, 91, 106, 118, 144, 157f., 177ff., 189, 221, 254
-, Implikationslogik 29
-, Klassenlogik 29
-, Prozeßlogik 118
-, Sollsatzlogik 73
-, zweiwertige 27, 76, 327ff., 337ff.
Logische Hierarchie s. *Hierarchie*
Logischer Typus 28, 43, 105f., 146

Manisch-depressive Psychose 198ff., 298ff., 319ff., 330ff., 335
Maschine 7
-, nicht-triviale 19ff., 57, 124, 141, 144, 332
-, triviale 19ff., 124, 144, 332
Mehrgenerationenperspektive 164f., 183f., 225ff., 233f., 239, 247, 261, 319
Metasprache s. *Sprache*
Morphogenese 59
Morphostase 56
Motiv 3, 32f., 47, 132, 149, 277, 335

Name 32, 34f.
Negation 38f., 48, 74ff., 100, 109, 186, 188, 190, 215ff.
-, aktive 75ff., 92, 95, 109, 116, 118f., 160, 177ff., 180ff., 220, 222, 249f., 266, 347
-, passive 75ff., 92, 109, 116, 118f., 161, 177ff., 180ff.
Negentropie 51ff., 76f., 102, 118, 138
Nicht-Nullsummenspiel 162, 185
Noradrenalin 92
Nullfunktion 82
Nullsummen-Spiel 160, 185, 230ff., 243, 341

Objektsprache s. *Sprache*
Ontogenese 44, 67f., 101f., 107, 128, 140
Operation 32, 39, 42ff., 54f., 58, 73, 81, 84, 90, 95ff., 100, 102, 115, 129, 141
Ordner 52, 147
Ordnung 14, 18, 51f., 54, 56, 60, 75, 77ff., 121, 258ff., 298, 304
Organisation 15, 18f., 52ff., 57, 59f., 63f., 66, 74f., 77, 80, 93, 105f., 119, 129, 149, 152, 156, 168f., 174, 186, 188f., 193, 198, 205, 218, 248, 258, 262, 288, 298, 338, 342f., 347
Organismus 10, 15, 30, 37, 62ff., 88f., 92, 107, 117, 121f., 148, 151, 343
Orientierung an eigenen oder fremden Zielen 185, 242f., 270, 276f., 287, 292, 299, 303, 310ff., 314, 318f.

Paradigma 5, 11, 15, 20, 127
Paradox 27ff., 43ff., 59, 61, 103, 105, 130, 145f., 151, 154, 216f., 220, 227, 264, 288, 327, 333, 335, 337, 342
Penseé opératoire 168
Perverses Dreieck 150, 183, 274
Phänomenbereich 3, 18f., 20, 24f., 34f., 45f., 48, 54, 62f., 65, 85f., 92, 95, 101, 103, 109, 113, 120f., 123, 125, 127, 173f., 188, 337
Positivismus 7ff., 11f., 18f., 20
Prozeß 4f., 7, 9f., 16, 19, 22, 24f., 33, 44, 51, 55, 69, 71ff., 77, 92f., 95, 103f., 113, 116ff., 121f., 128, 137, 150
Pseudofeindschaft 154, 160, 167, 223, 231f., 239, 241f., 291, 303, 313, 335
Pseudogemeinschaft 154, 167, 241f., 276, 278, 290, 303, 313, 334
Pseudoharmonie s. *Pseudogemeinschaft*
Psychiatrie 3f., 19, 24, 30, 123f., 130, 136, 344f.
Psychoanalyse 7, 9ff., 30, 94, 97, 102, 124, 135f., 145f., 150, 152, 196, 224, 322, 338
Psychosomatik 3f., 19, 24, 30, 123f., 150, 174, 186, 198ff., 248ff., 269ff., 289, 291, 298f., 300, 310ff., 322f., 327f., 330, 332, 335, 337, 342

Re-entry of the form 43f.
Regeln 14, 20, 23, 25, 29, 30f., 84, 96, 118, 153, 230ff., 253, 327f.
-, deskriptive 13f., 19f., 23f., 32f., 36, 67, 113, 116, 118, 120f., 123, 127, 131, 138f., 142, 149, 157ff., 162f., 169, 173, 185, 214, 258, 262, 272, 279f., 288ff., 294, 300, 330, 332, 337f., 343, 345ff.
-, grammatische 68
-, Interaktionsregeln s. *Spielregeln*
-, logisch-mathematische 13, 327f.
-, präskriptive 13, 14, 19f., 23f., 30, 32f., 67, 72f., 77, 79f., 106, 113, 118, 123f., 131, 138f., 142, 145ff., 157ff., 162f., 169, 173, 188, 212, 214, 233, 258, 262, 272, 286, 298, 304, 317, 330, 332, 343, 345ff.
-, proskriptive 79
-, Spielregeln 14f., 21, 63, 66ff., 99, 105f., 115, 123, 126, 128f., 131, 146f., 149, 157ff., 165, 185, 189, 193, 205, 221ff., 229, 236, 258ff., 275f., 279, 280, 288,

290, 292, 294f., 298, 305, 316f., 319,
  328f., 331, 339f., 343, 345, 348
Reiz-Reaktions-Modell 24, 124
Rekursivität 16ff., 27, 45, 47, 97f., 100, 105,
  122, 142, 152, 159, 174, 188, 190, 262,
  265f.
Res cogitans 3f.
Res extensa 3f.
Reversibilität 52, 79, 81, 95, 102, 118
Reziprozität 162

Satz der Identität 76, 99, 100f., 105
Satz vom unerlaubten Dritten 79, 99,
  100f., 105
Satz vom unerlaubten Widerspruch 79, 99,
  100f., 105
Schismogenese 156, 162, 221, 243, 261
Schizoaffektive Psychose 198ff., 317, 319ff.
Schizophrenie 135ff., 143, 146ff., 150,
  159ff., 167f., 174, 199ff., 206, 213, 286ff.,
  306f., 310ff., 329f., 335
Schließung, operationale s. *Geschlossenheit*
Schuld 12, 17, 69, 71, 122, 164, 195, 207,
  227, 236, 243, 273, 276, 283f., 304,
  332ff., 339ff.
Selbst 93, 96ff., 103f., 108, 131, 148, 153,
  249, 251, 334, 337ff.
Selbstbezüglichkeit 6, 16, 18, 26f., 28, 43ff.,
  55, 59, 73, 93, 96, 105f., 121, 124, 129ff.,
  188, 337ff.
Selbst-Objekt-Abgrenzung s. *Grenze*
Selbstorganisation 18, 47, 52, 55, 102, 119,
  122, 146f., 161
Selbstreferenz s. *Selbstbezüglichkeit*
Selbstwert 165ff., 230ff., 330, 334, 341
Seltsame Schleife 27, 61, 99, 103, 105, 186,
  216, 220, 250, 264, 328, 337ff.
Selye-Reaktion 91, 93, 249ff., 255, 267
Semantik 24f., 31f., 63f., 103, 122, 131, 142,
  193
Sollsatzlogik s. *Logik*
Somatotrophic Hormone (STH) 89, 92
Spiel 14f., 67ff., 131, 145f., 158ff., 162, 222,
  224, 227, 230ff., 293, 307, 335f., 345
Spielregeln s. *Regeln*
Sprache 17, 27f., 30, 62ff., 76, 93, 103f.,
  106, 114f., 123, 142, 147, 162, 190, 215,
  272, 327, 348
–, Metasprache 28, 105
–, Objektsprache 28, 104f.
Sprachspiel 163
Störung 114f., 120ff., 127f., 130, 151f., 177,
  259ff., 274, 280, 298, 312, 345ff.
Streß 88ff., 98, 109, 115f., 119, 144, 249,
  251, 267, 284
Struktur, dissipative 52f.

Strukturale Textanalyse 188
Strukturdeterminismus 23, 94
Strukturelle Koppelung 140, 153
Syllogismus, praktischer 73
Sympathico-adreno-medulläres System 92
Symptom 5, 69, 79, 116, 120ff., 125ff.,
  138f., 141, 166, 168, 173, 182, 186, 190,
  193, 196, 198ff., 205f., 213, 221, 226,
  237, 239, 248ff., 257ff., 269, 277, 282ff.,
  289ff., 298f., 301, 305, 313ff., 319, 320,
  324, 336, 339, 341, 343, 346, 348
Symptomverschiebung 321ff.
Symptomverschreibung 248
Symptomwandel 321ff.
Synergetik 52, 147
Syntax 25, 63f., 103, 142
Syntoxisch 91, 93
Systematischer Antagonismus 77, 178,
  181, 322
Systemtheorie 5, 9, 15, 17, 104, 129, 196

Tätigkeit s. *Aktivität*
Tautologie 17, 45, 61f., 100, 105
Teleologie 8f., 16
Teleonomie 17
Testosteron 92
Therapie 119ff., 125f., 195ff., 248, 253, 266,
  343ff.
Tod 116, 118f.
Transformation 17, 19, 20ff., 25f., 60, 69f.,
  72, 78ff., 84f., 115ff., 173, 323
Triangulation 221ff., 238f., 246ff., 253, 274,
  295, 306f.

Überlebenseinheit 93, 97f., 107, 110, 128,
  132
Übertragung 102, 108, 127f., 130, 132, 146,
  196, 221
Undifferenzierte Familien-Ich-Masse 98,
  148
Unschärferelation 130, 196
Unterlassung 72, 79, 173, 178f., 180ff.,
  186, 222, 236, 238, 250, 254f., 270ff.,
  286ff., 298ff., 313ff., 336, 348
Ursache s. *Kausalität*

Verbot 79ff., 214, 239
Verdichtung 35
Versklavung 52, 147
Verstehen 9f., 14f., 23, 106, 123f., 126f.,
  132, 140, 149, 165
Verstrickung 98, 148, 152, 246
Versuch-Irrtum-Methode 67, 144, 294

Wahrheitsfunktion s. *Funktion*
Wahrheitswert s. *Wert*

Wert 13, 22, 30, 32ff., 42, 44, 67, 110, 128, 153, 163, 175, 183f., 230ff., 234, 278, 288, 293, 305f., 323, 330f., 335, 340f.
–, Eigenwert 45, 57, 61, 66, 90, 95ff., 100f., 108ff., 115, 120f., 129, 132, 140, 153, 166, 189, 192
–, Wahrheitswert 27ff., 38f., 42f., 73, 106
Wiederholungszwang 102
Wirkungsfunktion s. *Funktion*

Zeichen 9, 30ff., 36, 43f., 51, 63, 103, 173, 175, 188f., 272, 288

Zeit 44, 70, 99, 105f., 191, 298, 306, 331
Zentrifugale Kräfte 152f., 168, 184, 210, 240f., 247, 281f., 322, 290f., 299, 302f., 313
Zentripetale Kräfte 152f., 168, 184, 210, 240f., 247, 282, 285, 290f., 299, 302f., 313, 315, 322
Zirkuläres Fragen 188ff., 196, 258
Zirkularität s. *Rekursivität*
Zustand 17, 21, 31ff., 39, 47f., 50, 52, 55, 70, 72ff., 87, 113, 116f., 121, 131, 156, 173, 188, 190
Zustandsfunktion s. *Funktion*

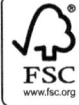
MIX
Papier aus verantwortungsvollen Quellen
Paper from responsible sources
FSC® C105338

If you have any concerns about our products,
you can contact us on
ProductSafety@springernature.com

In case Publisher is established outside the EU,
the EU authorized representative is:
**Springer Nature Customer Service Center GmbH
Europaplatz 3, 69115 Heidelberg, Germany**

Printed by Libri Plureos GmbH
in Hamburg, Germany